Ultrassonografia Doppler
em Pequenos Animais

NOTA

A Medicina Veterinária é um campo em constante mudança. Devem ser sempre adotadas medidas de segurança padronizadas e, à medida que novas pesquisas e experiências clínicas expandem nossos conhecimentos, pode haver necessidade de mudanças ou de adequação no protocolo terapêutico e no uso de medicamentos. Aconselha-se aos leitores pesquisar as mais recentes informações fornecidas pelo fabricante da droga a ser utilizada, a fim de verificar a dose recomendada, o método e a duração do tratamento, além das contraindicações. É responsabilidade do médico veterinário, com base em sua experiência e no conhecimento do paciente, determinar a posologia e o melhor tratamento para cada paciente, individualmente. O Editor, a Organizadora e as Colaboradoras não assumem qualquer responsabilidade em relação a qualquer dano e/ou prejuízo aos pacientes decorrente desta publicação.

A Editora

Ultrassonografia Doppler em Pequenos Animais

Organizadora

Cibele Figueira Carvalho

Doutora em Radiologia pela Faculdade de Medicina da Universidade de São Paulo (FMUSP).
Mestre em Clínica Veterinária pela Faculdade de Medicina Veterinária e Zootecnia da Universidade
de São Paulo (FMVZ-USP). Membro do Colégio Brasileiro de Radiologia Veterinária.

ROCA

Copyright © 2009 da 1ª Edição pela Editora Roca Ltda.
ISBN: 978-85-7241-816-4

Nenhuma parte desta publicação poderá ser reproduzida, guardada pelo sistema "retrieval" ou transmitida de qualquer modo ou por qualquer outro meio, seja este eletrônico, mecânico, de fotocópia, de gravação, ou outros, sem prévia autorização escrita da Editora.

Nota: Edição publicada de acordo com o novo Vocabulário Ortográfico da Língua Portuguesa.

CIP-BRASIL. CATALOGAÇÃO-NA-FONTE
SINDICATO NACIONAL DOS EDITORES DE LIVROS, RJ.

U42

Ultrassonografia Doppler em pequenos animais
/ organizadora Cibele Figueira Carvalho. – São Paulo : Roca,
2009.

Inclui bibliografia e índice
ISBN: 978-85-7241-816-4

1. Ultrassonografia veterinária. 2. Doppler, Ultrassonografia.
I. Carvalho, Cibele Figueira.

09-2252.   CDD 636.089607543
                                   CDU 636.09:616-073

2009

Todos os direitos para a língua portuguesa são reservados pela

EDITORA ROCA LTDA.
Rua Dr. Cesário Mota Jr., 73
CEP 01221-020 – São Paulo – SP
Tel.: (11) 3331-4478 – Fax: (11) 3331-8653
E-mail: vendas@editoraroca.com.br – www.editoraroca.com.br

Impresso no Brasil
Printed in Brazil

Dedicatória

Aos meus filhos, minha inspiração diária e absoluta.
Aos meus pais, ao meu irmão e ao meu marido, cujos amor e
incentivo tornam minha caminhada mais suave.
Aos amigos, cujo convívio auxilia minha reforma e crescimento interior.

Apresentação

Após duas décadas militando na área de ultrassonografia, é com alegria que testemunhamos o crescimento desse segmento desde seu nascimento como especialidade na medicina veterinária de pequenos animais. O número de profissionais que escolheram trilhar pelos caminhos do diagnóstico por imagem cresceu, e com eles surgiram diversas opções de formação profissional em instituições públicas e particulares.

Cada vez mais, à semelhança da medicina humana, os aparelhos de alta tecnologia tornaram-se viáveis economicamente, passando a fazer parte da rotina na clínica de pequenos animais. À medida que os aparelhos proporcionam melhor resolução de imagem, surge a necessidade da revisão de conceitos e ampliam-se as possibilidades diagnósticas. A difusão do conhecimento tornou-se imprescindível até mesmo para impulsionar o avanço da própria profissão e da especialidade. A educação continuada hoje em dia tornou-se mais acessível com a globalização da informação.

A ferramenta Doppler nos exames ultrassonográficos só se tornou possível a partir da viabilidade econômica dos aparelhos na rotina médica veterinária brasileira. A literatura veterinária, nacional e internacional, ainda não é muito rica em publicações sobre o tema, embora nos últimos cinco anos pareça ter despertado para esta área.

A ideia desta obra nasceu da nossa necessidade de atualização e crescimento, a qual é exigida pela tecnologia desses novos aparelhos. Este livro foi baseado em nossa experiência e na síntese da literatura internacional disponível atualmente.

Agradecemos muito aos médicos do Instituto de Radiologia do Hospital das Clínicas da Universidade de São Paulo, ao Dr. Nestor de Barros que, mesmo após quase dez anos, abriu-me as portas das possibilidades de conhecimento. Ao Dr. Sérgio Kodaira e aos residentes que não hesitaram em mostrar seus conhecimentos e os caminhos para a prática dessa arte.

Um agradecimento especial à amiga Dra. Maria Cristina Chammas, que me mostrou as inúmeras possibilidades da técnica Doppler na medicina humana, e cuja curiosidade e inteligência me incentivaram a procurar as associações e aplicações da técnica na medicina veterinária.

Agradecemos, ainda, as nossas queridas amigas autoras colaboradoras, que não tiveram medo e aceitaram o desafio, assumindo a responsabilidade conjunta de dividir suas experiências e conhecimento nos seus respectivos campos de atuação, mesmo que em território tão recentemente explorado.

Este livro teve o intuito de apresentar de forma completa a técnica Doppler, desde seus fundamentos até as principais aplicações na medicina veterinária de pequenos animais. A primeira parte do livro descreve os fundamentos da técnica, com o objetivo de permitir a compreensão dos princípios físicos, modos de processamento e interpretação da imagem, assim como os artefatos de técnica. Ainda nesta parte, descrevem-se, de forma sucinta, algumas inovações técnicas relacionadas à ferramenta Doppler. As demais partes do livro apresentam as aplicações em medicinas interna, vascular, de pequenas partes e ecocardiografia.

Temos consciência da existência de eventuais lacunas de informação ou divergências, pois se trata de um assunto ainda pouco explorado na medicina veterinária. Não tivemos a pretensão de publicar verdades incontestáveis, mesmo porque sabemos que na nossa especialidade o dinamismo impera não somente nas imagens, mas também nos conceitos. Assim, gostaríamos ainda de dizer o nosso muito obrigada a todos que acreditaram que o resultado deste trabalho em conjunto poderia tornar menos árdua a tarefa dos colegas que pretendem se aventurar no conhecimento e na atualização desta especialidade. Esta é a finalidade desta obra, pois muitas vezes comparamos a nossa realidade veterinária com a medicina humana, principalmente quando nos deparamos com as nossas limitações profissionais. Mas devemos olhar para o que ficou para trás e enxergar este lento, mas firme, caminhar da nossa profissão. Acima de tudo, devemos olhar para frente e acreditar que podemos crescer ainda mais!

CIBELE FIGUEIRA CARVALHO

Prefácio

A utilização da ultrassonografia como um método de investigação diagnóstica tem crescido muito desde 1958, a partir das pesquisas realizadas por Ian Donald. Porém, apenas na década de 1970 foi introduzida na prática clínica da medicina humana. Desde então, o desenvolvimento tecnológico aprimorou sua aplicação, havendo incorporação de outras modalidades à ultrassonografia modo bidimensional, como o método Doppler.

O grande avanço, em termos práticos, da utilização do Doppler se deu com a introdução dos sistemas duplex, no qual dois feixes são simultaneamente utilizados, um adquirindo imagens em modo bidimensional e outro realizando o mapeamento de velocidades com Doppler pulsado. Atualmente, a grande maioria dos equipamentos com capacidade para realizar análise Doppler vem munido do mapeamento colorido de fluxo. O espectro de utilização desse método é enorme, permitindo a avaliação de grandes e pequenos vasos, de órgãos parenquimatosos ou de leito vascular periférico; apresenta inestimável valor na análise cardíaca, por sua aquisição dinâmica. Dessa forma, novos conceitos são agregados, atraindo numeroso contingente de interessados em exercer essa arte. O trabalho na prática deve ser primoroso, praticamente artesanal, pois além dos controles do equipamento, que devem estar regulados, a técnica empregada deve ser minuciosa e adequada ao exame de cada território avaliado.

A literatura médica apresenta vasta publicação a respeito; no entanto, a medicina veterinária é carente de publicações, sobretudo nacionais.

Este livro, desde sua elaboração, teve por objetivo oferecer àqueles que militam nesta área, experientes ou em início de formação, um texto abrangente e que preenchesse parte da lacuna existente. Em um esforço conjunto, a Dra. Cibele Figueira Carvalho e suas colaboradoras, expoentes da medicina veterinária radio-

lógica, esmeraram-se na produção de um texto que materializasse esse escopo. O texto nos auxilia a compreender melhor os fascinantes e diferentes domínios da ultrassonografia Doppler, explanando sobre seus fundamentos físicos, aplicações em medicina interna e tecidos superficiais nos pequenos animais, além da sua utilização no território dos grandes vasos (abdominais e periféricos) e da ecocardiografia.

Esta obra é mais uma contribuição da autora para o ensino e para a prática da ultrassonografia em pequenos animais, que tem procurado, com sucesso, ofertar uma publicação de qualidade, alternativa às publicações estrangeiras, trilhando novos caminhos e ampliando o horizonte da ultrassonografia na medicina veterinária.

Particularmente, esta obra é motivo de grande orgulho para mim, uma vez que a Dra. Cibele F. Carvalho teve seus primeiros contatos com o método Doppler no nosso Serviço de Ultrassonografia do Hospital das Clínicas da Faculdade de Medicina da Universidade de São Paulo (HC-FMUSP), com o intuito de desenvolver sua tese de doutorado, que desde então tem rendido muitos frutos, gerando publicações científicas e culminando com este livro.

Dessa forma, convidamos os colegas a desfrutar deste trabalho, aprimorando seus conhecimentos e mergulhando em mais um desafio que se impõe ao exercício da prática do radiologista veterinário.

Maria Cristina Chammas
Doutora em Medicina.
Diretora do Serviço de Ultrassonografia –
Instituto de Radiologia do Hospital das
Clínicas da Faculdade de Medicina
da Universidade de São Paulo.
Professora do Programa de Pós-graduação
da Disciplina de Radiologia da Faculdade de
Medicina da Universidade de São Paulo.

Colaboradoras

ANDREZZA SOARES ARAUJO DUPRÉ
Mestre em Reprodução Animal pela Faculdade de Medicina Veterinária e Zootecnia da Universidade de São Paulo (USP). Médica Veterinária autônoma.

CLAUDIA DE ANDRADE ADDAD
Médica Veterinária pela Faculdade de Medicina Veterinária da Universidade de Alfenas (MG). Membro do Colégio Brasileiro de Radiologia Veterinária. Médica Veterinária do Setor de Ultrassonografia do Provet (Instituto Brasileiro de Diagnósticos e Especialidades Veterinárias).

GEORGEA BIGNARDI JARRETTA
Doutora em Anatomia dos Animais Domésticos e Silvestres pela Faculdade de Medicina Veterinária e Zootecnia da Universidade de São Paulo (USP). Professora da Disciplina de Diagnóstico por Imagem da Universidade Metropolitana de Santos (UNIMES). Professora das Disciplinas de Diagnósticos em Medicina Veterinária e Estudos Anatômicos para Medicina Veterinária do Centro Universitário Monte Serrat (UNIMONTE).

LILIAN KAMIKAWA
Doutora em Ciências pela Universidade de São Paulo (USP). Médica Veterinária responsável pelo Setor de Ultrassonografia do Laboratório R & K Diagnóstico Veterinário.

MARIA CRISTINA DONADIO ABDUCH
Doutora em Ciências (área de concentração: Cardiologia) pela Faculdade de Medicina da Universidade de São Paulo. Associada a pesquisas no Instituto do Coração (InCor) da Faculdade de Medicina da Universidade de São Paulo (FMUSP).

MARIA JAQUELINE MAMPRIM
Professora Doutora da área de Diagnóstico por Imagem da Faculdade de Medicina Veterinária e Zootecnia da Universidade Estadual Paulista "Júlio de Mesquita Filho" (UNESP), Botucatu.

RAQUEL BRAGA PEREZ
Médica Veterinária autônoma formada pela Universidade Estadual de Londrina.

TILDE RODRIGUES FROES
Professora Adjunta do Departamento de Medicina Veterinária da Universidade Federal do Paraná (UFPR).

VANIA GOMES SCHUWARTZ TANNOUZ
Mestre em Diagnóstico por Imagem pela Faculdade de Medicina Veterinária e Zootecnia da Universidade Estadual Paulista "Júlio de Mesquita Filho" (UNESP), Botucatu.

Índice

SEÇÃO 1 – Fundamentos 1

CAPÍTULO 1 – Doppler: Histórico e Princípios Físicos 3
Cibele Figueira Carvalho • Claudia de Andrade Addad

CAPÍTULO 2 – Modos de Processamento da Imagem Doppler 7
Cibele Figueira Carvalho • Claudia de Andrade Addad

CAPÍTULO 3 – Interpretação da Imagem Doppler 15
Cibele Figueira Carvalho • Claudia de Andrade Addad

CAPÍTULO 4 – Controles, Ajustes de Imagem, Artefatos da Técnica Doppler e
Inovações Tecnológicas 20
Cibele Figueira Carvalho • Claudia de Andrade Addad

SEÇÃO 2 – Medicina Interna 31

CAPÍTULO 5 – Principais Aplicações do Ultrassom Doppler em Medicina Interna 33
Cibele Figueira Carvalho • Vania Gomes Schuwartz Tannouz

CAPÍTULO 6 – Ultrassom Doppler de Fígado 41
Maria Jaqueline Mamprim

CAPÍTULO 7 – Ultrassom Doppler de Baço 62
Tilde Rodrigues Froes

CAPÍTULO 8 – Ultrassom Doppler Renal 71
Cibele Figueira Carvalho

SEÇÃO 3 – Vascular 85

CAPÍTULO 9 – Ultrassonografia Duplex Doppler Vascular: Aspectos Gerais 87
Cibele Figueira Carvalho

CAPÍTULO 10 – Aorta Abdominal e Ramos Principais 98
Lilian Kamikawa

CAPÍTULO 11 – Artérias Carótidas.. 107
Georgea Bignardi Jarretta

CAPÍTULO 12 – Ultrassonografia Duplex Doppler da Artéria Mesentérica Cranial e do Tronco Celíaco 118
Cibele Figueira Carvalho

CAPÍTULO 13 – Veia Cava Caudal e Vasos Envolvidos no Desvio Portossistêmico Congênito Extra-hepático 124
Lilian Kamikawa

CAPÍTULO 14 – Artérias e Veias Periféricas 133
Georgea Bignardi Jarretta

SEÇÃO 4 – Pequenas Partes 149

CAPÍTULO 15 – Ultrassonografia Doppler Ocular 151
Cibele Figueira Carvalho • Andrezza Soares Araujo Dupré • Raquel Braga Perez

CAPÍTULO 16 – Ultrassom Doppler Transcraniano 159
Cibele Figueira Carvalho • Andrezza Soares Araujo Dupré • Raquel Braga Perez

CAPÍTULO 17 – Ultrassonografia Doppler de Linfonodos 178
Cibele Figueira Carvalho

CAPÍTULO 18 – Ultrassonografia Doppler de Tireoide 184
Cibele Figueira Carvalho

CAPÍTULO 19 – Ultrassonografia Doppler de Tecidos Moles e Articulares (Sistema Musculoesquelético) 190
Cibele Figueira Carvalho • Andrezza Soares Araujo Dupré • Raquel Braga Perez

SEÇÃO 5 – Ecocardiografia 199

CAPÍTULO 20 – Ecocardiografia 201
Maria Cristina Donadio Abduch

ÍNDICE REMISSIVO 269

SEÇÃO 1

Fundamentos

CAPÍTULO 1

Doppler: Histórico e Princípios Físicos

Cibele Figueira Carvalho ◆ Claudia de Andrade Addad

INTRODUÇÃO

A ultrassonografia com mapeamento Doppler é uma ferramenta disponível atualmente e com tecnologia relativamente nova na medicina veterinária, possibilitando o estudo não invasivo da hemodinâmica corporal. Nesta modalidade, o operador e o equipamento devem estar envolvidos em perfeita interação, a fim de produzir imagens de alta qualidade e um bom diagnóstico no resultado final do exame sonográfico. À semelhança do que acontece no modo bidimensional convencional, para a utilização adequada da ferramenta Doppler, é fundamental a interpretação das imagens e amplas noções dos fundamentos físicos da técnica. Este conhecimento deve incluir a diferenciação entre ecos representativos e artefatos da técnica, o conhecimento detalhado das anatomias topográfica e vascular, assim como os aspectos de imagem dos parâmetros de normalidade e das patologias.

A rápida e contínua evolução tecnológica dos aparelhos de ultrassom (Fig. 1.1) exige que mesmo profissionais experientes reciclem seu conhecimento constantemente. Esse aprendizado envolve a atualização em relação aos novos recursos dos aparelhos e técnicas inovadoras que passam da experimentação para a realidade da nossa rotina rapidamente, como vem acontecendo com os mapeamentos Doppler, sistemas de processamento de imagens tridimensionais (3D), imagens harmônicas, meios de contraste e elastografia.

Este capítulo tem por objetivo apresentar ao leitor o histórico dessa ferramenta diagnóstica e fornecer os conceitos básicos e princípios físicos que permitirão a compreensão dos demais segmentos deste livro.

HISTÓRICO

O austríaco Johann Christian Andreas Doppler (1803-1853), físico, matemático e astrônomo, analisou a variação de altura do som do apito do trem em movimento e descreveu pela primeira vez este fenômeno que levou seu nome em 1842. Este cientista formulou as bases do efeito Doppler, utilizado na acústica e na astronomia, quando editou seu livro: *Sobre as Cores da Luz Emitida pelas Estrelas Duplas.* Notou que os corpos celestes que se aproximavam ou se afastavam em relação à Terra apresentavam cores diferentes[1].

Nas ondas luminosas, este fenômeno é observável quando a fonte e o observador se afastam ou se aproximam com grande velocidade relativa. Neste caso, o espectro da luz recebida apresenta desvio para o vermelho (quando se afastam) e desvio para

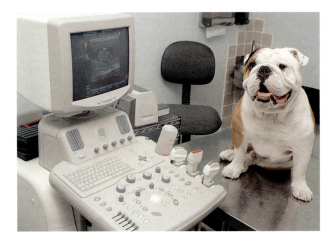

Figura 1.1 – Equipamento de ultrassonografia utilizado na rotina médica veterinária com diversos dispositivos de inovação tecnológica como Doppler, imagem harmônica e colorização da imagem.

o violeta (quando se aproximam). Hoje, sabe-se que em astronomia este efeito permite a medição da velocidade relativa das estrelas e outros objetos celestes luminosos em relação à Terra. Essas medições permitiram aos astrônomos concluir que o universo está em expansão, pois quanto maior a distância desses objetos, maior o desvio para o vermelho observado.

Este mesmo fenômeno foi descoberto de maneira independente, em ondas eletromagnéticas, no ano de 1848, pelo francês Hippollyte Fizeau e, por este motivo, também é chamado de "efeito Doppler-Fizeau". Na acústica, o meteorologista e cientista alemão Christoph Hendrik Buys-Ballot demonstrou experimentalmente o efeito Doppler, em 1845, ao estudar o fenômeno em ondas sonoras, analisando notas musicais dos instrumentos colocados no vagão de um trem em movimento nas ferrovias holandesas[1,2].

Um exemplo prático deste efeito pode ser descrito na rua, quando uma ambulância passa em alta velocidade com a sirene ligada (Fig. 1.2). Podemos observar que o som da sirene parece variar quando a ambulância se aproxima de nós (som mais agudo, de frequência mais alta) e quando ela se distancia de nós (som mais grave, de frequência mais baixa)[1,3].

PRINCÍPIOS FÍSICOS

O efeito Doppler é uma forma de quantificar a velocidade do movimento relativo entre uma fonte de um fenômeno periódico (onda eletromagnética ou onda sonora) e um observador[4].

O comprimento de onda observado é maior ou menor, conforme sua fonte se afaaste ou se aproxime do observador. No caso de aproximação, a frequência aparente da onda recebida pelo observador fica maior que a frequência emitida. Ao contrário, no caso de afastamento, a frequência aparente diminui[2,5,6].

Na medicina, com a introdução da ferramenta Doppler nos equipamentos de ultrassonografia, este fenômeno vem sendo aplicado nas diversas modalidades de exame desde a década de 1980 e, mais intensamente, na década de 1990. Com esta constante evolução, tornou-se possível o estudo não invasivo da hemodinâmica corporal, analisando a presença, direção e velocidade do fluxo sanguíneo em diversos vasos e órgãos[5,7].

A dopplerfluxometria é uma prática ainda nova na ultrassonografia veterinária de pequenos animais, provavelmente devido ao alto custo dos equipamentos até poucos anos atrás, em especial no Brasil. O conhecimento dos seus princípios físicos, além da destreza na utilização do equipamento, é fundamental para a qualidade do diagnóstico, já que nem sempre há uma colaboração ideal dos pacientes. A grande dificuldade na realização dos exames diz respeito a fatores relacionados principalmente ao paciente. São eles: temperamento indócil ou agitado, abdômen tenso ou aumento da sensibilidade dolorosa, padrão respiratório inadequado (animais com taquipneia ou dispneia) e falta de preparo prévio do paciente, com presença de gás e conteúdo em cavidade gástrica e alças intestinais.

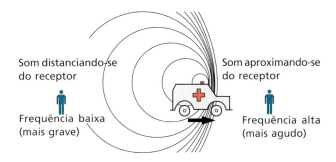

Figura 1.2 – Desenho esquemático representando um exemplo de efeito Doppler: a alteração da frequência do som da sirene da ambulância, em virtude de seu movimento de aproximação ou de afastamento em relação ao observador.

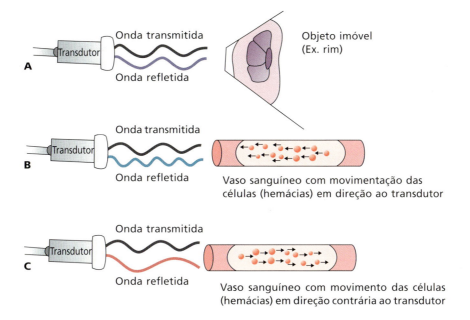

Figura 1.3 – Desenho esquemático das ondas sonoras refletidas em: (A) objeto imóvel, (B) objeto com movimentação em direção ao transdutor e (C) objeto com movimentação contrária ao transdutor.

Durante o exame ultrassonográfico dos vasos sanguíneos, considera-se que a fonte e o observador correspondem ao transdutor e as células que se movem são os corpos refletores. Atualmente, consideram-se as hemácias, pelo seu maior tamanho em relação às outras células do sangue. Quando o objeto refletor do pulso de ultrassom está em movimento relativo ao transdutor, o eco recebido terá frequência diferente daquela transmitida pelo aparelho. Se o sentido do fluxo sanguíneo for direcionado ao transdutor, então o deslocamento de frequência será positivo, isto é, o eco retornado terá uma frequência mais alta e vice-versa[7] (Fig. 1.3).

Esta diferença entre a frequência original do pulso emitido e o eco recebido é chamada de deslocamento de frequência Doppler (Fd) e pode ser calculada por meio da aplicação da seguinte fórmula:

$$Fd = \frac{2 \cdot Fo \cdot V}{C}$$

Considerando-se que *Fo* é a frequência originalmente transmitida pelo transdutor, *V* é a velocidade de deslocamento das hemácias e *C* é a velocidade do som nos tecidos moles do corpo, neste caso com valor fixado em 1.540m/s.

Para uma avaliação mais fidedigna deste estudo, é necessário complementar com um fator de correção do ângulo formado entre o feixe de insonação e o vetor principal do fluxo avaliado (Fig. 1.4) e, assim, é possível calcular a velocidade de deslocamento das partículas refletoras[3,4]:

$$Fd = \frac{2 \cdot Fo \cdot V \cdot \cos\theta}{C}$$

$$V = \frac{Fd \cdot c}{Fo \cdot 2 \cdot \cos\theta}$$

O objetivo para a melhor avaliação é a orientação do feixe incidente o mais paralelamente possível ao vaso, para evitar erros no cálculo, associados aos

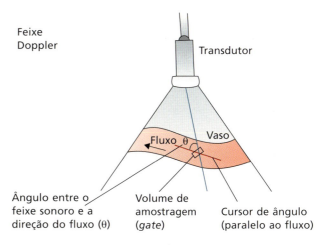

Figura 1.4 – Desenho esquemático representando o ângulo de insonação do feixe de ultrassom Doppler (θ) em relação ao vaso sanguíneo.

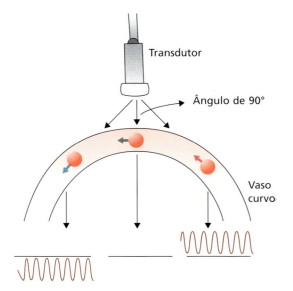

Figura 1.5 – Desenho esquemático demonstrando o efeito do ângulo de insonação e a resultante colorida em um vaso, evidenciando a ausência de cor e de sinal na posição de perpendicularidade (90°).

grandes ângulos de incidência[2]. Normalmente, o ângulo Doppler (θ) ou ângulo de insonação, deve estar entre 0° e 60°, pois valores mais altos resultam em mudanças significativas e errôneas na determinação da velocidade. Em condições de insonação acima de 60°, este erro será progressivamente maior, até que, na situação de perpendicularidade (90°), a correspondente paralela será nula e o efeito Doppler não ocorrerá[4] (Fig. 1.5).

O Fd é diretamente proporcional à velocidade de aproximação (ou fuga) do objeto analisado em relação ao transdutor. A magnitude de deslocamento Doppler é maior quando o feixe sonoro e o eixo formado pelo vaso são paralelos (cos0 = 1).

É importante saber que as velocidades detectáveis pelo método Doppler são uma função inversamente proporcional à frequência emitida pelo transdutor. Assim, para velocidades altas de fluxo, serão utilizadas frequências mais baixas que as aplicadas para os modos B ou M convencional e vice-versa[8].

CONSIDERAÇÕES FINAIS

É imprescindível conhecer os princípios físicos do efeito Doppler para compreender a amplitude de utilização dessa ferramenta. É um recurso com aplicações promissoras, principalmente na área das medicinas interna, vascular e oncologia veterinária.

REFERÊNCIAS BIBLIOGRÁFICAS

1. KAWAKAMA, J. et al. Física. In: CERRI, G. G.; ROCHA, D. C. *Ultra-sonografia Abdominal.* São Paulo: Sarvier, 1993. cap. 1, p. 1-14.
2. CERRI, G. G.; MÓLINAR, L. J.; VEZOZZO, D. C. P. Princípios básicos e instrumentação. In: *Doppler.* São Paulo: Sarvier, 1998. cap. 1, p. 1-14.
3. HOFER, M. Física básica e princípios técnicos. In: *Doppler Colorido – Manual Prático de Ensino.* Rio de Janeiro: Revinter, 2007. cap. 1, p. 7-9.
4. KODAIRA, S. K. Física. In: CERRI, G. G.; OLIVEIRA, I. R. S. *Ultra-sonografia Abdominal.* Rio de Janeiro: Revinter, 2002. cap. 1, p. 17-30.
5. SZATMÁRI, V. et al. Normal duplex Doppler waveforms of major abdominal blood vessels in dogs: a review. *Veterinary Radiology and Ultrasound*, v. 42, n. 2, p. 93-107, 2001.
6. YANIK, L. The basics of Doppler ultrasonography. *Veterinary Medicine*, v. 3, p. 388-400, 2002.
7. POULSEN NAUTRUP, C. Physical principles. In: POULSEN NAUTRUP, C.; TOBIAS, R. *Diagnostic Ultrasonography of the Dog and Cat.* 2. ed. Hannover: Manson, 2001. p. 21-30.
8. NYLAND, T. G.; MATTOON, J. S. Physical principles, instrumentation and ultrasound diagnosis safety. In: *Small Animal Diagnostic Ultrasound.* 2. ed. Philadelphia: Saunders, 2002. cap. 1, p. 1-19.

978-85-7241-816-4

CAPÍTULO 2

Modos de Processamento da Imagem Doppler

Cibele Figueira Carvalho • Claudia de Andrade Addad

INTRODUÇÃO

Inicialmente, os transdutores para análise espectral de Doppler utilizavam um feixe contínuo de ultrassom, resultando num sinal composto, que apresentava uma variação de velocidade de todos os elementos móveis atravessados pelo feixe, dificultando sua interpretação. Para contornar essa dificuldade, desenvolveu-se a técnica de Doppler com feixe pulsado. Nesta, os pulsos de ultrassom são emitidos e recebidos conforme a profundidade do ponto analisado, permitindo assim o processamento do sinal em diferentes pontos na secção estudada.

Com a evolução tecnológica, foram criados equipamentos com transdutores de dupla varredura, chamados duplex. Estes transdutores são capazes de apresentar simultaneamente as imagens em modo bidimensional e o traçado do mapeamento Doppler[1]. Isso facilita o exame, principalmente em veterinária, pois o paciente movimenta-se durante o registro dos dados, e com a imagem em tempo real é possível o reposicionamento do ponto desejado para estudo[2]. Atualmente, a grande maioria dos aparelhos com Doppler possui a capacidade de demonstrar simultaneamente a imagem em modo bidimensional, gráficos de velocidade do Doppler pulsado e o mapeamento colorido, denominados triplex ou varredura tripla[1]. Obviamente, este conjunto de informações e dados demanda um tempo maior no processamento da imagem no equipamento; isto reduz a resolução temporal, necessitando a colaboração do paciente e o bom conhecimento dos recursos de otimização das imagens por parte do operador para que se possa obter um desempenho desejado e uma imagem final adequada.

O objetivo deste capítulo é descrever os modos de processamento de imagem Doppler. O conhecimento detalhado de cada modo Doppler permitirá entender melhor as aplicações e limitações do método.

DEMODULAÇÃO E ANÁLISE DE FREQUÊNCIA

As variações de amplitude, intensidade e frequência sofridas pela onda portadora do sinal Doppler deverão ter suas informações extraídas mediante um processo chamado demodulação.

Esse processo é análogo ao rádio, no qual o sinal de alta frequência (kHz ou MHz) é a onda portadora e os sons (música) são modulações de baixa frequência dessa onda.

Os aparelhos de ultrassonografia eliminam a onda portadora, extraindo apenas a informação de baixa frequência, cujo processamento nos fornece gráficos de velocidade do fluxo sanguíneo para interpretação clínica.

Nas condições reais dentro dos vasos, as hemácias são muito numerosas, movimentando-se com

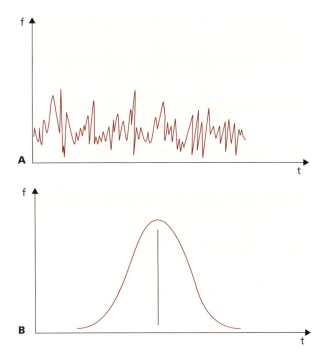

Figura 2.1 – Desenho esquemático representando (*A*) a diversidade de distribuição de velocidades das hemácias, produzindo diferentes frequências de deslocamento Doppler; e (*B*), após a transformação de Fourier, representando a distribuição espectral de frequências com a variação ao longo do tempo, resultando em uma forma de onda de velocidade. f = frequência; t = tempo.

diferentes velocidades e ângulos variados. Neste caso, os ecos recebidos irão apresentar deslocamento de frequência e amplitudes diversas[1].

A frequência do ultrassom emitido é de vários MHz e a frequência do eco recebido pelo equipamento, modificado pelo efeito Doppler, é de alguns KHz acima ou abaixo da frequência de emissão, na dependência da velocidade e direção do movimento

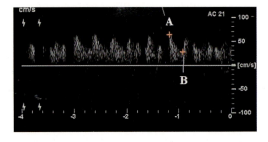

Figura 2.2 – Representação gráfica do espectro Doppler com registro de velocidade em escala de cinza, na qual as freqüências mais intensas tendem para o branco e as menos intensas tendem para o preto. A = velocidade máxima de pico sistólico; AC 21 = ângulo do cursor Doppler em 21°; B = velocidade diastólica final.

das hemácias. Portanto, essa variação de frequência se situa em níveis audíveis pelo ouvido humano e os aparelhos amplificam e enviam esses sinais para um alto-falante. Assim, é possível reconhecer as características de um fluxo apenas ouvindo a frequência resultante. O fluxo laminar produz frequências com pouca dispersão em torno de uma predominante e o som audível é suave, sibilante, e tanto mais agudo quanto maior for a diferença de frequência, e, portanto, a velocidade do sangue. O fluxo turbulento produz frequências com grande dispersão, rapidamente variáveis, de som áspero e rude[3].

Utilizam-se os chamados analisadores de frequência, que são circuitos eletrônicos capazes de separar as diversas frequências existentes no volume de amostragem e apresentá-las em forma de gráfico. O processamento do sinal pelo equipamento realiza a transformação das várias ondas de frequências diferentes num "espectro de frequências", utilizando um sistema digital e um processo de cálculo matemático chamado *transformação rápida de Fourier*[3]. Este espectro representa a distribuição de frequência Doppler (portanto das velocidades das hemácias) ao longo do tempo, sendo esta a informação que será analisada clinicamente para a interpretação hemodinâmica. Nas condições reais, as hemácias são muitas, viajam a velocidades diferentes, em vasos elásticos e geralmente com ângulos muito variados. Assim, os ecos recebidos terão deslocamento de frequências muito variadas e diversas amplitudes a serem analisadas. Este sinal composto por várias frequências de deslocamento Doppler será decomposto pela análise de Fourier em um espectro de frequências[1] (Fig. 2.1).

Por esse processo, faz-se um gráfico tendo no eixo horizontal o tempo e no vertical as variações de frequência, de tal modo que todas as frequências encontradas no volume de amostragem em um determinado tempo são representadas por uma escala de cinza. Nesta escala, as frequências mais intensas são as refletidas por um número maior de hemácias que se encontram na mesma velocidade e tendem para o branco. As frequências menos intensas, refletidas por um menor número de hemácias tendem para o preto na escala de cinzas[3] (Fig. 2.2).

DOPPLER CONTÍNUO

Os primeiros equipamentos de ultrassom utilizavam transdutores de onda contínua, constituídos por dois cristais piezelétricos, um deles funcionava como emissor e outro, como receptor, não permitindo a realização da imagem bidimensional[1,2]. Os circuitos eletrônicos neste tipo de Doppler analisam a diferença de frequência entre o sinal emitido e o recebido continuamente. Caso haja fluxo sanguíneo ao longo do feixe ultrassônico, ele será notado, havendo uma variação na frequência do ultrassom recebido[3]. Naturalmente, não é possível saber o local em que está acontecendo o fluxo, já que todos os alvos em movimento dentro do feixe produzem sinais Doppler e não é possível determinar onde estão os alvos em relação ao transdutor.

Por outro lado, esses aparelhos são capazes de detectar frequências de velocidade de fluxo muito elevadas, apesar da desvantagem na falta de sensibilidade em relação à profundidade da fonte do eco[4].

A ultrassonografia Doppler de ondas contínuas (CW, *continuous-wave Doppler*) é mais utilizada na cardiologia, sendo necessária na determinação da gravidade da insuficiência valvar e altas velocidades dos fluxos distais às lesões estenóticas. O feixe deste tipo de Doppler deve conter somente um vaso ou câmara cardíaca, pois qualquer fluxo sanguíneo será interceptado, apresentando sinal superposto no equipamento e será registrado, independentemente de sua velocidade[1,2].

DOPPLER PULSADO OU ESPECTRAL

Foram desenvolvidas técnicas de mapeamento pulsado com o objetivo de identificar a localização espacial das estruturas vasculares, onde o som é transmitido em pulsos e as imagens em tempo real, assim os sinais resultantes serão apresentados em forma audível e em gráficos simultaneamente[1,5].

Assim como na imagem convencional do modo bidimensional, no mapeamento Doppler pulsado ou espectral (PW, *pulsed-wave Doppler*), o som é emitido em pulsos e o mesmo cristal piezelétrico funciona como transmissor e receptor[6].

Ecos originados do sangue em movimento irão atingir o transdutor durante um intervalo de tempo discreto, correspondente à profundidade do vaso, chamado de comporta ou portal (*gate*), em que o equipamento está aberto à recepção dos sinais, sob a forma de um cursor retangular móvel e ajustável pelo operador. A profundidade e o tamanho do portal (ou ainda, volume de amostra) no modo bidimensional possibilitam a localização precisa da região de interesse, movendo-se o cursor ao longo da linha de forma paralela ao feixe incidente na tela. Sobreposto ao volume de amostra está o cursor, que pode ser rotacionado e alinhado paralelamente à direção do fluxo sanguíneo. Este último permite determinar o ângulo de incidência do feixe transmissor em relação à direção ao fluxo[1,2].

No Doppler pulsado, a amostragem possui uma frequência específica de pulsação, denominada PRF (*pulse rate frequency*) ou frequência de repetição de pulso, que determina a frequência máxima detectável pelo equipamento sem o artefato de ambiguidade de imagem[1,2,4,7]. Esta frequência máxima amostrável é chamada de *frequência ou limite de Nyquist* (fN = PRF/2) e o fenômeno de ambiguidade é conhecido como *aliasing*[7]. Assim, se observarmos um fenômeno de velocidade variável, só haverá uma noção exata de sua direção e velocidade enquanto esta velocidade não atingir a frequência de Nyquist. Após ultrapassá-lo, o fenômeno aparenta ter direção contrária à real e esta súbita alteração na direção do movimento é chamada de inversão ou *aliasing*[3].

O *aliasing* é a principal limitação do Doppler pulsado, pois toda vez que a frequência de deslocamento Doppler for maior que a metade do PRF, o espectro será representado com as maiores frequências rebatidas com sinal contrário, abaixo da linha de base[5,7]. Para sua correção é necessário aumentar o PRF, abaixar a linha de base da imagem espectral ou abaixar a frequência do transdutor (Fig. 2.3).

A imagem duplex combina o feixe Doppler pulsado com a imagem bidimensional em tempo real. A localização do volume-alvo é disposta na tela em modo bidimensional.

O volume de amostra, ou *gate*, pode ser movido para dentro do lúmen de um vaso, ao mesmo tempo em que o observamos em tempo real. As mudanças de velocidades que ocorrem em um vaso através de cada ciclo cardíaco são dispostas graficamente. O tempo decorrido fica no eixo horizontal ou linha de base (*baseline*), a frequência de deslocamento Doppler no eixo vertical pode ser lida em KHz. Se o cursor for rotacionado manualmente, ele ficará alinhado de forma paralela ao vaso sanguíneo, determinando o *ângulo de insonação*; a velocidade das células em movimento (isto é, do fluxo sanguíneo) pode ser vista em cm/s no eixo vertical.

Convencionou-se que o fluxo em direção ao transdutor fica disposto acima da linha de base (*baseline*) e o fluxo que vai na direção contrária do transdutor

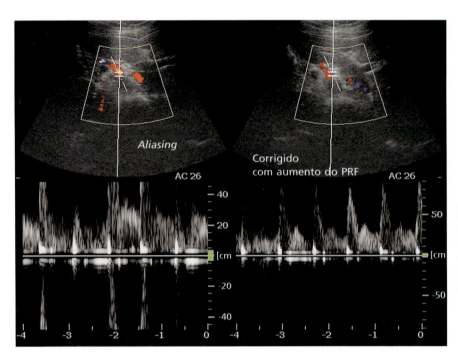

Figura 2.3 – Imagem triplex Doppler demonstrando artefato de *aliasing* no traçado espectral e sua correção após o aumento da frequência específica de pulsação (PRF). AC 26 = ângulo do cursor Doppler em 26°.

fica disposto abaixo da linha de base. A linha de base representa fluxo zero. Valores reais de velocidade só podem ser obtidos se o ângulo Doppler não exceder 60°, pois um pequeno erro na estimativa do ângulo promove um grande erro acima do valor real (devido à curva do cosseno). O ângulo de insonação também pode ser corrigido com a imagem congelada (pós-processada), mas sempre deve ser feito antes de se medir as velocidades. Em cardiologia, a maior parte dos cortes ecocardiográficos permite um alinhamento bastante satisfatório e sem nenhuma angulação entre o feixe ultrassônico e o fluxo sanguíneo a ser analisado.

O brilho do espectro indica a quantidade de sangue. Quanto maior o brilho do traçado espectral de um local, maior o número de células que passaram àquela velocidade no momento específico da amostragem.

Durante o exame de duplex Doppler, a frequência de deslocamento Doppler não é disposta somente graficamente, pois também são audíveis. As artérias têm um som parecido com um assovio, ao passo que as veias possuem um som parecido com o vento soprando continuamente. A intensidade do som audível é diretamente proporcional à quantidade de células sanguíneas em movimento. A altura do som depende do deslocamento de frequência Doppler. Quanto maior a velocidade do fluxo sanguíneo (isto é, mais larga a frequência de deslocamento Doppler), mais audível se torna o som. Em cardiologia, quando a representação gráfica do espectro Doppler era limitada, os ecocardiografistas aprendiam a interpretar os vários sons gerados durante o exame e utilizavam estes sons como principal meio de diagnóstico. Mesmo hoje, com boas visualizações gráficas do sinal Doppler, o sinal audível é de extrema importância durante o exame ecográfico.

Assim, podemos obter informações necessárias para a interpretação dos espectros de frequência:

- Informações qualitativas:
    - Presença ou não de fluxo na região analisada.
    - Avaliação da direção e do sentido do fluxo.
    - Avaliação da morfologia das ondas espectrais (arterial, venosa, turbulenta).
- Informações semiquantitativas:
    - De acordo com a morfologia dos espectros adquiridos, podem-se supor as condições de fluxo no vaso amostrado.
- Informações quantitativas:
    - Medidas de velocidade, em especial de máximas e mínimas, permitem-nos a análise da impedância e resistência vascular, bem como cálculos aproximados do volume de vazão quando associados ao modo bidimensional.

A técnica permite diferenciar o padrão Doppler característico de cada vaso sanguíneo ou região da câmara cardíaca, assim como as mudanças no padrão de ondas que podem ter significado patológico.

Podemos observar que o mapeamento de frequências de um sistema pulsado é realizado numa determinada porção do objeto amostrado (volume de amostragem) a uma profundidade determinada. Em algumas situações, o objeto de análise é muito extenso e maior que o volume de amostragem (um vaso, por exemplo). Assim, o sinal Doppler que obtivemos será representativo somente de uma parte do objeto. Em fluxos laminares, a velocidade do fluxo varia radialmente. Ora, em tais condições, uma amostragem realizada num pequeno volume poderá variar seu perfil espectral (sua distribuição de velocidade) do centro para a periferia do vaso. Para estes casos, desenvolveu-se um refinamento tecnológico, os denominados sistemas *multigate*, que em sua configuração apresentam várias unidades de análise em paralelo, as quais adquirem sinais isolados de deslocamento Doppler em volumes de amostragem diferentes. Podemos, assim, analisar simultaneamente sinais de vasos localizados em profundidades diferentes do corpo ou, mantendo contíguos os diversos volumes de amostragem, cobrir toda a área de secção de um vaso calibroso, obtendo uma média de amostragem de velocidades ou perfil de fluxo.

Os métodos mais utilizados para medir o fluxo sanguíneo em um vaso são: o método de "insonação uniforme" (isto é, o lúmen inteiro do vaso fica incorporado ao volume amostrado) e o método de "máxima velocidade" (isto é, o volume amostrado – aproximadamente metade do diâmetro do vaso – é colocado no centro do vaso).

DOPPLER COLORIDO

Atualmente, a grande maioria dos equipamentos de ultrassom tem a capacidade de apresentar mapeamentos coloridos do fluxo sanguíneo (Fig. 2.4).

O fundamento básico dos sistemas de ultrassonografia com Doppler colorido (CF, *colour-flow Doppler*) é a sobreposição à imagem em tempo real do modo bidimensional de mapeamento de deslocamentos de frequência de toda a porção imageada ou de uma parte dela, codificada em termos de cores e *nuances*. Ao contrário da técnica de Doppler pulsado, há vários volumes de amostragem dentro de uma região circunscrita chamada de caixa colorida. Como nos sistemas *multigate*, a área imageada é dividida em vários pequenos volumes de amostragem, cada um dos quais é submetido a um processamento isolado. O sinal obtido para cada um

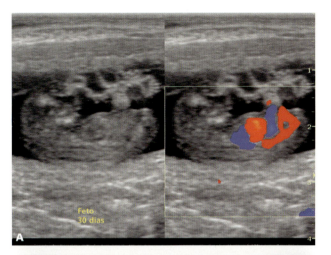

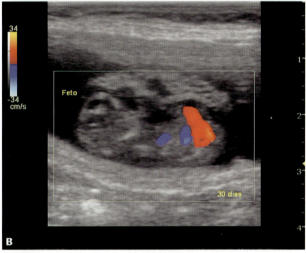

Figura 2.4 – Imagem duplex Doppler colorida evidenciando mapeamento colorido do coração fetal (*A*) e dos vasos fetais (*B*).

destes elementos de amostragem é codificado por cores em relação ao sentido do movimento e por *nuances* em relação ao módulo da velocidade do movimento. Assim, sobre a imagem em tempo real é apresentada uma outra imagem, colorida, que representa um mapeamento dos elementos móveis em relação à intensidade e ao sentido do movimento.

O tamanho e a posição da caixa colorida no modo bidimensional dependem do ultrassonografista. Dentro da caixa colorida, cada ponto móvel tem uma tonalidade de vermelho ou azul, em vez de tons de cinza. A direção do fluxo em relação ao transdutor é ilustrada em uma barra vertical colorida ao lado da imagem.

Os sinais da movimentação das células sanguíneas (hemácias) são codificados por cores em função do sentido de seu movimento em direção ao

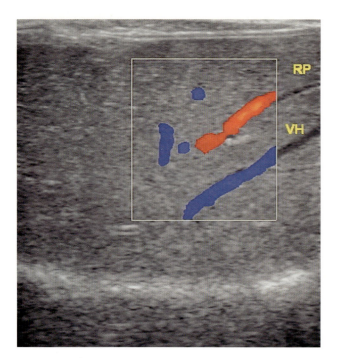

Figura 2.5 – Imagem duplex Doppler mostrando mapeamento colorido da vascularização hepática e a direção contrária do fluxo sanguíneo entre um ramo portal (RP) e uma veia hepática (VH).

transdutor ou contrária a ele. A intensidade das cores (*nuances*) também indica a velocidade relativa das células[2]. Convencionou-se que o fluxo em direção ao transdutor é vermelho e o fluxo na direção contrária ao transdutor é azul (Fig. 2.5). Os fluxos de maior velocidade são demonstrados por tonalidades mais claras, como amarelo e laranja (dirigidos ao transdutor) e tons de azul ou verde (contrários ao transdutor)[2,6].

Os mapeamentos coloridos permitem a análise da presença ou ausência de fluxo, direção do fluxo, velocidade média e presença ou não de turbulência dentro do vaso. Além de fornecer informações sobre o fluxo em grandes áreas de estudo, o Doppler colorido também permite a visibilização de pequenos vasos mais facilmente do que pela imagem convencional[1,2].

A imagem do Doppler colorido também é dependente do ângulo, está sujeita ao *aliasing* e aos artefatos de ruídos. O *aliasing* neste método produz uma inversão de cor no centro do vaso, com uma mistura de cores na porção brilhante do espectro colorido e, assim como no Doppler espectral, este artefato deverá ser compensado pelo ajuste da PRF[2] (Fig. 2.6).

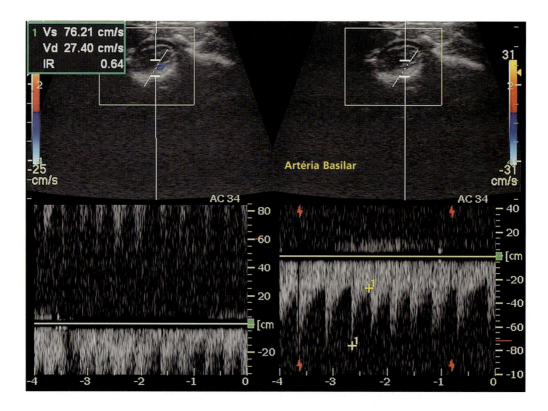

Figura 2.6 – Imagem duplex Doppler de grandes vasos com artefato de *aliasing* no traçado espectral e após sua correção com aumento de frequência específica de pulsação e abaixando a linha de base. AC 34 = ângulo do cursor Doppler em 34°; IR = índice de resistividade; Vd = velocidade diastólica final; Vs = velocidade de pico sistólico.

DOPPLER DE AMPLITUDE
(Power Doppler ou Power Angio)

No início da década de 1990, foram lançados no mercado ultrassonográfico os primeiros aparelhos capazes de apresentar mapeamentos por amplitude de sinal e não por velocidade, dotados de maior sensibilidade para detectar sinais mais fracos, porém sem a informação sobre o direcionamento deste fluxo. Esta técnica reduz significativamente a dependência de ângulo de insonação, minimizando artefatos de perpendicularidade e não apresenta o efeito *aliasing*[1,5].

Na ultrassonografia do Doppler de amplitude somente uma cor (laranja) e suas tonalidades podem ser visibilizadas dentro da caixa colorida (Fig. 2.7, *A*). As tonalidades de maior brilho indicam fluxo de maior volume, relacionadas ao número de células sanguíneas em movimento naquela área mapeada, não havendo relação com sua velocidade[8]. Este método permite um alto ganho na imagem e maior sensibilidade na detecção de fluxos lentos (Fig. 2.7, B), lúmens de pequenos vasos e avaliação qualitativa da perfusão parenquimal[2,8].

DOPPLER TECIDUAL
(Tissue Doppler)

O Doppler tecidual segue os mesmos princípios físicos do Doppler convencional. Da mesma maneira que o Doppler convencional, ele registra o movimento de hemácias; no Doppler tecidual, o que se avalia é a movimentação do miocárdio. O músculo cardíaco se movimenta com velocidade muito menor que a do sangue e produz sinais de baixa amplitude (5 a 10cm/s contra 50 a 100cm/s do fluxo sanguíneo). Para que esse registro seja possível, o equipamento filtra as frequências altas e reflete apenas as frequências baixas. Por isso, quando colocamos a amostra do Doppler em determinado ponto do miocárdio, o que se avalia é a movimentação desse ponto em relação ao transdutor. O Doppler tecidual pode ser visualizado sob a forma espectral, mas também sob a forma colorida, na qual diferentes velocidades de movimentação miocárdica são codificadas em diferentes cores.

Embora recente, esta modalidade do Doppler tem sido amplamente empregada na ecocardiografia humana na avaliação das funções sistólica e diastólica (global e regional) e na estimativa de pressões

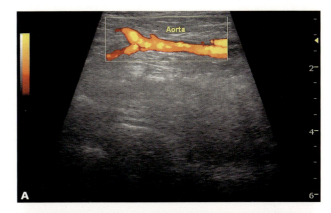

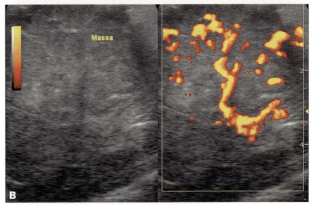

Figura 2.7 – (*A*) Imagem duplex Doppler de amplitude da aorta e seus ramos com fluxo sanguíneo colorido em laranja e diversas tonalidades demonstrando a variação de velocidade do sangue dentro do vaso. (*B*) Imagem duplex Doppler de amplitude de formação neoplásica demonstrando a vascularização da massa com detalhes da perfusão parenquimal.

de enchimento ventricular, entre outras utilizações. Em medicina veterinária, a técnica ainda tem uso limitado e permanece sob estudo.

CONSIDERAÇÕES FINAIS

Os diversos modos de processamento do sinal Doppler tem peculiaridades de interpretação, podendo ser utilizados simultaneamente ou ainda de forma complementar. Os Dopplers colorido e/ou o de amplitude muitas vezes auxiliam na localização de um vaso ou na diferenciação de uma estrutura vascular, porém somente o mapeamento pulsado permite informações precisas e quantitativas com relação ao fluxo do vaso localizado.

É necessário o conhecimento de cada um desses modos para que se possa obter o melhor desempenho e um resultado final satisfatório.

REFERÊNCIAS BIBLIOGRÁFICAS

1. KODAIRA, S. K. Física. In: CERRI, G. G.; OLIVEIRA, I. R. S. *Ultra-sonografia Abdominal.* Rio de Janeiro: Revinter, 2002. cap. 1, p. 17-30.

2. NYLAND, T. G.; MATTOON, J. S. Physical principles, instrumentation and ultrasound diagnosis safety. In: *Small Animal Diagnostic Ultrasound.* 2. ed. Philadelphia: Saunders, 2002. cap. 1, p. 1-19.

3. MORCERF, F. A. P. Princípios físicos e instrumentais. In: *Ecocardiografia Uni-bidimensional, Transesofágica e Doppler.* Rio de Janeiro: Revinter, 1996. cap. 1, p. 18-34.

4. HOFER, M. Física básica e princípios técnicos. In: *Doppler Colorido – Manual Prático de Ensino.* Rio de Janeiro: Revinter, 2007. cap. 1, p. 9-14.

5. CERRI, G. G.; MÓLINAR, L. J.; VEZOZZO, D. C. P. Princípios básicos e instrumentação. Espectros de ondas e seus artefatos. In: *Doppler.* São Paulo: Sarvier, 1998. cap. 1 - 2, p. 1-30.

6. POULSEN NAUTRUP, C. Technical principles. In: POULSEN NAUTRUP, C.; TOBIAS, R. *Diagnostic Ultrasonography of the Dog and Cat.* 2. ed. Hannover: Manson, 2001. p. 45-52.

7. KAWAKAMA, J. et al. Física. In: CERRI, G. G.; ROCHA, D. C. *Ultra-sonografia Abdominal.* São Paulo: Sarvier, 1993. cap. 1, p. 1-14.

8. CARVALHO, C. F.; CHAMMAS, M. C.; CERRI, G. G. Princípios físicos do Doppler em ultra-sonografia. *Revista Ciência Natural,* v. 38, p. 872-879, 2008.

978-85-7241-816-4

CAPÍTULO 3

Interpretação da Imagem Doppler

Cibele Figueira Carvalho • Claudia de Andrade Addad

INTRODUÇÃO

A avaliação das imagens resultantes da varredura da técnica convencional em modo bidimensional tem sido amplamente discutida na literatura. Quando há a possibilidade de se complementar as informações obtidas em modo bidimensional com a técnica Doppler, muitas vezes um amplo leque inicial de possibilidades diagnósticas pode tornar-se mais estreito se for bem interpretado.

A técnica Doppler é operador e equipamento-dependente, pois há a necessidade de se utilizar um equipamento de boa qualidade de imagem e rapidez na transição dos modos de processamento das imagens. Além disso, é fundamental que o operador consiga interpretar adequadamente as imagens Doppler adquiridas para que se obtenha o máximo desempenho da técnica.

INTERPRETAÇÃO DO ESPECTRO DOPPLER

O monitor do espectro Doppler apresenta informação do fluxo em função do tempo. O tempo geralmente é disposto no eixo horizontal, e a frequência de deslocamento (fd) ou a velocidade podem ser dispostas no eixo vertical (Fig. 3.1).

O traçado na linha de base horizontal no Doppler espectral indica o ponto zero de frequência de deslocamento (ausência de fluxo) no eco retornado. Por convenção, o traçado espectral é disposto acima do zero da linha de base, quando a frequência do eco retornado é maior do que a frequência transmitida e o fluxo encontra-se na direção do transdutor. Um traçado disposto abaixo da linha de base indica que o fluxo está direcionado no sentido contrário ao transdutor e a frequência retornada é menor do que a frequência de insonação (Fig. 3.2).

A largura do espectro Doppler em qualquer ponto do tempo indica a variação das frequências presentes. O aumento da largura determinado pelo alargamento da janela espectral ocorre quando um grande número de frequências diferente está presente em qualquer ponto em particular (Fig. 3.3). O brilho

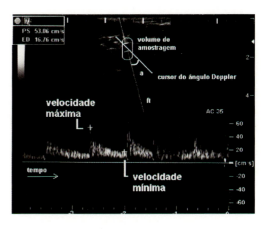

Figura 3.1 – Imagem duplex Doppler com traçado espectral apresentando informação do fluxo em função do tempo. O tempo é disposto no eixo horizontal, e a frequência de deslocamento (fd) ou a velocidade estão dispostas no eixo vertical. a = ângulo de insonação Doppler; AC 35 = ângulo do cursor Doppler em 35°; ED = velocidade diastólica final; ft = feixe ultrassônico transmitido; PS = velocidade de pico sistólico máxima.

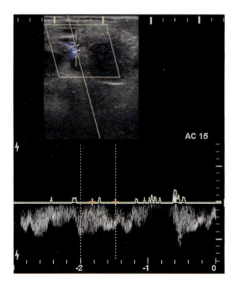

Figura 3.2 – Imagem duplex Doppler com traçado espectral disposto abaixo da linha de base indicando que o fluxo está direcionado no sentido contrário ao transdutor e a frequência retornada é menor do que a frequência de insonação. AC 15 = ângulo do cursor Doppler em 15°.

(escala de cinza) também é usado para representar a amplitude de cada componente frequencial.

Os transdutores têm a capacidade de calcular a média da frequência de deslocamento ou a velocidade automaticamente. O fluxo médio pode ser calculado multiplicando-se a velocidade média pela área do vaso. O ponto máximo alcançado no espectro é denominado velocidade de pico sistólico (VPS) e o ponto mínimo na morfologia da onda é o valor da velocidade diastólica final (VDF).

O diâmetro do vaso e a velocidade do sangue podem variar durante o ciclo cardíaco ou com a respiração, o que é demonstrado no monitor do traçado espectral. Animais taquipneicos ou dispneicos alteram o traçado espectral, muitas vezes impossibilitando a obtenção de um sinal Doppler adequado do fluxo sanguíneo no vaso em estudo e produzindo artefatos de técnicas. A média do diâmetro vascular e a velocidade devem ser usadas para obter medidas confiáveis da média de fluxo sanguíneo.

O sangue normalmente flui mais rapidamente próximo à região central do lúmen vascular e mais lentamente próximo às paredes. O perfil do fluxo é diferente nas artérias e veias (Fig. 3.4), e varia com o tamanho e a localização do vaso. Artérias mais largas têm um perfil de fluxo diferente das artérias menores (para maiores detalhes, ver adiante no capítulo sobre Doppler vascular).

Se o volume de amostragem for ajustado para amostrar o lúmen vascular inteiro, será mostrado um espectro de frequências retornadas representando todas as velocidades presentes dentro do lúmen vascular. As frequências retornadas são comparadas com a frequência transmitida e mostradas como velocidade ou frequência de deslocamento no eixo vertical em relação ao tempo no eixo horizontal do traçado Doppler espectral. A largura do traçado indica a variação das velocidades presentes dentro do volume de amostragem.

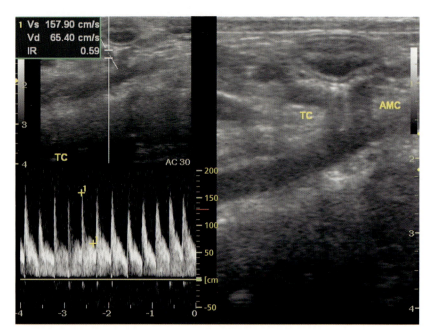

Figura 3.3 – Imagem duplex Doppler do tronco celíaco (TC) com traçado espectral arterial de padrão de fluxo de resistividade intermediária, em que ocorre alargamento da janela espectral devido ao grande número de frequências de deslocamento presentes dentro do vaso, a artéria mesentérica craniana (AMC). AC 30 = ângulo do cursor Doppler em 30°; IR = índice de resistividade; Vd = velocidade diastólica final; Vs = velocidade de pico sistólco.

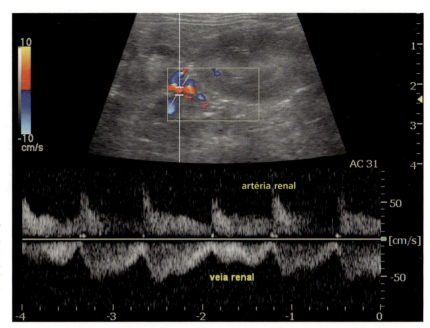

Figura 3.4 – Imagem triplex Doppler da vascularização hilar renal, demonstrando o traçado espectral de perfil diferente da artéria e da veia renal. AC 31 = ângulo do cursor Doppler em 31°.

A escala de cinza em qualquer porção do traçado representa o número relativo de células sanguíneas que viajam a uma velocidade particular. O traçado geralmente é demonstrado em preto e branco, de forma que as áreas mais brancas representam o maior número de células sanguíneas. A velocidade média depende da porcentagem de células viajando a uma velocidade particular durante o ciclo cardíaco ou respiratório. Não é suficiente utilizar o meio do traçado do espectro Doppler, como média da velocidade, porque o número de células a uma velocidade particular (escala de cinza) não é levado em conta.

A média de velocidade ou de deslocamento de frequência é calculada automaticamente na maioria dos aparelhos de ultrassonografia (US) Doppler.

Os índices hemodinâmicos, como a relação sístole-diástole (S/D), índice de resistividade (IR) e índice de pulsatilidade (IP), permitem a comparação do fluxo durante a sístole e a diástole. Estes índices permitem uma avaliação quantitativa da análise espectral e são utilizados para auxiliar na avaliação de estenose, trombose ou, mais comumente, nos vasos periféricos com fluxo de resistência aumentada.

Os índices mais utilizados são: índice de resistividade (IR) e índice de pulsatilidade (IP). O índice de resistividade, descrito por Pourcelot (1974), relaciona o resultado da subtração entre as velocidades de pico sistólico e diastólico final sobre a velocidade de pico sistólico (IR = VPS – VDF/VPS). O índice de pulsatilidade, descrito por Gosling e King (1975), relaciona o resultado da subtração entre as velocidades de pico sistólico e diastólico final sobre a velocidade média (IP = VPS – VDF/VM).

Baixa resistência indica proximidade de valores entre o valor de velocidade de fluxo sanguíneo mais baixo e o valor mais alto, variando de 0 a 1. Baixa resistividade de fluxo sugere alto metabolismo e altas resistências sugerem baixo metabolismo. Índices de resistência aumentados reduzem o fluxo diastólico. Dependendo da alteração que está ocasionando o aumento da resistência, podemos encontrar até ausência de fluxo diastólico ou a chamada diástole zero (Fig. 3.5). Com a utilização de alguns fármacos

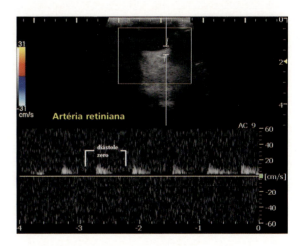

Figura 3.5 – Imagem duplex Doppler com mapeamento espectral de artéria retiniana em cão com atrofia da vascularização, demonstrando áreas de fluxo zero no traçado. AC 9 = ângulo do cursor Doppler em 9°.

e anestésicos, estes podem atuar no sistema vascular, alterando a resistência do leito vascular.

As alterações desses índices auxiliam na identificação de alterações na complacência do leito vascular em estudo, associadas à rejeição de transplantes, disfunções de parênquima ou caracterização de malignidade de doenças. Quando existe fase negativa ou quando o fluxo diastólico se aproximar de zero, o índice de pulsatilidade é considerado mais fidedigno.

O alargamento espectral ou borramento da janela espectral é observado em algumas doenças, como estenose valvular, regurgitação e *shunt* intracardíaco devido à turbulência e ao aumento da média de velocidade (detalhes nos capítulos sobre Doppler vascular e Doppler ecocardiografia).

A estenose de vasos está associada ao alargamento da frequência de deslocamento, tanto na sístole quanto na diástole, no ponto de estreitamento máximo do vaso. Fluxo turbulento ou turbilhonado é observado nas regiões pós-estenóticas. A análise dessas alterações permite avaliar o grau de estreitamento vascular (ver detalhes adiante no capítulo sobre Doppler vascular). A resistência ao fluxo no leito vascular distal ao ponto da medida também pode ser estimada.

Durante o exame de duplex Doppler, a frequência de deslocamento Doppler não é disposta somente de forma gráfica, pois também é audível. As artérias têm um som parecido com um assovio, ao passo que as veias possuem um som parecido com o vento soprando continuamente. A intensidade do som audível é diretamente proporcional à quantidade de células sanguíneas em movimento. A altura do som depende do deslocamento de frequência Doppler. Quanto maior a velocidade do fluxo sanguíneo (isto é, mais larga a frequência de deslocamento Doppler), mais audível se torna o som.

INTERPRETAÇÃO DA IMAGEM DOPPLER COLORIDA

Ao contrário da técnica de Doppler pulsado, a imagem Doppler colorida (IDC) fornece informações sobre a arquitetura vascular do órgão ou mapeamento do leito vascular em estudo. O sinal obtido é decodificado por cores em relação ao sentido do movimento e por *nuances* em relação ao módulo da velocidade do movimento das células sanguíneas. Assim, sobre a imagem em tempo real é apresentada uma outra imagem, colorida, que representa um mapeamento

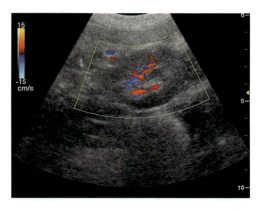

Figura 3.6 – Mapeamento Doppler colorido da região hilar renal, demonstrando a vascularização do órgão nessa região.

dos elementos móveis em relação à intensidade e ao sentido do movimento (Fig. 3.6).

A direção do fluxo em relação ao transdutor é ilustrada em uma barra colorida ao lado da imagem. Essa barra apresenta também valores numéricos, indicando um intervalo com limiar superior e inferior de velocidade. Convencionou-se que o fluxo que segue em direção ao transdutor é vermelho e o fluxo na direção contrária ao transdutor é azul. Os fluxos de maior velocidade são expressos por tonalidades mais claras da mesma cor.

Artefatos de turbilhonamento dentro do lúmen de um determinado vaso em estudo são observados mediante a presença de áreas com mosaico de cores e tonalidades variadas.

Uma vez descartada a possibilidade de artefato de técnica, a ausência de sinal Doppler, ou seja, de cor em um determinado segmento de um vaso ou em parte dele pode sugerir oclusão, trombose ou estenose do mesmo.

A técnica de Doppler colorido fornece informações sobre o movimento em uma grande parte da imagem, como um mapa. Esta técnica permite avaliar a presença, a direção e a qualidade do fluxo sanguíneo mais rapidamente do que qualquer outra técnica não invasiva, até mesmo em áreas que não aparecem como vasos no modo bidimensional. Também é possível a diferenciação entre fluxos rápidos e lentos sem a determinação de valores absolutos.

MAPEAMENTO DUPLEX DOPPLER

A técnica duplex associa a imagem em modo bidimensional com o Doppler, seja este pulsado ou colorido.

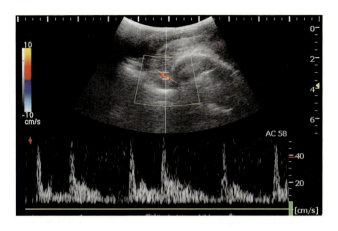

Figura 3.7 – Imagem triplex Doppler de artéria cerebral. AC 58 = ângulo do cursor Doppler em 58°.

Quando o aparelho fornece os três modos de processamento ao mesmo tempo, a técnica é denominada triplex (Fig. 3.7). A composição de pelo menos dois métodos fornece informações anatômicas e funcionais ao mesmo tempo, ou seja, uma técnica complementa o procedimento diagnóstico da outra.

CONSIDERAÇÕES FINAIS

É importante lembrar que existem três condições básicas capazes de alterar a análise espectral: alterações do débito cardíaco, doença do parênquima no órgão em estudo e doença arterial intrínseca.

Quando existe uma doença em um determinado órgão, com ou sem alteração de seus vasos, o seu leito arterial pode responder através de vasodilatação ou vasoconstrição. Isto significa que, dependendo do tipo de afecção e do tecido em questão, ele pode responder hemodinamicamente de forma diferente. Geralmente ocorre vasodilatação arteriolar como resposta a processos inflamatórios, promovendo diminuição na resistência vascular e aumentando o fluxo sistólico.

Embora o estudo da morfologia da onda resultante do traçado espectral seja complexo, as associações das informações obtidas pelos diferentes métodos de processamento de imagem complementam-se e, ao mesmo tempo, auxiliam na compreensão destes.

BIBLIOGRAFIA

CERRI, G. G. et al. Princípios básicos e instrumentação. In: *Doppler*. São Paulo: Sarvier, 1998. cap. 1, p. 3-14.

KAWAKAMA, J. et al. Física. In: CERRI, G. G.; ROCHA, D. C. *Ultra-sonografia Abdominal*. São Paulo: Sarvier, 1993. cap. 1, p. 1-14.

KREMKAU, F. W. Spectral analysis. In: *Doppler Ultrasound – Principles and Instruments*. Philadelphia: W.B. Saunders, 1990. p. 101-119.

NYLAND, T. G.; MATTOON, J. S. Physical principles, instrumentation and ultrasound diagnosis safety. In: *Small Animal Diagnostic Ultrasound*. 2. ed. Philadelphia: Saunders, 2002. cap. 1, p. 1-19.

POULSEN NAUTRUP, C. Technical principles. In: POULSEN NAUTRUP, C.; TOBIAS, R. *Diagnostic Ultrasonography of the Dog and Cat*. 2. ed. Hannover: Manson, 2001. p. 31-59.

YANIK, L. The basics of Doppler ultrasonography. *Veterinary Medicine*, v. 3, p. 388-400, 2002.

978-85-7241-816-4

CAPÍTULO 4

Controles, Ajustes de Imagem, Artefatos da Técnica Doppler e Inovações Tecnológicas

Cibele Figueira Carvalho ◆ Claudia de Andrade Addad

INTRODUÇÃO

Os equipamentos modernos permitem o uso de vários processos de otimização das imagens, além de demonstrar simultaneamente a imagem em modo bidimensional em tempo real, os gráficos de velocidade do Doppler pulsado e/ou o mapeamento Doppler colorido, denominados sistemas duplex e triplex. Com isso, obviamente, há maior demanda de tempo de processamento da imagem, podendo ocorrer redução da resolução temporal das imagens obtidas[1].

Para otimizar o valor diagnóstico das imagens sonográficas e realizar um exame de qualidade, o operador deverá ter bom conhecimento dos controles de seu equipamento e dos artefatos de imagem, frequentemente encontrados durante os exames veterinários em pequenos animais, principalmente nas técnicas Doppler, devido à alta frequência cardíaca e constante movimentação dos nossos pacientes.

Em resumo, os aparelhos oferecem uma série de parâmetros e ajustes de processamento de sinal que podem ser modificados, permitindo ao ultrassonografista explorar os recursos do equipamento para interpretar corretamente as imagens, reduzindo os artefatos causados por configuração incorreta do equipamento ou técnica inadequada.

CONTROLES DO EQUIPAMENTO

Ganho

Este controle regula a amplificação do sinal recebido e necessita de ajuste adequado para evitar ecos falsos ou ruídos indesejáveis[1,2]. O ganho é medido em decibéis (dB). A função ganho amplifica a potência geral dos ecos processados na janela do fluxo colorido ou na linha de tempo do Doppler espectral. O ajuste inadequado e excessivo de ganho durante o exame Doppler produz sinais em áreas onde não há fluxo sanguíneo, chamados de fluxo artefatual, mostrando uma imagem de "extravasamento" com *pixels* coloridos extraluminais no modo colorido (Fig. 4.1) e "borramento espectral" no modo pulsado[1-4].

Frequência de Repetição de Pulso ou Escala de Velocidades

O ajuste deste controle determina a frequência de pulsação do feixe de mapeamento Doppler, definindo os limites de velocidades que podem ser amos-

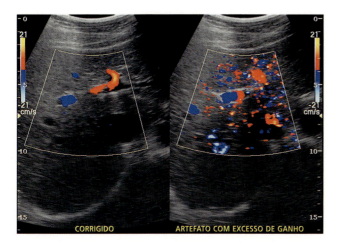

Figura 4.1 – Imagem duplex Doppler com aumento do ganho Doppler, produzindo imagem de "extravasamento" com *pixels* coloridos extraluminais no modo colorido.

coloridas ilegítimas irão aparecer e imitar uma trombose ou estenose. O ajuste correto permite uma aparência normal e homogênea do sinal do fluxo[1,3,4].

Tamanho da Amostra

O volume da amostra (*gate*) determina o intervalo receptivo do equipamento aos ecos, permitindo a análise de volumes maiores ou menores dentro do vaso a ser estudado[1]. No Doppler pulsado ou espectral (PW, *pulse-wave Doppler*), utiliza-se o centro do vaso, de forma que o fluxo sanguíneo não fique perpendicular ao feixe sonoro nesta área. O tamanho do *gate* menor produz amostras mais precisas, porém é possível ampliar a janela em grandes vasos ou naqueles com fluxo mais lento. No Doppler colorido (CF, *colour-flow Doppler*), a região de amostragem (caixa colorida) deverá ser a menor possível e restrita à área de maior interesse, a fim de melhorar a taxa de quadros e a resolução espacial, além de minimizar erros de processamento provocados pela pulsação transmitida pelas estruturas ao redor do vaso ou por movimentos do paciente (Fig. 4.3). Quanto menor for a janela de cor, mais rápida será a taxa de quadro e vice-versa[1,2,4].

trados sem o efeito de *aliasing*. A frequência de repetição de pulso (PRF, *pulse rate frequency*) é medida em kHz. Devido à velocidade característica e individual de cada leito vascular, não há uma PRF padrão para ser utilizada durante o exame. O ultrassonografista deverá ajustar este parâmetro visando adquirir gráficos de onda sem ambiguidades e com dimensões adequadas à analise de cada leito vascular estudado. Se a PRF estiver muito baixa, ocorrerá *aliasing* e um mosaico de cores pode falsear uma turbulência e criar uma falsa impressão de estenose (Fig. 4.2). No caso de PRF muito elevada, lacunas

Velocidade de Varredura

Este ajuste determina a velocidade com que as curvas de velocidade são exibidas na tela, permitindo

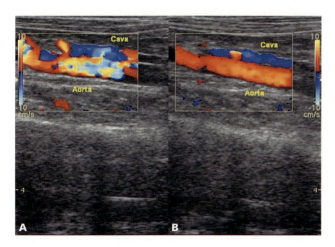

Figura 4.2 – (*A*) Imagem duplex Doppler de grandes vasos com artefato de *aliasing* produzindo uma inversão de cor no centro do vaso e com uma mistura de cores na porção brilhante do espectro colorido. (*B*) Imagem duplex Doppler corrigida.

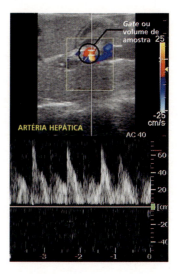

Figura 4.3 – Imagem triplex Doppler da artéria hepática evidenciando o volume de amostra. AC 40 = ângulo do cursor Doppler em 40°.

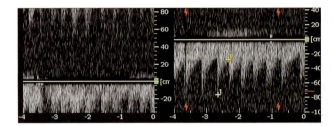

Figura 4.4 – Imagem da correção do artefato de *aliasing* por meio da modificação da linha de base para incluir o traçado espectral.

maior ou menor detalhamento temporal das velocidades de fluxo. O controle da velocidade de varredura deverá ser ajustado, conforme a frequência cardíaca do paciente, porém levando em consideração que o excesso de velocidade poderá provocar *aliasing*[1,2].

Linha de Base

A linha de base ajusta o ponto do espectro em que o traçado de velocidade corresponde a zero, ou seja, ausência de deslocamento Doppler para um mesmo PRF[1]. A modificação da linha de base é utilizada para incluir fluxo sanguíneo de velocidade mais elevada e permite eliminar o *aliasing* sem aumento do PRF[1,4] (Fig. 4.4).

Filtragem (Artefato de Parede)

O filtro de parede é um controle importante, pois elimina ecos de baixa velocidade que produzem ruídos, provenientes de movimentos dos vasos e das partes moles, causados pela respiração e/ou movimentação do paciente[1]. Este ajuste "limpa" o ruído de nível baixo, acima e abaixo da linha de base, para que não seja visível nem audível no espectro Doppler. Na avaliação colorida, o filtro de parede elimina os sinais de baixa frequência excessivos e desnecessários, provocados durante a respiração e movimentação dos pacientes, bastante comum no exame veterinário. No entanto, o uso impróprio desse controle pode remover sinais de fluxo de baixa velocidade, resultando em erro de interpretação, devendo ser mantido normalmente na faixa de 50 e 100Hz[5].

ARTEFATOS DA TÉCNICA DOPPLER

Ambiguidade do Sinal Detectado – *Aliasing*

Aliasing ocorre quando a velocidade do sangue excede um limite superior de medida, o chamado limite de Nyquist. O limite de Nyquist é a metade da frequência de repetição de pulso ultrassônico (PRF). *Aliasing* está presente quando a PRF é menor que duas vezes a frequência do sinal refletido da frequência de deslocamento Doppler.

Nas imagens de Doppler colorido, fluxos com esta alta velocidade, que está acima do limite superior medido (acima da tonalidade mais clara da cor em questão), são mostrados ou aparecem com uma cor incorreta, isto é, com a cor que codifica a direção oposta do fluxo (ou seja, vermelho, em vez de azul), resultando em um padrão de cor concêntrico.

No feixe Doppler espectral com *aliasing*, parte do espectro que está acima do limite superior fica cortado e aparece erroneamente no lado oposto da linha de base, como uma continuação do espectro propriamente dita (Fig. 4.5). A altura do pico transferido é o dobro do que deveria ser se estivesse no lado correto (isto é, sem *aliasing*).

As soluções possíveis para isso seriam aumentar a PRF e/ou deslocar a linha de base ou ainda reduzir a frequência do transdutor.

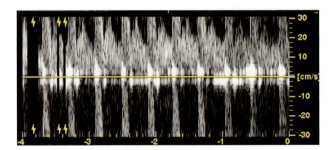

Figura 4.5 – Traçado espectral com artefato de *aliasing* com a parte do espectro acima do limite superior cortada e aparecendo erroneamente no lado oposto da linha de base, como uma continuação do espectro propriamente dita.

Alargamento Espectral

Uma grande gama de velocidades de fluxo em um ponto particular no ciclo do pulso é chamada de alargamento espectral. Isto geralmente é visto em vasos com estreitamento importante e turbulência de fluxo. Ganho excessivo ou alterações na escala de cinza, grandes volumes de amostragem ou localização do volume de amostragem próximo à parede podem falsamente sugerir alargamento espectral e levar a erro diagnóstico.

Ausência de Sinal Doppler

Se o eixo do ângulo de insonação entre o vaso sanguíneo e o feixe ultrassônico estiver perpendicular um em relação ao outro, então não haverá sinal Doppler detectável. O vaso deveria ser observado em outra posição para se obter um ângulo mais agudo. Se isto não for possível, devem-se utilizar transdutores lineares com feixes sonoros (tanto colorido quanto pulsado) que emitam ondas em ângulo mais agudo, ao passo que a imagem bidimensional permanece a mesma.

Espelho

Abaixo do espectro normal, o mesmo pode também ser visto simultaneamente do outro lado da linha de base com menor intensidade (a linha de base se comporta como um espelho). Este artefato desaparece reduzindo o ganho do Doppler (Fig. 4.6).

Se o fundo do espectro não estiver preto, mas cinza ou acinzentado, também o ganho do Doppler deve ser reduzido.

INOVAÇÕES TECNOLÓGICAS

Imagem Harmônica

A formação da imagem harmônica tecidual utiliza o ultrassom com codificação digital, reduzindo ruídos produzidos pela movimentação das partes moles, principalmente na avaliação de fluxos de baixa velocidade. Em alguns exames, nos quais é difícil obter uma imagem de boa qualidade, principalmente nos pacientes grandes e obesos, a imagem harmônica pode reduzir artefatos e melhorar a resolução[4].

Essa técnica não gera imagens a partir dos ecos que retornam ao transdutor dentro da banda de frequência originalmente transmitida, mas utiliza suas harmônicas, isto é, sobretons que são um múltiplo total da frequência fundamental (por exemplo, frequência harmônica secundária de 12MHz, proveniente de uma frequência fundamental de 6MHz). A imagem harmônica possui uma razão sinal/ruído muito melhor, proporcionando um aumento significativo no contraste e resolução, comparando-se com a imagem convencional, podendo ser utilizado para a formação de

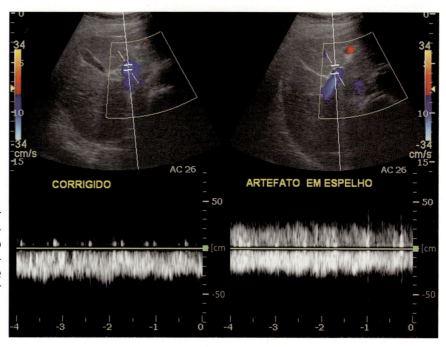

Figura 4.6 – Imagem triplex Doppler com traçado espectral demonstrando artefato em espelho e corrigido com o aumento do ganho e adequação do volume de amostra sobre o vaso. AC 26 = ângulo do cursor Doppler em 26°.

imagens de lesões isoecoicas pouco profundas e em pacientes tecnicamente difíceis. Este método também pode ser combinado com agentes de contraste do ultrassom, permitindo uma detecção específica dos compartimentos onde as microbolhas estão presentes, adquirindo apenas ecos de deslocamento Doppler da segunda harmônica e eliminando os ecos de ruído produzidos pela movimentação tecidual[1,3,5].

Feixes Cruzados (*Cross Beam*)

Esse processo combina três ou mais quadros de diferentes angulações em um único quadro. Nesse recurso há uma combinação de várias imagens coplanares com diferentes ângulos de visualização (entre três e sete angulações, conforme o transdutor)

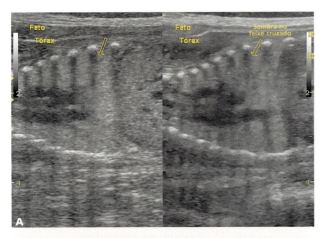

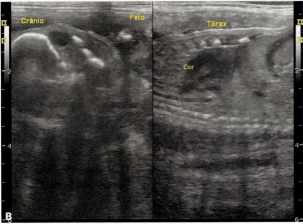

Figura 4.7 – (*A* e *B*) Imagens comparadas de feto em modo bidimensional e com a utilização do recurso de feixes cruzados, evidenciando os vários ângulos de sombreamento do esqueleto fetal.

em uma imagem única, com taxas de quadros em tempo real (Fig. 4.7, *A* e *B*).

A imagem única combinada proporciona uma redução nos ruídos e interferências, melhorando a resolução de contraste, com maior evidenciação de lesões de baixo contraste, melhor detecção de calcificações, visualização da agulha de biópsia e maior definição do limite de estruturas císticas[4].

Colorização (Imagem Fotópica®)

Os exames de ultrassom geralmente são realizados em ambientes com pouca iluminação, onde o ultrassonografista precisa basear sua interpretação da imagem na visão *escotópica* (visão noturna), utilizando os bastonetes da retina, que possuem apenas um tipo de fotopigmento e um limiar muito mais baixo de fotossensibilidade que os cones (adaptados à visão diurna ou *fotópica*). Os bastonetes são sensíveis a níveis baixos de luminosidade, porém o examinador pode distinguir apenas 20 a 60 matizes de cinza, dependendo da luminosidade do fundo, adaptação luminosa e vigilância, com resolução relativamente pobre. A visão fotópica emprega os cones retinianos, que requerem uma intensidade muito maior de luminosidade, porém com capacidade de discriminar milhões de cores e proporcionar maior resolução.

A colorização ou imagem fotópica de ultrassom explora essa relação de limite e capacidade do olho humano, convertendo os níveis de cinza em valores de cor em tempo real, baseando-se em histogramas originais (Fig. 4.8, *A-E*). Esse recurso necessita, para "colorizar" a imagem em escala de cinzas, de uma capacidade computacional de vários processadores e bilhões de operações por segundo, disponíveis atualmente apenas nos equipamentos mais modernos[3,4].

Imagens Tridimensional e Quadridimensional

Nos últimos dez anos foram desenvolvidas tecnologias de apresentação de imagens tridimensionais (3D), cujo impacto clínico real ainda é alvo de investigação[1]. Desde 1994, quando foram iniciados os estudos no campo tridimensional, notou-se que a técnica era de difícil elaboração e resultados

Controles, Ajustes de Imagem, Artefatos da Técnica Doppler e Inovações Tecnológicas – **25**

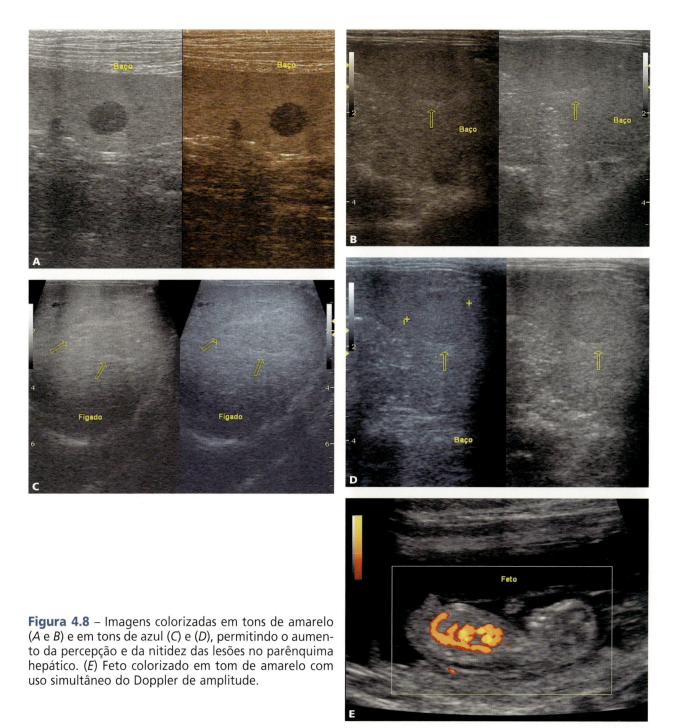

Figura 4.8 – Imagens colorizadas em tons de amarelo (*A* e *B*) e em tons de azul (*C*) e (*D*), permitindo o aumento da percepção e da nitidez das lesões no parênquima hepático. (*E*) Feto colorizado em tom de amarelo com uso simultâneo do Doppler de amplitude.

978-85-7241-816-4

escassos. Porém, hoje em dia, praticamente todos os fabricantes de equipamentos sonográficos disponibilizam esta aplicação, muito utilizada na medicina humana em diagnóstico pré-natal e oncologia ginecológica[6].

Com os avanços nos processamento de dados e na capacidade de memória dos equipamentos, atualmente estão disponíveis transdutores bidimensionais capazes de expandir o campo de visão para a terceira dimensão. A imagem tridimensional é construída pelo uso de um avançado programa de computador, com dados de volume adquiridos em séries de planos no modo bidimensional[5].

Durante o processo de escaneamento para aquisição e reconstrução da imagem 3D, o paciente não deve se movimentar, o que limita muito seu uso nos exames veterinários, além do transdutor geralmente ser mais volumoso[1,2].

A ultrassonografia quadridimensional (4D) fornece dados funcionais em três dimensões, com processos de varredura sem a necessidade de dispositivos mecânicos (sistemas *free-hand*). Com este avanço tecnológico bastante recente, a trajetória de varredura é realizada pelo próprio operador, sendo a imagem 3D reconstruída a partir das informações de trajetória armazenadas pelo equipamento, fornecendo uma imagem 3D em movimento e praticamente simultânea[1].

Essa inovação da medicina humana possibilita a visualização de detalhes, principalmente no exame obstétrico (Fig. 4.9), analisando a anatomia fetal e permitindo a melhor identificação dos casos de malformações fetais e uterinas.

Na medicina veterinária, esta técnica ainda é pouco utilizada devido ao alto custo dos equipamentos, além da frequente falta de colaboração dos pacientes durante o exame, cujos movimentos prejudicam muito a formação da imagem a ser reconstruída em três dimensões. Podemos considerar também que esse avanço oferece ainda pouca contribuição diagnóstica, quando comparado com as informações que o ultrassom convencional de boa definição é capaz de fornecer.

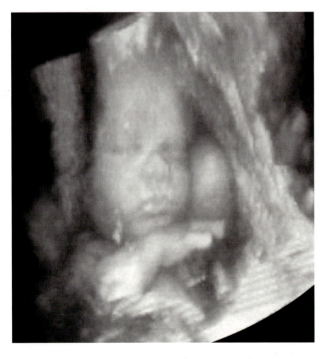

Figura 4.9 – Imagem de ultrassom tridimensional da face de um bebê humano. (Foto gentilmente cedida pela Dra. Maria Cristina Chammas, Instituto de Radiologia do Hospital das Clínicas da Faculdade de Medicina de São Paulo.)

ULTRASSONOGRAFIA CONTRASTADA OU AGENTES DE CONTRASTE ULTRASSONOGRÁFICO

Durante essas últimas duas décadas foram introduzidas diversas técnicas inovadoras na ultrassonografia, as quais resultaram em melhor precisão diagnóstica, porém inicialmente à custa de alto investimento financeiro. Algumas dessas técnicas ainda permanecem em nível experimental, mas é importante o conhecimento destas, pois rapidamente poderão ser inseridas na rotina médica veterinária.

Há mais de três décadas tem-se conhecimento da capacidade de opacificar estruturas vasculares com contraste em ecocardiogramas pela injeção intravenosa de solução salina ou de outros líquidos contendo bolhas de gás. Recentemente foram disponibilizados para a rotina novos agentes de contraste ultrassonográficos e novas tecnologias de imagem para sua detecção. O mecanismo primário de contraste ultrassonográfico, produzido pela injeção desses agentes, consiste no aumento da dispersão das ondas sonoras decorrente da inclusão de microbolhas na substância injetável[7]. Essas microbolhas reforçam significativamente o eco sanguíneo pela introdução de inúmeras interfaces de líquido e gás[8].

Inicialmente, tentou-se com ar ambiente em solução salina, em especial em exames ecocardiográficos. Contudo essas microbolhas de ar, embora pequenas o suficiente para atravessar a microcirculação (seu diâmetro é menor do que o de um eritrócito), dissolvem-se rapidamente no sangue e perdem sua ecogenicidade. As primeiras tentativas de encapsulamento das bolhas resultaram em agentes mais estáveis, porém com diâmetro muito grande para atravessar a microvasculatura pulmonar. Atualmente, os novos agentes de contraste ultrassonográfico caracterizam-se por um diâmetro médio menor e por uma ação mais prolongada, garantida pela combinação de materiais que controlam a superfície da bolha e gases que inibem a difusão e dissolução destas, por exemplo, perfluorcarbonetos[7].

Simultaneamente ao surgimento desses novos agentes de contraste, foram desenvolvidas novas tecnologias de imagem ultrassonográfica, como, por exemplo, a imagem harmônica e de pulso invertido. A imagem harmônica melhora muito a detecção do contraste devido à capacidade de detecção das diferentes respostas dos tecidos sólidos e das microbolhas. Os tecidos moles são dispersores lineares, ou seja, o eco criado por eles é uma versão escalar intensificada do feixe sonoro incidente. No entanto, os agentes de contraste oscilam de forma assimétrica, dando origem a ecos não lineares. Os dispersores lineares geram respostas na mesma frequência de insonação, ao passo que os dispersores não lineares geram respostas em múltiplos daquela frequência. Assim, a imagem em harmônica pode transmitir em uma frequência e receber em outra diversa. Por isso, os sinais provenientes dos tecidos moles que podem estar ausentes na detecção da imagem convencional são intensificados pelo contraste e mais bem detectados pela imagem harmônica[7]. Porém, os agentes de contraste podem ser destruídos parcialmente pelo próprio feixe sonoro emitido pelo aparelho. Os aparelhos mais modernos disponibilizam informações sobre esta saída acústica por meio da exibição do índice mecânico dos próprios aparelhos. O índice mecânico é uma estimativa da pressão negativa do feixe sonoro em seu foco. Para controlar a destruição das microbolhas e capacitar a detecção da perfusão destes no tecido a ser estudado, a transmissão do som deverá ser efetuada de modo intermitente ou em pulso invertido.

Com os avanços tecnológicos da ultrassonografia Doppler, tornou-se ainda melhor a visibilização de quantidades muito pequenas de contraste com resolução espacial muito alta. Assim, podemos dizer que o uso de agentes de contraste ultrassonográficos associados à imagem Doppler aumenta a intensidade do sinal Doppler do sangue. A imagem resultante é brilhante e, em tempo real, possibilita a observação da entrada e da saída do contraste em um determinado segmento do órgão em estudo ou ainda de uma determinada formação nodular questionável. A observação deste tempo de entrada (*wash in*) e saída (*wash out*) do sangue contrastado é muito

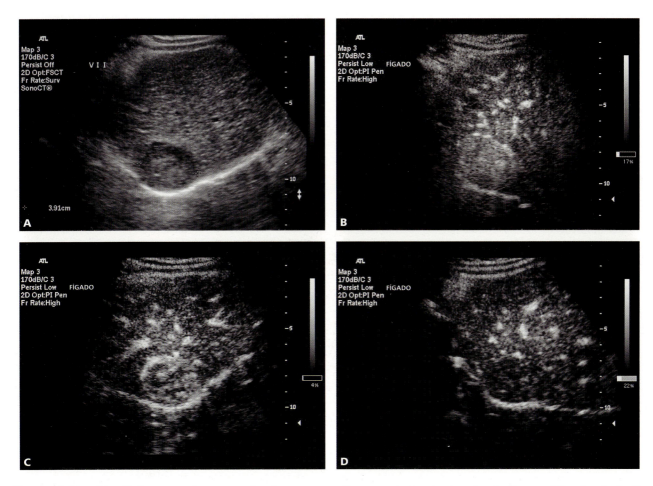

Figura 4.10 – (*A – D*) Imagem de exame de ultrassonografia com contraste de microbolhas, evidenciando lesão focal hepática em diversas fases. (Foto gentilmente cedida pela Dra. Maria Cristina Chammas, Instituto de Radiologia do Hospital das Clínicas da Faculdade de Medicina de São Paulo.)

importante, principalmente na diferenciação de processos benignos e malignos.

É muito importante ajustar adequadamente a regulagem de ganho do aparelho e tomar o cuidado de se utilizar pequenas quantidades de contraste quando se pretende avaliar com Doppler espectral, pois o chamado efeito *blooming*, embora facilite a detecção de pequenos vasos, superestima a velocidade do fluxo sanguíneo[8].

Essa associação de tecnologias permite o aumento da sensibilidade na detecção de linfonodos, nódulos em órgãos parenquimatosos, como o fígado, e até na diferenciação de processos benignos e malignos pancreáticos[9-11]. Além disso, facilita a detecção de formações tumorais muito pequenas, como no caso dos insulinomas[12]. Existem poucas referências na literatura veterinária e, com certeza, ainda há muito a ser estudado sobre essa técnica para as possíveis aplicações na rotina da medicina veterinária (Fig. 4.10).

ELASTOGRAFIA OU IMAGEM ELASTOGRÁFICA

Desde o início da prática médica, o uso da palpação do corpo tem a finalidade de detectar a presença de anomalias, principalmente em razão das propriedades mecânicas do tecido alterado, o qual geralmente difere do normal. A palpação, no entanto, é limitada à detecção de massas superficiais e, além disso, outras propriedades físicas estão associadas ao tecido afetado, como a quantidade de água e a densidade do tecido, dando margem aos estudos de imagem que vão além dos limites da palpação.

As várias técnicas de diagnóstico por imagem têm capacidade de detectar as alterações dos tecidos baseados na interação de suas propriedades físicas habituais com a base física da metodologia em questão. A ultrassonografia convencional permite a detecção de lesões de ecogenicidade diferente do tecido normal. A ressonância magnética fornece imagens multiplanares dos tecidos distinguindo as estruturas baseando-se na quantidade de água que as compõem. No entanto, nenhuma dessas técnicas é capaz de distinguir e mensurar a quantidade de dureza de um tecido com alterações patológicas à semelhança do que é detectado à palpação.

Nos últimos 15 anos, várias tecnologias têm se desenvolvido para estimar a dureza do tecido. A técnica de elastografia emprega uma compressão mecânica externa quase estática (da ordem de 0,5 a 1% de unidade de força), a fim de induzir a resposta de dureza dentro do tecido em estudo durante a varredura ultrassonográfica. Mediante utilização de um *software* capaz de mensurar essas respostas e transformá-las em um gráfico ou, ainda, concomitante com a formação da imagem ultrassonográfica, fornece a informação por meio de uma escala de cores (Fig. 4.11). Existem ainda processos que permitem a formação da imagem fornecendo somente a informação da dureza do tecido. Todas essas formas descritas resultam em imagens denominadas elastogramas[13]. Por se tratar de uma recente inovação tecnológica, ainda há bem poucos trabalhos na literatura. Acredita-se que essa tecnologia possa auxiliar muito na detecção e caracterização de tumores baseado na "assinatura" da imagem, assim, como na mobilidade do tecido.

REFERÊNCIAS BIBLIOGRÁFICAS

1. KODAIRA, S. K. Física. In: CERRI, G. G.; OLIVEIRA, I. R. S. *Ultra-sonografia Abdominal*. Rio de Janeiro: Revinter, 2002. cap. 1, p. 21-28.
2. POULSEN NAUTRUP, C. Technical principles; specific diagnostic ultrasound procedures. In: POULSEN NAUTRUP, C.; TOBIAS, R. *Diagnostic Ultrasonography of the Dog and Cat*. 2. ed. Hannover: Manson, 2001. p. 48-52; 381-390.
3. HOFER, M. Física básica e princípios técnicos. In: *Doppler Colorido – Manual Prático de Ensino*. Rio de Janeiro: Revinter, 2007. cap. 1, p. 12-15.
4. GE HEALTHCARE. Otimização de imagens. *Manual Básico do Usuário Logic P-5*. cap. 5, p. 1-5; 136, 2006.
5. NYLAND, T. G.; MATTOON, J. S. Physical principles, instrumentation and ultrasound diagnosis safety. In: *Small Animal Diagnostic Ultrasound*. 2. ed. Philadelphia: Saunders, 2002. cap. 1, p. 16-19.

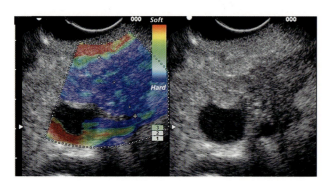

Figura 4.11 – Imagem elastográfica de neoplasia pancreática, evidenciando a dureza dos tecidos e comparando-as com a imagem convencional.

6. BONILLA-MUSOLES, F.; MACHADO, L. E.; OSBORNE, N. G. *Ecografia Tridimensional em Obstetricia em el Nuevo Milenio – Texto y Atlas.* Madrid: Aloka, 2000. p. 9-20.

7. CORREAS, J. M.; BRIDAL, L.; LESAVRE, A.; MEJEAN, A.; CLAUDON, M.; HELENON, O. Ultrasound contrast agents: properties, principles of action, tolerance and artifacts. *Eur. Radiol.*, v. 11, p. 1316-1328, 2001.

8 FORSBERG, F.; LIU, J. B.; BURNS, P. N.; MERTON, D. A.; GOLDBERG, B. B. Artifacts in ultrasonic contrast agent studies. *Journal of Ultrasound Medicine*, v. 13, p. 357-365, 1994.

9. WISNER, E. R.; FERRARA, K.; GABE, J. D.; NYLAND, T. G.; SHORT, R. E.; OTTOBONI, T. B. Contrast enhanced intermittent power Doppler ultrasound with sub-micron bubbles for sentinel node detection. *Acad. Radiol.*, v. 9, suppl. 2, s389-391, 2002.

10. KARABACAKOGLU, A.; KARAKOSE, S.; CIL, A. S.; KAYA, A. Contrast media-enhanced power Doppler sonography for evaluation of hemangiomas and malignant tumors in the liver. *Journal of Gastroenterology and Hepatology*, v. 18, p. 92-98, 2003.

11. BECKER, D.; STROBEL, D.; BERNATIK, T.; HAHN, E. G. Echoenhaced color and power-Doppler EUS for the discrimination between focal pancreatitis and pancreatic carcinoma. *Gastrintest Endosc.*, v. 53, p. 784-789, 2001.

12. UENO, N.; OZAWA, Y. Pancreatic cancer evaluated by contrast-enhanced color Doppler endoscopic ultrasonography. *Digestive Endoscopy*, v. 14, p. 184-187, 2002.

13 OPHIR, J.; GARRA, B.; KALLEL, F. et al. Elastographic Imaging. *Ultrasound in Medicine and Biology*, v. 26, suppl. 1, p. s23-29, 2000.

978-85-7241-816-4

SEÇÃO 2

Medicina Interna

CAPÍTULO 5

Principais Aplicações do Ultrassom Doppler em Medicina Interna

Cibele Figueira Carvalho ◆ Vania Gomes Schuwartz Tannouz

INTRODUÇÃO

Com a utilização de aparelhos de tecnologia mais avançada, o recurso Doppler nesses aparelhos acabou sendo introduzido na rotina dos exames abdominais em pequenos animais. A partir daí, percebeu-se a necessidade de se realizar mais estudos com esse recurso que pudessem auxiliar o diagnóstico de algumas afecções, cujo comportamento vascular pudesse ser característico, ou até mesmo fornecer informações complementares que tornassem os diagnósticos mais precisos.

Hoje em dia, as principais aplicações do recurso Doppler envolvem, na medicina interna, a avaliação Doppler de fígado e dos rins, principalmente. Além disso, é uma ferramenta fundamental na caracterização de massas detectadas em modo bidimensional. A aplicação dessa técnica em medicina vascular envolve a avaliação de grandes vasos abdominais e da vascularização periférica também. Ainda podemos citar a utilização do Doppler transcraniano e ocular na avaliação específica dos vasos dessas regiões.

Enquanto a ultrassonografia bidimensional nos fornece informações que permitem distinguir entre as imagens de textura normais e alteradas, o recurso Doppler nos ajuda a reconhecer o padrão normal de traçado de cada vaso e distinguir a vascularização normal do órgão em estudo. Embora também seja uma metodologia considerada equipamento-dependente, é fundamental o conhecimento técnico para que seja utilizado o transdutor adequado e se saiba identificar as limitações do aparelho, como, por exemplo, a questão da sensibilidade do recurso Doppler. Assim, é também dito operador-dependente, pois requer o domínio do equipamento, da técnica e da metodologia de exame.

O Doppler colorido tem como principais características a representação simultânea das imagens em escala de cinza e coloridas da arquitetura vascular, informando a direção do fluxo sanguíneo, proporcionando uma análise qualitativa deste. O Doppler de amplitude não informa a direção do fluxo sanguíneo, porém é mais sensível em relação a fluxos de baixa velocidade, proporcionando uma melhor avaliação da morfologia, ou seja, da arquitetura vascular do órgão em estudo. O Doppler pulsado proporciona a análise espectral, informando a natureza do vaso e a análise quantitativa. Nos órgãos parenquimatosos podemos, de forma resumida, dizer que as principais aplicações do Doppler são:

- Diferenciação de estruturas vasculares e não vasculares.
- Identificação de vasos colaterais.
- Detecção de malformações arteriovenosas e *shunts*.
- Caracterização do fluxo nos órgãos.

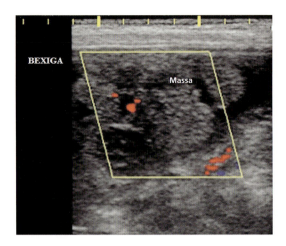

Figura 5.1 – Imagem duplex Doppler de plano longitudinal de bexiga urinária em cão com hematúria; destaca-se a presença de massa amorfa ecodensa, que, ao mapeamento Doppler colorido, apresenta vascularização em seu interior e em região próxima à parede.

- Mapeamento vascular com determinação da direção do fluxo sanguíneo.
- Pesquisa de trombos.
- Verificação do fluxo dentro do trombo.
- Caracterização de massas.

Alguns estudos recentes revelam, ainda, algumas outras possibilidades:

- Diferenciação entre a imagem de folículo e cisto ovariano, de acordo com a distribuição dos vasos sanguíneos no parênquima ovariano.
- Avaliação da vascularização cerebral por meio do estudo das artérias cerebrais principais.
- Avaliação da vascularização retrobulbar.

O objetivo deste capítulo é dar informações gerais sobre cada uma dessas aplicações, facilitando o entendimento do estudo específico da técnica Doppler em cada um dos órgãos estudados nos capítulos seguintes.

DIFERENCIAÇÃO DE ESTRUTURAS VASCULARES E NÃO VASCULARES

Algumas imagens, ao exame convencional, podem gerar dúvidas pela natureza de sua ecogenicidade. É o caso, por exemplo, da presença de massas aparentemente aderidas à parede da bexiga urinária com aspecto hipoecogênico, cujo diagnóstico diferencial pode ser feito entre coágulos e massas neoplásicas (Fig. 5.1). Podem-se citar ainda, como exemplo, alterações anecoides de aspecto tubular em região portal hepática, cujo diferencial envolve estruturas vasculares com fluxo sanguíneo e vasos biliares (Fig. 5.2, A e B). Nesses exemplos, assim como em várias situações semelhantes, a ferramenta Doppler pode fornecer subsídios para a detecção de fluxo no interior dessas estruturas, facilitando o diagnóstico e permitindo ao ultrassonografista emitir um laudo com maior segurança.

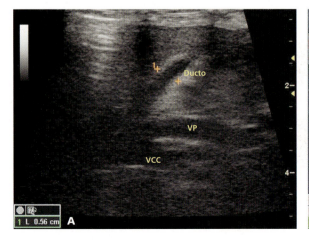
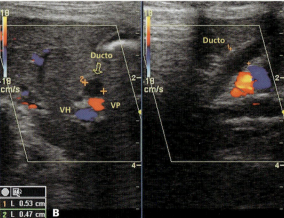

Figura 5.2 – (A) Imagem em modo bidimensional de região portal em cão com presença de três estruturas tubulares de conteúdo anecogênico: VCC, VP e ducto biliar. (B) O mapeamento colorido da região confirma, nos planos transversal e longitudinal das estruturas, a presença de fluxo sanguíneo somente nos vasos da região. VCC = veia cava caudal; VH = veia hepática; VP = veia porta.

IDENTIFICAÇÃO DE VASOS COLATERAIS

Algumas afecções podem ocasionar mudanças evidentes da circulação sanguínea. Hepatopatias crônicas, como cirrose, colângio-hepatite crônica, neoplasias e alterações congestivas dos órgãos parenquimatosos da cavidade abdominal podem levar à hipertensão portal e desencadear a ativação de vasos afuncionais remanescentes da circulação fetal portal e aumentar o calibre desses vasos, chamados colaterais, desenvolvendo os chamados desvios vasculares adquiridos[1]. A espécie canina possui uma grande capacidade de desenvolver anastomoses vasculares, com muito mais facilidade qua a espécie humana, e a detecção desses vasos pode se tornar muito mais fácil com a utilização do recurso Doppler (Fig. 5.3, *A* e *B*).

DETECÇÃO DE MALFORMAÇÕES ARTERIOVENOSAS E *SHUNTS*

A detecção e caracterização morfológica dos desvios e das malformações arteriovenosas por meio do exame Doppler influenciam na decisão do tratamento e facilitam a identificação durante a cirurgia. Sua acurácia tem, nas últimas duas décadas, aumentado consideravelmente (Fig. 5.4).

D'Anjou *et al.* relatam 92% de sensibilidade, 98% de especificidade e 98% de acurácia para diagnóstico de *shunt* portossistêmico extra e intra-hepático em cães e gatos. Além da visualização direta dos vasos envolvidos no *shunt* e a determinação do acometimento intra ou extra-hepático, o exame Doppler nos casos de desvios portossistêmicos dá informações que podem caracterizá-lo como adquirido, em casos de hepatopatias crônicas, ou congênito. O mapeamento duplex Doppler fornece informações relacionadas à velocidade do fluxo portal, morfologia da onda no espectro portal, turbulências na veia cava caudal, redução no tamanho do fígado e ramificação da veia porta[2].

CARACTERIZAÇÃO DO FLUXO NOS ÓRGÃOS

É de grande importância saber como se apresenta a hemodinâmica normal dos órgãos parenquima-

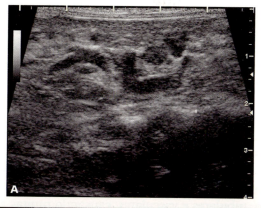

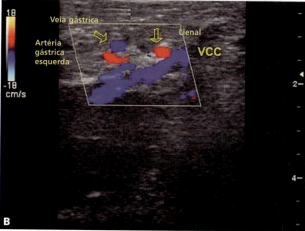

Figura 5.3 – (*A*) Imagem em modo bidimensional de região epigástrica esquerda com diversas estruturas vasculares evidentes. (*B*) O mapeamento Doppler colorido permite a identificação da direção do fluxo sanguíneo e auxilia a identificação dos vasos nesta região. VCC = veia cava caudal.

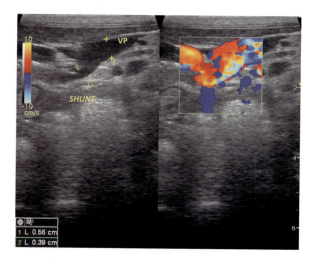

Figura 5.4 – Imagem duplex Doppler e convencional de região portal, mostrando a presença de um desvio vascular originário da porta e, ao mapeamento colorido, nota-se o artefato de *aliasing* dentro do vaso. VP = veia porta.

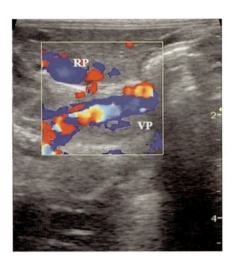

Figura 5.9 – Imagem duplex Doppler de fígado em região portal em que se observa a imagem da veia porta (VP) com fluxo reverso evidenciado pela presença de artefato de *aliasing*. RP = ramo portal.

diagnóstico não invasivo de escolha para auxiliar na detecção da malignidade desses processos. Porém, atualmente, sabe-se que o potencial angiogênico e a malignidade nem sempre estão associados.

Estudos feitos sobre a distribuição vascular em lesões focais determinaram uma classificação do padrão de fluxo dentro e ao redor dessas lesões[14]. Nesses estudos, determinaram-se quatro padrões de vascularização:

- Padrão de vasos em rede de basquete: que corresponde ao fluxo formado por uma fina rede

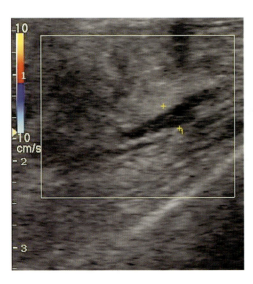

Figura 5.10 – Imagem duplex Doppler de vaso sanguíneo com ausência de fluxo em seu interior.

vascular (Fig. 5.11, *A*), representando baixa a moderada vascularização.
- Padrão de vasos dentro do tumor: que corresponde ao fluxo dentro do tumor (intratumoral), em direção central (Fig. 5.11, *B*), ramificando-se dentro do tumor e representando moderada a alta vascularização.
- Padrão de vasos em manchas: que corresponde à vascularização dentro do tumor, vista como pontos coloridos na região central (Fig. 5.11, *C*).
- Padrão de vasos ao redor ou em contorno: que corresponde ao padrão de vasos circundando o nódulo (Fig. 5.11, *D*).

E, ainda, alguns tumores apresentam um padrão misto, isto é, formado por fluxo peritumoral e intratumoral, com presença de moderada a alta vascularização (Fig. 5.12). Este padrão é visibilizado em carcinoma hepatocelular, carcinoma colangiocelular, metástases hepáticas e hemangiomas.

Um estudo realizado com lesões focais ovarianas na espécie humana demonstrou que estas poderiam ser classificadas também de acordo com a complexidade de aspecto ecográfico[1]. Assim, esse trabalho propôs uma classificação das lesões focais e multifocais em três tipos:

- Tipo I: lesões de baixa complexidade.
- Tipo II: lesões complexas.
- Tipo III: lesões de alta complexidade.

Verificou-se que os dois últimos padrões são apresentados em lesões que caracterizam processos malignos, principalmente quando associadas a outros achados como, por exemplo, linfonodomegalia regional.

Há ainda trabalhos que procuram correlacionar essas duas classificações para tentar tornar o diagnóstico das lesões focais mais preciso[1].

Finalmente, estudos na espécie humana demonstram que os tumores benignos tendem a apresentar-se ecograficamente mais organizados, com ramificações ordenadas, vasos de estrutura normal e com fluxo regular. Enquanto os tumores malignos tendem a apresentar neoangiogênese, com presença de vasos tortuosos, desvios e fluxo sanguíneo irregular[15].

Todos esses achados podem ser somados e, assim, essas informações podem estreitar mais o leque de possibilidades diagnósticas.

Principais Aplicações do Ultrassom Doppler em Medicina Interna – **35**

IDENTIFICAÇÃO DE VASOS COLATERAIS

Algumas afecções podem ocasionar mudanças evidentes da circulação sanguínea. Hepatopatias crônicas, como cirrose, colângio-hepatite crônica, neoplasias e alterações congestivas dos órgãos parenquimatosos da cavidade abdominal podem levar à hipertensão portal e desencadear a ativação de vasos afuncionais remanescentes da circulação fetal portal e aumentar o calibre desses vasos, chamados colaterais, desenvolvendo os chamados desvios vasculares adquiridos[1]. A espécie canina possui uma grande capacidade de desenvolver anastomoses vasculares, com muito mais facilidade qua a espécie humana, e a detecção desses vasos pode se tornar muito mais fácil com a utilização do recurso Doppler (Fig. 5.3, A e B).

DETECÇÃO DE MALFORMAÇÕES ARTERIOVENOSAS E *SHUNTS*

A detecção e caracterização morfológica dos desvios e das malformações arteriovenosas por meio do exame Doppler influenciam na decisão do tratamento e facilitam a identificação durante a cirurgia. Sua acurácia tem, nas últimas duas décadas, aumentado consideravelmente (Fig. 5.4).

D'Anjou *et al.* relatam 92% de sensibilidade, 98% de especificidade e 98% de acurácia para diagnóstico de *shunt* portossistêmico extra e intra-hepático em cães e gatos. Além da visualização direta dos vasos envolvidos no *shunt* e a determinação do acometimento intra ou extra-hepático, o exame Doppler nos casos de desvios portossistêmicos dá informações que podem caracterizá-lo como adquirido, em casos de hepatopatias crônicas, ou congênito. O mapeamento duplex Doppler fornece informações relacionadas à velocidade do fluxo portal, morfologia da onda no espectro portal, turbulências na veia cava caudal, redução no tamanho do fígado e ramificação da veia porta[2].

CARACTERIZAÇÃO DO FLUXO NOS ÓRGÃOS

É de grande importância saber como se apresenta a hemodinâmica normal dos órgãos parenquima-

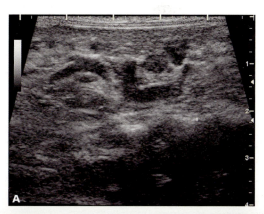

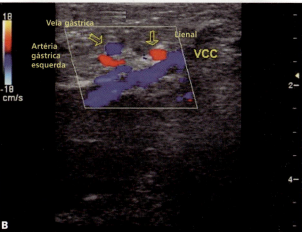

Figura 5.3 – (A) Imagem em modo bidimensional de região epigástrica esquerda com diversas estruturas vasculares evidentes. (B) O mapeamento Doppler colorido permite a identificação da direção do fluxo sanguíneo e auxilia a identificação dos vasos nesta região. VCC = veia cava caudal.

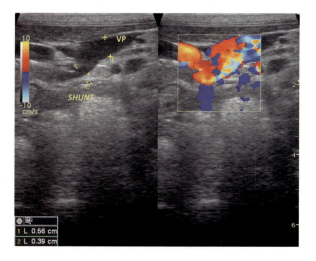

Figura 5.4 – Imagem duplex Doppler e convencional de região portal, mostrando a presença de um desvio vascular originário da porta e, ao mapeamento colorido, nota-se o artefato de *aliasing* dentro do vaso. VP = veia porta.

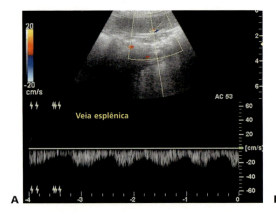
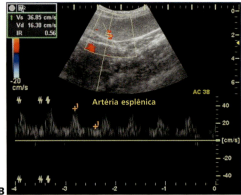

Figura 5.5 – (A) Imagem triplex Doppler da veia esplênica normal. (B) Imagem triplex Doppler da artéria esplênica normal. AC 38 e AC 53 = ângulo do cursor Doppler em 38° e 53°; IR = índice de resistividade; Vd = velocidade diastólica final; Vs = velocidade de pico sistólico.

tosos e dos vasos sanguíneos nos animais, para que as alterações fisiológicas e as patológicas sejam reconhecidas (Fig. 5.5, A e B).

Dentre as alterações fisiológicas de fluxo sanguíneo estudadas no cão, temos as que ocorrem durante a digestão. No período pós-prandial, a artéria celíaca, que supre principalmente fígado, baço e estômago, e a artéria mesentérica cranial, que supre o intestino delgado, apresentam um aumento do fluxo sanguíneo, com a morfologia das ondas alterando de um padrão de alta resistência para baixa resistência (Fig. 5.6). Os fluxos sanguíneos hepático e esplênico encontram-se diminuídos durante a digestão. Espera-se que, no futuro, as medidas hemodinâmicas também possam ser capazes de monitorar respostas à terapia[3].

No homem, utiliza-se o duplex Doppler para detectar e quantificar alterações hemodinâmicas no fluxo sanguíneo mesentérico, em casos de doenças do sistema digestório e para monitorar o curso destas. Exemplos dessas doenças são: isquemia mesentérica, hipertensão portal e doença de Crohn[3].

O exame Doppler também é útil na avaliação da viabilidade intestinal na intussuscepção, informando a presença ou não de fluxo sanguíneo nos vasos mesentéricos do segmento envolvido, o que orienta o cirurgião para uma redução ou uma ressecção, sendo rotineiramente utilizado em crianças[4].

Alterações na perfusão renal, em alguns casos, podem ser os primeiros sinais de que a funcionalidade renal está alterada (Fig. 5.7). A diminuição da perfusão renal pode ocorrer por distúrbios glomerulares, tubulares e vasculares, causando muitas vezes alterações irreversíveis, que são assintomáticas em estágios iniciais[5]. Na espécie humana e na rotina da medicina veterinária, o uso do Doppler mostra-se útil para dar informações adicionais em portadores de insuficiência renal aguda, na obstrução do trato urinário, nas neoplasias renais, em pacientes pós-transplante renal e para avaliar a resposta ao tratamento[6-10].

Alguns estudos revelam que há uma marcada alteração do fluxo sanguíneo intraovariano no decorrer do ciclo estral em cães. Esta informação pode facilitar a diferenciação entre a imagem de cisto e folículo com a detecção dos vasos nos ovários. No estágio de máxima atividade endócrina dos ovários, ocorre um pico de hormônio luteinizante (LH, *luteinizing hormone*) no período pré-ovulatório e há um aumento fisiológico na perfusão sanguínea. Após a ovulação, a perfusão sanguínea diminui lentamente. Na fase inicial da gestação ou não, quando há presença de corpo lúteo (fase luteal), o fluxo sanguíneo é o mesmo.

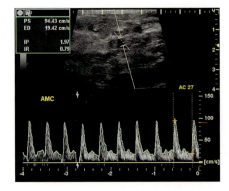

Figura 5.6 – Imagem duplex Doppler da artéria mesentérica cranial (AMC) normal. AC 27 = ângulo do cursor Doppler em 27°; ED = velocidade diastólica final; IP = índice de pulsatilidade; IR = índice de resistividade; PS = velocidade de pico sistólico máxima.

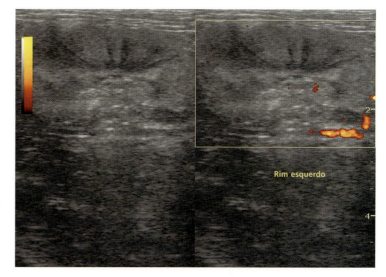

Figura 5.7 – Aspecto sonográfico convencional e com mapeamento Doppler de amplitude de rim de cão com dimensões aumentadas e arquitetura anárquica, mostrando hipovascularização em processo crônico.

A regressão do corpo lúteo é acompanhada pelo declínio gradual na perfusão. Cerca de setenta dias após a ovulação, a maioria dos ovários não apresenta imagem de fluxo ao Doppler de amplitude (Fig. 5.8). Pode haver diferença na intensidade do fluxo nos ovários durante um mesmo exame, significando um desigual estágio do ciclo estral nos mesmos[11].

MAPEAMENTO VASCULAR COM DETERMINAÇÃO DA DIREÇÃO DO FLUXO SANGUÍNEO

A imagem Doppler pode dar informações sobre a direção do fluxo sanguíneo, tanto no mapeamento colorido, quanto no traçado espectral, conforme descrito anteriormente no capítulo sobre interpretação da imagem Doppler. Essa informação permite a identificação anatômica vascular e auxilia na detecção de fluxos reversos patológicos (Fig. 5.9).

PESQUISA DE TROMBOS E FLUXO DENTRO DO TROMBO

A pesquisa de trombos pelo modo bidimensional é limitada pelo tamanho do vaso. Além disso, coágulos recentes são indistinguíveis do fluxo sanguíneo adjacente, com o passar do tempo, o coágulo começa a se retrair e apresenta-se hiperecogênico em relação ao fluxo. Independentemente da ecogenidade do trombo, o exame Doppler pode fornecer informações sobre as alterações luminais decorrentes da sua presença, como, por exemplo, a ausência do fluxo sanguíneo ou o turbilhonamento do fluxo dentro do vaso em questão. São considerados fatores predisponentes à formação de trombos: septicemia, neoplasias, cardiomiopatias e endocardite valvular[13]. Os trombos são diferenciados de massas intravasculares pela ausência de vascularização ao exame Doppler (Fig. 5.10).

CARACTERIZAÇÃO DE MASSAS

Por muito tempo, acreditou-se que devido ao fato de os tumores serem angiogênico-dependentes, a caracterização vascular das massas pudesse ser o método

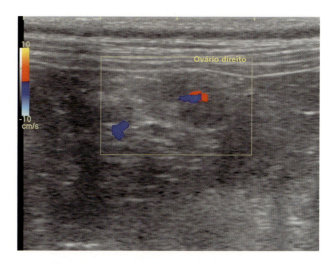

Figura 5.8 – Imagem duplex Doppler de ovário direito de cadela adulta evidenciando a presença de vascularização em fase luteal, comprovada pela citologia vaginal.

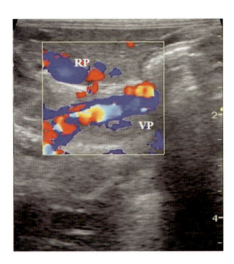

Figura 5.9 – Imagem duplex Doppler de fígado em região portal em que se observa a imagem da veia porta (VP) com fluxo reverso evidenciado pela presença de artefato de *aliasing*. RP = ramo portal.

diagnóstico não invasivo de escolha para auxiliar na detecção da malignidade desses processos. Porém, atualmente, sabe-se que o potencial angiogênico e a malignidade nem sempre estão associados.

Estudos feitos sobre a distribuição vascular em lesões focais determinaram uma classificação do padrão de fluxo dentro e ao redor dessas lesões[14]. Nesses estudos, determinaram-se quatro padrões de vascularização:

- Padrão de vasos em rede de basquete: que corresponde ao fluxo formado por uma fina rede

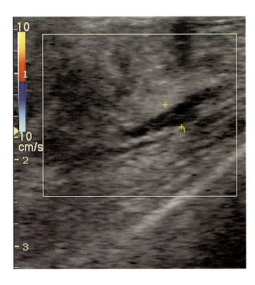

Figura 5.10 – Imagem duplex Doppler de vaso sanguíneo com ausência de fluxo em seu interior.

vascular (Fig. 5.11, *A*), representando baixa a moderada vascularização.
- Padrão de vasos dentro do tumor: que corresponde ao fluxo dentro do tumor (intratumoral), em direção central (Fig. 5.11, *B*), ramificando-se dentro do tumor e representando moderada a alta vascularização.
- Padrão de vasos em manchas: que corresponde à vascularização dentro do tumor, vista como pontos coloridos na região central (Fig. 5.11, *C*).
- Padrão de vasos ao redor ou em contorno: que corresponde ao padrão de vasos circundando o nódulo (Fig. 5.11, *D*).

E, ainda, alguns tumores apresentam um padrão misto, isto é, formado por fluxo peritumoral e intratumoral, com presença de moderada a alta vascularização (Fig. 5.12). Este padrão é visibilizado em carcinoma hepatocelular, carcinoma colangiocelular, metástases hepáticas e hemangiomas.

Um estudo realizado com lesões focais ovarianas na espécie humana demonstrou que estas poderiam ser classificadas também de acordo com a complexidade de aspecto ecográfico[1]. Assim, esse trabalho propôs uma classificação das lesões focais e multifocais em três tipos:

- Tipo I: lesões de baixa complexidade.
- Tipo II: lesões complexas.
- Tipo III: lesões de alta complexidade.

Verificou-se que os dois últimos padrões são apresentados em lesões que caracterizam processos malignos, principalmente quando associadas a outros achados como, por exemplo, linfonodomegalia regional.

Há ainda trabalhos que procuram correlacionar essas duas classificações para tentar tornar o diagnóstico das lesões focais mais preciso[1].

Finalmente, estudos na espécie humana demonstram que os tumores benignos tendem a apresentar-se ecograficamente mais organizados, com ramificações ordenadas, vasos de estrutura normal e com fluxo regular. Enquanto os tumores malignos tendem a apresentar neoangiogênese, com presença de vasos tortuosos, desvios e fluxo sanguíneo irregular[15].

Todos esses achados podem ser somados e, assim, essas informações podem estreitar mais o leque de possibilidades diagnósticas.

Principais Aplicações do Ultrassom Doppler em Medicina Interna – **39**

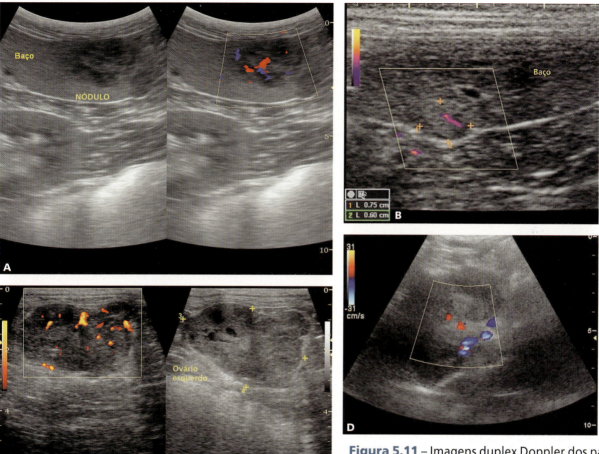

Figura 5.11 – Imagens duplex Doppler dos padrões de vascularização de tumores. (*A*) Fluxo formado por uma fina rede vascular em nódulo neoplásico esplênico. (*B*) Fluxo dentro do tumor em direção central em nódulo neoplásico esplênico. (*C*) Vasos dentro do tumor vistos como pontos coloridos na região central em neoplasia de ovário. (*D*) Vasos circundando o nódulo hepático.

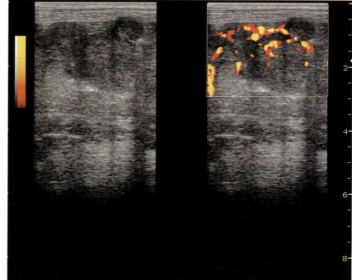

Figura 5.12 – Imagem duplex Doppler de amplitude de formação neoplásica em ovário de cadela, demonstrando a presença de vascularização intensa peri e intratumoral.

CONSIDERAÇÕES FINAIS

Embora ainda exista uma grande lacuna na literatura veterinária sobre o tema, podem-se vislumbrar amplas possibilidades de utilização dessa metodologia na rotina veterinária. Muito provavelmente, o estudo Doppler tornar-se-á um adjunto importante para enriquecer o exame ultrassonográfico convencional.

REFERÊNCIAS BIBLIOGRÁFICAS

1. FERREL, E. R.; GRAHAM, J. P.; HANEL, R. et al. Simultaneous congenital and adquired extrahepatic portosystemic shunts in two dogs. *Veterinary Radiolology and Ultrasound*, v. 44, n. 1, p. 38-42, 2003.
2. D'ANJOU, M. A.; PENNINCK, D.; CORNEJO, L.; PIBAROT, P. Ultrasonographic diagnosis of portosystemic shunting in dogs and cats. *Veterinary Radiolology and Ultrasound*, v. 45, n. 5, p. 424-437, 2004.
3. RIESEN, S.; SCHMID, V.; GASCHEN, L. et al. Doppler measurement of splanchnic blood flow during digestion in unsedated normal dogs. *Veterinary Radiolology and Ultrasound*, v. 43, n. 6, p. 554-560, 2002.
4. PATSIKAS, M. N.; PAPAZOGLOU, L. G.; JAKOVLJEVIC, S.; DESSIRIS, A. K. Color Doppler ultrasonography in prediction of the reducibility of intussuscepted bowel in 15 young dogs. *Veterinary Radiolology and Ultrasound*, v. 46, n. 4, p. 313-316, 2005.
5. MELO, M. B.; VEADO, J. C. C.; SILVA, E. F. et al. Dopplerfluxometria das artérias renais: valores normais das velocidades sistólica e diastólica e do índice resistivo nas artérias renais principais. *Arquivo Brasileiro de Medicina Veterinária e Zootecnia*, v. 58, n. 4, p. 691-693, 2006.
6. DODD, G. D.; KAUFMAN, P. N.; BRACKEN, R. B. Renal arterial duplex Doppler ultrasound in dogs with urinary obstruction. *Journal of Urology*, v. 145, p. 644-646, 1991.
7. NEWELL. et al. Scintigraphic, sonographic, and histologic evaluation of renal autotransplantation in cats. *American Journal of Veterinary Research*, v. 60, n. 6, p. 775-779, 1999.
8. POLLARD, R.; NYLAND, T. G.; BERNSTEEN, L. et al. Ultrasonographic evaluation of renal autografts in normal cats. *Veterinary Radiolology and Ultrasound*, v. 40, n. 4, p. 380-385, 1999.
9. RIVERS, B. J.; WALTER, P. A.; POLZIN, D. J.; KING, V. L. Duplex Doppler estimation of intrarenal Pourcelot resistive index in dogs and cats with renal disease. *Journal of Veterinary Internal Medicine*, v. 11, n. 4, p. 250-260, 1997.
10. TAKAHASHI. et al. Acute renal allograft rejection in the canine: evaluation with serial duplex Doppler ultrasonography. *Transplantation Proceedings*, v. 31, p. 1731-1734, 1999.
11. KOSTER, K.; NAUTRUP, C. P.; GÜNZEL-APEL, A. R. A Doppler ultrasonographic study of cyclic changes of ovarian perfusion in the Beagle bitch. *Reproduction*, v. 122, p. 453-461, 2001.
12. SAUNDERS, H. M.; NEATH, P. J.; BROCKMAN, D. J. B-mode and Doppler ultrasound imaging of the spleen with canine splenic torsion: a retrospective evaluation. *Veterinary Radiolology and Ultrasound*, v. 39, n. 4, p. 349-353, 1998.
13. TANNOUZ, V. G. S. Baço. In: CARVALHO, C. F. *Ultra-sonografia em Pequenos Animais*. São Paulo: Roca, 2004. p. 84-99.
14. NUMATA, K.; TANAKA, K.; MITSUI, K. et al. Flow characteristics of hepatic tumors at color Doppler sonography: correlation with arteriographic findings. *American Journal Research*, v. 160, p. 515-521, 1993.
15. CERRI, G. G. et al. Avaliação dúplex do fígado, sistema portal e vasos viscerais. In: *Doppler*. São Paulo: Sarvier, 1998. cap. 6, p. 120-121.

BIBLIOGRAFIA COMPLEMENTAR

IWASAKI, M.; FROES, T. R.; CASTRO, P. F. et al. Aspectos ultrasonográficos modo B e Doppler colorido nas alterações esplênicas focais e/ou multifocais de cães com suspeita de processos neoplásicos não linfóides. *Clínica Veterinária*, ano 10, v. 55, p. 38-46, 2005.

978-85-7241-816-4

CAPÍTULO 6

Ultrassom Doppler de Fígado

Maria Jaqueline Mamprim

INTRODUÇÃO

O exame ultrassonográfico convencional tem fornecido informações valiosas no diagnóstico das doenças hepáticas, pois com essa modalidade de exame podemos detectar alterações de dimensões do órgão, contornos, ecotextura, ecogenicidade e trajeto dos grandes vasos.

Com o passar dos anos e o avanço no desenvolvimento dos equipamentos ultrassonográficos, apareceram recursos importantes, como o ultrassom Doppler; com essa técnica, conseguimos realizar o mapeamento dos vasos sanguíneos pelo movimento das hemácias em seu interior.

A tecnologia Doppler é relativamente recente na medicina veterinária de pequenos animais. Depois de alguns anos trabalhando com o ultrassom convencional, quando se começa a fazer imagens com o Doppler colorido e o espectral, começamos a definir melhor muitas alterações vasculares que, com o ultrassom convencional, não nos eram familiares, e assim também ocorre com a vascularização abdominal em geral.

A técnica duplex Doppler é uma associação entre a imagem em modo bidimensional e a ferramenta Doppler (colorido e espectral), e essas duas modalidades vão somar informações anatômicas e de função dos vasos ao mesmo tempo[1].

As técnicas de Doppler colorido e espectral são importantes, pois fornecem informações do fígado e outros órgãos de forma não invasiva, podendo auxiliar na detecção de padrões sanguíneos que podem até sugerir neoplasias.

O mapeamento Doppler é uma ótima modalidade para avaliar pacientes com doença hepática, pois o fígado é considerado um órgão ideal para ser examinado pelo ultrassom Doppler colorido, uma vez que seus vasos têm grande calibre e fluxo suficiente para ser detectado com facilidade. Além disso, as doenças difusas e focais hepáticas ocasionam uma intensa alteração nos padrões circulatórios que podem ser observados no mapeamento Doppler colorido[2-4].

O estudo do Doppler pulsado fornece informações valiosas que podem auxiliar o clínico com diagnóstico, manejo e prognóstico de hipertensão portal pré-hepática, por meio da avaliação da velocidade de fluxo portal.

A modalidade de imagem Doppler possibilita um estudo ultrassonográfico muito minucioso das veias porta e hepática e das artérias hepáticas, acrescentando dados importantíssimos ao exame ultrassonográfico convencional. Assim, o diagnóstico de algumas afecções tem se tornado mais fácil, como, por exemplo, os *shunts* portossistêmicos.

ANATOMIA DOS VASOS HEPÁTICOS

Veia Porta

A anatomia da vascularização hepática pode ser definida com o ultrassom convencional, mas a direção e a velocidade do fluxo sanguíneo nos vasos só poderão ser definidas com o Doppler colorido e espectral, respectivamente.

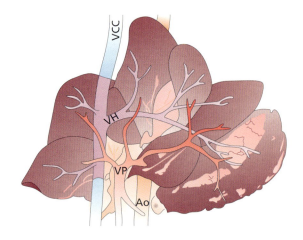

Figura 6.1 – Anatomia hepática, na qual se observa a veia porta (VP) principal, aorta (Ao), veia cava caudal (VCC) e distribuição das veias hepáticas (VH) e portais.

O fígado é o único órgão que possui um sistema de dupla circulação, com suprimento sanguíneo da veia porta e artéria hepática (Fig. 6.1). A drenagem venosa é realizada pelas veias hepáticas, que são tributárias da veia cava caudal[4].

O sistema portal é composto pela veia porta com suas tributárias provenientes das vísceras abdominais, tais como pâncreas, baço e todo o trato gastrintestinal, exceto o canal anal[5].

A confluência das veias mesentérica cranial, mesentérica caudal e lienal vai originar a veia porta (VP), com diâmetro médio de 1,2cm e 8 a 10cm de comprimento; antes de entrar na porta *hepatis*, há uma pequena ramificação para a direita, originando a veia gastroduodenal[5]. A veia porta é responsável por aproximadamente dois terços da vascularização hepática, e o terço restante é proveniente da artéria hepática.

Quando o fluxo da veia porta diminui, ele estimula o aumento do fluxo da artéria hepática, a fim de que se mantenha o fluxo hepático total; esse fenômeno é denominado "efeito tampão". O fluxo venoso portal é regulado principalmente por mudanças na resistência vascular das tributárias portais, provenientes de órgãos como estômago, intestino, pâncreas e baço[6,7].

A veia porta, assim como a veia hepática (VH) e a veia cava caudal (VCC), são vasos extremamente importantes na avaliação hepática.

No Doppler colorido, geralmente o fluxo da veia porta em direção ao fígado é decodificado em vermelho (Fig. 6.2, *B*), e o traçado espectral (Fig. 6.3) dessa veia mostra um padrão monofásico, refletindo o fluxo contínuo para o interior do fígado; essa direção é referida como hepatopetal[4].

A veia porta principal pode ser acessada e seguida cranialmente, com o animal em decúbito dorsal no plano sagital oblíquo, com a parte cranial do transdutor posicionada na linha alba e levemente rotacionada para a direita[8]. Esse vaso passa oblíquo pelo abdômen cranial e dorsalmente, e para a direita, em direção à porta *hepatis*, bem próximo à artéria hepática. Em cães, com grande quantidade de gás no estômago e com tórax de conformação profunda, a veia porta é visibilizada na região da porta *hepatis* entre o 8º e o 11º espaço intercostal direito, num

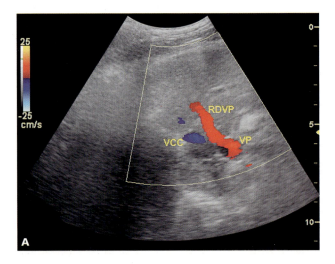
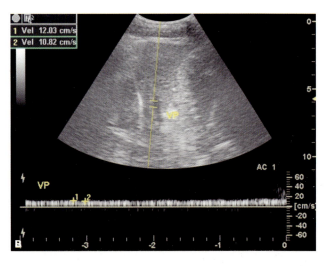

Figura 6.2 – (*A*) Imagem de Doppler colorido do plano transversal direito entre o 10º e o 11º espaço intercostal. Observe a veia cava caudal (VCC), a veia porta (VP) principal e o ramo direito da veia porta (RDVP). (*B*) Imagem do Doppler espectral no plano transversal direito intercostal, visibilizando a VP e seu espectro. Velocidade de fluxo portal normal de 12,03cm/s. AC 1 = ângulo do cursor Doppler em 1°.

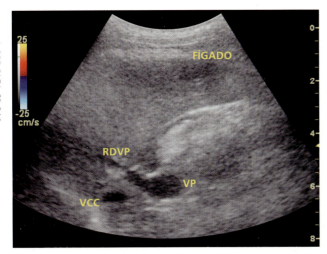

Figura 6.3 – Imagem de ultrassom convencional do plano transversal direito entre o 10º e o 11º espaço intercostal. Observe a veia cava caudal (VCC), a veia porta (VP) principal e o ramo direito da veia porta (RDVP).

plano longitudinal e a uma distância média entre a coluna vertebral e as costelas.

A veia porta principal localiza-se mais ventral e lateralmente à esquerda em relação à veia cava caudal.

Na porta *hepatis*, considerada a porta do fígado ou o hilo do órgão, os vasos hepáticos, nervos e ductos biliares caminham juntos. Os nervos e artérias entram na porta *hepatis* dorsalmente, o ducto biliar deixa o órgão ventralmente e a veia porta localiza-se entre os dois[5].

A veia porta se estende cranialmente da porta *hepatis* e se divide em um ramo esquerdo, mais longo, e em um direito, os quais podem ser visibilizados dentro do parênquima hepático e diferenciados das veias hepáticas adjacentes por sua localização, paredes ecogênicas (Fig. 6.2, *A*), padrão de ramificação e espectro Doppler. Os ramos portais, artérias hepáticas e ductos biliares caminham juntos no parênquima no centro do lobo hepático[9].

Por haver um padrão de ramificação portal consistente, é possível individualizar os lobos hepáticos baseados na anatomia vascular. A veia porta esquerda se estende para dentro do fígado, entre vesícula biliar e veias hepáticas. O ramo portal direito (Fig. 6.2, *A* e *B*) é menor e se dirige para as porções medial e lateral do fígado. A veia porta medial direita caminha para o lado direito da vesícula biliar e a veia porta lateral direita se divide para o lobo medial e caudato. A veia porta esquerda é mais fácil de observar por ficar mais caudal do que a veia porta direita[10].

Os parâmetros de velocidade, fluxo sanguíneo e índice de congestão são obtidos com o animal em decúbito lateral esquerdo, entre o 10º e o 11º espaço intercostal direito, em planos de corte sagital e transverso. O plano sagital é de eleição para determinar a velocidade e o fluxo da veia porta, e o plano transverso é o indicado para realizar a mensuração da área e do diâmetro da veia porta, do diâmetro da veia cava caudal e da artéria aorta (Fig. 6.4).

O fluxo da veia porta é caracterizado por ser contínuo, de baixa velocidade e em direção ao fígado (Fig. 6.3), ou seja, hepatopetal[11,12]. Já as ondulações na velocidade do fluxo podem ser decorrentes do movimento respiratório do diafragma (Fig. 6.5), com

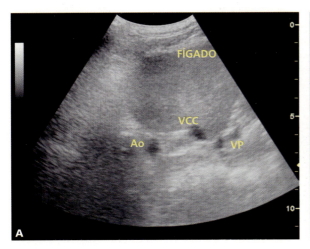 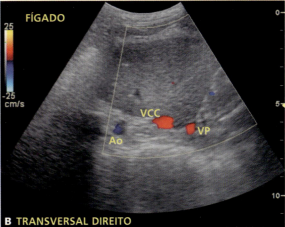

Figura 6.4 – Imagem de ultrassom convencional modo bidimensional (*A*) e Doppler colorido (*B*) em plano transversal direito. Observe a localização da veia cava caudal (VCC), da veia porta principal (VP) e da aorta (Ao) em um cão normal.

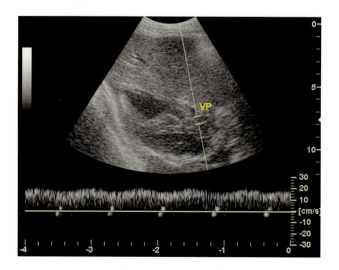

Figura 6.5 – Imagem do Doppler espectral nos planos transversal direito e intercostal da veia porta (VP) com influência da respiração.

aumento da velocidade do fluxo durante a expiração e a diminuição durante a inspiração[8]. O fluxo da veia porta pode aumentar no momento pós-prandial e, por outro lado, pode estar reduzido ao exercício[12,13].

Três métodos de determinação da velocidade do fluxo portal foram comparados em cães e se concluiu que o melhor método é o de insonação uniforme, ou seja, o método em que o volume da amostra abrange todo o vaso portal. Nesse caso, obteve-se velocidade do fluxo portal média de 15cm/s (12 a 17cm/s). Outro valor de referência para a velocidade média normal do fluxo portal encontrado foi de 18,1 ± 7,6cm/s para cães entre 16 e 26kg de peso[12,13].

Portanto, podemos concluir que a velocidade do fluxo sanguíneo da veia porta normal em cães, em jejum, é de aproximadamente 10 a 25cm/s e em gatos, 10 a 18cm/s[14-17].

Podemos também concluir que velocidades de fluxo portal abaixo de 10cm/s ou acima de 25cm/s são consideradas anormais[14].

Mensuração do Fluxo Portal

O método para determinar o valor do fluxo portal pela velocidade máxima obtida com o volume da amostra no centro do vaso não obteve aceitação, pois demonstrou valores muito elevados, ao redor de 49,8mL/min/kg. Portanto, hoje se determina a velocidade média do fluxo portal (FP) utilizando o fator de correção por meio de uma fórmula[11].

A fórmula para se encontrar o valor do fluxo médio da veia porta é descrita a seguir[13]:

$$FP_{médio} = \frac{velocidade_{max}\,(cm/min) \times 0{,}57 \times \text{área da veia porta}\,(cm^2)}{\text{peso corporal}\,(kg)}$$

- Fluxo portal médio = cc/min/kg.
- Note que a área é realizada no corte transversal da veia porta, no modo bidimensional, e esse dado é obtido automaticamente pelo equipamento de ultrassom.
- O fator 0,57 é utilizado para transformar a velocidade máxima do fluxo portal em velocidade média.

A área da veia porta normal no corte transversal foi determinada em cães da raça beagles, de 11 a 19,5kg de peso, de 0,66 ± 0,14cm², e em cães sem raça definida (srd), de 16 a 26kg de peso, 0,65 ± 0,15cm²[,12,13].

Para se obter a área da veia porta, deve-se mensurar o diâmetro do vaso, que é considerado normal até 1,2cm em cães adultos hígidos[5]. Existe uma lacuna na literatura, pois poucos trabalhos preocupam-se com a variação de peso dos animais.

O fluxo sanguíneo portal pode ser mensurado por dois métodos: o método do diâmetro portal, cujo valor normal foi estabelecido em 31,06 ± 9,1cc/min/kg, e o método elipsoide, cujo fluxo médio portal foi estabelecido em 31,21 ± 9,8cc/min/kg. O resultado de ambos os estudos constataram que não há diferença entre os métodos para se encontrar o fluxo portal[13].

Para cães de 11 a 19,5kg, o volume do fluxo da veia porta foi considerado normal de 40,9 ± 13mL/min/kg[12].

Alguns trabalhos têm pesquisado o valor de referência do fluxo sanguíneo normal da veia porta de cães normais, na altura da porta *hepatis*, e encontraram o valor médio de 20 a 40mL/min/kg.

A análise do fluxo portal é muito importante, pois se verificou que cães com cirrose hepática induzida experimentalmente têm diminuição da velocidade deste, com valores em torno de 9,2 ± 1,70cm/s, embora não tenha ocorrido alteração no calibre do vaso portal desses animais[13].

Artéria Hepática

A artéria hepática é responsável, assim como a veia porta, pela nutrição do parênquima hepático, e contribui com cerca de um terço de todo o fluxo sanguíneo que chega ao fígado. É o primeiro ramo que se origina da artéria celíaca e, na proximidade do hilo hepático, a artéria faz uma inflexão para a direita, de

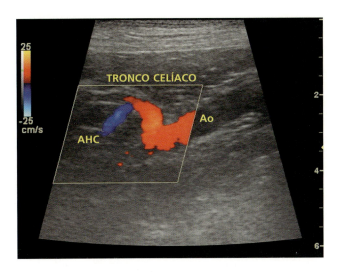

Figura 6.6 – Imagem do Doppler colorido em plano longitudinal do abdômen direito. Observe a artéria aorta (Ao), o tronco celíaco e a região da origem da artéria hepática comum (AHC).

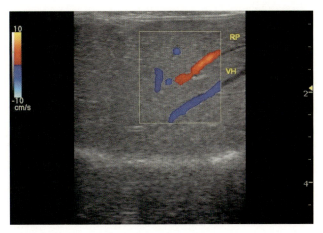

Figura 6.7 – Imagem duplex Doppler colorido de ramo portal (RP) intra-hepático e veia hepática (VH).

onde partem de um a três ramos para o parênquima hepático, esses ramos uma vez dentro do fígado (Fig. 6.6), acompanham a ramificação portal[18,19].

Os ramos intra-hepáticos da artéria hepática seguem os ramos portais, e nem sempre são observados ultrassonograficamente, mesmo com o Doppler colorido. Isso também ocorre em pacientes humanos, e os ramos intra-hepáticos são identificados pelo Doppler espectral ao se posicionar o volume de amostra ao nível do ramo portal, de forma que se consiga abranger o ramo arterial adjacente a este; com essa manobra, facilita-se a identificação do fluxo arterial[20]. Em nossa experiência, essa manobra dá ótimos resultados em cães (Fig. 6.7).

As artérias hepática comum, intra-hepática e seus ramos apresentam padrão de fluxo semelhante, e com a redução progressiva do diâmetro dos ramos intra-hepáticos, ocorre uma diminuição do pico de velocidade sistólica e alargamento espectral da onda[1].

Assim como a veia porta, a artéria hepática tem no Doppler colorido uma codificação vermelha (Fig. 6.8), por se direcionar para o interior do órgão e para o transdutor, e o seu calibre é bem menor quando comparado ao da veia porta. O traçado espectral da artéria hepática (Fig. 6.9) mostra um padrão arterial, com pico sistólico semelhante ao de outras artérias de baixa resistividade, típico de artérias que suprem o parênquima dos órgãos, e apresenta um fluxo diastólico contínuo acima da linha de base[4].

Nos casos de doença hepática com cirrose grave, há aumento do fluxo da artéria hepática, acarretando o aumento do diâmetro desta, e algumas vezes produzindo uma aparência tortuosa (Fig. 6.10 *B*) ou em espiral desses vasos e, nos casos mais graves, ainda podem ter o seu diâmetro semelhante ao da veia porta; tal condição é denominada "arterialização do fluxo"[21].

A ultrassonografia Doppler tem sido empregada para investigar alterações nas características do fluxo arterial hepático, e o aumento da artéria hepática comum é encontrado em cães com fístula arterioportal e em alguns casos de *shunt* portossistêmico.

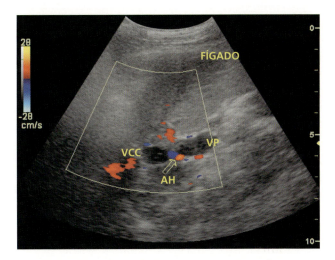

Figura 6.8 – Imagem do Doppler colorido em plano transversal direito entre o 10º e o 11º espaço intercostal. Observe a artéria hepática (AH) ao lado da veia porta (VP) principal e a veia cava caudal (VCC).

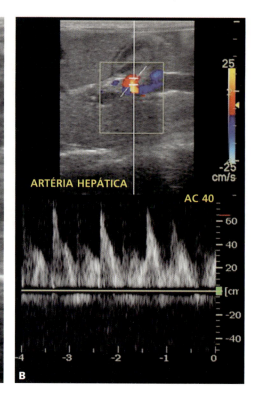

Figura 6.9 – (*A*) Imagem em modo bidimensional da região portal com imagem de artéria hepática (AH) e veia porta (VP). (*B*) Imagem triplex Doppler espectral no plano transversal direito e intercostal da AH. AC 40 = ângulo do cursor Doppler em 40°.

Sempre que se pretende determinar a velocidade do fluxo sanguíneo, as mensurações só devem ser realizadas depois de se obter no mínimo três traçados espectrais consecutivos sem artefatos.

Segundo estudos realizados em dez cães adultos hígidos, com peso médio de 14,9kg em jejum, o valor da velocidade do pico sistólico da artéria hepática, na região da porta *hepatis*, foi de 1,5m/s (1,1 a 2,3m/s) e o índice de resistividade (IR) de 0,68 (0,62 a 0,74), com valores semelhantes encontrados no período pós-prandial também. Na mesma pesquisa, avaliaram filhotes de oito semanas nas mesmas condições e obtiveram a velocidade de fluxo da artéria hepática em torno de 1m/s (0,8 a 1,3m/s) e IR de 0,59 (0,46 a 0,65), tanto no período de jejum como no pós-prandial. O IR não se apresentou alterado em até 2h após a alimentação em cães hígidos da raça beagle; isto sugere que os fluxos da artéria hepática e da veia porta têm comportamentos diferentes na espécie canina e na humana[22].

Índices vasculares têm sido intensamente pesquisados na medicina humana. Sabe-se que o IR da artéria hepática aumenta depois da alimentação, provavelmente pela vasoconstrição da artéria hepática como uma resposta tampão ao aumento do fluxo portal estimulado pela alimentação. Caso não ocorra alteração do IR da artéria hepática, isso pode ser considerado como um sinal de doença hepática grave.

Em casos de cirrose em humanos, o IR da artéria hepática pode estar aumentado mesmo em jejum, e IR maior que 0,78 (é considerado normal entre 0,62 e 0,69) tem sido correlacionado ao aumento da pressão sinusoidal em pacientes com hipertensão portal. Ainda em certas circunstâncias, o decréscimo do IR da artéria hepática foi correlacionado à hepatite viral aguda e trombose oclusiva da veia porta.

Pesquisas têm demonstrado que o índice de pulsatilidade (IP) da artéria hepática está aumentado em pacientes com cirrose, quando comparado aos pacientes normais.

O IR da artéria hepática, como em humanos, tem relação inversa com a frequência cardíaca, e cães adultos ou mesmo filhotes podem apresentar índices muito baixos pelo aumento do número de batimentos cardíacos. Pesquisas em cães concluíram que novos estudos devem ser realizados para determinar se o estudo Doppler das artérias hepáticas tem valor diagnóstico ou prognóstico em cães com doença hepática[22,23].

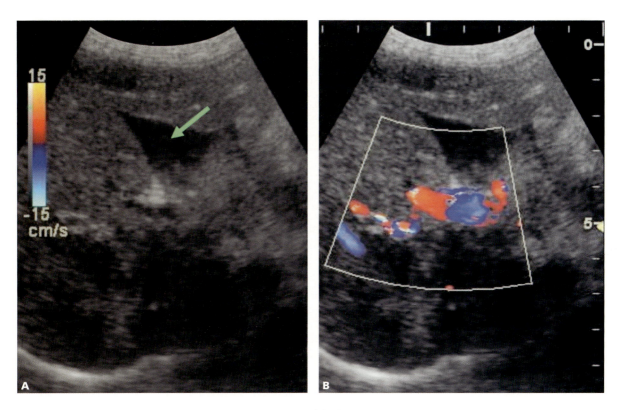

Figura 6.10 – (A) Imagem em modo bidimensional e (B) duplex Doppler colorido evidenciando aumento do calibre e tortuosidade da artéria hepática em cão com cirrose hepática. Líquido livre na cavidade (*seta*).

Veia Hepática

Existe uma única veia no centro dos lobos hepáticos, estas constituem o início do sistema venoso hepático; elas se fundem formando as veias interlobulares, que, por sua vez, se unem formando as veias hepáticas. As veias hepáticas são tributárias da veia cava caudal (Fig. 6.11)[5].

As veias hepáticas normalmente são decodificadas em azul (Fig. 6.12), pois seu fluxo sai do parênquima hepático, seguindo em direção à veia cava caudal; portanto, sua distribuição segue na direção contrária do arranjo das veias portais[24].

O traçado espectral encontrado é polifásico (Fig. 6.13) e consiste em um pico acima e dois abaixo da linha de base, semelhante à veia hepática humana. As duas primeiras variações que ocorrem no sentido do coração refletem as diástoles atrial e ventricular e a terceira representa um discreto fluxo reverso, que corresponde à sístole atrial. Durante a respiração, habitualmente observamos um aumento da velocidade de fluxo na veia cava caudal[1,4].

Na experiência veterinária, as mudanças de pressão intratorácica e intra-abdominal, resultantes dos movimentos respiratórios, influenciam a onda espectral das veias hepáticas mais do que em humanos, e a inspiração causa, nos cães, um decréscimo da velocidade do fluxo sanguíneo venoso[8]. A melhor imagem da veia hepática é obtida com o animal em decúbito lateral esquerdo e o transdutor no plano sagital intercostal direito[8]. Em nossa experiência,

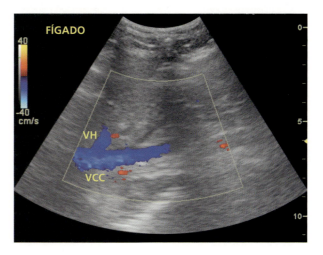

Figura 6.11 – Imagem do Doppler colorido no plano longitudinal direito intercostal, em que se observa a veia hepática (VH) e a veia cava caudal (VCC).

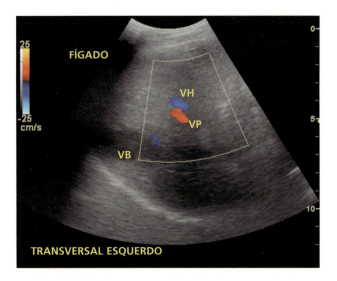

Figura 6.12 – Imagem do Doppler colorido em plano transversal esquerdo. Observe a veia hepática (VH) esquerda, decodificada em *azul*, e a veia porta (VP), decodificada em *vermelho*. VB = vesícula biliar.

quanto mais próxima da veia cava caudal, mais evidente o aspecto multifásico do traçado[8].

Mudanças no padrão multifásico da onda das veias hepáticas são observadas em pacientes cirróticos. Por vezes, o padrão trifásico observado na veia hepática é perdido, passando para bifásico ou monofásico (Fig. 6.14, *B*); provavelmente, isto ocorra devido à diminuição da complacência do parênquima pela fibrose, em consequência, o vaso para de refletir, na onda espectral, as oscilações do ciclo cardíaco[4,25].

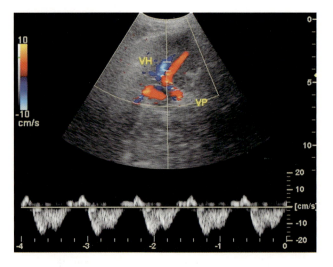

Figura 6.13 – Imagem duplex Doppler no plano transversal direito. Observe a imagem da veia hepática (VH) e seu espectro de onda trifásica (*seta*). VP = veia porta.

A congestão passiva do fígado normalmente ocorre de forma secundária a uma insuficiência cardíaca direita. Isto resulta em distensão das veias hepáticas e aumento da pulsatilidade das veias hepáticas durante o ciclo cardíaco, e essa proeminência de pulsatilidade pode ser transmitida para a veia porta também[26].

A maioria dos pesquisadores concorda que qualquer evidência de fluxo reverso da veia porta indica grave disfunção cardíaca direita (Fig. 6.15). A pulsatilidade pode ser encontrada em pacientes humanos com cirrose ou normais, sem doença cardíaca[27].

Em pacientes humanos, as veias hepáticas têm um curso reto e regular; caso o trajeto demonstre irregularidades ou desvios, podem indicar doença parenquimatosa ou presença de massa.

APLICAÇÃO DO DOPPLER NAS ALTERAÇÕES DA VEIA PORTA

A hemodinâmica e a perfusão total hepática podem ser alteradas por uma variedade de doenças.

Anormalidades no fluxo sanguíneo hepático são observadas tanto na presença de doença difusa quanto focal do parênquima hepático, assim como nas alterações biliares. As alterações do fluxo que são decorrentes da cirrose são mais graves. Existe uma relação inversa entre a quantidade de fluxo sanguíneo portal e o fluxo da artéria hepática; esse princípio é importante na compreensão das mudanças vasculares que acompanham a cirrose e a hipertensão portal[28].

Portadores de hipertensão portal também desenvolvem aumento do diâmetro da veia porta e portossistêmicos colaterais[29]. Em pacientes humanos, se o diâmetro da veia porta ultrapassar 1,2cm, isso sugere hipertensão portal; em cães, esse diâmetro é considerado normal[1].

Nos pacientes humanos com cirrose, ocorre um aumento da pressão no sistema venoso portal; como consequência, observamos um decréscimo no fluxo da rede vascular portal. Para compensar essa diminuição do fluxo portal, observamos um aumento do fluxo da artéria hepática, mecanismo chamado de resposta hepática tampão, mantendo-se assim a perfusão hepática[4].

Nos indivíduos com cirrose, a pressão portal pode chegar a níveis tão altos que resulta em um fluxo reverso, ou seja, fluxo hepatofugal. A veia porta apresenta ao mapeamento colorido uma codificação azul, ou seja, o fluxo sanguíneo está se distanciando do transdutor, diferenciando-se do fluxo da artéria hepá-

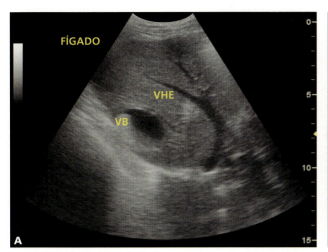 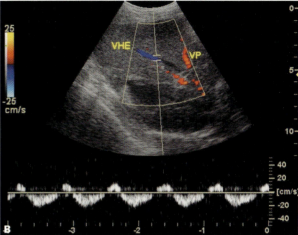

Figura 6.14 – Imagem de ultrassom em modo bidimensional (*A*) com congestão passiva hepática e, no mesmo cão, em duplex Doppler (*B*) no plano transversal direito, intercostal, visibilizando a veia hepática esquerda (VHE) e seu espectro bifásico (*seta*). VP = veia porta; VB = vesícula biliar.

tica, que é vermelho. Um fluxo portal hepatofugal é resultante da combinação da alta resistência do fluxo para atravessar os sinusoides hepáticos em conjunto com a presença de colaterais portossistêmicos. Portanto, a presença de um fluxo hepatofugal estabelece o diagnóstico de hipertensão portal[4].

Vale ressaltar que pacientes com cirrose têm predisposição a desenvolver trombose de veia porta, e o que se observa é a ausência de fluxo portal no segmento com trombose[4]. Nem sempre o trombo é visibilizado, principalmente nas fases iniciais.

O duplex Doppler é um método quantitativo e não invasivo de determinar o fluxo sanguíneo venoso portal ou a ausência deste em um vaso.

Segundo pesquisas com pacientes humanos, o índice de congestão aumenta em pacientes com cirrose, hepatite crônica ativa e hipertensão portal idiopática, assim como a área seccional da veia porta, ocasionando uma diminuição da velocidade do fluxo sanguíneo portal[30]. Tal fato, na doença hepática crônica, é explicado pela observação de mudanças na complacência hepática decorrentes da presença de fibrose ou cirrose, que acarretam alterações na hemodinâmica vascular[25].

O índice de congestão portal é obtido pela divisão da área seccional da veia porta (cm^2) pela velocidade do fluxo sanguíneo portal (cm/s), determinados pelo duplex Doppler. Os valores em cães normais da área da veia porta, no corte transversal[12], é de 0,5 a 0,8cm^2.

Na medicina veterinária, pesquisas com cães hígidos, sem raça definida, de 16 a 26kg de peso, determinaram que o índice de congestão é normal entre 0,04 ± 0,015cm/s[13].

O índice de congestão chega a ser 2,5 vezes maior em pacientes humanos com cirrose e hipertensão portal idiopática[30].

A hipertensão portal é uma séria complicação nos pacientes com cirrose; sabe-se que com a instalação dessa alteração portal há diminuição da velocidade do fluxo portal, e o efeito tampão descrito para esses casos é um aumento do fluxo da artéria hepática para compensar essa mudança.

Pacientes humanos com cirrose apresentam um índice de pulsatilidade de 1,28 para a artéria hepática

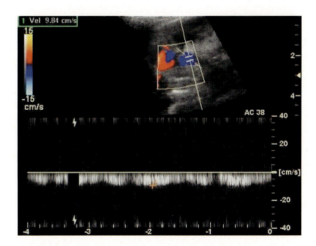

Figura 6.15 – Imagem duplex Doppler de veia porta com fluxo reverso evidenciado pelo traçado espectral abaixo da linha de base. AC 38 = ângulo do cursor Doppler em 38°.

principal, ao passo que pacientes-controles apresentam índice de pulsatilidade (IP) de 0,95. O índice de pulsatilidade reflete a impedância vascular, e este achado sugere que pacientes com cirrose possuem a resistividade vascular arterial hepática aumentada, em virtude de mudanças patológicas. Alterações como a distorção do leito vascular por fibrose, regeneração, deposição de colágeno e edema dos hepatócitos são fatores que acentuam a elevação do IP da artéria hepática.

Estudos na espécie humana concluíram que o índice vascular hepático, que é obtido pela razão entre a velocidade portal sobre o índice de pulsatilidade de artéria hepática, é menor em pacientes com cirrose. Esse índice tem alta sensibilidade e especificidade para diagnosticar cirrose e hipertensão hepática[29].

O índice vascular hepático em humanos é obtido quando se analisa a relação da velocidade da veia porta em função do índice de pulsatilidade da artéria hepática. Nos casos de pacientes com cirrose e hipertensão portal, esse índice vascular hepático obtido foi menor (8,7 ± 2,1cm/s), quando comparado aos dos pacientes-controle (17,2 ± 4,3cm/s). Portanto, o índice vascular hepático pode ser considerado um parâmetro Doppler específico e sensível para diagnosticar cirrose e hipertensão portal[29].

HIPERTENSÃO PORTAL

A perfusão total hepática e a contribuição relativa dos sistemas venoso portal e arterial podem ser alterados pela presença de muitas doenças hepáticas. A hipertensão portal é classificada clinicamente em pré-hepática, hepática e pós-hepática.

A hipertensão portal ocorre quando há alteração no fluxo sanguíneo portal decorrente do aumento da resistência do leito vascular hepático, como, por exemplo, no caso de fístulas arteriovenosas ou em casos de fibrose dos sinusoides. Como exemplos de causas pós-sinusoidal de hipertensão portal temos a congestão passiva hepática, na qual ocorre o aumento da resistência do fluxo sanguíneo em grandes vasos, veias hepáticas, veia cava caudal e coração[31].

A hipertensão portal também pode ocorrer quando há um impedimento de fluxo normal do sangue venoso, por exemplo, uma obstrução em veia lienal que drena, através da veia porta, fígado e veia cava caudal, a fim de chegar ao lado direito do coração.

O ultrassom Doppler permite obter imagens simultâneas e análise espectral do padrão do fluxo vascular hepático de maneira não invasiva, sendo considerado um dos métodos mais úteis no diagnóstico da hipertensão portal[11,13].

As mensurações do Doppler espectral e as imagens do Doppler colorido fornecem informações importantes sobre o efeito da trombose no fluxo sanguíneo da veia porta. Há descrições na literatura de hipertensão portal decorrente da formação de trombos na veia porta, ocasionando a diminuição do fluxo da veia porta[32].

Em trabalho experimental, detectou-se a ocorrência de hipertensão portal após três dias da ligadura do ramo esquerdo da veia porta, com a observação de diminuição significativa da velocidade do fluxo portal e aumento do índice de congestão[33].

As causas pré-hepáticas de hipertensão portal não são comuns em cães e gatos, mas há um relato em um cão da raça pastor alemão, com 2,5 anos de idade, com ascite e alta concentração sanguínea de amônia, devido à fibrose circunscrita da parede portal extra-hepática. Ao exame Doppler da veia porta desse animal, observou-se a presença de fluxo hepatopetal lento, com velocidade máxima de 4cm/s, e múltiplos vasos tortuosos anormais no hilo esplênico[34]. Como causas de hipertensão portal intra-hepática podemos citar trombose portal, estenose, neoplasia e compressão da veia porta em cães[33].

Na espécie humana, o fluxo normal na veia porta, nos ramos intra-hepáticos, na veia lienal e na veia mesentérica superior é relativamente uniforme e direcionado para o fígado (hepatopetal). Algumas oscilações nestes vasos podem ser identificadas e representam a repercussão do ciclo respiratório/cardíaco[1].

Nas veias hepáticas de indivíduos normais encontramos um padrão oscilante semelhante ao da veia cava inferior. Observam-se variações cíclicas em três fases do fluxo. Durante a respiração, habitualmente observa-se um aumento da velocidade de fluxo na veia cava inferior[1].

Na hipertensão portal podem ser encontradas mudanças nos padrões de fluxo, especialmente em veia porta e veias hepáticas. Nos pacientes humanos, com cirrose ou esquistossomose, esses padrões podem perder a flutuação fásica habitual das veias hepáticas, que ocorre, por exemplo, com os movimentos respiratórios. O padrão pode então assumir o aspecto "portalizado", com um espectro comprimido e achatado (Fig. 6.16). Embora a fisiopatologia dessa alteração não esteja completamente esclarecida, acredita-se que a presença de tecido fibroso possa reduzir a complacência do parênquima hepático, diminuindo a transmissão das oscilações do ciclo

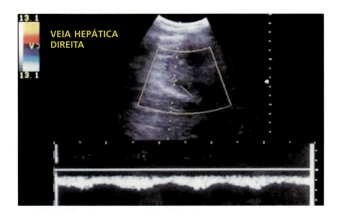

Figura 6.16 – Imagem duplex Doppler de veia hepática com padrão portalizado.

cardíaco. Essa alteração não é específica da cirrose ou esquistossomose, podendo ocorrer em casos de hepatite crônica e esteatose hepática[35,36].

Nas pessoas sem doença hepática, eventualmente, pode-se documentar ao mapeamento Doppler colorido a alternância de cores nas veias hepáticas, representando as variações do ciclo cardíaco. Nas hepatopatias crônicas, podem-se encontrar turbulências importantes, decorrentes da distorção e compressão desses vasos pelo parênquima adjacente[37].

Na hipertensão portal, a veia porta mostra tendência à perda das flutuações fásicas habituais. Um fluxo "espiral" também pode ser encontrado na veia porta ao estudo com Doppler colorido nesses pacientes. Entretanto, deve-se lembrar que essa imagem pode ocorrer em pacientes normais ou submetidos a transplante de fígado[20].

Nos pacientes humanos com cirrose hepática e hipertensão portal ocorre a minimização ou perda da variação do calibre dos vasos portais. Essa alteração é decorrente do aumento da resistência intra-hepática, e esse sinal tem alta acurácia no diagnóstico de hipertensão portal, com sensibilidade de 79,7% e especificidade de 100%[38].

Vale ressaltar que, em humanos, a esplenomegalia pode ser um indicador de cirrose e doença hepática crônica. Nos cães, esse paralelo pode ser difícil de se definir, uma vez que existem regiões endêmicas de hemoparasitose e esta afecção também é responsável pela esplenomegalia.

NEOPLASIA HEPÁTICA

O diagnóstico por imagem é fundamental na prática da oncologia, principalmente para direcionar o diagnóstico, realizar o estadiamento da doença e a resposta à terapia. O diagnóstico final, entretanto, necessita, na maioria das vezes, de um exame citológico ou histológico complementar, de preferência com amostras guiadas pelo exame ultrassonográfico[39].

A detecção da doença metastática pela imagem do ultrassom é baseada em tamanho da lesão, vascularidade, ecogenicidade e definição das margens[37]. A imagem de ultrassom convencional tem maior resolução espacial do que a imagem Doppler; esta última, porém, pode detectar sinais de malignidade da lesão, pela demonstração da arquitetura dos vasos sanguíneos e parâmetros do fluxo ao redor do tumor[40].

Existem características na morfologia dos vasos, detectadas pelo exame ultrassonográfico, que, associadas, podem sugerir o diagnóstico de malignidade da lesão. Dentre essas imagens, podemos descrever irregularidade de lúmen, padrão de ramificações, desvios intervasculares e vasos cegos[40].

Podemos citar ainda, como sinais de anormalidades dos vasos neoformados, a ausência do controle vasomotor e do efeito hemodinâmico dos desvios arteriovenosos. Estes sinais podem ser observados indiretamente pelo Doppler espectral, quando se detectam picos de velocidades muito altos e baixo índice de resistividade[40,41].

O fígado normalmente é o órgão mais envolvido com metástase de tumores primários abdominais, pois a veia porta drena sangue do trato gastrintestinal, pâncreas, ceco, cólon e baço.

Quando a massa tumoral cresce muito no fígado, pode haver compressão dos vasos portais e o suprimento começa a ser mais intenso pelas artérias hepáticas ou ainda por *shunts* entre a veia porta e a artéria hepática[42].

O exame Doppler também tem sido utilizado na avaliação de lesões focais na tentativa de se diferenciar lesões benignas e malignas e para caracterizar vários tipos de tumores na medicina humana[41,43].

Os tumores sólidos induzem a geração de novos vasos (neovascularização). Esses vasos se originam de pequenas vênulas ou capilares. A neovascularização pode ser verificada pela angiografia em mais de 90% dos casos de carcinomas hepatocelular e renal e entre 50 e 60% dos adenocarcinomas pancreáticos. A angiografia é uma técnica invasiva para detecção de vasos; com isso, o estudo Doppler tem sido valorizado na detecção dos fluxos de padrão anormais dentro dos vasos tumorais[1].

Portanto, a ferramenta Doppler é capaz de avaliar o fluxo sanguíneo nesses vasos neoformados com o estudo da caracterização dos padrões de vascularização, a fim de que se possa progredir na tentativa de compreensão da imagem das lesões tumorais. Técnicas como o Doppler de amplitude, a imagem em harmônica e os contrastes ultrassonográficos têm aumentado a capacidade de detecção de informações vasculares dos tumores[44].

O Doppler de amplitude (ou *power Doppler*) tem a capacidade de detecção de fluxo de baixa velocidade, tanto no interior da lesão quanto na periferia, por apresentar maior sensibilidade quando comparado ao Doppler colorido, e essa característica possibilita a visibilização de vasos tortuosos e de baixa velocidade. É considerado uma técnica promissora na tentativa de diferenciação das neoplasias benignas de malignas[14,44].

No estudo Doppler das neoplasias, não se consegue individualizar os vasos na imagem do modo bidimensional; portanto, não se consegue fazer a correção do ângulo de insonação, a fim de se determinar a velocidade de fluxo. Dessa forma, estuda-se a neovascularização por variações das frequências. A variação de frequência do Doppler no parênquima hepático é igual ou menor que 0,7kHz[1].

Nos tumores malignos, especialmente no carcinoma hepatocelular, existem dois diferentes tipos de sinal Doppler. O mais comum é o sinal de alta diferença de frequência Doppler, entre 3 e 10kHz, com ou sem aumento do fluxo diastólico, com a presença de desvios arteriovenosos. Este padrão é resultado da baixa resistência do leito vascular, pois os vasos neoformados não possuem resistividade ao fluxo sanguíneo, porque a parede desses vasos é deficiente em fibras musculares. A detecção dessas alterações tem grande importância, pois elas não aparecem em lesões benignas. Em lesões solitárias de carcinoma hepatocelular, a literatura cita que pode-se detectar altas diferenças de frequência[14].

O outro padrão encontrado consiste em um sinal alto e contínuo, quase sem variação na sístole-diástole, apresentando baixa impedância, que é reflexo da presença de espaços sinusoidais tumorais[1]. Sinais de baixa impedância ocorrem em mais de 87% dos pacientes com carcinoma hepatocelular, e em 25% dos casos de metástase hepática e, com menor ocorrência, em 13% dos casos de hemangiomas.

Pesquisadores da medicina humana, na tentativa de diferenciar o carcinoma hepatocelular das outras neoplasias hepáticas, descreveram um esquema (Figs. 6.17, *A-D*) de acordo com o padrão do fluxo no interior e na periferia das lesões, utilizando o Doppler colorido; para tanto, quatro padrões foram descritos:

- Padrão em "rede de cesto", fina rede vascular circundando o nódulo.
- Padrão em "vasos dentro do tumor", no qual se observa fluxo sanguíneo em direção central, ramificando-se dentro do tumor.
- Padrão em "mancha" ou aspecto moteado ao Doppler, pontos coloridos (representando vasos) no interior do tumor.
- Padrão em "contorno", os vasos, geralmente ramos da veia porta, circundam o nódulo[46,47].

Com relação a essa classificação, foi observado que os padrões em "rede de cesto" e "vasos dentro do tumor" foram mais encontrados nos casos de carcinoma hepatocelular, sendo o padrão em mancha ou moteado mais frequente em hemangiomas. O padrão de vascularização no contorno da lesão foi observado mais em pacientes com metástase (Fig. 6.18 *A* e *B*), embora outro estudo tenha encontrado nessa última alteração o padrão "vasos dentro do tumor" também[48].

Os hemangiomas são constituídos essencialmente por grandes espaços sinusoidais, com fluxo lento, podendo não apresentar sinal ou apenas um pequeno sinal de fluxo de baixa velocidade[44].

A hiperplasia nodular focal pode apresentar maneira variada ao Doppler, desde ausência de sinal até a presença de fluxo pulsátil intratumoral[44].

Os adenomas hepatocelulares são tumores bem vascularizados com padrão de Doppler com grande diferença de frequência entre sístole/diástole.

Com relação aos avanços da ultrassonografia hepática, podemos descrever os estudos baseados na imagem harmônica, que promove uma melhora da resolução e da nitidez das imagens. A técnica de harmônica, quando comparada à imagem do ultrassom convencional, pode fornecer em 30% dos pacientes informações adicionais, tais como melhor diferenciação entre lesões sólidas e císticas, e detecção de lesões menores que 1cm, além de alterar a conduta em 5% das lesões[49].

Agentes de contraste ultrassonográfico, à base de suspensão de partículas de monossacarídeos em água estéril, correspondendo a microbolhas, são menores que as hemácias e atravessam capilares pulmonares. Quando submetidas ao ultrassom produzem ecos de maior frequência, que são mais bem detectados pelo Doppler de amplitude e pela segunda

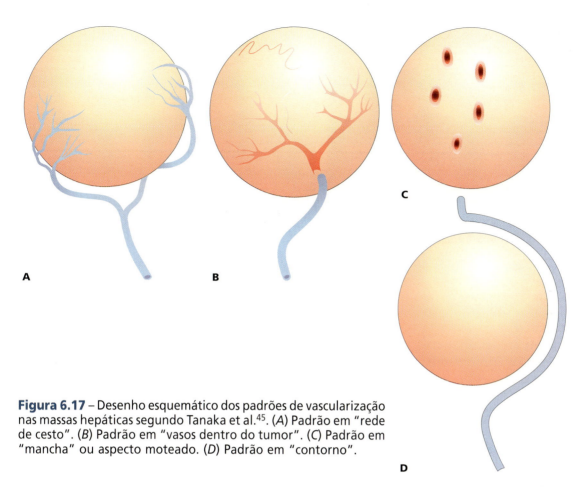

Figura 6.17 – Desenho esquemático dos padrões de vascularização nas massas hepáticas segundo Tanaka et al.[45]. (*A*) Padrão em "rede de cesto". (*B*) Padrão em "vasos dentro do tumor". (*C*) Padrão em "mancha" ou aspecto moteado. (*D*) Padrão em "contorno".

harmônica, tornando evidentes lesões discretas de parênquima e aumentando a acurácia do diagnóstico ultrassonográfico.

ÍNDICES DE FLUXO SANGUÍNEO NO FÍGADO COM NEOPLASIA

Outro parâmetro pesquisado para ajudar na detecção de neoplasia hepática é o índice de perfusão Doppler (DPI, *Doppler perfusion index*). Ele é determinado pela proporção do fluxo de sangue arterial em relação ao volume total hepático. A fluxometria quantitativa tem mostrado que o fluxo arterial hepático está aumentado em pacientes com tumor hepático e o fluxo portal venoso está reduzido, ambos contribuindo para a elevação do índice de perfusão[50].

A mensuração do DPI pode ser útil no diagnóstico de pequenos tumores hepáticos, e dados preliminares sugerem que essa medida auxilia na predição de metástases que não são visibilizadas no parênquima pela imagem ultrassonográfica. Pacientes com metástase têm valor de DPI maior que 0,29[50].

As mudanças de perfusão hepática são semelhantes em pacientes humanos com cirrose e com metástase, ou seja, há um aumento do fluxo sanguíneo arterial e diminuição do fluxo venoso portal, e o índice de congestão, nesses casos, é utilizado para diferenciar pacientes cirróticos daqueles com metástases, sendo menor o índice de congestão nessa última situação[51].

SHUNT PORTOSSISTÊMICO INTRA-HEPÁTICO

Os *shunts* ou desvios portossistêmicos são comunicações vasculares anormais entre o tronco venoso portal ou seus ramos e o sistema venoso sistêmico, sem passar antes pelos sinusoides hepáticos[52,53].

Com o avanço da qualidade e tecnologia dos equipamentos de ultrassonografia e a maior experiência dos ultrassonografistas somadas às novidades tecnológicas das imagens Doppler e harmônica,

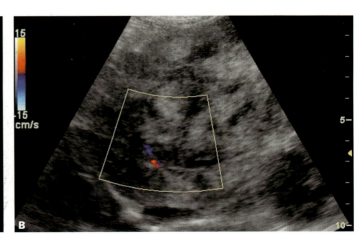

Figura 6.18 – Imagem duplex Doppler colorido. (*A*) Note um nódulo (1,5 × 1,8cm) de ecogenicidade mista em parênquima hepático, apresentando padrão de vascularização "moteado" ou de mancha. (*B*) Observe uma massa em parênquima hepático de contornos pouco definidos com vascularização ao redor da massa.

observa-se um aumento da acurácia do diagnóstico ultrassonográfico, principalmente dos *shunts* intra e extra-hepáticos.

A importância do diagnóstico por imagem nos *shunts* portossistêmicos está relacionada à capacidade de identificar animais com a doença, visibilizar a morfologia do *shunt* e ser um guia para o procedimento cirúrgico. É particularmente importante, também, na detecção dos *shunts* intra-hepáticos, uma vez que o *shunt* divisional esquerdo pode ser facilmente tratado com a atenuação da veia hepática esquerda[54].

Os *shunts* portossistêmicos são classificados como congênitos ou adquiridos, simples ou múltiplos e intra ou extra-hepáticos[3].

A diferenciação ultrassonográfica entre *shunts* intra e extra-hepáticos chega a 92% de acurácia em cães[15].

Os desvios hepáticos congênitos caracterizam-se pela presença de uma veia simples ou dupla sem a ocorrência da hipertensão portal. Ao contrário, considera-se um desvio adquirido quando vasos colaterais se formam para compensar hipertensão hepática ou pré-hepática.

Os *shunts* portossistêmicos congênitos e adquiridos e a displasia microvascular hepática podem resultar em sinais clínicos muito semelhantes. Esta é uma das razões para diferenciá-los pelo diagnóstico por imagem.

Os *shunts* portossistêmicos em cães ocorrem mais frequentemente em cães de raças puras e gatos sem raça definida. Os *shunts* intra-hepáticos são mais comuns em raças de grande porte e raros em gatos, e os extra-hepáticos são mais frequentes em raças de médio a pequeno porte. Neste, capítulo vamos detalhar o *shunt* intra-hepático.

Os *shunts* levam à atrofia hepática e os sinais clínicos estão associados à presença de toxinas, tais como à amônia na circulação sistêmica[31].

Os *shunts* portossistêmicos congênitos intra-hepáticos podem ser classificados (Fig. 6.19) como divisionais direito, central e esquerdo com base no ramo portal onde nasce o vaso anômalo[3,16,55,56].

O *shunt* divisional esquerdo (Figs. 6.19 a 6.23) é suprido pelo ramo esquerdo da veia porta e inclui anomalias que envolvem os lobos medial e lateral esquerdo e o processo papilar do lobo caudato que fica à esquerda da linha média[16]. O divisional central (Figs. 6.19, *B*, 6.21 e 6.22), inclui o lobo quadrado e medial direito; o divisional direito é composto pelo lobo lateral direito (Figs. 6.19, *C* e 6.20) e o restante do lobo caudato. A persistência do ducto venoso, por definição, é um *shunt* intra-hepático divisional esquerdo, pois entra na veia hepática antes de entrar na veia cava caudal[56-58].

Pesquisadores encontraram uma relação significativa entre raça, sexo, país de origem e a localização dos *shunts* intra-hepáticos em cães. A literatura cita que, na Austrália, os cirurgiões veterinários operam mais cães com *shunt* divisional direito do que nos Estados Unidos, onde é mais comum o divisional direito e o central. Na Austrália, onde temos mais animais da raça boiadeiro australiano, realmente é evidente essa predominância do divisional direito, pois a raça anteriormente citada apresenta cinco a seis vezes mais desvios do tipo divisional direito do que esquerdo. Os cães da raça labrador têm mais

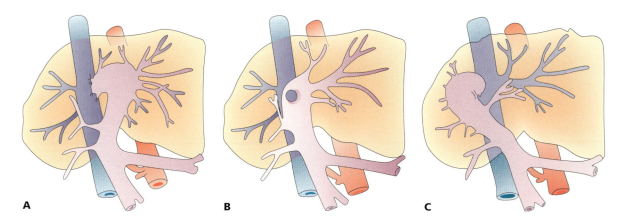

Figura 6.19 – Classificação do *shunt* intra-hepático (SIH). (*A*) Divisional esquerdo ou persistência de ducto venoso; o vaso anômalo desvia para a esquerda em forma de ampola e se liga à veia cava caudal (VCC). (*B*) Divisional central; há uma dilatação focal da veia porta na porção central do fígado, comunicando-se com a VCC em forma de um forame. (*C*) Divisional direito; o vaso desvia para a direita antes de se comunicar com a VCC.

shunts localizados no divisional esquerdo (Fig. 6.23); e com relação ao sexo foi encontrada uma proporção de 1,4:1 entre machos e fêmeas[59].

Muitas modalidades de imagem têm sido descritas nos últimos anos para a investigação de anomalias venosas portais. A ultrassonografia tem apresentado vantagens nos últimos anos, as quais a tornam o método de imagem mais indicado, por ser rápida, reprodutível e não necessitar de anestesia geral para ser realizada[60].

Embora o exame ultrassonográfico seja uma modalidade prática e forneça informações valiosas, apresenta alguns fatores limitantes, como a presença de gás, que dificulta a detecção do sistema portal, e a presença de um fígado de pequenas dimensões, localizado muito cranialmente na caixa torácica. Ainda podemos ter dificuldades de acesso em animais de grande porte, os quais podem apresentar atenuação intensa dos feixes e impossibilitar a visibilização da veia porta principal, bem como mensurar o seu fluxo sanguíneo e diâmetro[60].

O exame ultrassonográfico tem alta acurácia em identificar e caracterizar os *shunts* portossistêmicos em cães e gatos e são utilizados nessa modalidade de imagem o Doppler espectral e o colorido, mediante o conhecimento da anatomia do sistema portal[17,61,62].

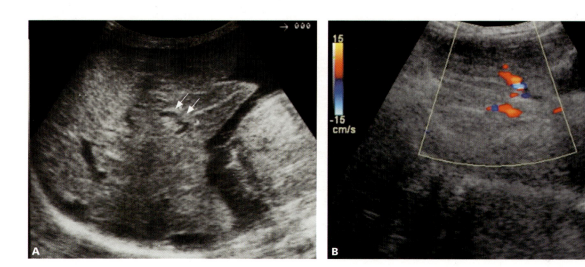

Figura 6.20 – (*A*) Imagem em modo bidimensional de fígado com presença de vasos de trajeto anômalo, aspecto tortuoso (*setas*). Presença de ascite em felino, sem raça definida, com dois meses de idade. (*B*) Ao mapeamento colorido, nota-se imagem de fluxo de padrão turbilhonado com comunicação entre ramos portais e veias intra-hepáticas. *Shunts* portossistêmicos intra-hepáticos.

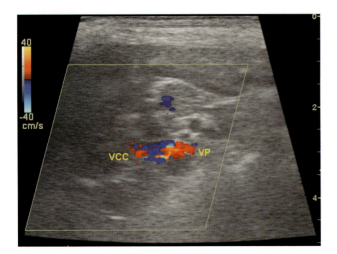

Figura 6.21 – Imagem duplex Doppler colorido hepático em plano longitudinal direito, demonstrando o *turbilhonamento* nos vasos. Local de *shunt* portossistêmico intra-hepático. VCC = veia cava caudal; VP = veia porta.

O exame ultrassonográfico em modo bidimensional permite observar diretamente o vaso sanguíneo, mas também observa um fígado diminuído. O exame do *shunt* intra-hepático com Doppler colorido e espectral detecta alterações na velocidade do fluxo portal, fluxo portal variável e turbulência na veia cava caudal.

A veia porta é responsável por cerca de 70 e 80% do suprimento hepático e a artéria hepática é responsável pelo restante; nos animais com *shunt* portossistêmico há um aumento do fluxo da artéria hepática para compensar a diminuição do fluxo portal; entretanto, a redução de fatores hepatotróficos que chegam ao fígado, tais como a insulina, causa a atrofia hepática[16,60,63,64]. Essa micro-hepatia ocorre mais em *shunt*s portossistêmicos congênitos[16].

Velocidades do fluxo portal menores que 10cm/s ou acima de 25cm/s são consideradas anormais[14].

As veias portas geralmente são decodificadas com a cor vermelha, e seus ramos são todos distribuídos pelos lobos e seguem para a periferia, mas com a redução do fluxo portal, nos casos de *shunt*, esses vasos ficam com diâmetro reduzido e difíceis de serem visibilizados; mas, nesse caso, deve-se diferenciar ainda da hipoplasia primária da veia porta[15,16,17,24,60].

A proporção normal entre o diâmetro da veia porta e o da aorta (Ao) em gatos e cães, ou seja, VP/Ao é de 0,7 a 1,25. Cães com *shunt* extra-hepático e com hipertensão portal não cirrótica idiopática têm um diâmetro de veia porta no hilo menor do que nos animais normais.

O diâmetro da veia porta aumenta com o aumento do peso corporal em cães normais, o mesmo não é observado nos gatos. A média do diâmetro da VCC é menor em relação ao da VP em animais sem anomalia vascular portal e displasia microvascular e tem uma proporção maior em animais com *shunts* extra e intra-hepáticos múltiplos e adquiridos[17].

A veia cava caudal pode ter seu diâmetro aumentado no local em que se encontra o desvio vascular e em cães com *shunt* portossistêmico congênito[19].

Há um aumento do diâmetro da artéria aorta (Ao) em cães com *shunt* portossistêmico, explicado pelo aumento da circulação sistêmica nestes casos[17].

978-85-7241-816-4

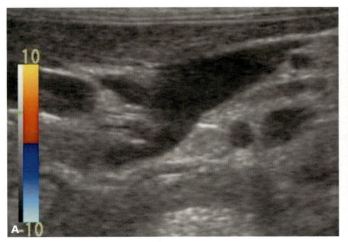
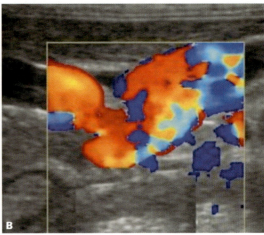

Figura 6.22 – Imagem em modo bidimensional (*A*) e Doppler colorido (*B*), demonstrando a comunicação entre a veia porta e a veia cava caudal (*shunt* portocaval).

O diâmetro da veia porta dos cães pode estar normal em displasia microvascular hepática; normal a aumentado com *shunt* intra-hepático, com hipertensão portal por doença hepática crônica ou fístula arterioportal; e diminuído em casos de *shunt* extra-hepático e hipoplasia primária (hipertensão portal não cirrótica idiopática)[17].

O *shunt* extra-hepático congênito pode ser excluído se a proporção VP/Ao for ≥ 0,8. As proporções entre VP/Ao e VP/VCC são menores em cães com desvios extra-hepáticos[17].

A análise do Doppler espectral é muito importante na avaliação dos desvios hepáticos, pois se sabe que a velocidade média do fluxo portal tende a aumentar em casos de *shunt* intra-hepático, excedendo 50cm/s, essa elevação é atribuída ao fato de o vaso anômalo estar localizado cranialmente ao local da mensuração e de a resistência do fluxo estar reduzida.

Quanto ao *shunt* extra-hepático, a velocidade deve ser menor que 15cm/s ou reversa (hepatofugal), porque a maior parte do fluxo é desviada antes de chegar ao fígado; nesses casos, o diâmetro da veia porta fica tão reduzido que as mensurações podem se tornar impossíveis[17].

A hipertensão portal leva à formação de vasos colaterais portossistêmicos e diminui também a velocidade portal para 10cm/s, podendo ser reversa, ou seja, hepatofugal.

A trombose da veia porta pode causar hipertensão portal grave e *shunts* adquiridos[60].

Nos casos de *shunt*, o fluxo portal pode ter influência da circulação sistêmica, gerando um fluxo de espectro irregular, e essa irregularidade pode tornar-se evidente quanto mais próxima da origem do *shunt*, principalmente nos *shunts* intra-hepáticos[61].

Os *shunts* intra e extra-hepáticos portocavais podem ocasionar aumento do diâmetro da veia cava. Quando se examina com o Doppler colorido, pode-se identificar um mosaico de cores, cranialmente ao local de terminação do vaso anômalo, demonstrando a turbulência (Fig. 6.25) do fluxo, sinal importante para detectar um *shunt*[17,61].

Ainda podem-se encontrar cálculos de uratos de amônia ou biuratos em vesícula urinária, pelve ou ureter, principalmente em cães, além da presença de renomegalia[60].

Para que se obtenha uma maior acuidade na detecção dos *shunts* intra-hepáticos, há necessidade de uma avaliação sistêmica dos vasos do sistema portal, a fim de se detectar vasos tortuosos e suas comunicações com a veia cava caudal.

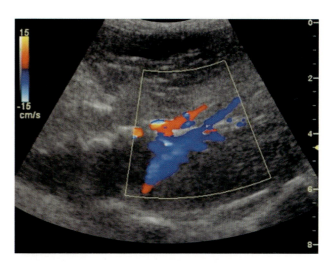

Figura 6.23 – Imagem de Doppler colorido de vaso hepático de trajeto anômalo e aspecto tortuoso em lobo hepático esquerdo em cão da raça labrador, de dez meses de idade. Imagem de *shunt* portossistêmico intra-hepático congênito.

Com base nessa necessidade, Szatmári *et al.* (2004)[65] descreveram um protocolo de planos de exames para analisar a vascularização intra e extra-hepáticas:

- Plano 1: é realizado em corte transverso intercostal direito, no qual se observa apenas o fígado, imediatamente cranial ao corte em que se detecta o rim direito. Nesse plano, detecta-se a imagem transversal da artéria aorta, localizada mais dorsalmente, a veia cava caudal (central) e a veia porta, mais ventral. Em geral, a área transversal desses vasos é grosseiramente semelhante e a veia cava caudal geralmente apresenta uma compressão lateral.
- Plano 2: corte transverso intercostal direito, mais cranial do que o plano 1, obtendo-se a imagem longitudinal do ramo portal direito, que se desloca dorsalmente, quando ocorre de forma simultânea a redução do seu diâmetro.
- Plano 3: realiza-se um corte transverso intercostal direito, caudalmente ao plano 2, segue-se a veia porta e a veia cava caudal e a aorta, podendo detectar-se a artéria mesentérica cranial em sua origem na aorta. Caudal à bifurcação da aorta, é possível se observar eventualmente a veia gastroduodenal, tributária da porta, e numa posição ventrolateral esquerda, observa-se a veia esplênica; ela define um fluxo hepatopetal ao exame Doppler. Imediatamente

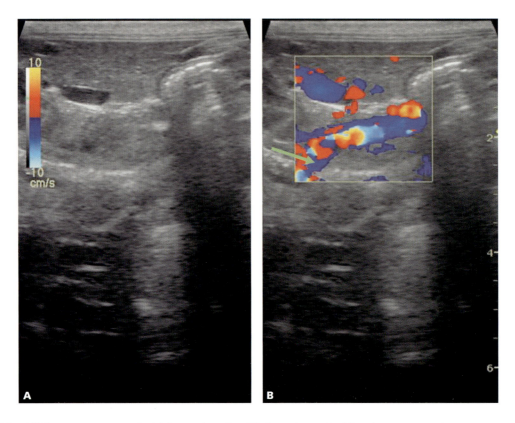

Figura 6.24 – (*A*) Imagem em modo bidimensional e (*B*) Doppler colorido, demonstrando uma comunicação da artéria hepática com veia cava caudal. Malformação arteriovenosa. A *seta* indica área de artefato de turbilhonamento de fluxo sanguíneo no local da comunicação.

caudal a essa localização, originam-se da aorta o tronco celíaco e a mesentérica cranial.
- Plano 4: corte longitudinal direito – o transdutor é colocado caudal à última costela e direcionado craniomedialmente para se vizibilizar a bifurcação da porta em ramos direito e esquerdo; há necessidade de uma forte pressão para tal observação.
- Plano 5: corte longitudinal com o cão em decúbito dorsal – nesse plano, o transdutor é direcionado ventromedialmente para observar a veia cava caudal e veia porta, e mais cranialmente para detectar a sua bifurcação. As imagens obtidas são semelhantes às do plano 4, mas há um posicionamento melhor para detectar o fluxo sanguíneo.
- Plano 6: corte longitudinal esquerdo – o transdutor é colocado caudal à última vértebra esquerda e observa-se a veia porta no hilo hepático. Nessa localização, a imagem portal é mais difícil. Esse plano é mais usado para pesquisar *shunt* portossistêmico extra-hepático, originado da veia gástrica direita. A artéria hepática é detectada, pois é uma continuação da artéria celíaca que se origina da artéria aorta cranial ao rim esquerdo.
- Plano 7: corte longitudinal esquerdo – a veia cava caudal e a artéria aorta são visibilizadas longitudinalmente, colocando-se o transdutor imediatamente ventral à vértebra lombar e caudal ao rim esquerdo.

A avaliação ultrassonográfica sistemática realizada com esses planos de exames facilita a detecção dos *shunts* portossistêmicos.

FÍSTULAS ARTERIOVENOSAS

A fístula arteriovenosa portal é uma anomalia vascular congênita rara em cães, causa hipertensão portal, micro-hepatia, encefalopatia hepática, ascite e perfil bioquímico alterado.

O exame ultrassonográfico é uma ótima opção para se observar vasos dilatados e tortuosos associados a essas fístulas[22] (Fig. 6.24).

A identificação sonográfica de estruturas anecoicas, grandes e tortuosas, aliadas à presença de altas concentrações séricas de amônia e ácidos biliares, é indicativa da presença de desvios portossistêmicos secundários. Em alguns animais, a ascite pode sugerir a presença de fístula arteriovenosa (AV)[14].

O exame Doppler ajuda a encontrar a origem vascular dessa anomalia pela presença de padrão espectral pulsátil típico de fluxo arterial no ramo portal afetado. A alta pressão da artéria hepática não só provoca um fluxo retrógrado e pulsátil no ramo portal afetado, mas também na veia porta principal, e podem se desenvolver vasos colaterais portossistêmicos pela elevação do fluxo portal causando hipertensão portal. O exame com o mapeamento Doppler ajuda a diferenciar a fístula AV de *shunts* portossistêmicos, pois neste último se tem apenas fluxo venoso[14,66].

Cães jovens com fístula arteriovenosa portal podem apresentar grave hipertensão portal (Fig. 6.24), aumento do calibre das tributárias da veia porta e, junto com os *shunts* adquiridos, podem acentuar a pulsatilidade desses vasos. Nesses casos, também pode-se encontrar ascite.

Cães com fístulas AV têm velocidade de pico sistólico da artéria hepática maiores, tais como 3,8 ± 1,9m/s, do que quando comparados a filhotes normais (1,5 ± 0,4m/s), além de menor índice de resistividade, 0,5 ± 0,04 (normal 0,68 ± 0,4m/s).

CONSIDERAÇÕES FINAIS

Com certeza, o ultrassom Doppler é um marco científico no diagnóstico por imagem do fígado, pois com essa ferramenta conseguimos avanços consideráveis na acurácia diagnóstica de muitas doenças como, por exemplo, o *shunt* portossistêmico e as fístulas arteriovenosas.

Com a imagem Doppler colorida, podemos pesquisar sinais de malignidade dentro do parênquima hepático por meio do estudo da caracterização de disposição da sua vascularização. O Doppler espectral permite ainda avaliar alterações nos fluxos portais, que diante de casos de cirrose e metástase estarão diminuídos e o fluxo arterial, aumentado.

Embora muitos avanços tenham sido alcançados, ainda há a necessidade de se realizar pesquisas para detalhar melhor as alterações hemodinâmicas dos vasos hepáticos, principalmente em casos de doenças crônicas, como a cirrose (Fig. 6.25). Acreditamos

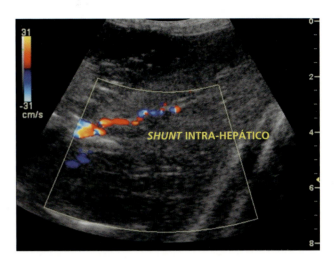

Figura 6.25 – Imagem duplex Doppler colorido hepático demonstrando a presença de vaso de trajeto irregular e fluxo anômalo em cão com hepatopatia crônica. Imagens de *shunt* intra-hepático adquirido.

que muitos estudos ainda devem ser realizados no sentido de esclarecer as particularidades hemodinâmicas dos cães e gatos.

Finalmente, temos a certeza que o diagnóstico por imagem do fígado será implementado na rotina de pequenos animais, ainda mais com a utilização de recursos, como a imagem harmônica, e dos contrastes ultrassonográficos.

REFERÊNCIAS BIBLIOGRÁFICAS

1. CERRI, G. G.; MÓLNAR, L. J.; PARANAGUÁ-VEZOZZO, D. C. Avaliação dúplex do fígado, sistema portal e vasos viscerais. In: *Doppler*. São Paulo: Sarvier, 1998. cap. 6, p. 91-130.
2. GRANT, E. G.; SCHILLER, V. L. et al. Color Doppler imaging of the hepatic vasculature. *AJR*, v. 159, p. 943-950, 1992.
3. PAYNE, J. T.; MARTIN, R. A.; CONSTANTINESCU, G. M. The anatomy and embryology of portosystemic shunts in the dogs and cats. *Semin. Vet. Med. Surg. (Small Animal)*, v. 5, p. 76-82, 1990.
4. SHAPIRO, R. S.; STANCATO-PASIK, A.; GLAJCHEN, N.; ZALASIN, S. Color Doppler applications in hepatic imaging. *Clinical Imaging*, v. 22, p. 272-279, 1998.
5. EVANS, H. E. Vein. In: *Miller's Anatomy of the Dog*. 3. ed. Philadelphia: Saunders, 1993b. cap. 12, p. 682-716.
6. KAWASAKI, T.; CARMICHAEL, F. J.; SALDIVIA, V. et al. Relationship between portal venous and hepatic arterial blood flows: spectrum of response. *Am. J. Physiol.*, v. 259, p. 1010-1018, 1990.
7. RICHARDSON, P. D. I.; WITHRINGTON, P. G. Liver blood flow: 1 intrinsic and nervous control of liver blood flow. *Gastroenterology*, v. 81, p. 159-173, 1981.

8. SZATMARI, V.; SÓTONYI, P.; VOROS, K. Normal duplex Doppler waveforms of major abdominal blood vessels in dog: a review. *Vet. Radiol. Ultrasound.*, v. 42, n. 2, p. 93-107, 2001.

9. FINN-BODNER, S. T.; HUDSON, J. A. Abdominal vascular sonografia. In: *Veterinary Clinics of North America – Small Animal Practice*, v. 28, n. 4, p. 887-942, 1998.

10. CARLISLE, C. H.; JIAN-XIN, W. U.; HEATH, T. J. Anatomia of portal and hepatic veins of the dog: a basis for systematic evaluation of the liver by ultrasonography. *Vet. Radiol. Ultrasound*, v. 36, p. 227-233, 1995.

11. KANTROWITZ, B. M.; NYLAND, T. G.; FISHER, P. E. Estimation of portal blood flow using duplex real time and pulsed Doppler ultrasound imagening in the dog. *Veterinary Radiology*, v. 30, n. 5, p. 222-226, 1989.

12. LAMB, C. R.; MAHONEY, P. N. Comparison of three methods for calculation portal blood flow velocity in dogs using duplex-Doppler ultrasonography. *Vet. Radiol. Ultrasound*, v. 35, p. 190-194, 1994.

13. NYLAND, T. G.; FISHER, P. F. Evaluation of experimental induced canine hepatic cirrhosis using duplex Doppler ultrasound. *Vet. Radiol. Ultrasound*, v. 31, p. 189-194, 1990.

14. NYLAND, T. G.; MATTOON, J. S. Liver. In: *Small Animal Diagnostic Ultrasound*. 2 ed. Philadelphia: W. B. Saunders, 2002. p. 93-127.

15. LAMB, C. R.; FORSTER-VAN HIJFTE, M. A.; WHITE, R. N. et al. Ultrasonographic diagnosis of congenital portosystemic shunt in 14 cats. *J. Small Anim. Pract.*, v. 37, p. 205-209, 1996a.

16. LAMB, C. R. Ultrasonography of portosystemic shunts in dogs and cats. *Veterinary Clinics of North America – Small Animal Practice*, v. 28, n. 4, p. 725-753, 1998.

17. D'ANJOU, M. A.; PENNINCK, D.; CORNEJO, L. et al. Ultrasonographic diagnosis of portosystemic shunting in dogs and cats. *Vet. Radiol. Ultrasound*, v. 45, p. 424-437, 2004.

18. NIZA, M. M. R. E.; VILELA, C. L.; FERREIRA, A. J. A. et al. Irrigação arterial hepática em canídeo Arterial hepatic blood supply in the dog. *RPCV*, v. 98, n. 546, p. 69-76, 2003.

19. URSIC, M.; RAVNIK, D.; HRIBERNIK, M. et al. Gross anatomy of the portal vein and hepatic artery ramifications in dogs: corrosion cast study. *Anat. Histol. Embryol*, v. 36, p. 83-87, 2007.

20. WEILL, F. S. *Ultrasound Diagnosis of Digestive Diseases*. 4. ed. Berlin: Springer-Verlag, 1996. p. 203-225.

21. RALLS, P. W. Color Doppler sonography of the hepatic artery and portal venous system. *AJR*, v. 155, p. 517-525, 1990.

22. LAMB, C. R.; BURTON, C. A.; CARLISLE, C. H. Doppler measure of hepatic arterial flow in dogs: technique and preliminary findings. *Vet. Radiol. Ultrasound*, v. 40, n. 1, p. 77-81, 1999.

23. SACERDOTI, D.; MERKEL, C.; BOLOGNESI, M. et al. Hepatic arterial resistance in cirrhosis with portal vein thrombosis: relationships with portal hemodynamics. *Gastroenterology*, v. 108, p. 1152-1158, 1995.

24. WU, J. X.; CARLISLE, C. H. Ultrasonographic examination of the canine liver based on recognition and portal veins. *Vet. Radiol. Ultrasound*, v. 36, p. 234-239, 1995.

25. O'DONOHOUE, J. N. G. C.; CATNACH, S.; FARRANT, P.; WILLIAMS, R. Diagnostic value of Doppler assessment of the hepatic and portal vessels and ultrasound of the spleen in liver disease. *European Journal of Gastroenterology & Hepatology*, v. 16, n. 2, p. 147-155, 2004.

26. LOPERFIDO, L.; LOMBARDO, A.; AMICO, C. M. et al. Doppler analysis of portal vein flow in tricuspid regurgitation. *J. Heart Valve Dis.*, v. 2, p. 174-182, 1993.

27. WACHSBERG, R. H.; NEEDLEMAN, L.; WILSON, D. J. Portal vein pulsatility in normal and cirrhotic adults cardiac diseases. *J. Clin. Ultrasound*, v. 23, p. 3-15, 1995.

28. HANSON, K. M.; JOHNSON, P. C. Local control of hepatic arterial and portal venous flow in the dog. *Am. J. Physiol.*, v. 211, p. 712-720, 1966.

29. IWAO, T.; TOYONAGA, A.; OHO, K. et al. Value of Doppler ultrasound parameters of portal vein and hepatic artery in the diagnosis of cirrhosis and portal hypertension. *American Journal of Gastroenterology*, v. 92, n. 6, p. 1012-1017, 1997.

30. MORIYASU, F.; NISHIDA, O.; BAN, N. et al. Congestion index of the portal vein. *American Journal Roentgenol*, v. 146, p. 735-739, 1986b.

31. CENTER, S. A. Hepatic vascular diseases. In: GUILFORD, W. G. et al. *Small Animal Gastroenterology*. 3. ed. Philadelphia: W. B. Saunders, 1996. p. 802-846.

32. LAMB, C. R.; WRIGLEY, R. H.; SIMPSON, K. W. et al. Ultrasonographic diagnosis of portal vein thrombosis in four dogs. *Veterinary Radiology & Ultrasound*, v. 37, n. 2, p. 121–129, 1996b.

33. LEE, Y. W. Pulsed Doppler ultrasonographic evaluation of portal blood flow in dogs with experimental portal vein branch ligation. *J. Vet. Med. Sci.*, v. 61, p. 59-61, 1999.

34. SZATMÁRI, V.; VAN DEN INGH, T. S. G. A. M.; FENYVES, B. et al. Portal hypertension in a dog due to circumscribed fibrosis of wall of the extrahepatic poral vein. *The Vet. Record.*, v. 11, p. 602-605, 2002.

35. BOLONDI, L.; GIANI, S.; BARBARA, L. Liver and portal hypertension. In: TAYLOR, K. J. W.; BURNS, P. N.; WELLS, P. N. T. *Clinical Applications of Doppler Ultrasound*. 2. ed. Philadelphia: Linppincott-Raven, 1995. p. 133-154.

36. PARANAGUÁ-VEZOZZO, D. C.; ROCHA, D. C.; CERRI, G. G. In: *Ultra-sonografia Abdominal*. São Paulo: Sarvier, 1993. p. 61-90.

37. MAHFOUZ, A. E.; HAMM, B.; MATHIE, D. Imaging of metastases to the liver. *Eur. Radiol.*, v. 6, p. 607-614, 1996.

38. BOLONDI, L.; GANDOLFI, L.; ARIENTI, V. et al. Ultrasonography in the diagnosis of portal hypertension: diminished response of portal vessels to respiration. *Radiology*, v. 142, p. 167-172, 1982.

39. NYMAN, H. T.; KRISTENSEN, A. T.; FLAGSTAD, A.; MCEVOY, F. J. A review of the sonographic assessment of tumor metastases in liver and superficial lymph nodes. *Veterinary Radiology & Ultrasound*, v. 45, n. 5, p. 438-448, 2004.

40. COSGROVE, D. O.; BAMBER, J. C.; DAVEY, J. B. et al. Color Doppler signals from berast tumor. *Radiology*, v. 176, p. 175-180, 1990.

41. TIEMESSEN, I.; ROTHUIZEN, J.; VOORHOUT, G. Ultrasonography in the diagnosis of congenital portosystemic shunts in dogs. *Vet. Quart.*, v. 17, p. 50-53, 1995.

42. ACKERMAN, N. B. Experimental studies on the circulation dynamics of intrahepatic tumor blood supply. *Cancer,* v. 29, p. 435-439, 1972.

43. ORR, N. M.; TAYLOR, K. J. W. Doppler detedtion of tumor vascularity. *Clin. Diagn. Ultrasound,* v. 26, p. 149-163, 1990.

44. MACHADO, M. M.; ROSA, A. C. F.; HERMAN, P. et al. Avaliação dos tumores hepáticos ao Doppler. *Radiol. Bras.,* v. 37, n. 5, p. 371-376, 2004b.

45. TANAKA, S.; KITAMURA, T.; FUJITA, M. et al. Color Doppler flow imaging of liver tumor. *AJR,* v. 154, p. 509-514, 1990.

46. KIM, A. Y.; CHOI, B. I.; KIM, T. K. et al. Hepatocellular carcinoma: power Doppler US with a contrast agent preliminary results. *Radiology,* v. 209, p. 135-140, 1998.

47. TAYLOR, K. J.; RAMOS, I.; CARTER, D. et al. Correlation of Doppler US tumor signals with neovascular morphologic features. *Radiology,* v. 166, p. 57-62,1988.

48. WRINKLER, J. T.; BOHLING, M. W.; TILLSON, D. M. et al. Portosystemic shunts: diagnosis, prognosis, and treatment of 64 cases (1993-2001). *J. Am. Anim. Hosp. Assoc.,* v. 39, p. 169-185, 2003.

49. HANN, L. E.; BACH, A. M.; CRAMER, L. D. Gray-scale harmonic imaging for the liver: how does it compare to standart 4MHz ultrasound? (abstract). *Radiology,* v. 209, p. 342, 1998.

50. LEE, E.; GOLDBERG, J. A.; ROBERTSON, et al. Detection of hepatic metastases using duplex/color Doppler sonography. *Ann. Surg.,* v. 214, p. 599-604, 1991b.

51. LEE, E.; GOLDBERG, J. A.; ANDERSON, J. R. et al. Hepatic perfusion changes inpatients with liver metastases: comparison with those patients with cirrhosis. *Gut,* v. 34, p. 554-557, 1993.

52. BERGER, B.; WHITING, P. G.; BREZNOCK, E. M. et al. Congenital feline portosystemic shunts. *J. Am. Vet. Med. Assoc.,* v. 188, p. 517-521, 1986.

53. BOSTWICK, D. R.; TWED, D. C. Intrahepatic and extrahepatic portal venous anomalies in dogs: 52 cases (1982-1992). *J. Am. Vet. Med. Assoc.,* v. 206, p. 1181-1185, 1995.

54. SANTILLI, R. A.; GERBONI, G. Diagnostic imaging of congenital porto-systemic shunt in dogs and cats: a review. *The Veterinary Journal,* v. 166, p. 7-18, 2003.

55. MARTIM, R. A.; PAYNE, J. T. Angiographic results of intrahepatico portocaval shunt attenuation in three dogs. *Semin. Vet. med. Surg. (Small Anim),* v. 5, p. 134-141, 1990.

56. SLEIGHT, D. R.; THOMFORD, N. R. Gross anatomy of the blood supply and biliary drainage of the canine liver. *Anat. Rec.,* v. 166, p. 153-160, 1970.

57. SWALEC, K. M.; RAWLINGS, C. A. Surgical Techniques for extravascular occlusion of intrahepatic shunts. *Compend Contin Small Practice,* v. 18, p. 745-754, 1996.

58. WILSON, S. R.; BURNS, P. N.; MURADALI, D. et al. Harmonic hepatic US with microbubble contrast agent: initial experience showing improved characterization of hemangioma, hepatocellular carcinoma, and metastasis. *Radiology,* v. 215, p. 153-161, 2000.

59. KROTSCHECK, U.; ADIN, C. A.; HUNT, G. B.; KYLES, A. E.; ERB, H. N. Epidemiologic factors associated with the anatomic location of intrahepatic portosystemic shunts in dog. *Veterinary Surgery,* v. 36, p. 31-36, 2007.

60. D'ANJOU, M. A. The sonographic search for portosystemic shunts. *Clin. Tech Small Anim. Pract.,* v. 22, p. 104-114, 2007.

61. LAMB, C. R. Ultrasonographic diagnosis of congenital portosystemic shunt in dogs: results of a prospective study. *Vet. Radiol. Ultrasound,* v. 37, p. 282-288, 1996.

62. TANAKA, S.; KITAMURA, T.; FUJITA, M. et al. Small hepatocellular carcinoma: differentiation from adenomatous hyperplastic nodule with color soppler flow imaging. *Radiology,* v. 182, p. 161-165, 1997.

63. SALWEI, R. M.; O'BRIEN, R. T.; MATHESON, J. S. Use of contrast harmonic ultrasound for the diagnosis of congenital portosystemic shunts in three dogs. *Veterinary Radiology & Ultrasound,* v. 44, p. 301-305, 2003.

64. CENTER, S. A.; MAGNE, M. L. Historical, physical examination, and clinicopathologic features of portosystemic vascular anomalies in the dog and cat. *Semin. Vet. Med. Surg. (Small Anim.),* v. 5, p. 83-93, 1990.

65. SZATMÁRI, V.; ROTHUIZEN, J.; VOORHOUT, G. Standard planes for ultra-sonographic examination of the portal system in dogs. *J. Am. Vet. Med. Assoc.,* v. 224, n. 5, p. 713-716, 2004.

66. SZATMARI, V.; NÉMETH, T.; KÓTAI, I. et al. Doppler ultrasonographic diagnosis and anatomy of congenital intrahepatic arterioportal fistula in a puppy. *Vet. Radiol. Ultrasound,* v. 41, n. 3, p. 284-286, 2000.

BIBLIOGRAFIA COMPLEMENTAR

EVANS, H. E. The heart and arteries. In: *Miller's anatomy of the dog.* 3. ed. Philadelphia: W. B. Saunders, 1993a. cap. 11, p. 586-681.

HOLT, D. E.; SCHELLING, C. G.; SAUNDERS, H. M. et al. Correlation of ultrasonographic findings with surgical, portographic, and necropsy findings in dogs and cats with portosystemic shunts: 63 cases (1987-1993). *J. Am. Vet. Med. Assoc.,* v. 207, p. 1190-1193, 1995.

JOYNT, L. K.; PLATT, J. F.; RUBIN, J. M. et al. Hepatic artery resistence before and after standard meal in subjetcts with diseased and healthy livers. *Radiology,* v. 196, p. 489-492, 1995.

LEE, E.; GOLDBERG, J. A.; ROBERTSON, J. et al. The use of duplex sonography in the detection of colorectal hepatic metastases. *Br. J. Cancer,* v. 63, p. 323-325, 1991a.

MACHADO, M. M.; ROSA, A. C. F.; BARROS, N. et al. Estudo Doppler na hipertensão portal. *Radiol. Bras.,* v. 37, n. 1, p. 35-39, 2004a.

MORIYASU, F.; BAN, N.; NISHIDA, O. et al. Clinical application of na ultrasonic duplex system in the quantitative measurement of portal blood flow. *Journal Clin. Ultrasound,* v. 14, p. 579-588, 1986a.

WHITE, R. N.; BOURTON, C. A.; MCEVOY, F. J. Surgical treatment of intrahepatic portosytenic shunts in 45 dogs. *Vet. Rec.,* v. 142, p. 358-365, 1998.

ZWINGENBERGER, A. L.; McLEAR, R. C.; WEISSE, C. Diagnosis of arterioportal fistulae in four dogs using computed tomographic angiography. *Vet. Radiol. Ultrasound,* v. 46, n. 6, p. 472-477, 2005.

CAPÍTULO 7

Ultrassom Doppler de Baço

Tilde Rodrigues Froes

INTRODUÇÃO

A técnica Doppler permite a avaliação e a identificação da circulação sanguínea em diferentes órgãos, tecidos e estruturas[1]. O conhecimento adequado de como essa modalidade funciona, bem como de suas indicações e características em diferentes órgãos, é necessário para uma melhor acurácia diagnóstica em sua aplicação[1]. Para o parênquima esplênico existem indicações específicas de sua real contribuição.

Este capítulo tem como base citar as características de irrigação do parênquima esplênico, a anatomia vascular e seus principais acessos pelo Doppler colorido e espectral, e demonstrar alguns aspectos das principais enfermidades para os quais a técnica faz contribuições. Ressalta-se que a avaliação pelo Doppler na região esplênica deve ser sempre associada ao modo bidimensional (duplex Doppler) e, dessa forma, pode-se extrair o máximo de informações das diferentes enfermidades a serem discutidas.

CARACTERÍSTICAS DO BAÇO, ANATOMIAS MACROSCÓPICA E VASCULAR

O baço exerce várias funções que podem ser assumidas por outros órgãos. Embora não seja essencial para a vida ou para a saúde, o baço é um órgão altamente estruturado, que tem boas condições de desempenhar suas importantes funções[2,3]. O parên-

quima esplênico possui dois componentes com funções distintas – a polpa branca, que é linfática, sendo um importante local de retenção e identificação imunológica de antígenos hematógenos e de produção de anticorpos; e a polpa vermelha, que é um filtro altamente eficiente que retira do sangue circulante o material particulado, como bactérias e células sanguíneas envelhecidas ou lesionadas. A polpa vermelha também serve como reservatório de eritrócitos e plaquetas. Além de reservatório, a polpa vermelha realiza a remodelagem da superfície dos reticulócitos, faz testes, descartes e escavação de eritrócitos, permite a resposta imune e a proteção contra septicemia, além da hematopoese[2,3].

Ao analisar as funções do parênquima esplênico, conseguimos entender alguns aspectos ultrassonográficos que eventualmente se detectam. Um exemplo seria em quadros sépticos, nos quais podemos observar o baço hipoecoico e heterogêneo, provavelmente devido à inflamação e infecção associada a isso, causando retenção de substâncias sépticas na rede esplênica da circulação sanguínea. Essas alterações sépticas retidas na rede vascular esplênica podem causar as áreas de infarto focais, que seriam supostamente identificadas com ajuda do Doppler. A formação de trombos sépticos venosos é também uma consequência, sendo passível de identificação sonográfica e pelo Doppler.

São poucas as indicações do exame de Doppler do baço em comparação aos outros parênquimas; tais indicações mais objetivas e, na verdade, têm o intuito de confirmar um achado específico do exame prévio do modo bidimensional ou de categorizar melhor um nódulo, ou mesmo selecionar melhor o trajeto de passagem de uma agulha de biopsia. Todavia, a principal indicação do Doppler no baço esteja na confirmação de uma torção esplênica, principalmente nos quadros mais agudos, no qual o aspecto ultrassonográfico bidimensional ainda não se faz tão clássico.

O baço situa-se no quadrante cranial esquerdo do abdômen, orientação dorsoventral. A extremidade dorsal está fixada nas proximidades da linha média, sob a última costela. O restante do parênquima movimenta-se de forma livre, e pode ter localização mais variável, de modo que, algumas vezes, este órgão situa-se longitudinalmente ao longo da porção dorsal do flanco esquerdo. A sua fixação ocorre no omento maior, ao longo da crista, denominada hilo, que avança pelo comprimento de sua superfície visceral. Sua superfície parietal é convexa[4].

Pelo hilo, vasos arteriais e nervos simpáticos penetram no parênquima e também, por essa região, os leitos venosos e linfáticos deixam o baço[4]. A artéria esplênica origina-se de um ramo da artéria celíaca, que antes de chegar ao baço emite ramos para o lobo esquerdo do pâncreas (essa ramificação pode ser considerada uma das formas de circulação-guia para a localização do lobo pancreático esquerdo pela ultrassonografia); antes ainda de atingir o baço, a artéria esplênica divide-se em ramos que penetram na cápsula ao longo do hilo[5]. Vários seios venosos curtos deixam o baço também pelo hilo, formando a veia esplênica[4]. A drenagem venosa do hemipâncreas esquerdo se faz pelos vãos que se unem, formando a veia esplênica[4].

O sangue venoso do baço desemboca na veia porta e, subsequentemente, flui para o fígado. O baço possui vasos linfáticos eferentes, mas não aferentes. Portanto, todo o líquido extracelular, antígenos solúveis, células e outras partículas que chegam ao baço são transportadas até o órgão pelos vasos sanguíneos. Os vasos linfáticos eferentes, que acompanham as grandes artérias, transportam parte do plasma e dos linfócitos levados até o baço pelo sangue. As células musculares lisas, existentes nos vasos sanguíneos, cápsula e trabéculas, são inervadas por fibras simpáticas provenientes do gânglio celíaco. O baço não possui inervação parassimpática[4].

A polpa esplênica em cães e gatos está envolta em uma cápsula de células musculares lisas e tecido conjuntivo. Ramos provenientes da superfície interna da cápsula formam uma rede abundante de trabéculas musculares que conduzem os vasos e nervos por todo o baço, dando o aspecto típico da identificação das veias esplênicas pela ultrassonografia bidimensional. A abundância de células musculares lisas no baço de cães e gatos permite que este órgão se contraia, uma propriedade não partilhada pelo baço do ser humano[4]. O relaxamento da musculatura lisa pode ser induzido por anestésicos, como os barbitúricos ou tranquilizantes, por exemplo, a acepromazina, permitindo a congestão da polpa vermelha com o sangue e resultando em aumento significativo do volume do parênquima[2,3].

ANATOMIA VASCULAR DA REGIÃO ESPLÊNICA POR ULTRASSONOGRAFIA E DOPPLER

É fundamental ressaltar que antes de aplicar a técnica Doppler (colorido ou espectral) é necessária a obtenção de uma boa imagem bidimensional. Assim, após localizado o vaso (estrutura anecoica), pode-se definir o sentido do seu fluxo, verificar o padrão espectral e, a partir destas informações, caracterizar o vaso localizado. Sem dúvida, o conhecimento da anatomia vascular facilita esta tarefa.

A artéria esplênica é um dos ramos da artéria celíaca, que, por sua vez, é a primeira bifurcação da aorta abdominal. Ainda na aorta celíaca, verificam-se mais duas bifurcações, a artéria hepática comum e a artéria gástrica esquerda, além da já previamente mencionada[5].

Existe grande dificuldade em se produzir uma boa imagem do tronco celíaco (Figs. 7.1 e 7.2), devido aos gases intestinais que impedem a visualização; de qualquer forma, prefere-se tentar o decúbito dorsal ou o lateral direito. Procura-se seguir com o transdutor medialmente para o abdômen após localizar-se o rim direito[6]. Outra técnica de acesso citada é com o paciente em decúbito lateral direito, no qual se coloca o transdutor na superfície esquerda, paralelo ao processo transverso da coluna lombar e, deslizando-o no plano longitudinal, a aorta é visualizada. Seguindo por esse plano longitudinal pela aorta e deslizando o transdutor em sentido caudal, visualizam-se pequenas bifurcações, anecoicas e circulares (cortes transversais), que são: a artéria celíaca e a artéria mesentérica cranial. Após a identificação dessas estruturas, tenta-se, com a mesma pressão da mão no transdutor, girá-lo lentamente e, a partir daí, melhorar a visualização do trajeto do vaso[6,7]. Os autores

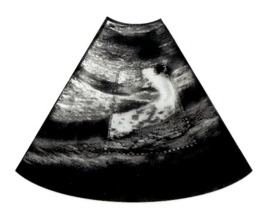

Figura 7.1 – Desenho representativo demonstrando a imagem duplex Doppler colorida do tronco celíaco e sua trifurcação.

mencionam que essa imagem é mais difícil ainda em cães com tórax profundo[6,7].

A artéria celíaca mede aproximadamente 4mm de diâmetro e as suas tributárias, hepática, esplênica e gástrica esquerda estão a aproximadamente 2cm de sua origem[5]. É bem difícil conseguir a imagem desses três ramos em um mesmo plano de representação[6,7]. O curso da artéria esplênica é bem mais variável quando comparado às outras bifurcações, até porque esse segmento segue a mobilidade do baço[5]. Pela aproximação do flanco esquerdo, a artéria se curva ventralmente e para a esquerda, seguindo tortuosamente para o hilo esplênico, região na qual existem ramificações para o omento maior. Deve-se ressaltar que esse vaso tem próxima comunicação com o lobo pancreático esquerdo (dorsalmente) e as veias esplênicas que se arborizam para o interior do parênquima esplênico[7].

As veias esplênicas que partem do hilo, diferentemente da artéria esplênica, são facilmente identificadas partindo do hilo e adentrando todo o parênquima em sua porção mais dorsal, sendo visibilizadas como estruturas anecoicas tubulares no corte longitudinal em toda a extensão do órgão, dando-lhe um aspecto clássico[8].

A característica do mapeamento espectral do tronco celíaco (artérias esplênica, gástrica e hepática) pode ser definida como um fluxo de resistência médio a intermediário. O pico sistólico é identificado em uma janela espectral média. O fluxo diastólico reverso não está presente. A velocidade diastólica é semelhante ao padrão de outras artérias de resistência intermediária. Todavia, em alguns cães, um pico sistólico duplo pode ser identificado[6] (Fig. 7.3).

Somente algumas descrições das características em modo bidimensional e um padrão espectral do fluxo da artéria esplênica foram previamente citados na literatura[6,9]. Sabe-se que é aparentemente difícil a observação da artéria esplênica principal provinda do tronco celíaco; essa limitação está relacionada aos gases intestinais e ao padrão tortuoso do próprio vaso, sendo a mesma eventualmente visualizada adjacente à veia esplênica principal no hilo[6].

A característica de velocimetria Doppler das veias e artérias esplênicas parenquimatosas, citadas em estudos prévios, descreve que as veias esplênicas apresentam um fluxo semelhante ao fluxo da veia porta, com um gráfico típico de baixa resistência (baixo pico sistólico e fluxo diastólico contínuo e alto). Para a artéria esplênica parenquimal, uma velocidade de fluxo parabólica (pico sistólico sem janela) geralmente é detectada (Fig 7.4, *A* e *B*). Um

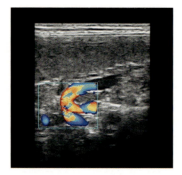

Figura 7.2 – Imagem duplex Doppler colorida. Imagem do tronco celíaco em que se observa parcialmente sua trifurcação.

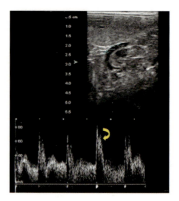

Figura 7.3 – Imagem duplex Doppler (método direto): imagem ultrassonográfica com volume da amostra posicionado no tronco celíaco. Traçado demonstrando fluxo de resistência intermediária. O pico sistólico é identificado em janela espectral média e o fluxo reverso não está presente. Pico sistólico duplo pode ser identificado na amostra (*seta*).

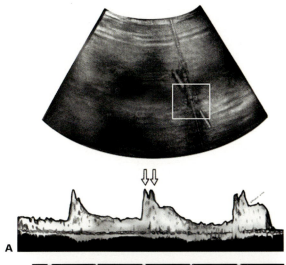
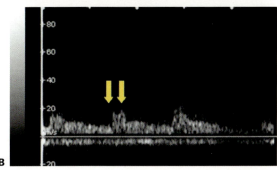

Figura 7.4 – (*A*) Desenho representativo demonstrando a imagem triplex Doppler da amostragem da artéria esplênica e seu padrão espectral. Observa-se uma velocidade de fluxo parabólico (pico sistólico) sem janela, no qual o pico sistólico precoce pode estar presente – *setas*. (*B*) Imagem duplex Doppler (método direto): imagem ultrassonográfica da artéria esplênica suprimida da figura. Traçado da velocidade de fluxo parabólico (pico sistólico) sem janela, no qual o pico sistólico precoce pode estar presente – *setas*.

pico sistólico precoce no gráfico espectral pode ainda ser identificado em alguns animais. Lembre-se que o pico sistólico não é seguido por uma onda de fluxo retrógrado[6].

Acredita-se que a importância da avaliação hemodinâmica esplênica esteja em particular na estimativa da hipertensão portal, embora esses dados devam sempre ser analisados em conjunto com as demais alterações, já que comprovadamente humanos com esplenomegalia apresentam um aumento óbvio do calibre da veia esplênica e da artéria esplênica. Sugere-se que a característica do fluxo esplênico, em associação com as demais alterações da circulação esplâncnica, possa auxiliar na diferenciação da correlação entre esplenomegalia e hipertensão portal[10,11].

ALTERAÇÕES VASCULARES E PARENQUIMATOSAS DETECTADAS COM AUXÍLIO DA TÉCNICA DOPPLER

Uma das indicações clássicas e mais importantes da técnica Doppler no parênquima esplênico é a confirmação de torção esplênica. Como em qualquer outra doença, uma característica ultrassonográfica bidimensional também vai ser detectada, contudo, acredita-se que o Doppler auxilie principalmente na elucidação precoce da enfermidade, na qual talvez os aspectos clássicos bidimensionais da torção ainda não se encontrem tão bem definidos.

A torção do baço ocorre quando o órgão gira em torno de seu pedículo vascular, ocluindo os vasos que transitam para o (e do) hilo. Usualmente, este problema acompanha a síndrome de dilatação gástrica-vólvulo, mas pode ocorrer isoladamente[2,12]. Somente a torção esplênica isolada será discutida neste capítulo, até porque em casos de dilatação gástrica-vólvulo, o exame ultrassonográfico não é indicado, muito menos as técnicas de mensuração vasculares.

Tipicamente, a torção esplênica ocorre em cães de raças grandes e gigantes[2,3]. Alguns pesquisadores citam que machos são mais acometidos que fêmeas; entretanto, este dado é ainda questionável. A idade dos animais afetados varia; todavia, parece ter uma maior prevalência em animais mais jovens. Embora a causa seja desconhecida, o deslocamento e a torção do baço podem ser precedidos pela dilatação gástrica. A distensão gástrica desloca o baço, podendo causar compressão na região do hilo; segue-se uma esplenomegalia congestiva; a partir daí, pode ocorrer a torção do pedículo esplênico, causando a oclusão completa da veia esplênica (de paredes delgadas) e a oclusão parcial da artéria esplênica (de paredes mais espessas); nesse momento, há uma piora da congestão, isquemia e subsequente necrose do parênquima esplênico. Ou seja, o aporte sanguíneo é mantido, a saída fica inibida e o baço, consequentemente, aumenta de volume para que possa acomodar o maior volume sanguíneo[2]. É nessa fase que acontece eventualmente a trombose da veia esplênica e, caso a tensão persista, surgem então as áreas de infarto, dependendo do comprometimento da irrigação arterial[2].

Clinicamente, a torção esplênica pode acontecer de duas formas. A forma menos grave pode mimetizar um distúrbio gastrointestinal brando, ao passo que colapso e choque cardiovasculares são as características clássicas da forma mais grave da enfermidade[2,3].

Na torção esplênica isolada aguda, os diagnósticos diferenciais devem incluir quaisquer distúrbios causadores de desconforto abdominal agudo, como: dilatação gástrica-vólvulo, ruptura gástrica, obstrução gastrointestinal, hemorragia de neoplasia esplênica ou de outro órgão, vólvulo intestinal, peritonite, pancreatite, torção de útero, torção de tumor testicular intra-abdominal e envenenamento[2,3,13]. Sem dúvida, a ultrassonografia auxiliada pela técnica Doppler (quando necessária) vai contribuir para a elucidação diagnóstica entre esses diferenciais, com exceção da dilatação gástrica-vólvulo.

Ao exame ultrassonográfico bidimensional do baço, em casos de torção esplênica, observa-se, além de um órgão aumentado de tamanho, a ecogenicidade difusamente reduzida; no entanto, diferentemente das lesões infiltrativas, nas torções pode-se verificar um padrão mais "emaranhado" e/ou com múltiplas linhas ecogênicas e paralelas que são, na verdade, a maior evidenciação das paredes das veias esplênicas dilatadas[14,15]. Recentemente, foi citada na literatura uma imagem muito específica, que seria uma formação triangular hiperecoica adjacente às veias esplênicas, podendo ou não o triângulo hiperecoico projetar-se para o mesentério contíguo[16].

A avaliação pelo Doppler auxilia na diferenciação entre compromisso vascular das torções de outras origens que causam redução difusa da ecogenicidade, como as doenças inflamatórias ou infiltrativas. Como achados, verifica-se uma completa ausência de capitação de fluxo sanguíneo após a introdução do mapeamento colorido, de amplitude ou mesmo a tentativa de captura de sonorização ao mapeamento espectral pelo Doppler pulsado (Figs. 7.5 e 7.6). Eventualmente, identificam-se estruturas ecogênicas intravasculares que representam trombos ou estagnação sanguínea[15].

Os estudos citam também que um padrão focal de alteração da ecogenicidade pode ser identificado em casos de torção esplênica, formando nódulos hipoecoicos ou hiperecoicos, o que dificultaria ainda mais os diagnósticos diferenciais de nódulos neoplásicos, por exemplo, enfatizando o auxílio da técnica Doppler[15]. Em casos agudos de torção, a ecogenicidade pode estar preservada e, diante desse quadro, a técnica Doppler é importantíssima para o diagnóstico. Nos casos mais crônicos podemos ainda visualizar áreas/focos de "ar" devido a um baço

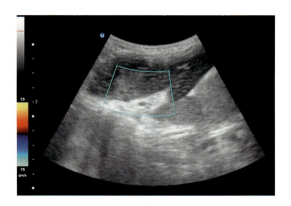

Figura 7.5 – Torção esplênica, modo bidimensional demonstrando baço gravemente hipoecoico com bandas (*linhas*) hiperecoicas entremeadas. Amostragem do Doppler colorido demonstrando ausência de vascularização no hilo esplênico e no parênquima.

séptico; estes pontos evidenciam a rede vascular parenquimal, caracterizando um vasculograma.

Outros achados adicionais reportados na torção esplênica foram: o baço fora de sua posição habitual, a identificação do mesentério hiperecoico adjacente e geralmente efusão peritoneal em conjunto[13,14,16].

A torção esplênica isolada crônica pode provocar grande variedade de sintomas, como polidpsia e poliúria, letargia, salivação, anorexia, perda de peso, êmese periódica, distensão abdominal e dor[2]. Nesses pacientes tanto o ultrassom bidimensional quanto o Doppler são muito importantes, e o ultrassonografista deve ficar atento a quaisquer alterações do modo bidimensional que possam causar a suspeição de torção, sempre utilizando o duplex Doppler como método complementar para a confirmação ou exclusão diagnóstica, principalmente nesses casos pouco específicos.

Os infartos esplênicos têm sido também discutidos na literatura veterinária. Os infartos estão correlacionados a obstruções dos vasos esplênicos maiores por trombos ou êmbolos. Talvez, a incidência dos infartos não seja tão alta, já que são muitos os vasos colaterais que irrigam o parênquima. Os infartos são usualmente correlacionados a outras doenças, em especial as que apresentam tendências a desenvolver hipercoagulobilidade, como, por exemplo, nefropatias com perdas proteicas, sepse, hiperadrenocorticismo, doenças cardíacas, aneurisma, neoplasias, coagulação intravascular disseminada e, ainda, nos casos de torção, como previamente comentado. Ao exame ultrassonográfico bidimensional, o infarto pode ser identificado como áreas nodulares ou em

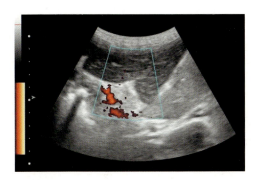

Figura 7.6 – Torção esplênica. Modo bidimensional demonstrando baço gravemente hipoecoico com bandas (*linhas*) hiperecoicas entremeadas. Amostragem do Doppler de amplitude demonstrando ausência de vascularização no hilo esplênico e no parênquima.

formas triangulares hipoecoicas, envolvendo a cauda esplênica ou ainda o baço como um todo; todavia, a região caudal é a mais acometida devido à menor irrigação nesta porção, bem como a porção mais ventral do parênquima. Ao Doppler, observa-se que a irrigação está comprometida na área alterada, podendo-se ainda visualizar ou mesmo confirmar a presença do trombo venoso intraluminal adjacente a essa região envolvida pela alteração da ecogenicidade no modo bidimensional[18].

Na rotina, verificamos que os trombos no interior das veias esplênicas não somente são identificados em casos de torção, mas também as lesões de infarto esplênico. Usualmente, são identificados em casos de infecção sistêmica, principalmente relacionada a piometra. Esse achado usualmente indica a necessidade de esplenectomia em conjunto com ovariossalpingo-histerectomia.

A visualização desses trombos pode ser realizada pelo modo bidimensional na forma anteriormente citada; contudo, a ausência do fluxo no escaneamento pelo duplex Doppler colorido na região suspeita intraluminal vascular confirma o diagnóstico. Adjacentemente a esta região de falha no fluxo sanguíneo, pode-se verificar um fluxo turbilhonado vascular (intraluminal)[6] (Fig. 7.7).

Durante a identificação de um provável trombo venoso pela técnica de Doppler colorido, é preciso considerar sempre as causas de resultados falsos negativos, ou seja, a qualidade técnica do equipamento e a calibração deste são situações que podem interferir na análise e devem sempre ser lembradas[6,19].

As áreas de infarto também são identificadas em conjunto nestes quadros, seguindo o aspecto semelhante ao descrito por outros autores, de lesões triangulares ou nodulares hipoecoicas localizadas geralmente na porção ventral e caudal do parênquima[18].

É preciso considerar que a ausência de vascularização das áreas nodulares hipoecoicas periféricas no baço não é um achado patognomônico para o infarto esplênico focal. São tidos como diagnósticos diferenciais os nódulos tumorais ou ainda metástases, como já descritos na medicina[20].

Vários autores vêm propondo estudos que utilizam a técnica Doppler na avaliação do fluxo tumoral em cães; todavia, até o momento, essas pesquisas não foram muito argumentadas[21,22]. As técnicas de Doppler colorido e de Doppler de amplitude são formas utilizadas na tentativa de detecção de neoangiogênese, já que, as características vasculares das neoplasias malignas são diferentes quando comparadas às lesões benignas[23]. Ou seja, acreditava-se antigamente que a detecção de vasos neoformados e mesmo que a característica desses vasos influenciassem significativamente na determinação e diferenciação entre um nódulo maligno ou benigno. E apesar das pesquisas aparentemente influentes na avaliação de nódulos hepáticos (na medicina), estes dados parecem não apresentar muita utilidade no parênquima esplênico[21,24-27]. Dados conflitantes são expostos, sendo essa modalidade pouco específica na consideração de diagnósticos corretos em relação às lesões esplênicas no que tange à diferenciação entre lesões malignas ou benignas, a exceção de pseudoaneurismas focais, nos quais apresentam sinal vascular intraesplênico lesional[20].

Vale ressaltar que existem dificuldades técnicas referentes à detecção da vascularização, as quais estão correlacionadas a falsos positivos e falsos nega-

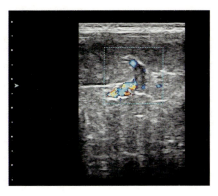

Figura 7.7 – Ao modo bidimensional, observa-se veia esplênica com conteúdo ecogênico intraluminal. Ao mapeamento colorido, observa-se falha de preenchimento intraluminal associado a fluxo turbulento dorsal. Trombo em veia esplênica.

tivos; por exemplo, o Doppler colorido não detecta vasos muito pequenos ou com fluxos muito baixos, ao passo que o Doppler de amplitude é capaz de fazê-lo, ou seja, aumenta a sensibilidade da técnica. Todavia, a ampliação da sensibilidade na detecção da vascularização também aumenta a possibilidade de obtenção de resultados falsos-positivos, pois os pequenos vasos, vistos em neoplasias benignas e processos inflamatórios ativos, também podem ser detectados[24,27].

Sem dúvida, uma das grandes utilidades da técnica Doppler está na identificação de estruturas vasculares adjacentes aos nódulos ou às massas; a segurança nessa identificação permite minimizar os riscos de hemorragia no momento da biopsia ou, ainda, melhorar o planejamento cirúrgico de determinado paciente com lesão esplênica. Verifica-se também que o Doppler colorido parece ser útil na diferenciação entre a porção necrótica tumoral e os vasos, o que, do mesmo modo, evita que esses locais sejam atingidos durante a punção ecodirigida[21,22] (Fig. 7.8).

É claro que, assim como na ultrassonografia bidimensional, é impossível a caracterização específica de um tipo de nódulo ou neoplasia sem o exame histopatológico. Quanto mais informações relacionadas aos aspectos imaginológicos, somadas com a clínica do pacientes, melhor a precisão diagnóstica sem a utilização de métodos mais invasivos. Em um estudo no qual os autores tentavam melhorar essa acurácia de malignidade, verificou-se que a característica ultrassonográfica bidimensional estava fortemente correlacionada aos aspectos macroscópicos das lesões e, embora não específicas, eram bastante sugestivas de malignidade quando analisadas no contexto clínico apropriado[22]. Os aspectos mais relevantes indicativos de um tumor maligno à ultrassonografia em modo bidimensional são: a complexidade, a presença de alterações multifocais e de outras lesões abdominais, como efusão e linfonodomegalia. Nessa mesma pesquisa, os autores tentaram utilizar em conjunto a técnica Doppler e perceberam que essa apreciação é de difícil realização em cães, devido não apenas à movimentação do animal, mas também aos seus movimentos respiratórios e seu meteorismo gasoso intestinal. Todavia, poucos foram os casos estudados, abrindo-se mais perspectivas para novos estudos em cães[22].

Os estudos de fluxo em lesões focais estão atualmente em evidência na medicina veterinária, aos quais associam-se as técnicas de detecção de vascularização com a utilização de contraste e ondas harmônicas[28,29]. Os padrões do tipo e do grau de perfusão esplênica em cães já foram previamente definidos; os autores aparentemente não evidenciaram dificuldades na realização do experimento, e acreditam que essa modalidade (com Doppler de amplitude), em conjunto com a técnica de onda harmônica e o contraste sonográfico, possam futuramente contribuir para uma melhor análise das lesões focais e até mesmo infiltrativas do parênquima esplênico[29].

Muito recentemente foi concluída uma pesquisa sobre o uso de contrastes sonográficos e seus aspectos na caracterização de lesões esplênicas focais. Neste estudo, os autores concluem que a técnica oferece poucas limitações de execução. Os resultados demonstram que as lesões malignas apresentam uma perfusão bem diferente quando comparadas ao parênquima esplênico normal adjacente e, após a administração do contraste, as margens e o tamanho das lesões ficam bem mais definidos. Em três pacientes deste estudo (dois com linfossarcoma e um com hemangiossarcoma) foi possível a detecção de nódulos menores; essas lesões não tinham sido previamente observadas pelo modo bidimensional tradicional. Todas as lesões malignas tornaram-se completa ou extensivamente visibilizadas, com sinais de hipoperfusão na fase de eliminação do meio de contraste; vasos tortuosos também foram identificados adjacentes a estas lesões malignas[30].

Nessa série, em 26 cães e dois gatos examinados, a maioria das lesões benignas apresentou uma perfusão (pelo contraste) similar ao parênquima esplênico normal contíguo, com exceção de um hematoma focal. Essa foi a única lesão benigna que mostrou sinais de hipoperfusão, com leve aumento da ecogenici-

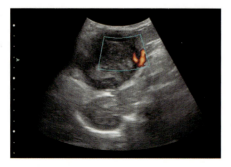

Figura 7.8 – Ao modo bidimensional, verifica-se nódulo esplênico predominantemente hipoecoico, heterogêneo com áreas ecogênicas e hiperecoicas entremeadas. Ao Doppler de amplitude, detecta-se padrão vascular periférico ao nódulo.

dade, provavelmente representando uma revascularização após a hemorragia. Os autores concluem que os contrastes ultrassonográficos permitem a detecção das características anormais de perfusão correlacionadas a malignidades esplênicas; de qualquer forma, deve-se interpretar com cautela os resultados, pois nem todos os tipos de lesões, como, por exemplo, alguns tipos de sarcomas (leiomiossarcoma, fibrossarcoma, osteossarcoma), foram observados durante o estudo[30]. Após estes dados, pode-se dizer que há realmente um potencial para a utilização de contrastes sonográficos em lesões esplênicas focais, na tentativa de auxiliar a diferenciação entre lesões malignas ou benignas, só que vale ressaltar o custo dos contrastes, fator este não mencionado pelos autores, o que talvez, ainda nesse momento da ultrassonografia nacional, poderia inviabilizar sua real aplicabilidade.

CONSIDERAÇÕES FINAIS

A constante evolução da tecnologia tem um impacto dramático na inovação das modalidades de imagem; a técnica Doppler, o Doppler de amplitude, os contrastes sonográficos, as ondas harmônicas e a ultrassonografia tridimensional são um reflexo dessas inovações. O médico veterinário deve acompanhar essas novidades e tentar estabelecer quais delas realmente poderão contribuir para o seu paciente. Este capítulo teve como objetivo atualizar e levar ao leitor novas perspectivas de trabalho e pesquisa, principalmente no que tange às inovações das modalidades ultrassonográficas de avaliação do parênquima esplênico.

AGRADECIMENTOS

Aos médicos veterinários, Cacimar Teresinha de Castro Moraes, Daniela Aparecida Ayres Garcia, Mariana Tramontin e Leandro Lima.

Ao meu esposo, Fábio Henrique Paiva.

REFERÊNCIAS BIBLIOGRÁFICAS

1. YANIK, L.; BILLER, D.; HOSKINSON, J. et al. The basics of Doppler ultrasonography. *Veterinary Medicine*, v. 97, n. 5, p. 388-398, 2002,
2. LIPOWITZ, A. J.; BLUE, J. Spleen. In: SLATTER, D. *Textbook of Small Animal Surgery.* 2. ed. Philadelphia: W.B. Saunders, 2007, v. 1 p. 948-961.

3. POPE, E. R.; ROCHAT, M. C. Baço. In: BOJRAB, M. J. *Mecanismos da Moléstia na Cirurgia de Pequenos Animais.* São Paulo: Manole, 1996. p. 722-728.
4. SISSON, S. Baço. In: GETTY, R. *Sisson e Grossman – Anatomia dos Animais Domésticos.* 5. ed. Rio de Janeiro: Guanabara-Koogan, 1986. p. 589-590.
5. EVANS, H. E. The heart and arteries. In: *Miller's Anatomy of the Dog.* 3. ed. Philadelphia: W.B. Saunders, 1993. p. 586-681.
6. SZATMÁRI, V.; SÓTONYI, P.; VÖRÖS, K. Normal duplex Doppler waveforms of major abdominal blood vessels in dogs: *A Review – Veterinary Radiology & Ultrasound*, v. 42, n. 2, p. 93-107, 2001.
7. FINN-BODNER, S. T.; HUDSON, J. A. Abdominal vascular sonography. *Veterinary Clinics of North America – Small Animal Practice*, v. 28, n. 4, p. 887-942, 1998.
8. NYLAND, T. G.; MATTOON, J. S.; HERRGESSEL, E. J.; WISNER, E. R. Spleen. In: NYLAND, T. G.; MATTOON, J. S. *Small Animal Diagnostic Ultrasound.* 2. ed. Philadelphia: W.B. Saunders, 2002. p. 128-143.
9. JANNINI, D. S.; DE OLIVEIRA, I. R. S.; WIDMAN, A. et al. Aspectos morfológicos e hemodinâmicos do baço em indivíduos normais: estudo por ultrassom Doppler. *Radiologia Brasileira*, v. 36, n. 4, p. 213-218, 2003.
10. MACHADO, M. M.; ROSA, A. C. F.; BARROS, N. et al. Estudo do Doppler na hipertensão portal. *Radiologia Brasileira*, v. 37, n. 1, p. 35-39, 2004.
11. BOLONDI, L.; GAIANI, S.; BARBARA, L. Liver and portal hypertension. In: TAYLOR, K. J. M.; BURNS, P. N.; WELLS, P. N. T. *Clinical Applications of Doppler Ultrasound.* 2. ed. New York: Raven Press, 1995. p. 133-154.
12. WINGFIELD, W. E.; HOFFER, R. E. Gastric dilation-torsion complex in the dog. In: BOJRAB, M. J. *Current Techniques in Small Animal Surgery.* Philadelphia: Lea & Febiger, 1975. p. 112-118.
13. NEATH, P. J.; BROCKMAN, D. J.; SAUNDERS, H. M. Retrospective analysis of 19 cases of isolated torsion of splenic pedicle in dogs. *Journal Small Animal Practice*, v. 38, p. 387-392, 1997.
14. KONDE, J. A.; WRIGLEY, R. H.; LEBEL, J. L. et al. Sonographic and radiographic changes associated with splenic torsion in the dog. *Veterinary Radiology*, v. 30, p. 41-45, 1989.
15. SAUNDERS, H. M.; NEATH, P. J.; BROCKMAN, D. J. B-mode and Doppler ultrasound imaging of the spleen with canine splenic torsion: a retrospective evaluation. *Veterinary Radiology & Ultrasound*, v. 39, p. 349-353, 1998.
16. MAI, W. The hilar perivenous hyperechoic triangle as a sing of acute splenic torsion in dogs. *Veterinary Radiology & Ultrasound*, v. 47, n. 5, p. 487-491, 2006.
17. GASCHEN, L.; KIRCHER, P.; VENZIN, C. et al. Imaging diagnosis: the abdominal air-vasculogram in a dog with splenic torsion and clostridial infection. *Veterinary Radiology & Ultrasound*, v. 44, n. 5, p. 553-555, 2003.
18. HARDIE, E. M.; VADEN, S. L.; SPAULDING, K. et al. Splenic infarction in 16 dogs: a retrospective study. *Journal Veterinary Internal Medicine*, v. 9, n. 3, p. 141-148, 1995.
19. PATRIQUIN, H. B.; LAFORTUNE, M. A. Doppler sonography of the child's abdomen. In: TAYLOR, K. J. M.; BURNS, P. N.;

WELLS, P. N. T. *Clinical Applications of Doppler Ultrasound.* 2. ed. New York: Raven Press, 1995. p. 301-336.

20. BACHMANN, C.; GÖRG, C. Color Doppler sonographic findings in focal spleen lesions. *European Journal of Radiology*, v. 56, p. 386-390, 2005.

21. BLEVINS, W. E. Ultrasonnography for cancer diagnosis and monitoring. In: MORRISON, W. B. *Cancer in Dogs and Cats: medical and surgical management.* 2. ed. Baltimore: Teton New Media, 2002. p. 159-176.

22. IWASAKI, M.; FROES, T. R.; CASTRO, P. F. et al. Aspectos ultra-sonográficos modo B e Doppler colorido nas alterações esplênicas focais e/ou multifocais de processos neoplásicos não linfóides. *Clínica Veterinária*, v. 55, n. 2, p. 38-46, 2005.

23. FOLKMAN, J. Tumor angiosenesis. *Advances in Cancer Research*, v. 43, p. 175-203, 1985.

24. WILLCOX, T. M.; SPEER, R. W.; SCHLINKERT, R. T.; SARR, M. G. Hemangioma of the spleen: presentation, diagnosis, and management. *Journal of Gastrointestinal Surgery*, v. 4, n. 6, p. 611-613, 2000.

25. TANAKA, S.; KITAMURA, T.; FUJITA, M. et al. Color Doppler flow imaging of liver tumors. *American Journal of Roetgenology*, v. 154, n. 3, p. 509-514, 1990.

26. TANAKA, S.; KITAMURA, T.; FUJITA, M. et al. S. Small hepatocellular carcinimas: differentation from adenomatous hyperplastic nodule with color Doppler flow imaging. *Radiology*, v. 182, n. 1, p. 161-165, 1992.

27. TAYLOR, K. J. W. Pulse Doppler and color flow of tumors. In: TAYLOR, K. J. M.; BURNS, P. N.; WELLS, P. N. T. *Clinical Applications of Doppler Ultrasound.* 2. ed. New York: Raven Press, 1995. p. 355-366.

28. ZIEGLER, L.; O'BRIEN, R. T. Harmonic ultrasound: a review. *Veterinary Radiology & Ultrasound*, v. 43, n. 6, p. 501-509, 2002.

29. OHLERTH, S.; RÜEFLI, E.; POIRIER, V. et al. Contrast harmonic imaging of the normal canine spleen. *Veterinary Radiology & Ultrasound*, v. 48, n. 5, p. 451-456, 2007.

30. ROSSI, F.; LEONE, V. F.; VIGNOLI, M. et al. Use of contrast-enhanced ultrasound for characterization of focal splenic lesions. *Veterinary Radiology & Ultrasound*, v. 49, n. 2, p. 154-164, 2008.

978-85-7241-816-4

CAPÍTULO 8

Ultrassom Doppler Renal

Cibele Figueira Carvalho

INTRODUÇÃO

O duplex Doppler colorido tem numerosas aplicações na avaliação do aparelho urinário, uma vez que permite determinar a presença de fluxo sanguíneo, assim como direção, quantidade e alterações deste[1,2]. É uma técnica complementar à ultrassonografia convencional e à radiografia, pois é capaz de fornecer dados importantes para avaliar doenças renais devido à capacidade de se estudar *nuances* da fisiologia renal por meio do estudo dos fluxos sanguíneos.

O exame ultrassonográfico com Doppler colorido e de amplitude é utilizado com frequência em medicina humana com a finalidade de avaliar a arquitetura vascular renal. O mapeamento colorido permite observar a perfusão renal, selecionando-se rapidamente um vaso para análise espectral e coleta de dados sobre o fluxo sanguíneo. As afecções renais são frequentes nos cães e podem ser classificadas em alterações vasculares, alterações de parênquima e alterações obstrutivas. Embora a ultrassonografia seja um meio diagnóstico de rotina nos animais com doenças renais, é escassa a literatura internacional no que se refere à avaliação hemodinâmica dos vasos renais que o ultrassom Doppler pode fornecer nesses casos. A avaliação das doenças vasculares e viscerais por meio da técnica de Doppler representa um dos grandes desafios da tecnologia não invasiva, exibindo um potencial positivo enorme na sua aplicação clínica[3,4].

Para a correta interpretação da capacidade diagnóstica do Doppler é de fundamental importância que se conheça o perfil normal, bem como as eventuais mudanças fisiológicas.

Este capítulo tem como objetivo fornecer os parâmetros de fluxometria Doppler normais da arquitetura renal, assim como as principais aplicações em nefrologia e urologia em pequenos animais.

ANATOMIA

Os rins são órgãos *retroperitoneais*, circundados por tecido adiposo; sua forma é semelhante ao formato do feijão no cão e mais globoso no gato. O rim esquerdo encontra-se relacionado anatomicamente à margem medial do baço e caudalmente com a grande curvatura do estômago; cranialmente, está em contato com o lobo hepático caudato em sua extremidade cranial; medialmente, relaciona-se à veia cava caudal; mediocranialmente, encontramos a adrenal direita; e ventralmente, relaciona-se ao duodeno em sua porção descendente e ao lobo direito do pâncreas[5].

O suprimento vascular arterial dos rins se faz por meio dos ramos da aorta abdominal, as artérias renais direita e esquerda. As artérias renais no cão originam-se do aspecto lateral da aorta e têm de 3 a 4mm de diâmetro[6]. Frequentemente, elas se dividem em ramos dorsal e ventral antes de alcançarem os rins. Em 20% dos cães, as artérias renais podem ser duplas, principalmente a artéria renal esquerda[7]. A artéria renal se divide em diversas artérias interlobares, que atravessam a região medular e seguem em direção a cortical. Na região de junção córtico-medular, esses vasos curvam-se formando as artérias arqueadas, daí

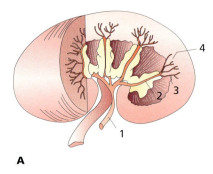
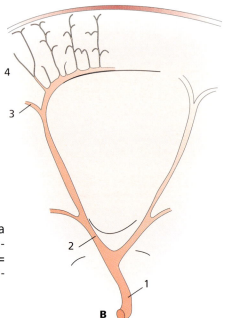

Figura 8.1 – (*A*) Desenho esquemático da anatomia vascular do rim em cão e gato. (*B*) Desenho esquemático da arquitetura vascular renal em cão e gato. 1 = artéria renal; 2 = artéria interlobar; 3 = artéria; arqueada; 4 = artéria interlobular.

emitindo pequenos ramos denominados artérias interlobulares. As veias seguem paralelamente ventrais às suas artérias correspondentes e recebem a mesma denominação, porém o sangue é drenado no sentido oposto ao das artérias[8]. A margem medial é identificada pelo hilo, onde entram a artéria renal e saem a veia renal e o ureter (Fig. 8.1).

ANATOMIA ULTRASSONOGRÁFICA

Vários estudos tentando relacionar as medidas lineares ou o volume do rim do cão com o peso corporal ou área de superfície depararam-se com sucesso limitado[7]. Embora haja uma correlação positiva entre o comprimento ou o volume deste com o peso do animal, o desvio-padrão é grande[9]. Há uma acentuada variação no comprimento e no volume entre cães normais com pesos corporais similares[10,11]. Medições lineares dos rins em gatos são mais precisas porque não há uma variação tão grande no tamanho corporal. O comprimento do rim no gato varia de 3,8 a 4,4cm, largura de 2,7 a 3,1cm e altura de 2 a 2,5cm[7].

Quanto aos aspectos ultrassonográficos em modo bidimensional dos rins, tem se definido bem o meio de visualização, assim como as janelas acústicas e a ecoestrutura desse órgão[5]. A posição dos rins pode variar um pouco em função dos movimentos respiratórios e da repleção do estômago em condições fisiológicas. O exame ultrassonográfico renal permite a visibilização da arquitetura do parênquima desse órgão, sendo possível a identificação das regiões cortical, medular e pelve renal, por possuírem ecogenicidades diferentes (Fig. 8.2). Isso é de considerável importância na avaliação dos distúrbios renais em relação a tamanho, forma e topografia; na diferenciação entre massas sólidas e cavitárias; e nas alterações difusas do parênquima.

Vários estudos foram realizados correlacionando os achados anatômicos e as imagens sonográficas desse órgão. A literatura cita que as imagens obtidas do rim esquerdo são de melhor qualidade e iguais àquelas obtidas com o órgão *in vitro* submerso em água; ao passo que não ocorre o mesmo com as imagens do rim direito, devido à atenuação do feixe sonoro pelas camadas musculares e artefatos gerados pelas costelas.

Ao exame ultrassonográfico em modo bidimensional do rim podemos identificar a cápsula renal, que produz um fino eco brilhante, quando a onda sonora incide perpendicularmente. Porém, nas regiões das extremidades renais, a cápsula não é claramente visibilizada, devido à formação de artefato especular, causado pela orientação paralela da cápsula e do feixe sonoro, quando o rim é observado em plano longitudinal.

A região cortical é mais ecogênica que a região medular, pois é constituída de glomérulos; ao passo que esta última é composta pela maioria dos túbulos do sistema coletor, possuindo uma maior quantidade

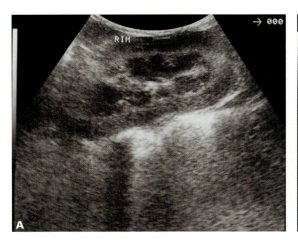
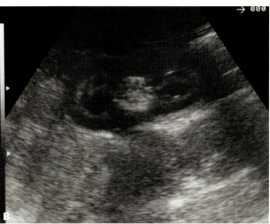
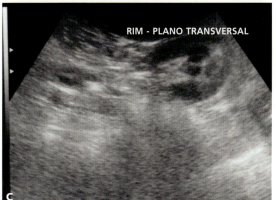

Figura 8.2 – (A) Imagem em modo bidimensional de rim normal de cão em plano coronal, evidenciando as diferentes ecogenicidades que compõem o órgão. (B) Imagem em modo bidimensional de rim normal de cão em plano longitudinal. (C) Imagem em plano transversal de rim normal em cão.

de componente fluido. A porção central hiperecogênica é chamada de complexo ecogênico central e corresponde à pelve e à gordura peripélvica[5].

Podemos observar claramente uma delimitação entre as regiões cortical e medular, denominada junção córtico-medular, onde se localizam as artérias e as veias arqueadas. As linhas ecogênicas, que acompanham as artérias e veias interlobares são os divertículos dorsais e ventrais, localizados na região medular, dividindo-a em segmentos espaçados de forma regular. O rim é unipiramidal no cão e no gato; assim, estas secções da região medular representam separações da mesma crista ou papila renal[5,7].

Em plano coronal, identificamos a cápsula renal, a região cortical, a medular, os divertículos, a pelve renal e a gordura peripélvica. É importante ressaltar que existe uma relação de ecogenicidade normal do rim com o fígado e com o baço. Essa relação é fundamental para auxiliar na detecção de alterações difusas que comprometem o parênquima renal[7]. A aparência das diversas alterações de parênquima encontra-se muito bem discutida na literatura veterinária[5].

A ultrassonografia modo bidimensional é uma valiosa ferramenta diagnóstica na avaliação das doenças renais na rotina clínica veterinária. Porém, a utilidade da ultrassonografia renal é limitada, uma vez que algumas doenças parenquimatosas como amiloidose; nefrites intersticial, aguda e crônica; e nefrites tubular e glomerular têm aparências semelhantes ou até normais ao exame. A velocimetria Doppler pode ser útil para auxiliar a interpretação das imagens em escala de cinza[12].

A ultrassonografia em modo bidimensional é ideal para detectar alteração na topografia e arquitetura dos vasos, para medir o diâmetro destes, para mensurar a espessura e a regularidade das paredes vasculares ou, ainda, identificar a presença de estruturas anormais perivasculares ou intraluminais (por exemplo, trombos ou tumores).

TÉCNICA DE VARREDURA
Equipamento

Pode ser utilizado um equipamento em modo bidimensional com transdutores lineares ou convexos de 5 a 10MHz, dependendo do porte do animal a ser examinado.

Técnica de Exame

Os animais podem ser submetidos ao preparo prévio intestinal 24 a 48h antes do exame com antifiséticos (Luftal®: dimeticona) e a jejum de sólidos no mínimo de 8h para a realização dos exames ultrassonográficos. Em geral, o preparo prévio pode evitar problemas de artefatos de técnica relacionados a gases em trato gastrointestinal, que podem prejudicar a qualidade do exame.

Os animais deverão ser submetidos à ampla tricotomia abdominal. Para a realização da avaliação ultrassonográfica Doppler será necessária a utilização de gel para contato em toda a região a ser examinada.

O animal deve ser posicionado em decúbito dorsal, com o transdutor nas paredes laterais esquerda e direita do abdome, próximo à margem caudal das costelas.

A seguir, descrevemos uma sugestão de protocolo de sequência de exame:

- Ultrassonografia em modo bidimensional: inicialmente os rins deverão ser examinados por meio de planos de cortes longitudinais, transversais e coronais. As características avaliadas serão:
  - Dimensão renal: diâmetro bipolar máximo, diâmetro transversal e largura.
  - Parênquima renal: espessura do parênquima (que será considerada normal quando se mantiver a proporção de 1:1 em relação à região medular) e ecogenicidade (que será avaliada comparativamente em relação ao parênquima hepático, considerando-se normal quando hipo ou isoecogênica a este).
  - Seio renal: será avaliado somente para exclusão de anormalidades.
- Com a técnica bidimensional, identifica-se a artéria renal; em seguida, obtém-se um plano longitudinal e deve-se mensurar o diâmetro do vaso.
- Doppler colorido: após a ultrassonografia em modo bidimensional, os rins deverão ser avaliados por meio do mapeamento colorido para estudo da arquitetura vascular. Serão observadas as artérias renais, interlobares (cranial, média e caudal) e arqueadas (Fig. 8.3).
- Doppler pulsado: após o mapeamento colorido, o Doppler pulsado deverá ser acionado e o cursor posicionado nas artérias renais (direita e esquerda), nas interlobares e arqueadas nas porções cranial, médio e caudal de cada um dos rins (Fig. 8.4).

O eixo do feixe sonoro e o eixo do vaso devem estar paralelos entre si, porém o ângulo de insonação não deve ser maior que 60°. Deve-se realizar a análise de máxima potência em Doppler pulsado e o menor filtro de parede para a caracterização de toda a amplitude do sinal.

Por fim, o volume de amostra, medindo ao redor de 2 a 3mm, deverá ser colocado na porção central do vaso e, usando a técnica de Doppler pulsado, obter-se-á um traçado na região do mesmo. Se o traçado estiver livre de artefatos e após a correção do ângulo, a imagem deverá ser congelada, procedendo-se à análise da morfologia das ondas.

Em seguida, devemos realizar as medidas de velocidades e dos índices de resistividade (IR) dos vasos renais e intrarrenais.

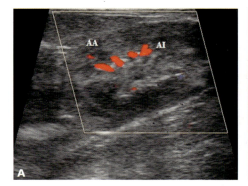 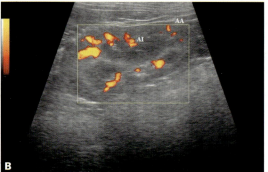

Figura 8.3 – (*A*) Mapeamento Doppler colorido de rim de cão sadio evidenciando a arquitetura vascular interlobar com artérias interlobares (AI) e arqueadas (AA). (*B*) Mapeamento Doppler de amplitude de rim de cão adulto sadio em plano coronal evidenciando a arquitetura vascular intrarrenal (AI e AA).

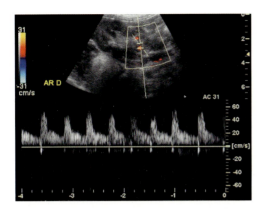

Figura 8.4 – Imagem triplex Doppler evidenciando a arquitetura vascular de região hilar, com traçado espectral normal da artéria renal direita (AR D) em cão sadio. AC 31 = ângulo do cursor Doppler em 31°.

ESPECTRO DOPPLER E MORFOLOGIA DAS ONDAS

Artérias e Veias Renais e Intrarrenais

A artéria e a veia renal podem ser observadas desde a região hilar renal até sua origem da aorta e da veia cava caudal, respectivamente (Fig. 8.5). Eventualmente, observa-se próximo à origem da artéria renal uma área de inversão de fluxo no Doppler colorido, que é decorrente da curva do vaso (Fig. 8.6, A). Deve-se sempre completar a avaliação com o estudo espectral para a diferenciação desse artefato natural e do artefato de turbulência ocasionado por estenose (Fig. 8.6, B). Os ramos interlobares ou segmentares podem ser vistos ao redor do complexo ecogênico central, irradiando-se da pelve em direção à junção córtico-medular (Fig. 8.7). As artérias interlobulares ramificam-se em artérias arqueadas cursando na direção da junção córtico-medular. As artérias interlobulares originam-se das artérias arqueadas e podem tornar-se visíveis usando Doppler colorido (Fig. 8.8). As veias correm paralelas às artérias e geralmente são mais largas do que as artérias adjacentes.

A artéria renal apresenta, na sua origem, próxima da aorta, um espectro arterial de ascensão rápida a um pico sistólico agudo com janela espectral limpa e um declive suave para a diástole. Este aspecto é decorrente da proximidade com a aorta (Fig. 8.9).

As artérias renais na região próxima ao hilo renal têm perfil típico de velocidade de fluxo parabólico (isto é, picos sistólicos com ampla distribuição de velocidade e sem janela espectral). O pico sistólico é sempre amplo e afilado; algumas vezes, observa-se a presença de incisura protodiastólica, que reflete o território elástico a jusante. Baixa resistência de fluxo pode ser detectada com fluxo diastólico contínuo e cheio, que gradualmente diminui durante a diástole. Após o pico sistólico, a velocidade cai um pouco, depois se torna mais alta novamente (pico de velocidade diastólico) e, no restante da diástole gradualmente, diminui (Fig. 8.10, A). Por vezes, é possível observar dois picos sistólicos (picos dicroicos)[13].

Na literatura veterinária, encontram-se poucos trabalhos que citam os valores normais das velocidades sistólicas do fluxo sanguíneo da artéria renal. Melo *et al.* (2006) examinaram 20 cães sedados e determinaram os valores de velocidade de pico sistólico de 79,96 ± 8,82cm/s para a artéria renal direita e de 80,22 ± 6,99cm/s para a artéria renal esquerda. Estes valores são semelhantes àqueles encontrados na literatura médica para humanos que, segundo Zubarev, oscilam entre 60 e 100cm/s[14,15].

Foram estabelecidos em gatos adultos jovens sadios da raça persa os valores velocimétricos das artérias renais sem diferença estatisticamente significante entre os lados. Obteve-se para a artéria renal (AR) esquerda velocidade de pico sistólico (VPS) de 40,96 ± 9,08cm/s e, para a artéria renal (AR) direita, VPS de 41,39 ± 9,89cm/s.

Uma variedade de índices pode ser utilizada na avaliação renal com Doppler. Destacam-se os índices

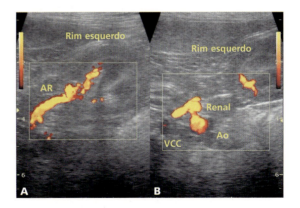

Figura 8.5 – (A) Imagem em plano transversal de rim de cão sadio com mapeamento power Doppler da região hilar renal, mostrando o trajeto da artéria renal (AR). (B) Mapeamento Doppler de amplitude do mesmo animal, evidenciando a origem da artéria renal em relação à aorta (Ao) e a saída da veia em direção à veia cava caudal (VCC).

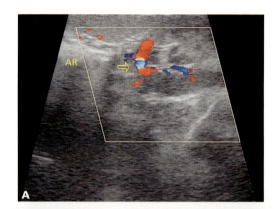

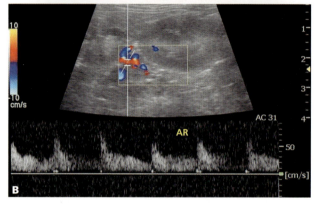

Figura 8.6 – (*A*) Mapeamento duplex Doppler colorido de rim em plano transversal evidenciando próximo à origem da artéria renal (AR) uma área de inversão de fluxo no Doppler colorido, que é decorrente da curva do vaso. (*B*) Mapeamento triplex de artéria renal próximo à saída da aorta. AC 31 = ângulo do cursor Doppler em 31°.

de resistividade e de pulsatilidade[16]. O cálculo do índice de resistividade é mais prático do que as medidas de velocidade, pois não depende do ângulo de amostra e pode ser mensurado mesmo em pequenos vasos[12,17,18].

Ainda assim, é importante lembrar que esses índices variam com a frequência dos batimentos cardíacos e com a pressão arterial e, geralmente, refletem a resistência ou a complacência do leito vascular[12,16,17].

A literatura veterinária refere que o índice de resistividade normal para cães adultos não sedados está entre 0,56 e 0,67 e não refere relação entre estes e a idade do animal, diferente do que acontece em humanos[12,16]. Estudos em humanos citam que o índice de resistividade pode ser maior que 0,8 em crianças; é maior que 0,7 em crianças com menos de quatro anos de idade, e 0,66 em crianças entre cinco e nove anos de idade[12,19]. Há hipóteses que consideram uma relação inversa entre a idade e a resistência vascular devido à ação dos níveis de renina. Existem estudos que referem que a resistência vascular é mais alta em cães neonatos[12]. Há também referências que sugerem diferença estatisticamente significante nos índices de resistividade quando o cão é submetido à sedação, encontrando-se resultados entre 0,32 e 0,56[17]. Mediante esses dados, sugere-se que o limite superior do índice de resistividade para cães não sedados seja de 0,73 e para cães sedados seja de 0,57. Já nos gatos, não se observou diferença com quetamina entre os dados encontrados em animais sedados com quetamina e não sedados. Em um trabalho realizado com animais de diversas faixas etárias, sugere-se que seja adotado o limite superior de IR de 0,69 para os gatos[20]. Em outro trabalho, realizado em gatos adultos jovens da raça persa, obteve-se IR de 0,54 ± 0,07, sugerindo que pode haver diferenças desses valores, de acordo com a idade à semelhança do que acontece com a espécie humana.

No homem, as artérias segmentares exibem fluxos semelhantes à artéria renal, porém com velocidades mais baixas e incisura protodiastólica nem sempre presente. Segundo alguns autores, há tendência à redução dos valores de velocidades sistólica e diastólica, assim como dos valores de resistividade dos ramos maiores em direção aos menores[14]. São as artérias interlobares e as arqueadas, no entanto, que representam de forma mais fidedigna as alterações do córtex renal, embora haja poucas referências do padrão hemodinâmico normal destas na literatura veterinária[16] (Fig. 8.10, *B*).

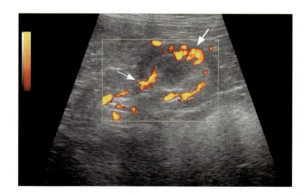

Figura 8.7 – Mapeamento Doppler de amplitude de rim normal de cão em plano transversal, evidenciando os ramos interlobares ou segmentares ao redor do complexo ecogênico central, irradiando-se da pelve em direção à junção córtico-medular (*seta grossa*). A *seta fina* demonstra a região hilar renal.

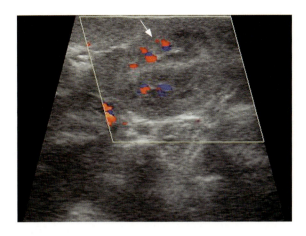

Figura 8.8 – Mapeamento Doppler colorido de rim normal de cão em plano coronal, evidenciando a arquitetura vascular intrarrenal com as artérias interlobulares observadas em região mais distal da cortical (*seta*).

ALTERAÇÕES HEMODINÂMICAS RENAIS

Os rins possuem um mecanismo autorregulador intrínseco que mantém o fluxo sanguíneo renal relativamente constante. Este mecanismo é afetado sob diversas condições, modificando a morfologia do espectro de ondas das artérias renais e intrarrenais. Podemos citar como exemplos de condições que alteram esse mecanismo, além das próprias nefropatias: hipovolemia, depleção de sódio, diminuição do débito cardíaco, orientação gravitacional, exercícios, estresse, digestão e situações que promovam a vasoconstrição[19-21].

Além disso, a hipotensão sistêmica grave, a diminuição da frequência cardíaca e a presença de coleção líquida subcapsular ou perirrenal estão associadas ao aumento do índice de resistividade renal em homens e animais[12,19,21].

No homem, encontram-se ainda diferenças nos IR de acordo com a idade, com valores mais altos em crianças e idosos em relação aos valores encontrados em adultos. Não há referências na literatura veterinária com relação à variação desses valores com a idade[12].

Alguns agentes anestésicos e fármacos (como por exemplo, a ciclosporina) podem alterar as hemodinâmicas sistêmica e renal, afetando os valores de IR[17].

Alguns estudos sugerem que as alterações mais marcantes acontecem nos ramos arteriais mais distais do parênquima renal, ou seja, nas artérias arqueadas[17,22]. Assim, o espectro Doppler obtido dessas artérias tem grande relevância clínica na avaliação das nefropatias (Fig. 8.11). No entanto, essas artérias são pequenas e têm um trajeto muito tortuoso, impossibilitando a avaliação adequada das velocidades de fluxo sanguíneo, uma vez que o ângulo de insonação nestas não poderá ser precisamente determinado. Assim, a análise do espectro do fluxo sanguíneo nestas artérias arqueadas é baseada nos índices de resistividades, pois estes índices independem do ângulo Doppler.

Na literatura humana, o diagnóstico de lesões hemodinamicamente significantes baseia-se no aumento focal da velocidade de pico sistólico na artéria renal, associado à turbulência pós-estenótica, com a relação desta e a da aorta abdominal resultando em um índice igual ou maior que 3,5[16].

O principal potencial de uso da avaliação Doppler renal está relacionado ao fato de que a maior parte das alterações agudas renais não promove alterações detectáveis ao modo bidimensional, como nas nefrites intersticiais agudas, necrose tubular aguda e vasculites ou vasculopatias (Fig. 8.12). Assim, a combinação de um resultado de exame ultrassonográfico convencional normal com um IR > 0,7 é sugestivo de doença renal aguda tubulointersticial ou de alterações nos compartimentos vasculares[12,23].

Como exemplos das principais aplicações da avaliação Doppler podemos citar: obstrução renal (ureteral) e hidronefrose (Fig. 8.13), nefrite intersticial crônica, pielonefrite e necrose tubular aguda. Todas essas condições podem ocasionar aumento

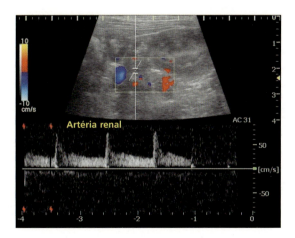

Figura 8.9 – Mapeamento duplex Doppler da artéria renal próximo à sua origem da aorta, com um espectro arterial de aspecto decorrente da proximidade com a aorta, apresentando ascensão rápida a um pico sistólico agudo com janela espectral limpa e um declive suave para a diástole. Ac 31 = ângulo do cursor Doppler em 31°.

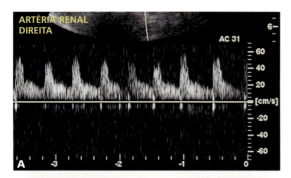

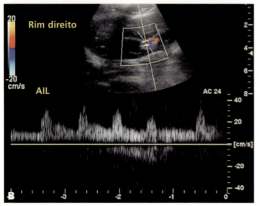

Figura 8.10 – (A) Traçado espectral de artéria renal direita com perfil típico de velocidade de fluxo parabólico. O pico sistólico apresenta-se amplo e afilado, com baixa resistência de fluxo, o que é demonstrado pela porção diastólica contínua e cheia, diminuindo gradualmente durante a diástole. Após o pico sistólico, a velocidade cai um pouco, depois se torna mais alta novamente (pico de velocidade diastólico) e, no restante da diástole, gradualmente diminui. (B) Traçado espectral de artéria interlobar (AIL) com perfil típico de velocidade de fluxo parabólico. AC 31 e AC 24 = ângulo do cursor Doppler em 31° e 24°.

tação do sistema coletor renal em pequenos animais. A dilatação não obstrutiva, ocasionada por infecção urinária, o ureter ectópico ou outras condições congênitas devem ser considerados no diagnóstico diferencial das dilatações do sistema coletor renal. Estudos invasivos em cães, usando medida da pressão, mostraram um aumento na impedância do leito vascular renal seguida de obstrução do trato urinário[26]. No homem, há evidências que indicam a possibilidade de mensurar as alterações na velocidade do fluxo sanguíneo intrarrenal ocasionado pelo aumento da resistência devido à obstrução[19]. As diferenças relativas entre as velocidades sistólica e diastólica das artérias renal, interlobar e arqueadas podem ser determinadas facilmente por meio do traçado do espectro Doppler (Fig. 8.14, A). O aumento da resistência do leito vascular causa maior diminuição na velocidade diastólica em relação à alteração ocasionada na velocidade sistólica (Fig. 8.14, B).

Estudos demonstram que, tendo como base um IR ≥ 0,7 para diagnóstico indicativo de obstrução, obteve-se uma sensibilidade de 73% e uma especificidade de 77% para o mesmo diagnóstico com a técnica Doppler[25,26]. Além disso, embora o IR médio seja elevado nos rins obstruídos, existe uma alta taxa de falso-negativo (cerca de 27%) que limita o uso clínico exclusivo da técnica Doppler para detecção de obstrução urinária em cães[26].

Investigações em humanos sugerem que pode haver uma diferença de 0,1 ou mais no IR entre rins obstruídos e não obstruídos dentro do mesmo paciente. Esta comparação pode ajudar um pouco no

da impedância vascular renal e dos índices de resistividades das artérias renais e intrarrenais[21].

Índice de resistividade normal ou diminuído é compatível com um rim normal, com doença glomerular ou tubulointersticial na insuficiência renal aguda, na qual ocorre uma diminuição do fluxo sanguíneo intrarrenal[24].

Trabalhos sugerem que a avaliação duplex Doppler renal e a mensuração dos IR intrarrenais são mais úteis como técnica auxiliar diagnóstica em cães azotêmicos com necrose tubular aguda do que glomerulonefrite e em gatos azotêmicos com doenças renais obstrutivas[24].

Foram realizados estudos em cães para avaliar a aplicabilidade da técnica Doppler no diagnóstico de processos obstrutivos[25,26]. A ultrassonografia convencional é usada rotineiramente para detectar dila-

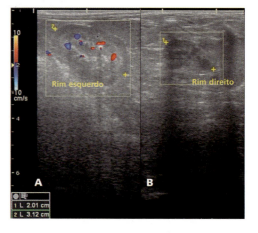

Figura 8.11 – Mapeamento duplex Doppler colorido de rim de cão nefropata crônico apresentando rim esquerdo hipovascularizado (A) e rim direito de arquitetura totalmente alterada, dimensões diminuídas e avascular (B).

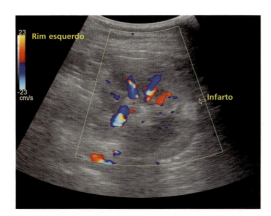

Figura 8.12 – Imagem de rim de cão em plano longitudinal apresentando área de infarto hiperecogênica e de formato triangular em região cortical (*seta*), com mapeamento Doppler colorido demonstrando ausência de vascularização ao redor deste.

diagnóstico de obstrução, mesmo que o IR se encontre dentro dos limites da normalidade[26].

A literatura é concordante em afirmar que nas primeiras 24h de obstrução há uma taxa muito baixa de falso-negativo, em razão da elevação muito significante dos IR[25,26]. No entanto, esta taxa aumenta com o tempo. Assim, como diversas afecções renais que ocasionam alterações no interstício, túbulos e vasos renais também podem ocasionar aumento na impedância do leito vascular, deve-se enfatizar que o aumento do IR por si só não caracteriza o diagnóstico de processo obstrutivo[27]. É muito importante ressaltar que as informações Doppler devem ser interpretadas sempre em conjunto com aquelas obtidas em modo bidimensional, na anamnese e nos exames laboratoriais.

Algumas doenças sistêmicas ativam o sistema renina-angiotensina, alterando a pressão sanguínea, e resultam na vasoconstrição renal. A vasoconstrição renal, ocasionada por afecções renais ou sistêmicas, produzirá diminuição do fluxo diastólico e até mesmo desaparecimento deste à medida que a resistência intrarrenal aumenta (Fig. 8.15). O aumento da resistência do leito renal produzirá fluxo sistólico com picos estreitos e altos[25].

Outras alterações vasculares mais raras em pequenos animais são as que decorrem de doenças como cardiomiopatia hipertrófica e outras condições, as quais indicam estado de hipercoagulabili-

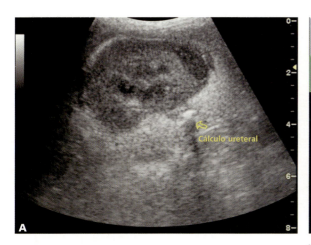

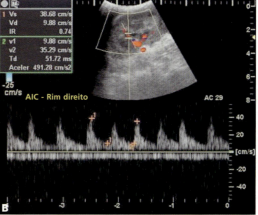

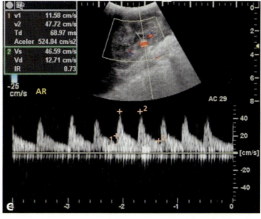

Figura 8.13 – (*A*) Imagem em modo bidimensional de rim de cão em plano longitudinal com dimensões aumentadas e hidronefrose ocasionada por obstrução ureteral devido à presença de cálculo (*seta*). (*B* e *C*) Imagem triplex Doppler da artéria renal (AR) e da artéria interlobar cranial (AIC) com traçado espectral demonstrando o aumento da impedância vascular renal e dos índices de resistividades (IR). AC 29 = ângulo do cursor Doppler a 29°; IR = índice de resistividade; Td = tempo diastólico; Vd = velocidade diastólica final; Vs = velocidade de pico sistólico.

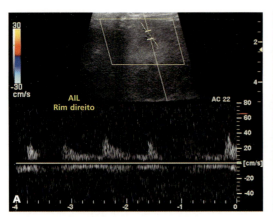 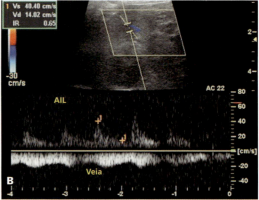

Figura 8.14 – (A) Imagem triplex Doppler de rim em gato com processo obstrutivo ocasionado por infecção urinária com espectro de artéria interlobar (AIL), evidenciando as diferenças entre as velocidades sistólica e diastólica no traçado espectral. (B) Imagem triplex de rim em gato com nefropatia obstrutiva, demonstrando o aumento da resistência do leito vascular. AC 22 = ângulo do cursor Doppler a 22°; IR = índice de resistividade; Vd = velocidade diastólica final; Vs = velocidade de pico sistólico.

dade, determinando trombose venosa ou arterial renal. Esta condição ainda pode ser diagnosticada em casos de rejeição aos transplantes renais.

Trabalhos experimentais, realizados para estudar as manifestações sonográficas de trombose aguda da veia renal, sugerem que as alterações em modo bidimensional, associadas ao estudo Doppler, são suficientes para eliminar a necessidade de realização de estudos invasivos para esse diagnóstico. Os achados ultrassonográficos consistem no aumento imediato das dimensões do rim afetado, aumento da espessura da cortical e da ecogenicidade desta, perda da definição da junção córtico-medular, presença de áreas anecoides no parênquima renal devido à hemorragia ou ao infarto hemorrágico, veias renais dilatadas, culminando com a ruptura do órgão. Essas alterações são progressivas e dependem do tempo de duração da oclusão venosa[23].

A literatura descreve a oclusão segmentar da artéria renal com uma sequência de alterações sonográficas, que se iniciam com a presença de alteração focal hipoecoica em 24h após o evento oclusivo, e esse quadro permanece inalterado por até sete dias. Ao final dessa semana, o infarto lentamente se consolida e aparece uma área de depressão superficial no órgão após aproximadamente 17 dias. Assim, o infarto renal segmentar pode ser detectado precocemente em seu decurso e a sequência de alterações detectáveis pode auxiliar na determinação da data de ocorrência do evento. A oclusão total da artéria renal parece não produzir alterações evidentes em modo bidimensional, exceto pelo eventual aumento das dimensões do órgão[28].

O estudo Doppler colorido permite a identificação de alterações na arquitetura de distribuição vascular do órgão; assim como o estudo específico das artérias renais e intrarrenais pelo mapeamento espectral em associação com os achados em modo bidimensional são fundamentais para monitorar pacientes transplantados. Os sinais de rejeição coincidem com aqueles descritos nos casos de oclusão vascular descritos anteriormente. Há controvérsias quanto à aplicabilidade da técnica na avaliação de rejeição de transplantes. A literatura cita que, na rejeição aguda, ocorre um edema do órgão e esta congestão nem

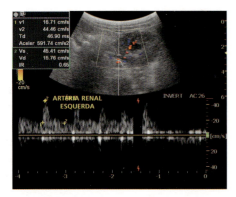

Figura 8.15 – Mapeamento triplex Doppler de artéria renal esquerda de rim esquerdo em gato, refletindo a vasoconstrição renal, a qual é ocasionada por afecção renal, produzindo diminuição do fluxo diastólico e picos sistólicos altos. AC 26 = ângulo do cursor Doppler a 26°; INVERT = espectro invertido; IR = índice de resistividade; Td = tempo diastólico; Vd = velocidade diastólica final; Vs = velocidade de pico sistólico.

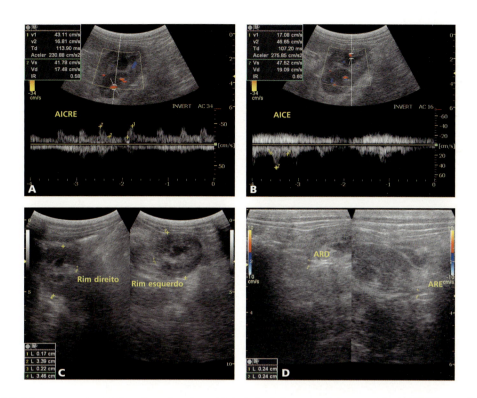

Figura 8.16 – (A) Mapeamento triplex Doppler de artéria interlobar cranial esquerda (AICRE) em cão com estenose de artéria renal, apresentando traçado espectral com picos sistólicos achatados e aumento do tempo de aceleração sistólica dando aspecto arredondado ao traçado. (B) Mapeamento triplex Doppler de artéria interlobar caudal esquerda (AICE) em cão com estenose de artéria renal, apresentando traçado espectral com picos sistólicos achatados e aumento do tempo de aceleração sistólica dando aspecto arredondado ao traçado. (C) Imagem em modo B de rins direito e esquerdo em plano transversal em rim de cão da raça Bulldog francês com dois anos de idade, evidenciando os diâmetros das artérias renais na região de estenose, mais evidente no rim esquerdo, cujo diâmetro é menor (0,17cm). (D) Imagem proximal à região de estenose da artéria renal com diâmetros dentro dos limites da normalidade (0,24cm). AC 16 e AC 34 = ângulo do cursor Doppler em 16° e 34°; ARD = artéria renal direita; ARE = artéria renal esquerda; INVERT = espectro invertido; IR = índice de resistividade; Td = tempo diastólico; Vd = velocidade diastólica final; Vs = velocidade de pico sistólico.

sempre é acompanhada de elevação do IR até evoluir para uma fase posterior. O mesmo ocorre em processos de rejeição crônica, na qual o IR raramente encontra-se alterado. Assim, embora seja uma ferramenta muito importante, a ultrassonografia Doppler renal em pacientes transplantados não exclui outros procedimentos diagnósticos para monitorar o pós-operatório em casos de transplantes.

Uma situação ainda mais rara na veterinária é o caso de estenose de artéria renal. Seja congênita ou decorrente de efeito de massa extravascular, ela pode induzir alterações das arquiteturas vasculares renal e intrarrenal (Fig. 8.16).

Finalmente, à semelhança do que acontece em outros órgãos parenquimatosos, a avaliação da arquitetura vascular de massas renais ao estudo duplex Doppler pode ser utilizada na pesquisa de sinais suspeitos de doença policística, neoplasias ou tumores (Fig. 8.17). O estudo Doppler espectral dessas massas também pode fornecer informações importantes. Estudos em seres humanos sugerem como diagnóstico suspeito de malignidade a presença de um vaso na margem e/ou no interior de uma massa que apresente velocidade de fluxo maior que o da artéria renal ipsilateral[16]. A associação das informações obtidas pelo Doppler colorido e espectral pode tornar o diagnóstico mais preciso. Nesses casos de suspeita de malignidade, deve-se proceder a uma pesquisa mais cuidadosa nos grandes vasos regionais à procura de metástases regionais e trombos metastáticos nesses vasos.

CONSIDERAÇÕES FINAIS

A avaliação do traçado espectral e dos IR das artérias renais e intrarrenais pode ser utilizada para

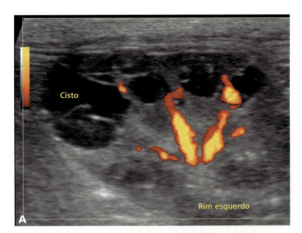
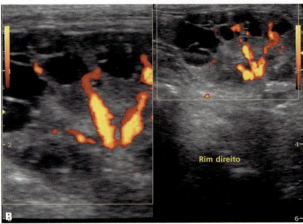

Figura 8.17 – (*A* e *B*) Mapeamento Doppler de amplitude de rim policístico em felino da raça persa evidenciando a arquitetura vascular renal.

monitoração do tratamento de doenças como insuficiência adrenal, obstrução pós-renal e insuficiência renal aguda.

Além disso, o estudo da arquitetura vascular proporciona informações a respeito do padrão de vascularização de lesões focais e difusas do referido órgão.

Embora o transplante renal ainda permaneça no âmbito experimental, é necessário ressaltar que a ultrassonografia Doppler assume papel fundamental na monitoração desses pacientes para a detecção precoce de rejeição.

É importante ressaltar a necessidade de estudos para verificar a utilidade do Doppler também como exame de triagem para detecção de estenose vascular renal na medicina veterinária, à semelhança do que acontece na medicina humana, embora a hipertensão ocasionada por alterações renovasculares seja considerada rara em cães e gatos até o momento.

REFERÊNCIAS BIBLIOGRÁFICAS

1. KAMIKAWA, L. *Avaliação Ultra-sonográfica da Aorta Abdominal e seus Ramos em Cães*. São Paulo: USP, 2003. 87p. Dissertação (Mestrado) – Faculdade de Medicina Veterinária e Zootecnia da Universidade de São Paulo, 2003.
2. KAWAKAMA, J.; KODAIRA, S.; CERRI, G. G. Física. In: CERRI, G. G.; ROCHA, D. C. *Ultra-sonografia Abdominal*. São Paulo: Sarvier, 1993. cap. 1, p. 1-14.
3. FINN-BODNER, S. T.; HUDSON, J. A. Abdominal vascular sonography. *Veterinary Clinics of North America Small Animal Practice*, v. 28, p. 887-941, 1998.
4. CLAUDICE-ENGLE, T.; JEFFREY, R. B.; LI, K. C.; BARTH, R. A. Power Doppler imaging of focal lesions of the gastrointestinal tract. *Journal of Ultrasound Med.*, v. 15, p. 6-66, 1996.
5. VAC, M. H. Ultra-sonografia renal. In: CARVALHO, C. F. *Ultra-sonografia em pequenos animais*. São Paulo: Roca, 2004. p. 111-144.
6. EVANS, H. E.; CHRISTENSEN, G. C. The heart and arteries. In: *Miller's Anatomy of the Dog*. Philadelphia: W.B. Saunders, 1979. p. 632-756.
7. NYLAND, T. G.; MATTON, J. S. *Small Animal Diagnostic Ultrasound*. 2. ed. Philadelphia: W.B. Saunders, 2002. p. 461.
8. DYCE, K. M.; SACK, W. O.; WENSING, C. J. G. *Tratado de Anatomia Veterinária*. 2. ed. Rio de Janeiro: Guanabara-Koogan, 1997. 663p.
9. BARR, F. J. Evaluation of ultrasound as a method for assessing renal size in the dog. *Journal of Small Animal Practice*, v. 31, p. 174-179, 1990.
10. BARR, F. J.; HOLT, P. E.; GIBBS, C. Ultrasonographic measurement of normal renal parameters. *Journal of Small Animal Practice*, v. 31, p. 180-184, 1990.
11. FELKAI, C. S.; VOROS, K.; VRABELY, T.; KARSAI, F. Ultrasonographic determination of renal volume in the dog. *Veterinary Radiology and Ultrasound*, v. 33, p. 292-296, 1992.
12. MORROW, K. L.; SALMAN, M. D.; LAPPIN, M. R.; WRIGLEY, R. Comparison of the resistive index to clinical parameters in dogs with renal disease. *Veterinary Radiology and Ultrasound*, v. 37, n. 3, p. 193-199, 1996.
13. SZATMÁRI, V.; SÓTONYI, P.; VÖROS, K. Normal duplex Doppler waveforms of major abdominal blood vessels in dogs: a review. *Veterinary Radiology and Ultrasound*, v. 42, n. 2, p. 93-107, 2001.
14. MELO, M. B.; VEADO, J. C. C.; SILVA, E. F. et al. Doppler-fluxometria das artérias renais: valores normais das velocidades sistólica e diastólica e do índice resistivo nas artérias renais principais. *Arquivos Brasileiros de Medicina Veterinária e Zootecnia*, v. 58, n. 4, p. 691-693, 2006.
15. ZUBAREV, A. V. Ultrasound of renal vessels. *European Radiology*, v. 11, p. 1902-1915, 2001.
16. CERRI, G. G.; MOLNAR, L. J.; VEZOZZO, D. C. P. Avaliação do Doppler renal. In: *Doppler*. São Paulo: Sarvier, 1998. cap. 7, p. 131-154.
17. RIVERS, B. J.; WALTER, P. A.; POLZIN, D. J.; KING, V. L. Duplex Doppler estimation of intrarenal Pourcelot resistive index in dogs and cats with renal disease. *Journal of Veterinary Internal Medicine*, v. 11, n. 4, p. 250-260, 1997.

18. RIVERS, B. J.; WALTER, P. A.; LETOURNEAU, J. G. et al. Estimation of arcuate artery resistive index as a diagnostic tool for aminogycoside-induced acute renal failure in dogs. *American Journal of Veterinary Research*, v. 57, n. 11, 1536-1544, 1996.

19. PLATT, J. F. Doppler ultrasound of the Kidney. *Seminars in Ultrasound, CT and MRI*, v. 18, n. 1, p. 22-32, 1997.

20. RIVERS, B. J.; WALTER, P. A.; O'BRIEN, T. D.; POLZIN, D. J. Duplex Doppler estimation of Pourcelot resistive index in arcuate arteries of sedated normal cats. *Journal of Veterinary Internal Medicine*, v. 10, n. 1, p. 28-33, 1996.

21. NOVELLAS, R.; ESPADA, Y; GOPEGUI, R. R. Doppler ultrasonographic estimation of renal and ocular resistive and pulsatility indices in normal dogs and cats. *Veterinary Radiology and Ultrasound*, v. 48, n. 1, p. 69-73, 2007.

22. POLLARD, R.; NYLAND, T. G.; BERNSTEEN, L. et al. Ultrasonographic evaluation of renal autografts in normal cats. *Veterinary Radiology and Ultrasound*, v. 40, n. 4, p. 380-385, 1999.

23. HRICAK, H.; SANDLER, M. A.; MADRAZO, B. L. et al. Sonographic manifestations of acute renal vein thrombosis: an experimental study. *Investigative Radiology*, v. 16, p. 30-35, 1981.

24. RIVERS, B. J.; WALTER, P. A.; LETOURNEAU, J. G. et al. Duplex Doppler estimation of resistive index in arcuate arteries of sedated, normal female dogs: Implications for use in diagnosis of renal failure *Journal of American Animal Hospital Association*, v. 33, p. 69-76, 1997.

25. DODD, G. D.; KAUFMAN, P. N.; BRACKEN, R. B. Renal arterial duplex Doppler ultrasound in dogs with urinary obstruction. *The Journal of Urology*, v. 145, p. 644-646, 1991.

26. NYLAND, T. G.; FISHER, P. E.; DOVERSPIKE, M. et al. Diagnosis of urinary tract obstruction in dogs using duplex Doppler ultrasonography. *Veterinary Radiology and Ultrasound*, v. 34, n. 5, p. 384-352, 1993.

27. KOCH, J.; JENSEN, A. L.; WENCK, A.; IVERSEN, L.; LYKKE-GAARD, K. Duplex Doppler measurements of renal blood flow in a dog with Addison's disease. *Journal of Small Animal Practice*, v. 38, p. 124-126, 1997.

28. SPIES, J. B.; HRICAK, H.; SLEMMER, T. M. et al. Sonographic evaluation of experimental acute renal arterial occlusion in dogs. *American Journal of Roentgenology*, v. 142, p. 341-346, 1984.

BIBLIOGRAFIA COMPLEMENTAR

KANTROWITZ, B. M.; NYLAND, T. G.; FISHER, P. Estimation of portal blood flow using duplex real-time and pulsed Doppler ultrasound imaging in the dog. *Veterinary Radiology and Ultrasound*, v. 30, p. 222-226, 1989.

LAMB, C. R.; BURTON, C. A.; CARLISLE, C. H. Doppler measurement of hepatic arterial flow in dogs: technique and preliminary findings. *Veterinary Radiology and Ultrasound*, v. 40, p. 77-81, 1999.

LAMB, C. R.; MAHONEY, P. N. Comparison of three methods for calculating portal blood flow velocity in dogs using duplex-Doppler ultrasonography. *Veterinary Radiology and Ultrasound*, v. 35, n. 2, p. 190-194, 1994.

NAUTRUP, C. P. Doppler ultrasonography of canine maternal and fetal arteries during normal gestation. *Journal of Reproduction and Fertility*, v. 112, n. 3, p. 301-314, 1998.

NEWLL, S. M.; ELLISON, G. W.; GRAHAM, J. P. et al. Scintigraphic, sonographic and histologic evaluation of renal autotransplantation in cats. *American Journal of Veterinary Research*, v. 60, n. 6, p. 775-779, 1999.

NEWLL, S. M.; NEUWIRTH, L.; GINN, P. E. et al. Doppler ultrasound of the prostate in normal dogs and in dogs with cronic lymphocytic-lymphoplasmocytic prostatitis. *Veterinary Radiology and Ultrasound*, v. 39, n. 6, p. 332-336, 1998.

NYLAND, T. G.; FISHER, P. E.; GREGORY, C. R.; WISNER, E. R. Ultrasonographic evaluation of renal size in dogs with acute allograft rejection. *Veterinary Radiology and Ultrasound*, v. 38, n. 1, p. 55-61, 1997.

NYLAND, T. G.; KANTROWITZ, B. M.; FISHER, P. Ultrasonic determination of kidney volume in the dog. *Veterinary Radiology*, v. 30, p. 174-180, 1989.

POSNIAK, M. A.; KELCZ, F.; D'ALESSANDRO, A.; OBERLEY, T.; STRATTA, R. Sonography of renal transplants in dogs: The effect of acute tubular necrosis, cyclosporine nephrotoxicity, and acute rejection on resistive index and renal length. *American Journal of Roentgenology*, v. 158, p. 791-797, 1992.

RIESEN, S.; SCHMID, V.; GASCHEN, L.; BUSATO, A.; LANG, J. Doppler measurement of splanchnic blood flow during digestion in unsedated normal dogs. *Veterinary Radiology and Ultrasound*, v. 43, n. 6, p. 554-560, 2002.

SPAULDING, K. A. A review of sonographic identification of abdominal blood vessels and juxtavascular organs. *Veterinary Radiology and Ultrasound*, v. 38, p. 4-23, 1997.

TAKAHASHI, S.; NARUMI, Y.; TAKAHARA, S. et al. Acute renal allograft rejection in the canine: evaluation with serial duplex Doppler ultrasonography. *Transplantation Proceedings*, v. 31, p. 1731-1734, 1999.

WALTER, P. A.; FEENEY, D. A.; JOHNSTON, G. R.; FLETCHER, T. F. Feline renal ultrasonography: quantitative analyses of imaged anatomy. *American Journal of Veterinary Research*, v. 48, p. 596-599, 1987.

978-85-7241-816-4

SEÇÃO 3

Vascular

CAPÍTULO 9

Ultrassonografia Duplex Doppler Vascular: Aspectos Gerais

Cibele Figueira Carvalho

INTRODUÇÃO

A ultrassonografia duplex Doppler vascular fornece imagens de grandes vasos, das veias e artérias em todo o corpo do animal. Pode avaliar não só a morfologia, mas também e, principalmente, obter informações hemodinâmicas dos principais vasos abdominais e periféricos.

As principais indicações incluem:

- Avaliação da vascularização de órgãos e tecidos específicos.
- Localização e identificação de trombos.
- Verificar a perviedade de vasos, detectar e quantificar o grau de estenose vascular.
- E detectar malformações congênitas.

As principais limitações do método são:

- Avaliar vasos muito profundos em cães de porte maior ou identificar e avaliar vasos de pequeno calibre em cães de porte menor.
- Presença de calcificações decorrentes de aterosclerose que pode dificultar a passagem do feixe sonoro e impossibilitar a avaliação adequada do vaso.
- Diferenciar um vaso quase ou totalmente obstruído, pois a diminuição do volume de fluxo sanguíneo pode produzir um sinal Doppler insuficiente ou até não detectável.

Essas limitações técnicas nos levam a concluir que a escolha do aparelho e do transdutor a ser utilizado é de extrema importância. Em geral, utilizam-se transdutores de 4 ou 5MHz para a pesquisa de vasos mais profundos ou ainda para cães obesos ou de porte grande. Para cães menores e gatos, transdutores de 7 a 12MHz são recomendados por fornecer melhor resolução de imagem, principalmente para avaliação de vasos mais superficiais.

É uma condição obrigatória que o ultrassonografista reconheça não só as características anatômicas do vaso em questão, mas também os aspectos hemodinâmicos normais para poder detectar as alterações.

O exame duplex Doppler vascular deve seguir um protocolo de estudo preestabelecido, o qual pode variar de acordo com o vaso em questão e variáveis individuais, como condições de preparo do animal, temperamento do mesmo, obesidade e outras variáveis. Em linhas gerais, procede-se ao exame em modo bidimensional, obtendo-se imagens em planos longitudinais e transversais, observando-se os aspectos ecográficos referentes à espessura da parede, ao conteúdo luminal, ao diâmetro e à reação do vaso à pressão manual do transdutor. O estudo Doppler fornecerá em seguida informações sobre a perviedade do vaso, assim como direção e velocidade do fluxo sanguíneo. O traçado espectral permite o estudo da morfologia das ondas Doppler e a documentação dos eventuais achados patológicos.

O objetivo deste capítulo é fornecer as informações necessárias para a compreensão dos achados de ultrassonografia Doppler nos principais vasos estudados em pequenos animais.

ANATOMIA VASCULAR GERAL ECOGRÁFICA

Os vasos sanguíneos abdominais têm estrutura tubular com paredes finas e bem definidas em plano longitudinal. As paredes são paralelas hiperecoicas e com aparência linear. Em plano transversal, os vasos podem aparecer com aspecto oval ou circular e alguns sofrem alteração na morfologia quando submetidos à compressão[2]. A presença de sangue no lúmen confere ao conteúdo vascular um aspecto anecoico, característica das estruturas que não possuem eco, isto é, não transmitem onda sonora. Porém, quando o fluxo sanguíneo é lento e o diâmetro do vaso é grande o suficiente, podem-se observar pontos hiperecoicos que se movimentam e correspondem às células sanguíneas[3].

Durante o exame de um vaso sanguíneo, inicialmente, observa-se o vaso usando a técnica bidimensional e obtendo um plano longitudinal deste. O eixo do feixe ultrassônico e o eixo do vaso devem estar paralelos entre si, porém o ângulo de insonação (ângulo formado entre a parede vascular e o cursor Doppler) não deve ser maior[4,5] que 60°. Isto é importante, pois os parâmetros velocimétricos do sangue calculados pela técnica Doppler são ângulo-dependente (Fig. 9.1).

Usando o modo Doppler colorido é possível determinar a presença ou ausência de fluxo no vaso. Os parâmetros coloridos devem ser ajustados para que o lúmen do vaso esteja preenchido somente com uma cor (isto é, sem ambiguidade de sinal detectado) e a informação colorida não ultrapasse o lúmen vascular, mas que o mesmo esteja todo preenchido com cor[4,6,7]. Por fim, o volume de amostra ou *gate* deve ser colocado em uma porção específica do vaso, em geral na região central e ocupando até dois terços do diâmetro (Fig. 9.1). Usando a técnica Doppler pulsado, um traçado pode ser obtido nessa região particular do vaso. Se o traçado Doppler estiver livre de artefatos, a imagem deverá ser congelada e, após correção do ângulo, deve-se proceder à análise da morfologia das ondas[4].

Cada vaso possui uma assinatura particular, ou seja, um traçado característico que permite sua identificação e a observação de alterações patológicas.

EXAME SONOGRÁFICO DOS VASOS SANGUÍNEOS

Durante o exame de um vaso sanguíneo, o primeiro passo é observar o vaso usando a técnica bidimensional e obter um plano longitudinal deste[2]. O eixo do feixe ultrassônico e o eixo do vaso devem estar paralelos entre si, porém o ângulo de insonação não deve ser maior[8] que 60°. Usando o modo colorido é possível determinar a presença ou ausência de fluxo no vaso. Os parâmetros coloridos devem ser ajustados para que o lúmen do vaso esteja preenchido somente com uma cor (Fig. 9.2, *A* e *B*) e a informação colorida não ultrapasse o lúmen vascular[3,8]. Por fim, o volume de amostra deve ser colocado em uma porção específica do vaso – de acordo com o método de velocidade máxima ou de insonação uniforme – e, usando a técnica Doppler pulsado um traçado pode ser colocado nessa região particular do vaso. Se o traçado Doppler estiver livre de artefatos, a imagem deverá ser congelada e, após correção do ângulo, deve-se proceder à análise do formato das ondas[4,6].

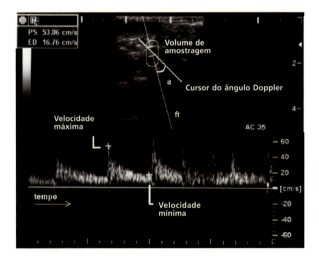

Figura 9.1 – Imagem duplex Doppler evidenciando feixe ultrassônico transmitido (ft) e um volume de amostragem dentro de um vaso sanguíneo; a = ângulo Doppler; AC 35 = ângulo do cursor Doppler em 35°. Abaixo, nota-se traçado de Doppler espectral mostrando a variação de velocidade no eixo vertical e tempo no eixo horizontal. ED = velocidade diastólica final mínima; PS = velocidade de pico sistólico máxima.

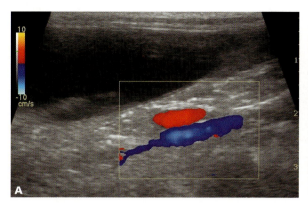
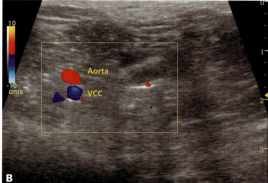

Figura 9.2 – Imagem Doppler colorida da artéria aorta da veia cava caudal (VCC), mostrando seu preenchimento com cor e a direção do fluxo sanguíneo em plano longitudinal (A) e em plano transversal (B).

PERFIS OU CURVAS DE VELOCIDADE DE FLUXO ARTERIAL

A distribuição da velocidade de fluxo através do lúmen vascular é demonstrada pela frequência ou espectro de velocidade de fluxo no Doppler (também denominada onda de velocidade de fluxo [OVF]). Os perfis de velocidade de fluxo tipo laminar são classificados em três tipos: perfil achatado, semiparabólico e parabólico. Também pode ser detectado um fluxo turbulento ou turbilhonado, este com graduação variável. O fluxo sanguíneo na maioria dos vasos é laminar, com o sangue movendo-se em finas camadas concêntricas ou lâminas. As camadas centrais apresentam fluxo mais rápido, ao passo que forças de atrito causam perda de energia e promovem a formação de camadas mais lentas próximas à parede do vaso. As hemácias movem-se em velocidade uniforme e na mesma direção. A espessura da OVF mostra a diversidade de frequência Doppler. Segundo Szatmari et al.[8], os fluxos podem ser classificados em laminar ou turbulento.

Fluxo Laminar

É decorrente de uma velocidade fixa do sangue dentro de um determinado vaso. Pode apresentar perfis de velocidades diferentes (Fig. 9.3), os quais são apresentados a seguir:

Perfil de Velocidade de Fluxo Achatado (Plug)

Nas artérias mais calibrosas (por exemplo, a aorta), a velocidade do sangue é aproximadamente a mesma no centro do vaso e próximo à sua parede. A grande maioria das células sanguíneas move-se a uma velocidade uniforme, embora a distribuição da velocidade seja muito estreita através do lúmen vascular. Como resultado, a curva espectral de velocidade é caracterizada por uma linha fina na sístole, que promove um espaço nítido chamado janela espectral ou janela sistólica[8] (Fig. 9.4).

Perfil de Velocidade de Fluxo Semiparabólico (Blunted Parabolic)

Nas artérias menores (por exemplo, artéria lienal), o sangue que se movimenta centralmente tem velocidade mais alta quando comparado àquele próximo da parede do vaso; então, a distribuição da velocidade é ampla através do lúmen vascular (Fig. 9.5). A janela espectral não pode ser vista durante

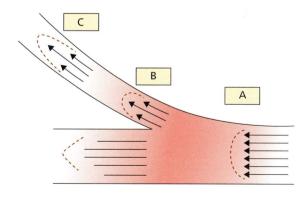

Figura 9.3 – Desenho esquemático representando os perfis de velocidade de fluxo sanguíneo dentro de um vaso que se dicotomiza. A = Perfil de velocidade de fluxo achatado; B = Perfil de velocidade de fluxo semiparabólico; C = Perfil de velocidade de fluxo parabólico.

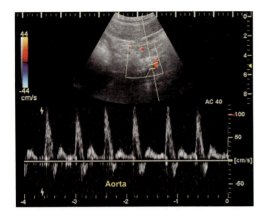

Figura 9.4 – Imagem triplex Doppler de artéria aorta abdominal em cão normal. AC 40 = ângulo do cursor Doppler em 40°.

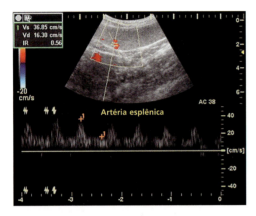

Figura 9.5 – Imagem triplex Doppler de artéria lienal em cão normal. AC 38 = ângulo do cursor Doppler em 38°; IR = índice de resistividade; Vd = velocidade diastólica final; Vs = velocidade de pico sistólico.

a sístole no monitor espectral, porque as células do sangue com uma variedade de velocidades (do zero ao pico de velocidade) fluem através do volume de amostragem[8].

Perfil de Velocidade de Fluxo Parabólico (Parabolic)

Nas artérias de tamanho médio (por exemplo, tronco celíaco), o fluxo é semelhante ao perfil de velocidade de fluxo achatado no centro do vaso (isto é, as células se movimentam de maneira uniforme); no entanto, o fluxo é mais similar ao perfil de velocidade de fluxo semiparabólico nas regiões periféricas do vaso (Fig. 9.6). A distribuição da velocidade através do lúmen vascular tem uma amplitude intermediária[8].

Fluxo Turbilhonado ou Turbulento

Ocorre sobrepondo-se ao fluxo laminar em ocasiões em que há alteração do tamanho do vaso, velocidade do fluxo ou viscosidade do sangue. Geralmente, isso se dá em nível das bifurcações, curvas ou ramos, quando uma ampla distribuição de velocidade (isto é, espectro largo) ou até mesmo um fluxo reverso pode estar presente, e em que células com uma grande gama de velocidades estão representadas (do zero às velocidades máximas positivas e negativas).

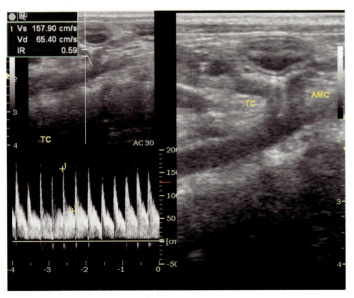

Figura 9.6 – Imagem duplex Doppler espectral de artéria celíaca em cão. Imagem em modo bidimensional de região epigástrica esquerda mostrando ramos arteriais da aorta. AC 30 = ângulo do cursor Doppler em 30°; AMC = artéria mesentérica cranial; IR = índice de resistividade; TC = tronco celíaco; Vd = velocidade diastólica final; Vs = velocidade de pico sistólico.

MORFOLOGIA DAS ONDAS DOPPLER

A perfusão de cada órgão determina o estado do seu leito vascular, que, por sua vez, afeta as características de fluxo dos vasos adjacentes[1]. O contorno da linha de frequência de deslocamento Doppler máxima corresponde ao tempo de variação da máxima velocidade de fluxo dentro do vaso.

Cada contração cardíaca causa um impulso no fluxo sanguíneo e resulta na distensão das artérias. O fluxo diastólico reverso ocorre porque o sangue é rebombeado da aorta com velocidade refletida de alta impedância do leito vascular periférico dos membros posteriores. À medida que o diâmetro vascular retorna ao normal, a energia repercutida fornece o potencial necessário para promover fluxo contínuo durante a diástole. O fluxo sanguíneo das artérias supre os órgãos parenquimatosos (por exemplo, rins, fígado e baço) que requerem perfusão constante; normalmente apresentam fluxo contínuo, gradualmente decrescente no período diastólico e sem fluxo diastólico reverso[3,8]. O mapeamento espectral pode demonstrar diversos padrões de fluxo. São eles:

- Padrão de fluxo de alta resistividade: alta pulsatilidade e alta resistividade de fluxo são observadas através da presença de picos sistólicos finos (afilados) e fluxo reverso no início da diástole (por exemplo, aorta)[4,9].
- Padrão de fluxo de baixa resistividade: baixa pulsatilidade e baixa resistividade de fluxo são caracterizadas pela presença de picos sistólicos amplos e contínuos, alta velocidade de fluxo na diástole com velocidade decrescente (Fig. 9.7). As artérias de baixa resistividade (por exemplo, artéria renal) suprem órgãos que possuem uma demanda contínua de sangue[4,8,9].
- Padrão de fluxo de resistividade intermediária: fluxos de pulsatilidade e resistividade intermediária são evidenciados pela presença de picos sistólicos afilados (mais amplos do que os das artérias de padrão de alta resistividade) e fluxo direcional diastólico sem fluxo reverso (por exemplo, tronco celíaco). O pico de velocidade diastólico é mais baixo do que no padrão de fluxo de baixa resistividade, quando comparado ao pico de velocidade sistólica[4,8,9] (Fig. 9.8).
- Padrão de fluxo venoso: geralmente, o fluxo nas veias é laminar. As condições de pressão intratorácica e intra-abdominal – durante inspiração e expiração – influenciam a velocidade de fluxo sanguíneo nas veias, promovendo alterações de fase (Fig. 9.9). A maioria das veias

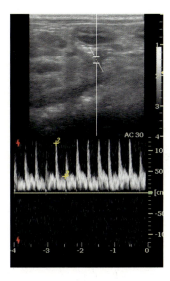

Figura 9.8 – Imagem duplex Doppler espectral de tronco celíaco. AC 30 = ângulo do cursor Doppler em 30°.

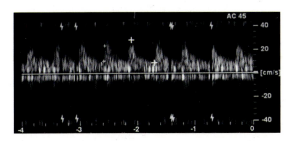

Figura 9.7 – Imagem duplex Doppler espectral de artéria renal em cão normal. AC 45 = ângulo do cursor Doppler em 45°.

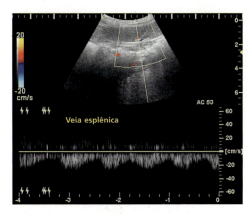

Figura 9.9 – Imagem triplex Doppler de veia lienal. AC 53 = ângulo do cursor Doppler em 53°.

tem baixo grau de plasticidade e periodicidade. As veias hepáticas e a região cranial da veia cava caudal têm padrão Doppler com forte periodicidade em razão do efeito da pressão atrial direita exercida durante o ciclo cardíaco[4,9].

CRITÉRIOS GERAIS PARA ESTENOSE

Quando um fluxo sanguíneo, inicialmente de perfil laminar, encontra uma bifurcação dentro de um grande vaso, passa a assumir um perfil crescentemente parabólico com velocidades de fluxo maiores centralmente e menores na periferia próxima à parede. O estreitamento do lúmen leva à aceleração do fluxo intraestenótico, que termina em um jato de fluxo denominado pós-estenótico (Fig. 9.10, A e B). Diante de pontos de alto grau de estenose formam-se áreas de fluxo turbulento próximas à parede do vaso (Fig. 9.11).

Os efeitos no espectro Doppler e na imagem Doppler colorida são critérios gerais para detectar e classificar estenose listados nos Quadros 9.1 e 9.2. Essas características variam com o grau de estenose e o local da amostragem. Amostragens muito amplas

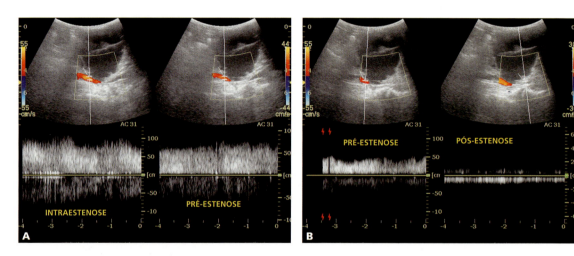

Figura 9.10 – (A) Imagem triplex Doppler de vaso com traçado espectral venoso demonstrando estreitamento do vaso observado no modo colorido e ocasionando alterações no fluxo pré e intraestenótico no modo espectral. (B) Imagem triplex Doppler do mesmo vaso demonstrando alterações no fluxo pré e pós-estenótico. AC 31 = ângulo do cursor Doppler em 31°.

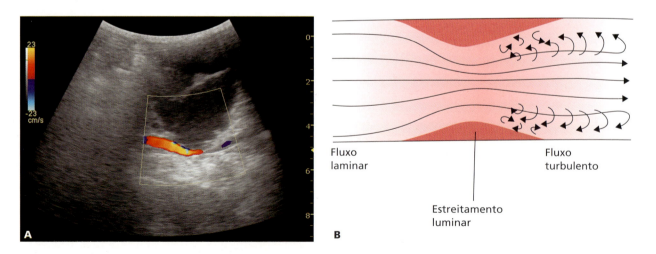

Figura 9.11 – (A) Imagem duplex Doppler colorida em cão com estenose vascular extrínseca ao lúmen do mesmo demonstrando ponto de alto grau de estenose onde se formam áreas de fluxo turbulento próximas à parede do vaso avaliado. (B) Desenho esquemático demonstrando o que acontece com o fluxo sanguíneo em caso de estenose.

Quadro 9.1 – Principais critérios para determinar estenose no espectro Doppler

Critérios gerais para determinar presença de estenose no traçado Doppler espectral

- Achatamento da ascensão sistólica
- Aceleração do fluxo intraestenótico
- Preenchimento da janela espectral devido à turbulência do fluxo sanguíneo
- Diminuição da velocidade de pico sistólico distalmente

978-85-7241-816-4

Quadro 9.2 – Principais critérios gerais determinantes de estenose no fluxo colorido

Critérios gerais para determinar presença de estenose ao Doppler colorido

- Presença de placa visível
- Presença de compressão mecânica ou efeito de massa próximo ao trajeto do vaso
- Turbulência pós-estenótica ou fluxo reverso próximo à parede do vaso em questão
- Jato estenótico brilhante ou artefato de turbulência (*aliasing*)

que incluem componentes de fluxo mais lentos próximos à parede ou mesmo incluindo a movimentação da parede podem gerar artefatos de imagem[4,10]. Outro ponto importante a se ressaltar é que amostragem em diferentes pontos do vaso em relação ao ponto de estenose pode gerar espectros diferentes, conforme descrito na Tabela 9.1.

Classicamente, as artérias de espectro trifásico com estenose de mais de 50% perdem sua característica e tornam-se bifásicas ou monofásicas com

diminuição da velocidade de fluxo e ausência do componente negativo da curva velocimétrica[4,9]. A determinação da razão da velocidade de pico sistólico (VPS) pode ser útil para expressar a quantificação da estenose em um vaso quando já se possuem parâmetros hemodinâmicos de normalidade para o vaso em estudo (Tabela 9.2). Essa razão expressa a relação da velocidade de pico sistólico intraestenótica com a VPS pré ou pós-estenótica mais baixa no mesmo segmento arterial. Assim, podemos estimar

Tabela 9.1 – Principais critérios gerais determinantes de estenose arterial na análise de Doppler espectral

Percentual de estenose	Espectro pré-estenótico	Espectro intraestenótico	Espectro pós-estenótico imediato	Espectro distal à estenose
0 – 50%	Traçado normal; trifásico/bifásico Janela espectral clara	Aumento na VPS < 100%	Sem turbulência significativa; Possível fluxo reverso	Traçado normal; trifásico/bifásico Janela espectral clara
51 – 75%	Normal	Aumento na VPS > 100% Ligeira diminuição na pulsatilidade	Fluxo reverso Ligeira turbulência Janela espectral com algum preenchimento	Pulsatilidade normal ou ligeiramente reduzida
76 – 99%	Velocidade normal ou ligeiramente diminuída; pulsatilidade aumentada	Aumento na VPS > 250% Pulsatilidade diminuída	Turbulência significativa Janela espectral completamente preenchida	VPS diminuída Pulsatilidade diminuída Pico sistólico um pouco achatado
100%	Baixa velocidade; pulsatilidade aumentada Complexo estreito com elevado componente de fluxo reverso	Sem sinal de fluxo	Fluxo discreto na conexão distal do vaso devido à presença de colaterais	Pico sistólico muito achatado

VPS = velocidade de pico sistólico.

Tabela 9.2 – Relação da velocidade de pico sistólico (VPS) com a quantificação da estenose

VPS	Redução na área seccional transversa (%)
< 2,5 vezes o valor de referência	0 – 49
> 2,5 vezes o valor de referência	50 – 74
> 5,5 vezes o valor de referência	75 – 99

o grau de estenose sem distorção por uma possível segunda estenose localizada em uma região proximal ou distal daquela em questão[4,9].

CRITÉRIOS GERAIS PARA TROMBOSE

Quando um lúmen venoso está ocluído por material trombótico, a ausência de fluxo pode ser identificada na imagem Doppler colorida e espectral (Fig. 9.12).

A maioria dos trombos não ocasiona obstrução completa do lúmen, permitindo a passagem de algum fluxo residual próximo à parede da veia, porém não se exclui o diagnóstico de trombose[4,9]. A incapacidade de compressão luminal venosa pode ser um critério de grande auxílio diagnóstico (Fig. 9.13) associado à imagem Doppler colorida.

A doença tromboembólica canina é uma alteração clínica relativamente rara e importante. A trombose periférica em cães está relacionada às mesmas causas que nos gatos, porém estes são mais comumente diagnosticados.

A trombose pode acometer veias e artérias. Geralmente, a doença é uma manifestação secundária e o diagnóstico definitivo é difícil. A oclusão pode acontecer secundária à aterosclerose, à síndrome nefrótica, à endocardite vegetativa, ao êmbolo neoplásico, à dirofilariose, ao trauma e ao trombo de origem no átrio esquerdo.

A trombose venosa aguda, vista em plano de imagem transversal, pode ser identificada pela eventual distensão da veia em mais de duas vezes o tamanho da artéria que a acompanha (Fig. 9.14). À medida que aumenta a idade do trombo, a veia torna-se novamente menor que a artéria devido à organização e retração do trombo. A ecogenicidade do trombo não pode ser um indicador de sua idade.

Em geral, a trombose arterial pode ocasionar sinais clínicos difusos e inconsistentes nos cães, entre eles: diminuição da temperatura local, alterações de comportamento, sinais de dor aguda, sinais de doença neuromuscular progressiva de início agudo ou, ainda, sinais neurológicos, dependendo do vaso obstruído. Os achados laboratoriais geralmente são inespecíficos e, de acordo com alguns autores, incluem anemia e discreta a moderada neutrofilia com ou sem desvio à esquerda. Estudos retrospectivos sugerem que 50% dos afetados, com doença tromboembólica periférica, apresentam sinais clínicos progressivos. As artérias aorta abdominal, ilíaca,

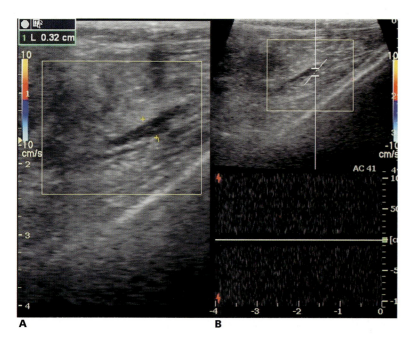

Figura 9.12 – Imagem duplex Doppler colorida (A) e espectral (B) demonstrando ausência de fluxo sanguíneo em vaso, cujo lúmen venoso está ocluído por material trombótico. AC 41 = ângulo do cursor Doppler em 41°.

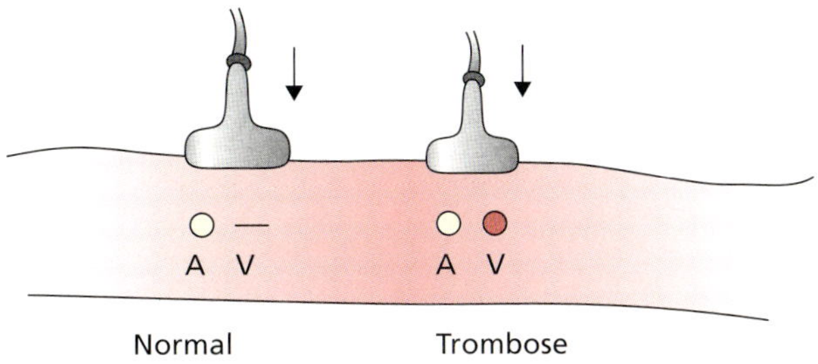

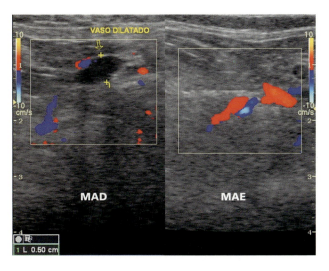

Figura 9.13 – Desenho esquemático demonstrando a alteração do lúmen vascular em caso de trombose venosa. A *seta* indica a direção da pressão exercida pelo transdutor. A = artéria; V = veia.

renal e femoral são as mais comumente acometidas. Porém, há relatos em diversos vasos periféricos.

Aneurisma

O aneurisma é uma condição rara em cães e gatos. Caracteriza-se pela dilatação vascular ocasionada pela fragilidade da túnica média nos vasos sanguíneos. Esta fragilidade pode ser primária ou secundária, causada por processos inflamatórios ou degenerativos. Estes ocasionam alterações progressivas, lesando a camada íntima do vaso. Eventualmente podem ser identificados ao modo bidimensional (Fig. 9.15); porém, a imagem Doppler colorida é considerada o padrão ouro para diagnóstico de aneurisma em medicina humana (Fig. 9.16). É caracterizada por imagem em formato de *yin-yang* no plano transversal da formação, traduzindo a turbulência do fluxo sanguíneo no local da alteração vascular.

Falsos aneurismas são causados pelo dano a todas as três camadas da parede arterial e resultam no acúmulo extravascular de sangue. A ruptura do endotélio associada a um verdadeiro aneurisma pode causar formação de um trombo com consequente embolização; embora aneurismas, trombos e êmbolos possam ser reconhecidos separados e simultaneamente.

MALFORMAÇÕES VASCULARES

As malformações vasculares são categorizadas conforme a natureza dos canais vasculares (capilares, arteriais, venosos ou linfáticos). É importante ressaltar que é comum a coexistência dos diferentes vasos em uma mesma lesão. As malformações vasculares podem ser divididas em duas categorias quanto ao fluxo: de alto ou baixo fluxo. As de alto fluxo compreendem malformação arterial, fístulas arteriove-

Figura 9.14 – Imagem duplex Doppler de trombose venosa aguda vista em plano de imagem longitudinal, demonstrando distensão da veia em mais de duas vezes o tamanho da artéria que a acompanha. MAD = membro anterior direito; MAE = membro anterior esquerdo.

nosas ou malformação arteriovenosa. As de baixo fluxo são: malformação venosa, malformação linfática e malformação capilar (Fig. 9.17). As malformações vasculares também podem ser classificadas em localizadas ou difusas. Em relação ao prognóstico, podem ser inconsequentes, causar problemas cosméticos ou funcionais, ou mesmo ameaçar a vida.

As malformações venosas são hemodinamicamente inativas, de baixo fluxo. Apresentam aumento

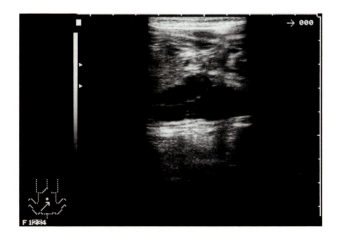

Figura 9.15 – Imagem em modo bidimensional de aneurisma em segmento de aorta abdominal próximo ao rim direito em cão adulto da raça pitbull, destacando-se a imagem linear hiperecogênica, sugerindo dissecção da parede. O diagnóstico foi confirmado após necropsia.

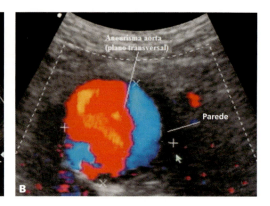

Figura 9.16 – (A) Imagem duplex Doppler colorido de aneurisma em aorta abdominal em plano longitudinal, observando-se a área de turbulência demonstrada pelo mosaico de cores na referida área. (B) Imagem duplex Doppler colorido de aneurisma em aorta abdominal em plano transversal, evidenciando a imagem característica em *yin-yang*.

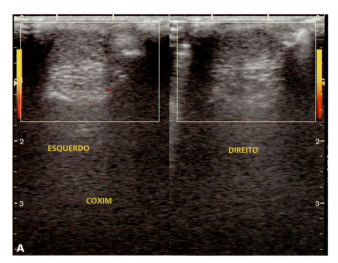
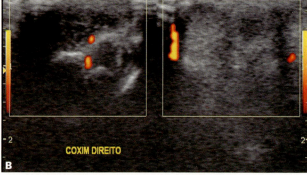
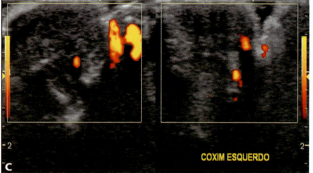

Figura 9.17 – (A) Imagem duplex Doppler de amplitude de coxim plantar normal em cão apresentando ecogenicidade homogênea e ausência de vasos detectáveis. (B e C) Imagem duplex Doppler de amplitude de coxins palmares (direito e esquerdo) com hiperplasia de tecidos moles, edema, aspecto heterogêneo e presença de vasos detectáveis – malformação arteriovenosa.

de volume quando em estação ou após exercício. Geralmente, não envolvem apenas a pele, mas também as estruturas adjacentes, como músculo e fáscia. Pode haver hipoplasia, desmineralização ou alterações líticas nos ossos adjacentes. A trombose venosa pode acontecer com frequência.

As malformações arteriais (atresia, ectasia, aneurisma ou coarctação), malformações arteriovenosas e fístulas arteriovenosas (*shunts*) são anomalias vasculares de alto fluxo.

As malformações vasculares combinadas podem acontecer em associação com outras anomalias congênitas.

CONSIDERAÇÕES FINAIS

O estudo duplex Doppler vascular ajuda na caracterização de doenças vasculares e na identificação da arquitetura vascular dos diversos órgãos e tecidos normais ou alterados.

REFERÊNCIAS BIBLIOGRÁFICAS

1. FINN-BODNER, S. T.; HUDSON, J. A. Abdominal vascular sonography. *Veterinary Clinics of North America Small Animal Practice,* v. 28, n. p. 887-941, 1998.

2. SPAULDING, K. A. A review of sonographic identification of abdominal blood vessels and juxtavascular organs. *Veterinary Radiology and Ultrasound,* v. 38, p. 4-23, 1997.

3. NYLAND, T. G.; MATTON, J. S. *Small Animal Diagnostic Ultrasound.* 2. ed. Philadelphia: W.B. Saunders, 2002. 461p.

4. CERRI, G. G.; MÓLNAR, L. J.; VEZOZZO, D. C. P. *Doppler.* São Paulo: Sarvier, 1998. cap. 6, p. 120-121.

5. YANIK, L. The basics of Doppler ultrasonography. *Veterinary Medicine,* v. 3, p. 388-400, 2002.

6. KAMIKAWA, L. *Avaliação Ultra-sonográfica da Aorta Abdominal e seus Ramos em Cães.* São Paulo: USP, 2003, 87p.

7. KAWAKAMA, J.; KODAIRA, S.; CERRI, G. G. Física. In: CERRI, G. G.; ROCHA, D. C. *Ultra-sonografia Abdominal.* São Paulo: Sarvier, 1993. cap. 1, p. 1-14.

8. SZATMÁRI, V.; SÓTONYI, P.; VÖROS, K. Normal duplex Doppler waveforms of major abdominal blood vessels in dogs: a review. *Veterinary Radiology and Ultrasound,* v. 42, n. 2, p. 93-107, 2001.

9. CARVALHO, C. F.; CHAMMAS, M.C.; CERRI, G. G. Princípios físicos do Doppler em ultra-sonografia. *Revista Ciência Rural,* v. 38, p. 872-879, 2008.

10. HOFER, M. *Doppler Colorido – Manual Prático de Ensino.* Rio de Janeiro: Revinter, 2007. 108p.

Dissertação (Mestrado) – Faculdade de Medicina Veterinária e Zootecnia da Universidade de São Paulo, 2003.

978-85-7241-816-4

CAPÍTULO 10

Aorta Abdominal e Ramos Principais

Lilian Kamikawa

INTRODUÇÃO

O estudo dos vasos denota o passado. Com o uso de angiotécnicas em cadáveres, substâncias eram empregadas para o preenchimento dos vasos, permitindo a observação da arquitetura vascular e a sua relação com outros órgãos[1]. Na segunda metade do século XIX, a descoberta dos raios X possibilitou o estudo das estruturas internas do corpo vivo, acrescentando informações anatômicas detalhadas com o emprego da angiografia[2]. Contudo, a utilização de radiações ionizantes e a necessidade da cateterização intravascular para a administração de meio de contraste iodado fizeram com que esse método apresentasse riscos ao paciente[3].

O avanço tecnológico fez despontar o diagnóstico por imagem, que se desdobrou em técnicas cada vez mais complexas e sensíveis, como a medicina nuclear, a tomografia computadorizada, a ultrassonografia, o ultrassom Doppler e a ressonância magnética[2].

Dentre os métodos investigativos não invasivos, o ultrassom bidimensional gerou grande caráter elucidativo, fornecendo imagens dinâmicas dos vasos e possibilitando estudar a morfologia, a morfometria e a relação destes com os órgãos adjacentes[4,5]. Na medicina veterinária, somente em 1970 essa técnica começou a ser utilizada em instituições acadêmicas e, atualmente, é considerada essencial em hospitais universitários e em clínicas veterinárias particulares[6].

Dessa forma, a técnica de ultrassom bidimensional passou a fornecer informações relativas à anatomia vascular, sendo complementada pela técnica de ultrassom Doppler, que permitiu detectar e quantificar a presença, a direção, a velocidade e as características do fluxo sanguíneo nos vasos, por meio dos instrumentos que implementam o efeito Doppler, que incluem o Doppler contínuo, o Doppler pulsado e o color Doppler[7,8].

O uso do ultrassom Doppler na medicina veterinária é recente[5]. Apesar de o número substancial de moléstias vasculares periféricas obstrutivas que ocorrem em humanos também ocorrerem em cães e gatos, os sintomas clínicos nos animais frequentemente são mais brandos ou raros quando comparados com a sua gravidade e prevalência na medicina humana[9].

ANATOMIA

A aorta é um vaso ímpar que emerge do ventrículo esquerdo, medialmente ao tronco pulmonar. Como aorta ascendente, ela se estende cranialmente, coberta pelo pericárdio. Então, faz uma curva acentuada dorsalmente e para a esquerda como arco aórtico; depois, corre caudalmente como aorta descendente, localizando-se ventralmente às vértebras. A parte cranial ao diafragma é a aorta torácica e a parte caudal é a aorta abdominal[10].

Na região abdominal, ela é mediana em posição, mas tende a ser deslocada para a esquerda, caudalmente, pela veia cava caudal. Com frequência, ela termina em duas artérias ilíacas internas e uma sacral mediana, um tanto ventralmente aos corpos da sexta e sétima vértebras lombares[11].

Os ramos da aorta abdominal (Fig. 10.1) são:

- Artérias lombares: são em número de sete; as duas ou três primeiras surgem da aorta torácica, próximas ao hiato aórtico do diafragma, e as restantes surgem da aorta abdominal[11]. As sétimas artérias lombares podem surgir de um tronco comum, quer da parte terminal da aorta, quer da artéria sacral mediana ou da artéria ilíaca interna[11].
- Artéria celíaca: é um vaso ímpar e deixa a parte inicial da aorta abdominal, caudalmente ao hiato aórtico, próximo à 13ª vértebra torácica[12]. É curta e origina-se na parede ventral da aorta, entre os pilares do diafragma. Possui três ramos: a artéria hepática, a artéria gástrica esquerda e a artéria lienal[10]. Foi descrito um tronco arterial comum celíaco-mesentérico em cão (*Canis familiaris*), considerado uma variação anatômica[13].
- Artérias renais: são vasos pares e deixam a aorta em locais diferentes, na altura da segunda vértebra lombar. À direita, origina-se cranialmente à artéria renal esquerda, devido à posição mais cranial do rim direito. É mais longa do que a esquerda e fica dorsal à veia cava caudal[10]. Às vezes, a artéria renal esquerda é dupla, surgindo separadamente da aorta abdominal, porém próximas uma da outra[11].
- Artérias ovarianas: pares, as das fêmeas são homólogas às *artérias testiculares*, pares, dos machos. Esses vasos originam-se da aorta aproximadamente a meia distância entre as artérias renal e ilíaca externa. As *artérias testiculares* deixam a aorta na região lombar média[10].
- Artéria mesentérica caudal: é ímpar e origina-se próxima ao final da aorta. Entra no mesocólon descendente e segue caudoventralmente para a borda mesentérica do cólon descendente, onde termina em dois ramos de tamanho similar[10].
- Artéria circunflexa ilíaca profunda: é par e origina-se da aorta, junto à origem das artérias ilíacas externas[10]. Pode excepcionalmente originar-se das artérias ilíacas externas.
- Artérias ilíacas externas: pares, surgem do aspecto lateral da aorta abdominal, normalmente entre a sexta e a sétima vértebra lombar. Entretanto, frequentemente, as artérias ilíacas externas direita e esquerda não deixam a aorta no mesmo local; a artéria esquerda é um tanto mais cranial do que a artéria direita correspondente[11].

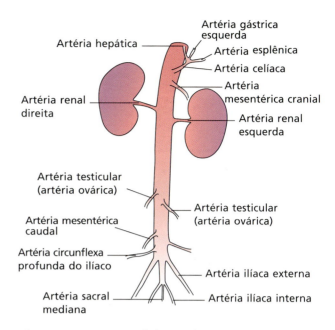

Figura 10.1 – Aorta abdominal e seus ramos, aspecto ventral.

- Artérias ilíacas internas: pares, surgem da parte final da aorta abdominal, ventralmente à extremidade caudal da sétima vértebra lombar[11].

AVALIAÇÃO ULTRASSONOGRÁFICA DA AORTA ABDOMINAL

A aorta abdominal pode ser visibilizada ao ultrassom em toda a sua extensão, iniciando cranialmente ao hiato aórtico do diafragma, próximo à 13ª vértebra torácica ou primeira vértebra lombar, até a sua "bifurcação" em artérias ilíacas externas, ou próxima à sexta ou sétima vértebra lombar[14].

O terço cranial da aorta abdominal apresenta-se localizado um tanto mais dorsalmente em relação ao restante de seu segmento. Para a visibilização de seu terço cranial, o animal deve preferencialmente ser posicionado em decúbito lateral esquerdo, tendo como acesso a parede lateral direita do abdômen, pela maior proximidade entre o transdutor e o segmento do vaso em estudo. A avaliação do vaso pela parede abdominal lateral esquerda é dificultada pela interposição de estômago e alças intestinais à aorta abdominal.

A avaliação dos dois terços caudais da aorta abdominal é possível po sicionando-se o animal nos dois decúbitos (laterais direito e esquerdo). O abdômen,

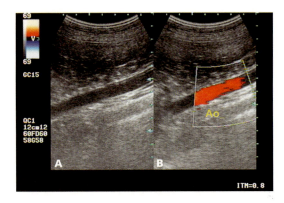

Figura 10.2 – Corte longitudinal da aorta (Ao) abdominal ao ultrassom bidimensional (*A*) e ao Doppler colorido (*B*).

mais flexível nesta região, permite uma maior compressão da musculatura abdominal pelo transdutor, deslocando as estruturas interpostas à aorta abdominal, aproximando-a do transdutor.

De forma geral, para os dois terços caudais da aorta abdominal, sugerem-se os decúbitos lateral direito e lateral esquerdo; e para o seu terço cranial, sugere-se o decúbito lateral esquerdo, tendo como acesso a parede abdominal lateral direita[4].

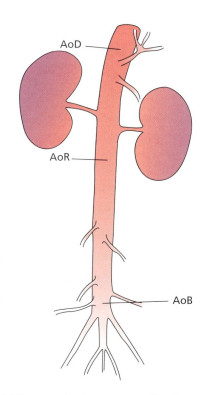

Figura 10.3 – Locais de mensuração da aorta abdominal. AoB = segmento cranial à sua bifurcação em artérias ilíacas externas; AoD = segmento caudal ao diafragma; AoR = segmento caudal às artérias renais.

A aorta é individualizada ao plano longitudinal como uma estrutura tubular pulsátil, de paredes ecogênicas, de conteúdo anecoico, imediatamente ventral aos corpos vertebrais[15] (Fig. 10.2).

O diâmetro da aorta abdominal diminui gradualmente da região próxima ao diafragma até as artérias ilíacas externas[7,14-16]. Apesar do diâmetro normal ainda não estar bem estabelecido, em cães normais de pesos entre 18 e 23kg, o diâmetro corresponde a 1cm[14]. Em estudo realizado em 131 cães, dentre eles, 35 machos e 96 fêmeas, de raças variadas e idades compreendidas entre 3 e 192 meses e sem histórico de alterações cardiovasculares, a morfometria da aorta abdominal nos segmentos caudal ao diafragma (AoD), caudal às artérias renais (AoR) e cranial à sua bifurcação em artérias ilíacas externas (AoB) apresentaram como resultado, diâmetro médio de AoD (0,8cm), diâmetro médio de AoR (0,74cm) e diâmetro médio de AoB (0,69cm)[17] (Fig. 10.3).

AVALIAÇÃO ULTRASSONOGRÁFICA DOS PRINCIPAIS RAMOS DA AORTA ABDOMINAL

Seguindo a ordem craniocaudal, a artéria celíaca, a artéria mesentérica cranial, as artérias renais e as artérias ilíacas externas são os ramos da aorta que podem ser visibilizadas com maior facilidade ao exame ultrassonográfico[6,14].

Artérias Celíaca e Mesentérica Cranial

As artérias celíaca e mesentérica cranial podem ser visibilizadas no mesmo plano devido à proximidade de ambas. O decúbito lateral direito, posicionando-se o transdutor na parede lateral esquerda do abdômen e direcionando-o dorsalmente, facilita a visibilização desses vasos[14]. O acesso pela parede lateral direita do abdômen, posicionando-se o animal em decúbito lateral esquerdo, também permite encontrar esses vasos, contanto que não estejam presentes gases no intestino delgado (Fig. 10.4).

Quando o animal é posicionado em decúbito dorsal, a artéria celíaca e a artéria mesentérica cranial

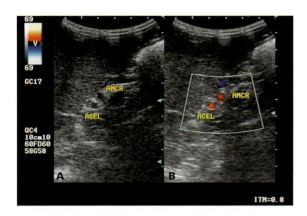

Figura 10.4 – Artérias celíaca (ACEL) e mesentérica cranial (AMCR) visibilizadas no mesmo plano ao corte transversal ao ultrassom bidimensional (*A*) e ao Doppler colorido (*B*).

apresentam uma forma de "V", ao plano sagital. Já, quando posicionado em decúbito lateral, essas artérias são visibilizadas como vasos paralelos[5]. Em cães de porte médio, o diâmetro da artéria celíaca mede 0,4cm e o diâmetro da artéria mesentérica cranial é de aproximadamente 0,5cm[14].

Tronco Comum das Artérias Frênico-abdominais

Origina-se da aorta entre as artérias mesentéricas cranial e renal, na altura da primeira vértebra lombar[10,12]. O tamanho reduzido dessas artérias dificulta sua visibilização ao ultrassom bidimensional[14].

Artérias Renais

Para a visibilização da artéria renal direita, o animal é posicionado em decúbito lateral esquerdo, e o transdutor posicionado na parede lateral direita do abdômen, na altura do processo xifoide. A partir da visibilização da aorta abdominal, desloca-se ligeiramente o transdutor medialmente para visibilizar a artéria renal (Fig. 10.5). Dois fatores podem dificultar sua visibilização nessa região: a resistência da musculatura abdominal próxima à região das costelas e a presença de segmentos intestinais sobrepondo-se a essa região.

A artéria renal esquerda é melhor visibilizada quando o animal é posicionado em decúbito lateral direito, e o transdutor colocado na parede lateral esquerda do abdômen próximo à terceira vértebra lombar. A partir da visibilização da aorta abdominal, desloca-se ligeiramente o transdutor lateralmente e a artéria renal é visibilizada, emergindo da aorta abdominal, realizando uma curva em direção cranial, apresentando um aspecto de "c" invertido (Fig. 10.6). A artéria renal direita apresenta uma curvatura menor em relação à curvatura observada na artéria renal esquerda.

As artérias renais direita e esquerda apresentam-se ao ultrassom bidimensional como duas estruturas tubulares e pulsáteis, emergindo das faces lateral direita e esquerda da aorta abdominal, de paredes regulares, ecogênicas e conteúdo anecogênico. Poucos são os estudos referentes à biometria das artérias renais. Em nossa experiência, não se observa diferença significativa de calibre entre os dois vasos; o diâmetro médio mensurado é de aproximadamente 0,3cm na espécie canina e 0,15 ± 0,02cm em gatos.

A duplicidade da artéria renal direita e/ou artéria renal esquerda originadas separadamente da aorta abdominal, relatadas como variação anatômica na população canina, foi observada em um cão de raça não definida, fêmea, 10 anos de idade[6,11,14,18]. Duas artérias renais esquerdas foram visibilizadas, com uma distância de aproximadamente 0,3cm entre ambas com emergências distintas a partir da aorta abdominal (Fig. 10.7). Os dois vasos apresentaram diâmetros de 0,3 e 0,34cm.

Artéria Mesentérica Caudal

É um vaso ímpar e origina-se próximo ao final da aorta, na altura da quarta vértebra lombar[10,12]. O

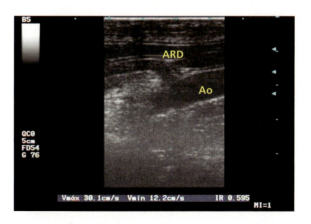

Figura 10.5 – Artéria renal direita ao ultrassom bidimensional. Ao = aorta abdominal; ARD = artéria renal direita; IR = índice de resistividade.

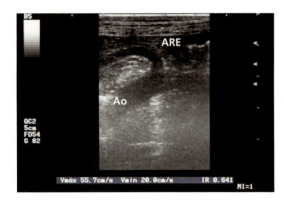

Figura 10.6 – Artéria renal esquerda (ARE) ao ultrassom bidimensional. Ao = aorta abdominal; IR = índice de resistividade.

tamanho reduzido desse vaso, que se origina na superfície ventral da aorta, imediatamente cranial à origem das artérias ilíacas externas, dificulta a visibilização ao ultrassom bidimensional. A sua detecção é possibilitada por meio do Doppler colorido[5].

Artérias Ilíacas Circunflexas Profundas

O decúbito lateral é indicado para visibilizar esses vasos finos e simétricos. Eles originam-se lateralmente, quase perpendicularmente à aorta abdominal, um tanto cranial à origem das artérias ilíacas externas[5] (Fig. 10.8).

Artérias Ilíacas Externas

A melhor visibilização das artérias ilíacas externas pode ser realizada nos dois decúbitos, laterais direito e esquerdo, em região pélvica. A pequena distância entre o transdutor e os vasos permite uma adequada visibilização desses vasos.

Ao corte transversal, as artérias ilíacas apresentam-se com duas estruturas pulsáteis, de paredes regulares, ecogênicas e conteúdo anecogênico. Ao deixar a aorta abdominal, o eixo longitudinal de cada vaso forma aproximadamente um ângulo de 45° com o eixo longitudinal da aorta abdominal[5] (Fig. 10.9). Em nossa experiência, verifica-se um diâmetro médio de 0,42cm para a artéria ilíaca externa direita e 0,39cm para a artéria ilíaca externa esquerda.

Artérias Lombares

Podem ser visibilizadas nos dois decúbitos, laterais direito e esquerdo. As artérias lombares são visibilizadas emergindo da face dorsal da aorta abdominal ao corte longitudinal entre os rins e as artérias ilíacas circunflexas profundas (Figs. 10.10 e 10.11).

ASPECTOS HEMODINÂMICOS

Aorta Abdominal

Em condições normais, a curva de velocidade do Doppler pulsado detectada nas artérias periféricas (segmento aortoilíaco, artérias periféricas das extremidades) apresenta caráter trifásico, atuando sobre esse padrão a alta resistência das artérias dos membros inferiores[8,16]. A fase ascendente da onda espectral corresponde à sístole ventricular; a descendente, a primeira onda negativa e a segunda onda positiva correspondem à diástole ventricular. A onda negativa na fase inicial da diástole e o baixo nível de velocidade na fase final da diástole indicam elevada resistência do leito distal[8] (Fig. 10.12).

Observa-se que a velocidade de fluxo sanguíneo é diretamente proporcional ao diâmetro do vaso, isto é, à medida que o calibre do vaso diminui, a

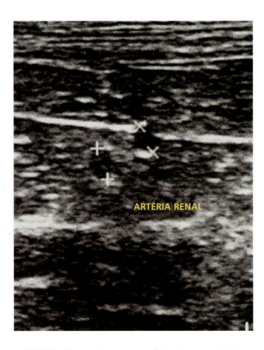

Figura 10.7 – Corte transversal de duas artérias renais esquerdas (duplicidade de artéria renal).

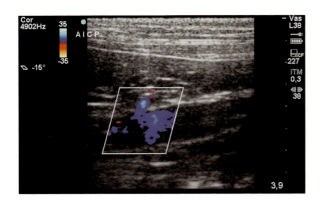

Figura 10.8 – Artéria ilíaca circunflexa profunda (AICP) emergindo da aorta abdominal ao Doppler colorido.

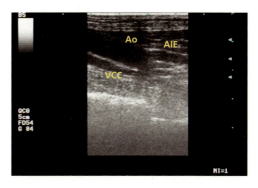

Figura 10.9 – Aorta abdominal (Ao), veia cava caudal (VCC) e artéria ilíaca externa (AIE) visibilizadas ao corte longitudinal.

velocidade do fluxo sanguíneo também diminui[17,19]. Em estudo realizado em cães, a velocidade média do fluxo sanguíneo no segmento caudal às artérias renais (AoR) mediu 104,18cm/s e no segmento cranial à bifurcação (AoB) mediu 99,61cm/s[17].

Artéria Celíaca

O fluxo da artéria celíaca varia de fluxo de alta resistência, em sua origem a partir da aorta, para fluxo de baixa resistência em seus ramos, em consequência da baixa resistência no leito vascular de baço e fígado[14]. Outros detalhes encontram-se descritos no Capítulo 12.

Artéria Mesentérica Cranial

O fluxo na artéria mesentérica cranial pode ser turbulento em sua origem a partir da aorta. Em pacientes em jejum, a onda espectral apresenta-se com padrão de alta resistência (Fig. 10.13). A avaliação do período pós-prandial apresenta um fluxo de padrão de baixa resistência, pois ocorre a vasodilatação do leito vascular intestinal[14]. Para mais detalhes, ver Capítulo 12.

Artérias Renais

Além do padrão de forma de onda espectral de alta impedância encontrada no sistema musculoesquelético, existe o fluxo de baixa impedância, caracterizada por uma onda bifásica de alto fluxo diastólico em torno de 20 e 30% do pico de velocidade sistólica (Fig. 10.14). Geralmente, este tipo de fluxo é encontrado nas artérias que suprem leitos de baixa resistência arteriolar, como as regiões cerebrais, hepáticas e renais[8]. Ver também capítulo sobre Doppler renal.

Artérias Ilíacas Externas

A onda espectral das artérias ilíacas externas apresenta um caráter trifásico, semelhante ao da aorta abdominal (Fig. 10.15).

ANORMALIDADES DA AORTA ABDOMINAL

Doença Tromboembólica

A doença tromboembólica (TE) ocorre quando mecanismos hemostáticos normais são afetados. O trombo é a formação de um coágulo localizado ou

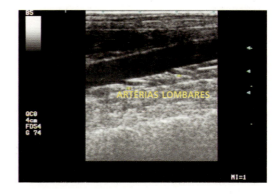

Figura 10.10 – Ao ultrassom bidimensional, artérias lombares emergindo da aorta abdominal em direção aos músculos epaxiais.

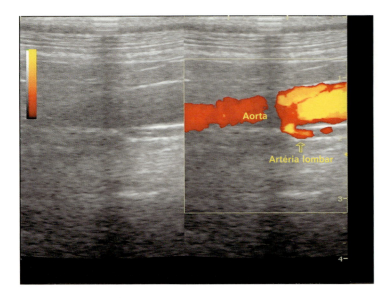

Figura 10.11 – Artéria lombar ao Doppler de amplitude.

é a agregação de plaquetas ou de outros elementos sanguíneos que obstruem parcial ou totalmente o fluxo sanguíneo em um vaso ou no coração. Um êmbolo é um coágulo ou outro tipo de agregação, que se destaca de seu local de origem, sendo carreado pelo fluxo sanguíneo até que ele se aloje em um vaso menor. Qualquer parte do corpo pode ser afetada, mas grande parte dos casos clínicos de doença TE envolvem a aorta distal, as artérias pulmonares, coração ou veia cava caudal. Em alguns indivíduos, o êmbolo e o trombo podem ocorrer concomitantemente[20].

Três situações mais frequentes, denominadas tríade de Virchow, promovem trombose patológica; estrutura ou função endotelial anormal; fluxo sanguíneo diminuído ou estático; ou estado de hipercoagulabilidade, causada por aumento de substâncias procoagulantes ou diminuição de substâncias anticoagulantes ou fibrinolíticas[20,21].

A sequela clínica do tromboêmbolo depende principalmente do tamanho e da localização do coágulo, que determina o grau de comprometimento dos órgãos/tecidos. O tromboêmbolo pode causar sinais clínicos agudos e profundos ou sinais subclínicos de lesão tecidual que levam ao final em graus variados de patologia. As doenças TE em alguns momentos são descobertas *antemortem*, mas em outros casos são descobertas em necrópsia (ou não)[20].

A causa mais comum para a doença tromboembólica em gatos é a cardiomiopatia, de qualquer tipo. O trombo é formado inicialmente no coração esquerdo e pode tornar-se amplo. Embora alguns permaneçam no coração, geralmente no apêndice do átrio esquerdo, outros embolizam-se para a aorta distal ou, com menos frequência, em outros locais[20]. A maioria dos gatos com tromboembolia arterial sistêmica tem insuficiência cardíaca congestiva concomitante por ocasião do período da embolia clínica[21].

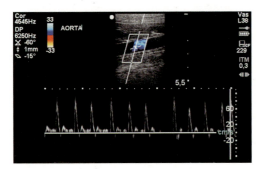

Figura 10.12 – Em cima, corte longitudinal da aorta abdominal. Volume de amostra posicionado na região central do vaso.

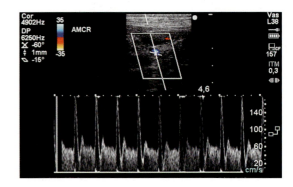

Figura 10.13 – Em cima, artéria mesentérica cranial (AMCR) ao Doppler colorido.

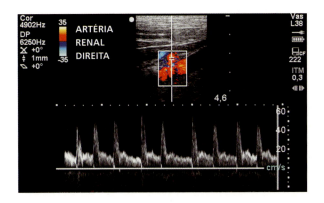 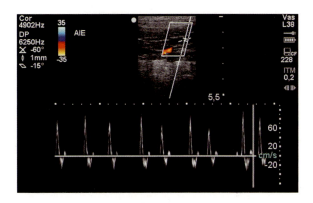

Figura 10.14 – Em cima, artéria renal direita ao Doppler colorido. Embaixo, onda espectral de baixa resistência, caracterizada por uma velocidade diastólica final equivalente a 20 e 30% do pico de velocidade sistólica.

Figura 10.15 – Ao exame triplex Doppler observa-se artéria ilíaca externa (AIE).

A doença TE arterial em cães é relativamente incomum, quando comparado ao que ocorre em gatos. Ela está associada a várias condições, incluindo nefropatias com perda de proteínas, hiperadrenocorticismo, neoplasia, nefrite intersticial crônica, dirofilariose, hipotireoidismo, dilatação gástrica – vólvulo, pancreatite e algumas doenças cardiovasculares. A doença renal estava envolvida em aproximadamente 50% dos casos em um dos relatos. Endocardite vegetativa é a doença cardiovascular mais comum associada à TE sistêmica. Outras alterações cardiovasculares, incluindo persistência do ducto arterioso (local de ligadura), cardiomiopatia dilatada, infarto de miocárdio, arterite, fibrose de aorta (íntima), aterosclerose, dissecção da aorta, erosão granulomatosa inflamatória no átrio esquerdo, também são relatadas. A doença TE é uma rara complicação da fístula atrioventricular, que pode se desenvolver secundariamente à estase venosa, relacionada à hipertensão venosa[20].

A idade relativa do trombo pode ser determinada subjetivamente, utilizando o exame ultrassonográfico. Um trombo imaturo apresenta aspecto hipoecogênico a anecogênico e homogêneo, ao passo que um trombo antigo apresenta aspecto moderado ou marcadamente ecogênico e heterogêneo[22].

Aterosclerose é um importante risco para a doença TE arterial em pessoas. Embora a arterosclerose seja incomum em cães, ela tem sido associado à doença TE nessas espécies também[20]. É uma doença arterial caracterizada por espessamento focal da porção interna da parede arterial associada a depósito de lipídeos. Os cães são naturalmente resistentes à aterosclerose, e grandes quantidades de colesterol na dieta isoladamente não produzem hipercolesterolemia ou aterosclerose[23]. Ela pode se desenvolver em casos de hipotireoidismo, hipercolesterolemia e hiperlipidemia[20].

CONSIDERAÇÕES FINAIS

A ultrassonografia Doppler veio enriquecer o exame ultrassonográfico convencional, dando informações sobre a hemodinâmica vascular, permitindo, dessa forma, a realização de um diagnóstico mais detalhado a respeito do comportamento das alterações vasculares. Por ser um método ainda recente na medicina veterinária, as informações disponíveis na literatura veterinária ainda não são suficientes para um amplo conhecimento do comportamento dos diferentes vasos do corpo. Contudo, essa lacuna está sendo preenchida, pois à semelhança do ultrassom convencional, a aquisição dos aparelhos de ultrassom Doppler está se tornando mais acessível aos médicos veterinários e o número de estudos realizados por esse método está crescendo a cada dia.

REFERÊNCIAS BIBLIOGRÁFICAS

1. RODRIGUES, H. *Técnicas Anatômicas*. 2. ed. Vitória: Scalla Studio, 1974. p. 55-72.
2. SANTOS, I. B. *Wilhelm Conrad Roentgen – a História do Descobrimento dos Raios-X no Centenário do Grande Descobrimento*. São Paulo: CLR Baliero, 1995. p. 3-7. (Edição comemorativa).
3. DROST, W. T.; BAHR, R. J.; HENRY, G. A.; CAMPBELL, G. A. Aortoiliac thrombus secondary to a mineralized arteriosclerotic lesion. *Veterinary Radiology and Ultrasound*, v. 40, n. 3, p. 262-266, 1999.
4. SPAULDING, K. A review of sonographic identification of abdominal blood vessels and juxtavascular organs. *Veterinary Radiology and Ultrasound*, v. 38, n. 1, p. 4-23, 1997.

5. SZATMÁRI, V.; SÓTONYI, P.; VÖRÖS, K. Normal duplex Doppler waveforms of major abdominal blood vessels in dogs: a review. *Veterinary Radiology and Ultrasound*, v. 42, n. 2, p. 93-107, 2001.

6. NYLAND, T. G.; MATTOON, J. S. *Veterinary Diagnostic Ultrasound*. Philadelphia: W.B. Saunders, 1995. 357p.

7. CERRI, G. C.; ROCHA, D. C. *Ultra-sonografia Abdominal*. São Paulo: Sarvier, 1993. 271p.

8. CERRI, G. C.; MÓLNAR, L. J.; VEZOZZO, D. C. P. *Doppler*. 2. ed. São Paulo: Sarvier, 1998. 271p.

9. ETTINGER, S. J. *Tratado de Medicina Interna Veterinária*. 3. ed. São Paulo: Manole, 1992. p. 1246-1261.

10. EVANS, H. E. *Miller´s Anatomy of the Dog*. 3. ed. Philadelphia: W.B. Saunders, 1993. p. 78.

11. GETTY, R. *Sisson/Grossman Anatomia dos Animais Domésticos*. 5. ed. Rio de Janeiro: Guanabara-Koogan, 2000. v. 2, 1986.

12. BUDRAS, K. D.; FRICKE, W.; MACCARTHY, P. J. *Anatomy of the Dog*. 3. ed. Hannover: Mosby-Wolfe, 1994. 125p.

13. CAMPOS, V. J. M.; DIAS, S. M. Variação na apresentação do tronco celíaco em *canis familiaris*: tronco comum celíaco-mesentérico. *Ciência*, v. 1, n. 4, p. 73-76, 1974.

14. FINN-BODNER, S. T.; HUDSON, J. A. Abdominal vascular sonography. *Veterinary Clinics of North America: Small Animal Practice*, v. 28, n. 4, p. 887-941, 1998.

15. BLUTH, E. I. Ultrasound of the abdominal aorta. *Archives of Internal Medicine*, v. 144, p. 377-380, 1984.

16. COELHO, M. A. Ecografia e Doppler vascular: aorta abdominal e seus ramos. *Revista de Angiologia e Cirurgia Vascular*, v. 2, n. 3, p. 148-157, 1993.

17. KAMIKAWA, L.; BOMBONATO, P. P. Avaliação ultra-sonográfica da aorta abdominal e seus ramos. *Ciência Rural*, v. 37, n. 2, p. 412-417, 2007.

18. SILVA, Z.; SILVA, F. C. O.; SEVERINO, R. S. et al. Sobre um caso de duplicidade das artérias renais no cão (*Canis familiaris*). *Veterinária Notícias*, v. 1, n. 1, p. 45-48, 1995.

19. VALENTINI, S.; MIGLIORINI, F.; FEDRIGO, M. Analisi ecografica de alcuni parametri fisiologici dell´aorta addominale del cane. *Veterinária*, v. 10, n. 3, p. 53-57, 1996.

20. WARE, W. A. *Cardiovascular Disease in Small Animal Medicine*. London: Manson, 2007. p. 145-163.

21. ETTINGER, S. J.; FELDMAN, E. C. *Tratado de Medicina Interna Veterinária – Doenças dos Cães e do Gato*. 5. ed. Rio de Janeiro: Guanabara-Koogan, 2007. p. 968-1028.

22. DROST, W. T.; BAHR, R. J.; HENRY, G. A.; CAMPBELL, G. A. Aortoiliac thrombus secondary to a mineralized arteriosclerotic lesion. *Veterinary Radiology & Ultrasound*, v. 40, n. 3, p. 262-266, 1999.

23. SI-KWANG LIU; TILLEY, L. P.; TAPPE, J. P. Clinical and pathologic findings in dogs with atherosclerosis: 21 cases (1970-1983). *Journal of the American Veterinary Medical Association*, v. 191, n. 4, p. 421-424, 1987.

978-85-7241-816-4

CAPÍTULO 11

Artérias Carótidas

Georgea Bignardi Jarretta

INTRODUÇÃO

Na medicina humana, as doenças cerebrovasculares ocorrem com relativa frequência e muitas vezes estão relacionadas a placas ateroscleróticas e estenose das artérias carótidas. Por esse motivo, a avaliação minuciosa dessas artérias tornou-se parte de uma rotina de exames preventivos dos acidentes vasculares cerebrais no homem. Dessa maneira, mesmo pacientes humanos assintomáticos podem ser submetidos ao exame ultrassonográfico das artérias carótidas com o objetivo de se avaliar um provável grau de estenose desses vasos e incluir esses pacientes nas categorias de risco de doenças cerebrovasculares, a fim de iniciar um tratamento preventivo clínico ou até mesmo cirúrgico[1].

Na medicina veterinária, especificamente em cães e gatos, as doenças ateroscleróticas não ocorrem com a mesma frequência; porém, as estenoses podem ocorrer por outras causas (como neoplasias e traumas) e, dessa maneira, o exame ultrassonográfico tem sua aplicabilidade[2,3].

Portanto, além das raras placas ateromatosas, as alterações que podem ser encontradas nas artérias carótidas de cães e gatos, ainda que pouco frequentes, são as neoplasias (tanto das próprias artérias quanto em região de cabeça e pescoço que promovam um envolvimento vascular), os aneurismas e as malformações arteriovenosas, que podem ser consequentes a traumas, neoplasias, ou intervenções cirúrgicas[2-4].

REVISÃO ANATÔMICA

Em cães e gatos, as artérias carótidas comuns, esquerda e direita, originam-se do tronco braquiocefálico (primeiro ramo do arco aórtico). A partir daí, elas emitem pequenos ramos, como as artérias tireoideas caudal e cranial, e só então dá origem aos seus ramos terminais, as artérias carótidas interna e externa nos dois lados.

O seio carotídeo é identificado como uma dilatação no bulbo da artéria carótida interna. Uma característica relevante dessa artéria é que ela não emite nenhum ramo em seu trajeto extracraniano, subindo, então, através da superfície lateral da laringe.

A artéria carótida externa vai emitindo inúmeros ramos, até dividir-se em artérias temporal superficial e maxilar. Entre esses ramos, encontram-se: artéria occipital, artéria laríngea cranial, artéria lingual, artéria facial e artéria auricular caudal[5] (Fig. 11.1).

Achados de dissecção demonstraram uma variação anatômica em gatos, comprovando a ausência de ambas as carótidas internas e a presença de ligamentos. O suprimento sanguíneo cerebral nesses animais faz-se através das artérias vertebrais.

TÉCNICA DE EXAME

Exames ultrassonográficos de artérias carótidas são realizados normalmente com transdutores lineares, com frequências variando de 7,5 a 10MHz, e eventualmente frequências maiores na dependência do

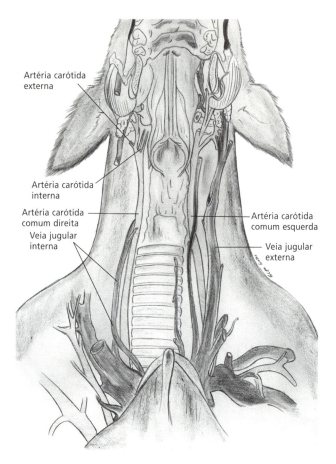

Figura 11.1 – Ilustração esquemática da região cervical ventral de cão. (Ilustração de Felipe Dias Carvalho Simões.)

tamanho do animal. Na medicina humana, os transdutores lineares multifrequenciais são geralmente os mais utilizados[6].

As regiões cervicais ventral e lateral direita e esquerda devem ser tricotomizadas para a realização do exame. Porém, há raças em que a pouca quantidade de pelos isenta da necessidade de tricotomia, o que é bem favorável, pois seria um fator a menos na contribuição para o estresse do paciente.

Na avaliação ultrassonográfica de estruturas da região cervical, o animal deve, preferencialmente, ser posicionado em decúbito dorsal e, posteriormente, lateral esquerdo e direito, com o pescoço em extensão. Porém, devem-se considerar as limitações posicionais quando o paciente examinado encontra-se agitado, dificultando a identificação das estruturas na região. Sendo assim, um posicionamento opcional, como o animal sentado ou em estação com o pescoço em extensão, pode possibilitar a realização de um exame mais dificultoso.

ANATOMIA ULTRASSONOGRÁFICA
Modo Bidimensional

Para a identificação das artérias carótidas comuns, deve-se, primeiramente, localizar a laringe ao corte transversal na região cervical cranial, na qual visibiliza-se uma estrutura triangular hiperecogênica, formadora de sombra acústica, sendo possível a verificação dos movimentos respiratórios do animal[7]. Desloca-se vagarosamente o transdutor caudalmente, até a identificação da traqueia ao corte transversal, com formação de reverberação devido à presença de ar em seu lúmen. Nessa região, logo caudalmente à laringe, lateralmente à direita e à esquerda da traqueia, são identificados os lobos direito e esquerdo da tireoide, respectivamente. Dorsalmente aos lobos da tireoide, são identificadas as artérias carótidas comuns, dos dois lados da traqueia, ao corte transversal, como estruturas arredondadas anecogênicas, com parede hiperecogênica. O corte longitudinal é realizado rotacionando-se o transdutor 90°. Ventralmente às artérias carótidas, são identificadas as veias jugulares externas, também anecogênicas, porém suscetíveis ao teste de compressão. Pode-se, também, localizar as artérias carótidas comuns posicionando-se o transdutor diretamente no sulco jugular, com um corte ao longo do eixo longitudinal do pescoço[8]. Seguindo-se o curso da artéria carótida comum cranialmente, identifica-se sua bifurcação em artérias carótidas interna e externa na porção mais cranial da região cervical (Figs. 11.2 a 11.4). A artéria carótida interna não emite ramos logo que se origina, diferentemente da artéria carótida externa.

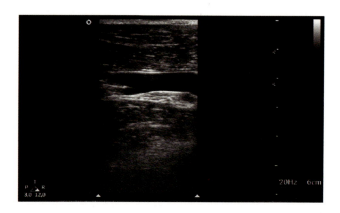

Figura 11.2 – Bifurcação da artéria carótida comum de cão ao modo bidimensional.

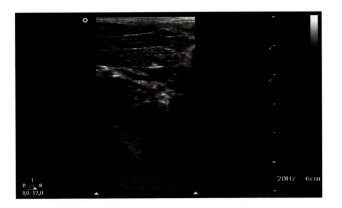

Figura 11.3 – Bifurcação da artéria carótida comum de cão ao modo bidimensional.

Porém, é possível visibilizar o seio carótido como uma dilatação na origem da artéria carótida interna. A artéria carótida externa continua rostralmente como uma linha reta a partir da artéria carótida comum, na região da glândula mandibular e do músculo digástrico[9].

A parede das artérias carótidas possui três camadas bem diferenciadas: as túnicas íntima, média e adventícia. Na medicina humana, ultrassonograficamente, essas camadas podem ser identificadas. A interface entre o sangue e a camada íntima é representada como uma linha ecogênica e brilhante; a camada média é observada como uma faixa anecogênica e a interface entre a camada íntima e a adventícia, como outra linha ecogênica. A mensuração, que é realizada no protocolo ultrassonográfico do estudo das artérias carótidas, é a distância entre as duas linhas ecogênicas, ou seja, a espessura da íntima-média, que não deve ultrapassar 0,8mm[6] (Figs. 11.5 e 11.6).

Há aparelhos que permitem uma reconstrução tridimensional das estruturas, tornando-se possível

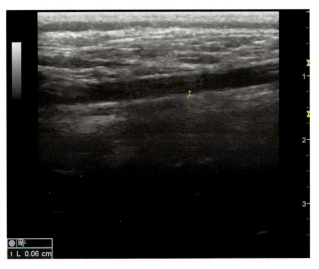

Figura 11.5 – Mensuração da íntima-média da artéria carótida comum de cão ao modo bidimensional.

a formação de uma imagem tridimensional da artéria carótida (Fig. 11.7).

O pulso das artérias carótidas pode ser identificado ao modo bidimensional.

Doppler

Para a avaliação duplex Doppler das artérias carótidas, pode-se manter uma angulação Doppler de 52 a 60°[8]. O fluxo sanguíneo normal das artérias carótidas em pequenos animais pode ter uma grande variação. Raças maiores normalmente possuem fluxo sanguíneo bidirecional, ao passo que raças menores e gatos possuem fluxo unidirecional. A velocidade do pico sistólico varia de 80 a 150cm/s em cães e 50 a 110cm/s em gatos, ou possui média

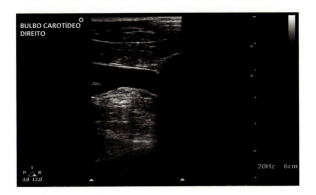

Figura 11.4 – Bulbo carotídeo direito de cão ao modo bidimensional.

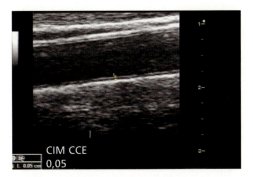

Figura 11.6 – Mensuração da íntima-média da artéria carótida comum humana ao modo bidimensional. CCE = carótida comum esquerda; CIM = camada íntima-média.

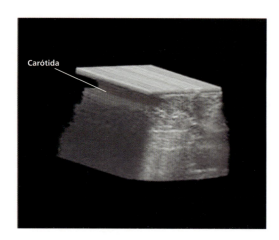

Figura 11.7 – Imagem tridimensional de artéria carótida comum de cão.

de 115 ± 17cm/s em cães[8,10]. Foi observado que em geral as velocidades são maiores caudalmente do que cranialmente[9]. A velocidade diastólica final é de 39 ± 7cm/s[8] (Figs. 11.8 a 11.11). Em pacientes humanos, quando as artérias carótidas interna e externa encontram-se dentro dos padrões da normalidade, é possível diferenciá-las por meio de seus traçados espectrais, nos quais a artéria carótida interna (assim como a comum) possui característica de baixa resistência e a artéria carótida externa possui um fluxo de alta resistência (Figs. 11.12 a 11.14). Além do mais, pode-se realizar o teste de compressão na artéria temporal superficial, sendo observada uma repercussão hemodinâmica na artéria carótida externa. Em pacientes humanos, a artéria carótida interna possui um maior calibre em comparação com a externa e, apesar de haver variações individuais, a artéria carótida interna se encontra mais lateralmente[11].

Ainda dentro da medicina humana, já foram observadas diferenças dos parâmetros ultrassonográficos em pacientes idosos[12]. Portanto, pode-se sugerir que o mesmo ocorra aos pacientes caninos e felinos de idade avançada, havendo necessidade de estudos direcionados com esses animais para tal comprovação.

A artéria carótida comum dos equinos foi avaliada com o objetivo de se adicionar informações com relação ao sistema cardiovascular desses animais. O diâmetro da artéria carótida comum nesses animais foi de 11,9 ± 1,5mm, sendo nos machos ligeiramente maior que nas fêmeas. A média da velocidade sistólica foi de 0,9 ± 0,19m/s (90 ± 19cm/s). A média da velocidade diastólica foi de 0,46 ± 0,14 m/s (46 ± 14cm/s). Também foram calculados a média de aceleração sistólica (2,8 ± 0,7cm/s^2) e o volume do pulso carotídeo médio (72,7 ± 24mL)[13].

Assim, observa-se a lacuna de informações no que se refere aos dados métricos e de velocidade das artérias carótidas comuns, interna e externa, em cães e gatos de variadas raças e tamanhos, para poder incrementar as informações aos exames diagnósticos nessas espécies.

ALTERAÇÕES

978-85-7241-816-4

Na medicina humana, as principais aplicações do duplex Doppler das artérias carótidas são: identificação e caracterização de possíveis placas ateromatosas na parede das artérias e quantificação das estenoses destas.

As doenças cerebrovasculares, em geral, compreendem distúrbios que causam alterações em vasos sanguíneos, resultando em diminuição do suprimento sanguíneo cerebral[14]. E as causas dessa diminuição

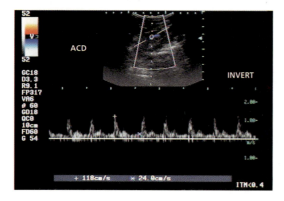

Figura 11.8 – Artéria carótida comum direita (ACD) de cão ao duplex Doppler. INVERT = espectro invertido.

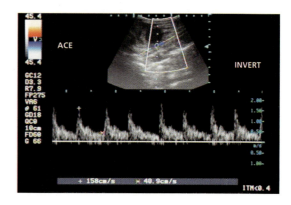

Figura 11.9 – Artéria carótida comum esquerda (ACE) de cão ao duplex Doppler. INVERT = espectro invertido.

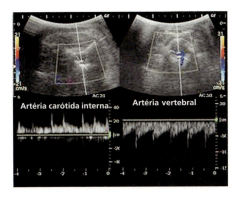

Figura 11.10 – Artéria carótida interna e artéria vertebral de cão ao duplex Doppler. AC 31 e AC 50 = ângulo do cursor Doppler em 31° e 50°.

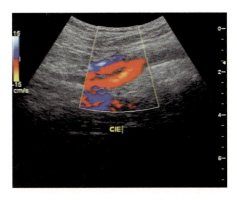

Figura 11.12 – Bifurcação da artéria carótida interna esquerda (CIE) humana ao Doppler colorido.

de suprimento sanguíneo para o cérebro podem ser a doença tromboembólica e a aterosclerose[14,15]. A aterosclerose é uma forma de arteriosclerose, na qual esta última pode ser traduzida por perda da elasticidade da parede e estenose luminal arterial. Na aterosclerose, a camada íntima e a porção média da camada média da parede arterial se encontram espessadas por placas de colesterol e lipídeos, principalmente[15]. Porém, os ateromas raramente são formados em cães e gatos e, quando ocorrem, estão muitas vezes associados ao hipotireoidismo ou mesmo ao diabetes[14-18] (Figs. 11.15 a 11.18).

A hipercolesterolemia, a lipidemia e o hipotireoidismo são os achados clínicos mais comuns encontrados em cães com aterosclerose[14-18]. Os sinais clínicos mais frequentes nesses cães são: letargia, anorexia e fraqueza, portanto, inespecíficos[16]. Porém, como já citado, a placa ateromatosa não ocorre com frequência em pequenos animais como no homem. Já foram isoladas e classificadas as lipoproteínas plasmáticas em cães normais e uma classe delas, a lipoproteína 1 de alta densidade, predominante no cão, não é encontrada normalmente no plasma humano. No homem e nos animais com aterosclerose, as lipoproteínas de baixa densidade são encontradas em maior concentração[16].

A raça schnauzer miniatura foi a única em que foi relatada uma hiperlipoproteinemia idiopática[19].

É possível relacionar as características ultrassonográficas das placas observadas com as suas características histológicas, o que significa que o exame ultrassonográfico pode identificar, com razoável precisão, placas que são consideradas instáveis, o que pode selecionar pacientes para uma cirurgia preventiva[20]. Ultrassonograficamente, as placas menos ecogênicas e uniformes são placas predominantemente gordurosas e hemorrágicas e consideradas

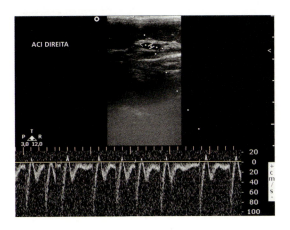

Figura 11.11 – Artéria carótida interna (ACI) direita de cão ao Doppler pulsado.

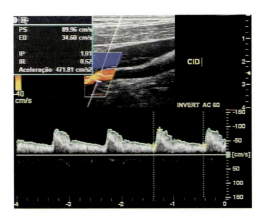

Figura 11.13 – Fluxo de baixa resistência da artéria carótida interna direita (CID) humana sem alterações ao Doppler pulsado. AC 60 = ângulo do cursor Doppler em 60°; ED = velocidade diastólica final; INVERT = espectro invertido; IP = índice de pulsatilidade; IR = índice de resistividade; PS = velocidade de pico sistólico máxima.

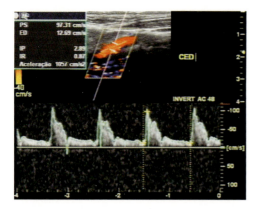

Figura 11.14 – Fluxo de alta resistência da artéria carótida externa humana sem alterações ao Doppler pulsado. AC 48 = ângulo do cursor Doppler em 48°; CED = artéria carótida externa direita; ED = velocidade diastólica final; INVERT = espectro invertido; IP = índice de pulsatividade; IR = índice de resistividade; PS = velocidade de pico sistólica máxima.

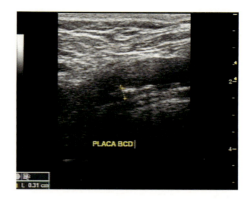

Figura 11.16 – Artéria carótida comum direita de cadela diabética, apresentando paredes espessadas. BCD = bulbo carotídeo direito.

instáveis, ao passo que as placas mais ecogênicas são compostas por tecido fibroso e consideradas estáveis[20].

Na medicina humana, foi formulada uma tabela pelo Committee on Standards for Noninvasive Vascular Testing, na qual as placas foram caracterizadas de acordo com a sua superfície (regular e irregular), com sua profundidade (inferior ou superior a 2mm), ecotextura (homogênea ou heterogênea) e conteúdo (gorduroso, fibrótico e calcificado)[11]. De maneira geral, pode-se diferenciá-las como placas moles (ou predominantemente gordurosas) e placas duras (de fibrina)[6]. As complicações da placa são a hemorragia e a ulceração por ruptura, além das tromboses adjacentes, que podem ocasionar estenoses e até oclusão total da artéria[6]. Na medicina veterinária, a caracterização das placas (ainda que raras) pode ser realizada por meio da classificação humana (Figs. 11.19 a 11.21).

Porém, é importante lembrar que a estenose das artérias carótidas pode ocorrer por outros fatores além da doença aterosclerótica, como neoplasias, traumas e alterações pós-cirúrgicas[3].

Já foi relatada a presença de um tumor em corpo de carótida de uma cadela da raça husky siberiano, de 13 anos de idade, com histórico de dor e claudicação em membro pélvico direito em decorrências de múltiplas metástases ósseas[4].

Tumores do corpo carotídeo são observados como massas lobuladas, hipoecogênicas, com arquitetura interna complexa e bem vascularizadas[21].

Porém, quando se fala em neoplasias que afetam as artérias carótidas, devem-se considerar as neoplasias cervicais, de maneira geral, que comprimem e invadem os vasos da região, e podem repercutir

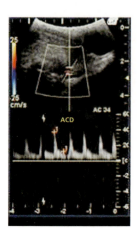

Figura 11.15 – Artéria carótida comum direita (ACD) de cadela diabética, apresentando traçado espectral compatível com estenose. AC 34 = ângulo do cursor Doppler em 34°; IR = índice de resistividade; Vd = velocidade diastólica final; Vs = velocidade de pico sistólico.

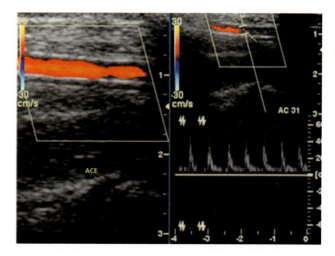

Figura 11.17 – Artéria carótida comum esquerda (ACE) de cadela diabética. AC 31 = ângulo do cursor Doppler em 31°.

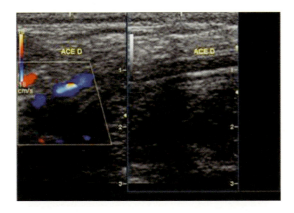

Figura 11.18 – Artéria carótida externa direita (ACE D) de cadela diabética, apresentando paredes espessadas e fluxo assimétrico em relação à artéria carótida comum direita.

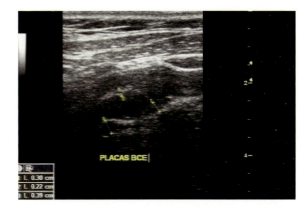

Figura 11.20 – Placas ateromatosas em parede de bulbo carotídeo esquerdo (BCE) humano ao modo bidimensional.

em uma alteração hemodinâmica significativa nas artérias carótidas[3] (Figs. 11.22 e 11.23).

Malformações arteriovenosas em região cervical, que envolvem as artérias carótidas podem ser congênitas ou se desenvolver em consequência de traumas, neoplasia ou cirurgias[3].

Outras doenças carotídeas encontradas em pacientes humanos são: aneurisma, dissecção, arterite e tortuosidade das artérias carótidas[6].

Aneurismas são definidos como saculações formadas pela dilatação das artérias. Podem ser verdadeiros (enfraquecimento da parede arterial e dilatação do lúmen vascular), falsos (lacerações arteriais que não cicatrizaram) ou dissecantes[15]. Aneurismas das artérias carótidas no homem são raros, mas a bifurcação carotídea é a localização mais comum, e são visibilizados ultrassonograficamente como dilatações arteriais e redução da velocidade do fluxo sanguíneo[6,22].

Os aneurismas das artérias carótidas em cães e gatos não são comumente diagnosticados, embora, em achados de necrópsia e dissecção, já tenha sido verificada a presença de aneurismas dessas artérias (Figs. 11.24 e 11.25). Em estudos experimentais com cães, o fluxo sanguíneo da artéria com aneurismas foi estudado por angiografia e Doppler colorido, e verificou-se que as maiores aplicações do estudo desses vasos está no prognóstico do aneurisma, incluindo sua possível ruptura, crescimento ou trombose[23]. Cães também foram utilizados para a investigação das características hemodinâmicas de artérias carótidas com aneurismas criados experimentalmente, e foi verificado que os aneurismas possuem três regiões diferentes de fluxo: mais interno, externo e central. Os cães também foram utilizados para demonstrar a aplicabilidade dos *stents* nesses aneurismas[24].

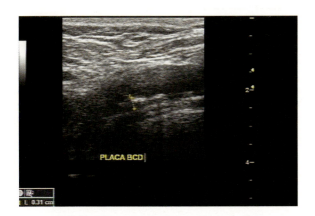

Figura 11.19 – Mensuração de placa ateromatosa em parede de bulbo carotídeo humano, ao modo bidimensional. BCD = bulbo carotídeo direito.

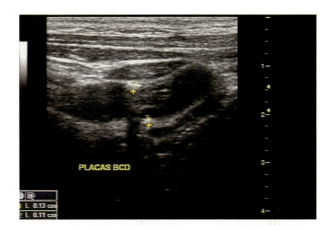

Figura 11.21 – Placas ateromatosas em parede de bulbo carotídeo direito (BCD) humano ao modo bidimensional (+).

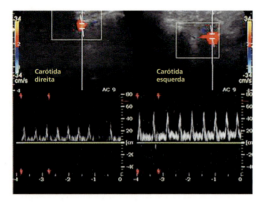

Figura 11.22 – Assimetria de fluxo carotídeo de cão em decorrência de carcino ma de glândula tireoide. AC 9 = ângulo do cursor Doppler em 9°.

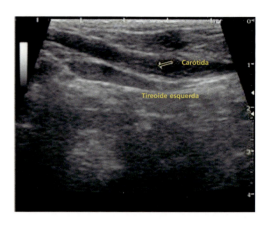

Figura 11.24 – Aneurisma de artéria carótida comum de cão.

Na presença de dissecções, o exame ultrassonográfico pode evidenciar um septo ecogênico que separa o lúmen verdadeiro do lúmen falso, e há diminuição do fluxo sanguíneo[6,25].

Nas arterites, as paredes das artérias apresentam lesões inflamatórias, e ao exame ultrassonográfico observa-se espessamento hipoecogênico difuso da parede arterial[6].

Já se sabe que o duplex Doppler tem uma grande porcentagem de acurácia na detecção de estenose das artérias carótidas, apesar de ser menos apurado nas lesões que produzem uma estenose de menos de 10%[26]. O grau de estenose é classificado de acordo com a velocidade do pico sistólico (VPS) e a velocidade diastólica final (VDF), onde VPS > 100cm/s representa estenoses de mais de 50% e VDF > 100cm/s traduz uma estenose maior que 80%. De maneira mais simples, considera-se uma estenose de 50% quando a VPS for o dobro do normal (Figs. 11.26 a 11.29).

Também foram formuladas tabelas que relacionam o grau de estenose à velocidade correspondente (Tabela 11.1).

Não existem ainda na literatura veterinária valores que relacionem a velocidade ao grau de estenose das artérias carótidas; porém, conhecendo os valores normais da velocidade da artéria carótida comum já citados, pode-se estimar um certo grau de estenose destas.

Existem, na literatura humana, inúmeros artigos que utilizam cães como modelos nos seus protocolos. Um deles, com o objetivo de avaliar um enxerto vascular para as artérias coronárias do homem, avaliou esses enxertos de pequeno diâmetro após a colocação destes nas artérias carótida e femoral de cães, e concluiu-se que o Doppler colorido é um método confiável de avaliação não invasiva do fluxo sanguíneo por meio de implantes vasculares de pequeno diâmetro[27]. Outro estudo experimental em cães foi realizado na investigação das características

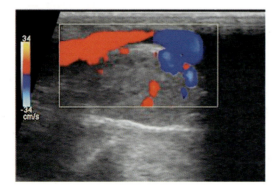

Figura 11.23 – Desvio da veia jugular de cão em decorrência de carcinoma de glândula tireoide.

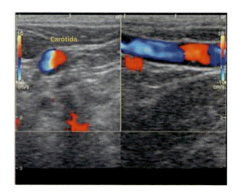

Figura 11.25 – Aneurisma de artéria carótida comum de cão ao Doppler colorido.

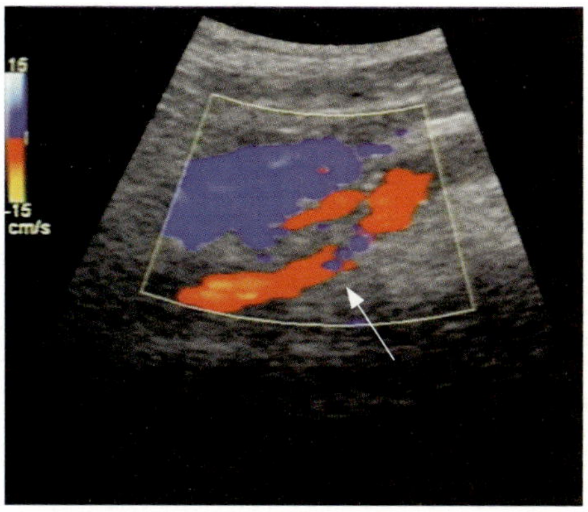

Artérias Carótidas - **115**

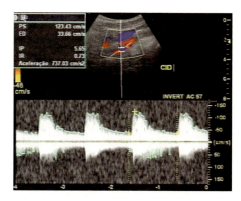

Figura 11.26 – Estenose da artéria carótida interna (*seta*) direita humana ao Doppler colorido.

hemodinâmicas de aneurismas das artérias carótidas e os efeitos com *stents* específicos. Verificou-se que o fluxo desses modelos de aneurismas é reprodutível em cães e consistente com os previstos em modelos mecânicos, matemáticos e computadorizados[24]. Outro trabalho foi realizado, no qual mensurações do fluxo da artéria carótida comum foram obtidas em cães neonatos e, como protocolo inicial, em neonatos humanos, por deduzirem as semelhanças em tamanho nessa fase entre as duas espécies[28]. Artérias carótidas de cães tiveram estenoses de 40 a 64% de redução de diâmetro induzidas em um estudo que avaliou a morfologia das células endoteliais. Vinte e sete dias após a indução da estenose, a avaliação do fluxo das artérias foi realizada por meio de Doppler pulsado[29]. Mais uma vez, pode-se perceber que cães, sendo muito utilizados como modelos experimentais, podem apresentar as mesmas alterações vasculares humanas e deduz-se que muitas características vasculares ultrasso-

Figura 11.28 – Estenose da artéria carótida interna direita (CID) humana representada pelo aumento da velocidade do fluxo ao Doppler pulsado. AC 57 = ângulo do cursor Doppler em 57°; ED = velocidade diastólica final; INVERT = espectro invertido; IP = índice de pulsatilidade; IR = índice de resistividade; PS = velocidade de pico sistólico máxima.

nográficas já estabelecidas na medicina humana são passíveis de serem utilizadas na medicina veterinária como referência.

CONSIDERAÇÕES FINAIS

Apesar da escassez de dados na literatura veterinária quanto à normalidade e às alterações das artérias carótidas em cães e gatos, há uma grande disponibilidade de informações oriundas da medicina humana. Porém, deve-se sempre ter em mente as principais razões pela menor frequência das alte-

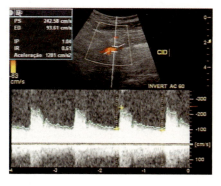

Figura 11.29 – Estenose de mais de 70% da carótida interna direita humana representada pelo aumento (CID) da velocidade do fluxo ao Doppler pulsado. AC 60 = ângulo do cursor Doppler em 60°; ED = velocidade diastólica final; INVERT = espectro invertido; IP = índice de pulsatilidade; IR = índice de resistividade; PS = velocidade de pico sistólico máxima.

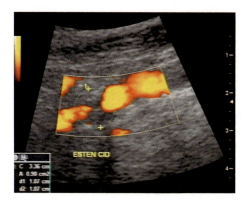

Figura 11.27 – Estenose da artéria carótida interna (ESTEN CID) humana do power Doppler (+).

Tabela 11.1 – Inter-relação entre estenose percentual e oscilação da velocidade dos picos sistólico máximo e diastólico mínimo detectadas nas bifurcações carotídeas – artérias carótidas internas no homem[6]

Estenose (%)	VPSM (cm/s)	VPDM (cm/s)	Alargamento espectral
0	< 120	< 120	Ausente
1 – 49	< 120	< 120	Presente
50 – 79	> 120	< 120	Presente
80 – 94	> 120	> 120	Presente
95 – 99	< 40	< 40	Presente
Oclusão	0	0	0

VPDM = velocidade do pico diastólico mínimo; VPSM = velocidade do pico sistólico máximo.

978-85-7241-816-4

rações de carótidas nessas espécies. Porém, apesar disso, ficam evidentes as possibilidades da realização e da utilização da ultrassonografia duplex Doppler das artérias carótidas como rotina clínica de pequenos animais; e, uma vez implantada, muitas alterações ainda não relatadas podem ser detectadas.

AGRADECIMENTOS

Agradeço aos ensinamentos, dicas importantes e imagens fornecidas pela autora do livro, Cibele Figueira de Carvalho, e pela colaboradora Lilian Kamikawa. Agradeço também as oportunidades e imagens cedidas pelo Dr. Wilmar Lima Júnior, médico vascular do Centro de Diagnóstico por Imagem Multimagem de Santos e as ilustrações realizadas pelo aluno Felipe Dias Carvalho Simões.

REFERÊNCIAS BIBLIOGRÁFICAS

1. WOLFF, T.; GUIRGUIS-BLAKE, J.; MILLER, T. et al. Screening for carotid artery stenosis: an update of the evidence for the U.S. Preventive Services Task Forces. *Ann. Intern. Med.*, v. 147, n. 12, p. 860-70, 2007.

2. WISNER, E. R.; MATTOON, J. S.; NYLAND, T. G. Ultrasonography of the neck. In: NYLAND, T. G.; MATTON, J. S. *Veterinary Diagnostic Ultrasound*. New York: W.B. Saunders, 1995. cap. 11, p. 165-169.

3. WISNER, E. R.; MATTON, J. S.; NYLAND, T. G. Pescoço. In: NYLAND, T. G.; MATTON, J. S. *Ultra-som Diagnóstico em Pequenos Animais*. 2. ed. São Paulo: Roca, 2005. cap. 15, p. 293-313.

4. OKAJIMA, M.; SHIMADA, A.; MORITA, T. et al. Multiple osseous metastases of a carotid body tumor in a dog. *J. Vet. Med. Sci.*, v. 69, n. 3, p. 297-299, 2007.

5. EVANS, H. E.; DELAHUNTA, A. *Guia para a Dissecação do Cão*. 5. ed. Rio de Janeiro: Guanabara-Koogan, 2001.

6. MOLNÁR, L. J. Ultra-sonografia das artérias carótidas. In: *Ultra-sonografia Vascular*. Rio de Janeiro: Revinter, 2004. cap. 2, p. 57-115.

7. CARVALHO, C. F. Ultra-sonografia da região cervical ventral: pescoço. In: *Ultra-sonografia em Pequenos Animais*. 1. ed. São Paulo: Roca, 2004. cap. 17, p. 231-238.

8. LEE, K.; CHOI, M.; YOON, J.; JUNG, J. Spectral waveform analysis of major arteries in conscious dogs by Doppler ultrasonography. *Vet. Radiol. Ultrasound*, v. 45, n. 2, p. 166-171, 2004.

9. WISNER, E.; MATTOON, J.; NYLAND, T. Normal ultrasonographic anatomy of the canine neck. *Vet. Radiol.*, v. 32, p. 185-190, 1991.

10. NAUTRUP, C. P.; KÄSTNER, W.; DENKEWITZ, B.; REESE, S. The neck. In: NAUTRUP, C. P. *Diagnostic Ultrasonography of the Dog and Cat*. 2. ed. London: Manson, 2001.

11. CERRI, G. G.; MOLNÁR, L. J.; VEZOZZO, D.C.P. Mapeamento dúplex das artérias carótidas e vertebrais. In: *Doppler*. 1. ed. São Paulo: Sarvier, 1998. cap. 3, p. 33-52.

12. JURASIC, M. J.; LOVRENCIC-HUZJAN, A.; BEDEKOVIC, M. R.; DEMARIN, V. How to monitor vascular aging with an ultrasound. *J. Neurol. Sci.*, v. 257, n. 1-2, p. 139-142, 2007.

13. CIPONE, M.; PIETRA, M.; GANDINI, G. et al. Pulsed wave-doppler ultrasonographic evaluation of the common carotid artery in the resting horse: physiologic data. *Vet. Radiol. Ultrasound*, v. 38, n. 3, p. 200-206, 1997.

14. SHELL, L. G. Diseases of the cerebrum. In: LEIB, M. S.; MONROE, W. E. *Practical Small Animal Internal Medicine*. Philadelphia: W. B. Saunders, 1997. cap. 24, p. 479-515.

15. SUTER, P. F. Moléstia vascular periférica. In: ETTINGER, S. J. *Tratado de Medicina Interna Veterinária*. 3. ed. São Paulo: Manole, 1992. cap. 81, p. 1246-1261.

16. LIU, S. K.; TILLEY, L. P.; TAPPE, J. P.; FOX, P. R. Clinical and pathologic findings in dogs with atherosclerosis: 21 cases (1970-1983). *J. Am. Vet. Med. Assoc.*, v. 189, n. 2, p. 227-232, 1986.

17. HESS, R. S.; KASS, P. H.; VAN WINKLE, T. J. Association between diabetes mellitus, hypothyroidism or hyperadrenocorticism and atherosclerosis in dogs. *J. Vet. Intern. Med.*, v. 7, n. 4, p. 489-494, 2003.

18. PATTERSON, J. S.; RUSLEY, M. S.; ZACHARY, J. F. Neurologic manifestations of cerebrovascular atherosclerosis associated with primary hypothyroidism in a dog. *J. Am. Vet. Med. Assoc.*, v. 186, n. 4, p. 499-503, 1985.

19. ROGERS, W. A.; DONOVAN, E. F.; KOCIBA, G. J. Idiopathic hyperlipoproteinemia in dogs. *J. Am. Vet. Med. Assoc.*, v. 166, p. 1087-1091, 1975.

20. SNOW, M.; BEM-SASSI, A.; WINTER, R. K. et al. Can carotid ultrasound predict plaque histopathology? *J. Cardiovasc. Surg.*, v. 48, n. 3, p. 299-303, 2007.

21. WISNER, E.; NYLAND, T; MATTOON, J. Ultrasonographic examination of cervical masses in the dog and cat. *Vet. Radiol. Ultrasound*, v. 35, p. 310-315, 1994.

22. TERBORG, C.; BRODHUN, M.; JOACHIMSKI, F. et al. Aneurysm of the extracranial carotid artery with spontaneous acho contrast revealed by duplex sonography. *Ultraschall Med.*, v. 28, n. 2, p. 216-218, 2007.

23. STROTHER, C. M.; GRAVES, V. B.; RAPPE, A. Aneurysm hemodynamics: an experimental study. *AJNR Am. J. Neuroradiol.*, v. 13, n. 3, p. 1089-1095, 1992.

24. GRAVES, V. B.; STROTHER, C. M.; PARTINGTON, C. R.; RAPPE, A. Flow dynamics of lateral carotid aneurysms and their effects on coils and balloons: an experimental study in dogs. *AJNR*, v. 13, p. 189-196, 1992.

25. ALECU, C.; FORTRAT, J. O.; DUCROCQ, X. et al. Duplex scanning diagnosis of internal carotid artery dissecations. A case control study. *Cerebrovasc Dis.*, v. 23, n. 5-6, p. 441-447, 2007.

26. FELL, G.; PHILLIPS, D. J.; CHIKOS, P. M. et al. Ultrasonic duplex scanning for disease of the carotid artery. *Circulation*, v. 64, n. 6, p. 1191-1195, 1981.

27. SUNG, H. W.; WITZEL, T. H.; HATA, C. et al. Noninvasive color doppler inspection of small-diameter vascular grafts implanted in canine carotid and femoral arteries. *Artif. Organs.*, v. 16, n. 5, p. 485-489, 1992.

28. RAJU, T. N. K.; GO, M.; RYVA, J. C.; SCHMIDT, D. J. Common carotid artery flow velocity measurements in the newborn period with pulsed Doppler technique. *Boil. Neonate*, v. 52, p. 241-249, 1987.

29. HUTCHISON, K. J. Endothelial cell morphology around graded stenoses of the dog common carotid artery. *Blood Vessels*, v. 28, p. 396-406, 1991.

978-85-7241-816-4

CAPÍTULO 12

Ultrassonografia Duplex Doppler da Artéria Mesentérica Cranial e do Tronco Celíaco

Cibele Figueira Carvalho

INTRODUÇÃO

O conhecimento dos sinais normais ao ultrassom Doppler de cada vaso sanguíneo é importante na sua identificação, pois o sinal Doppler é específico para cada tipo de vaso e varia com sua topografia. Reconhecer as alterações no espectro Doppler somente é possível se o ultrassonografista conhecer também as variações da normalidade. A análise duplex das artérias digestivas proporciona diagnóstico preciso sobre a perviedade destas e permite a quantificação das repercussões hemodinâmicas provocadas por estímulos fisiológicos ou patológicos.

As artérias celíaca e mesentérica cranial têm sua origem na superfície ventral da aorta (Fig. 12.1 *A e B*). O tronco celíaco é o primeiro e a artéria mesentérica cranial é o segundo ramo ímpar da aorta abdominal[1,2]. Este último supre sangue para o duodeno, todo o intestino delgado e o lado direito do cólon[3]. Como bons marcadores anatômicos, poderíamos citar a glândula adrenal esquerda e a artéria renal esquerda (Fig. 12.1 *C*). Com o animal em decúbito dorsal, o tronco celíaco e a artéria mesentérica cranial apresentam ao exame ultrassonográfico uma imagem em forma de "V" no plano de varredura sagital. Quando o paciente é colocado em decúbito lateral direito, o tronco celíaco e a artéria mesentérica cranial seguem em trajeto paralelo até que se aproximam nesse ponto.

O exame ultrassonográfico com Doppler colorido e o de amplitude são utilizados com frequência em medicina humana com a finalidade de avaliar vasos mesentéricos para determinar as características hemodinâmicas destes em período de jejum e no pós-prandial. Além dessas investigações em pacientes normais, o ultrassom Doppler tem sido utilizado para detectar e quantificar as alterações hemodinâmicas no fluxo sanguíneo mesentérico em casos de doenças do sistema digestório, como a hipertensão portal, a doença de Crohn e a isquemia mesentérica[4]. Nesses casos, é possível verificar a viabilidade de segmentos de alças intestinais isquêmicos e determinar a extensão do segmento inviável que deverá ser retirado cirurgicamente[3]. Na veterinária, o papel do duplex Doppler na avaliação da artéria mesentérica cranial não está muito bem definido até o momento. Estes resultados vagos devem-se em parte à dificuldade de visibilizar adequadamente esses vasos. A superposição de alças intestinais e a obesidade dos pacientes

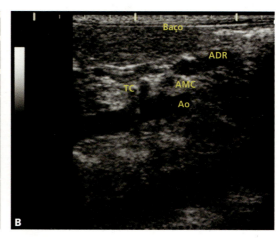

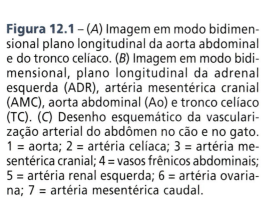
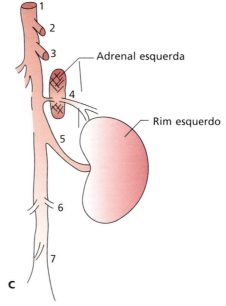

Figura 12.1 – (A) Imagem em modo bidimensional plano longitudinal da aorta abdominal e do tronco celíaco. (B) Imagem em modo bidimensional, plano longitudinal da adrenal esquerda (ADR), artéria mesentérica cranial (AMC), aorta abdominal (Ao) e tronco celíaco (TC). (C) Desenho esquemático da vascularização arterial do abdômen no cão e no gato. 1 = aorta; 2 = artéria celíaca; 3 = artéria mesentérica cranial; 4 = vasos frênicos abdominais; 5 = artéria renal esquerda; 6 = artéria ovariana; 7 = artéria mesentérica caudal.

humanos são fatores primários limitantes ao acesso dos feixes sonoros e, sob excelentes condições, somente as porções dos troncos principais são demonstradas[4]. Em veterinária, somando-se a esses fatores, podemos considerar ainda a dificuldade de contenção dos animais, tornando mais difícil o exame de rotina.

Existem poucos artigos na literatura veterinária que tratam do aspecto normal dos vasos abdominais nos cães[4,5,6]. As afecções gastrointestinais são frequentes nos cães. Embora a ultrassonografia seja um meio de diagnóstico de rotina nos animais com doenças gastrointestinais, é escassa a literatura internacional no que se refere à avaliação hemodinâmica dos vasos mesentéricos e abdominais que o ultrassom Doppler pode fornecer nesses casos. Entretanto, é possível encontrar trabalhos com a descrição de padrões hemodinâmicos, da interferência do jejum e da composição dos alimentos no processo de digestão e do aspecto hemodinâmicos dos vasos esplâncnicos em animais com enteropatias crônicas e sensibilidade alimentar, assim como da influência de processos que levam à anemia no cão[1,4,7,8,9,10].

TÉCNICA DE VARREDURA E PARÂMETROS DE NORMALIDADE

A fim de facilitar o exame dos vasos, os animais podem ser submetidos ao preparo prévio intestinal 24 a 48h antes do exame com antifiséticos e jejum de sólidos no mínimo de 8h para a realização dos exames ultrassonográficos.

Assim como em qualquer exame ultrassonográfico, deve ser realizada ampla tricotomia abdominal e utilização de gel para contato em toda a região a ser examinada.

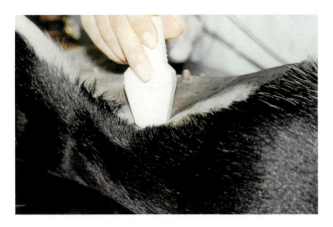

Figura 12.2 – Foto de paciente (cão) colocado em decúbito lateral direito para a realização do exame da região epigástrica.

A avaliação Doppler dos vasos em questão, da artéria mesentérica cranial próxima à sua origem e do tronco celíaco, deve seguir uma sequência lógica e estabelecer-se um tempo limite máximo de, por exemplo, 20min para a realização do exame ultrassonográfico completo. Considera-se a impossibilidade ou não da execução do exame após esse limite como índice de falha técnica. A obtenção de imagens inadequadas ao mapeamento duplex Doppler da artéria mesentérica cranial e do tronco celíaco dentro do tempo de exame estipulado pode estar relacionada ao estresse da contenção e outros fatores ambientais que ocasionam liberação de vasopressina e promovem vasoconstrição no leito vascular esplânc-

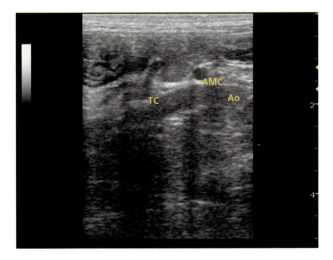

Figura 12.3 – Imagem em modo bidimensional da aorta (Ao), abdominal em plano longitudinal, onde se pode observar a origem da artéria mesentérica cranial (AMC) e, em seguida, o tronco celíaco (TC).

nico[4,7]. Estipular um tempo máximo de duração do exame auxilia na determinação do índice de falha técnica. As principais causas da falha técnica ou não da obtenção de traçado espectral adequado são: temperamento do animal dificultando sua contenção mecânica, taquipneia e presença de gases no trato gastrointestinal. Outros fatores técnicos que devem ser considerados na avaliação hemodinâmica com ultrassom Doppler são tamanho do vaso e posição do transdutor. Em animais de porte muito pequeno fica mais difícil posicionar e manter a janela adequada para obter o traçado da onda. Quando o transdutor não fica posicionado adequadamente, não obtemos o ângulo de insonação ideal, impossibilitando a avaliação hemodinâmica correta do vaso em questão. Além disso, a habilidade e a experiência do ultrassonografista podem influenciar muito na avaliação desses vasos abdominais de menor calibre.

O animal deve ser posicionado em decúbito lateral direito e contido mecanicamente na mesa de exame (Fig. 12.2). Com o transdutor na parede lateral esquerda do abdômen, próximo à margem caudal das costelas, localiza-se o rim esquerdo e, posicionando o transdutor medial e cranialmente, identifica-se a artéria aorta abdominal. Acompanhando-a em plano longitudinal em direção cranial, pode-se identificar, após a origem da artéria renal, a mesentérica cranial e, em seguida, o tronco celíaco (Fig. 12.3). Mensura-se o diâmetro de todos os vasos. Para conseguir uma perfeita avaliação dos parâmetros hemodinâmicos de cada vaso, deve-se realizar uma inspeção sistemática até se conseguir o paralelismo do vaso em relação ao transdutor associado a um ângulo de insonação menor que 60°. A frequência específica de pulsação, (PRF, *pulse rate frequency*) e o filtro devem ser ajustados até a melhor caracterização de amplitude do sinal, sem que haja presença de artefato de ambiguidade. Em geral, o modo colorido é utilizado para auxiliar na identificação dos vasos e determinar a presença ou ausência de fluxo sanguíneo neles (Fig. 12.4). Os parâmetros coloridos devem ser ajustados para que o lúmen do vaso esteja preenchido somente com uma cor (isto é, sem ambiguidade de sinal detectada) e a informação colorida não ultrapasse o lúmen vascular, mas que este esteja preenchido com cor. O volume de amostra deverá ser fixado de acordo com o calibre do vaso, colocado na porção central deste e, em seguida, aciona-se o Doppler pulsado. Dessa forma, poderá ser obtido um traçado nessa região. Quando o traçado apresentar-se livre de artefatos, deve-se corrigir o ângulo de insonação, e após

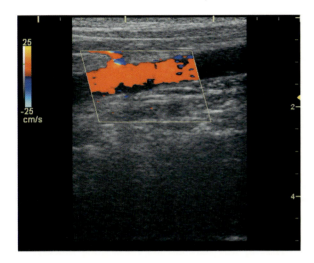

Figura 12.4 – Imagem duplex Doppler colorido da aorta em plano longitudinal e origem da artéria mesentérica cranial, permitindo observar a perviedade vascular preservada.

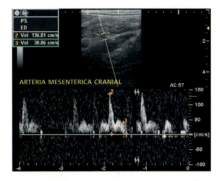

Figura 12.5 – Mapeamento duplex Doppler espectral da artéria mesentérica cranial apresentando um padrão de fluxo de resistência intermediária, pico sistólico amplo com janela espectral pequena e diminuição brusca da velocidade após o pico sistólico, seguido de fluxo de velocidade mais rápido e mais lento novamente (morfologia de onda normal). AC 57 = ângulo do cursor Doppler em 57°; ED = velocidade diastólica final; PS = velocidade de pico sistólico máxima.

obter-se uma sequência de, no mínimo, três ondas iguais, deve-se congelar a imagem para a análise da morfologia das ondas. Sinteticamente, podemos dizer que, para a avaliação morfológica e hemodinâmica dos vasos, verificamos:

- Parâmetros morfométricos: diâmetro dos vasos preferencialmente pré-prandial.
- Parâmetros velocimétricos do fluxo: velocidade de pico sistólico pré-prandial e velocidade diastólica final pré-prandial.
- Índices hemodinâmicos de impedância: índice de resistividade.

Pode-se observar, ao mapeamento Doppler espectral da artéria mesentérica cranial, um padrão de fluxo de resistência intermediária (Fig. 12.5). O pico sistólico é mais amplo, com uma janela espectral pequena. Após o pico sistólico, a velocidade diminui bruscamente, o fluxo torna-se mais rápido, depois fica mais lento novamente. O sangue tem fluxo de alta resistência durante o jejum, e baixa resistência no período pós-prandial[6]. Isto é explicado devido ao aumento do fluxo sanguíneo em estômago, duodeno e pâncreas no período pós-prandial.

A literatura veterinária cita que os diâmetros da aorta e das artérias mesentérica cranial e tronco celíaco aumentam à medida que aumenta o peso do animal[1]. É importante ressaltar que esses parâmetros devem excluir os animais obesos ou caquéticos. O diâmetro da artéria mesentérica cranial de acordo com a literatura varia entre 0,2 e 0,6cm, com média de 0,32 ou 0,48cm ± 0,06cm[1,4]. O diâmetro da artéria celíaca é considerado normal entre 0,4 ± 0,08[4]. Há trabalhos que afirmam que o valor dessas medidas dos diâmetros dos vasos abdominais de menor calibre é questionável, pois a ultrassonografia em modo bidimensional é considerada uma potencial fonte de erros[4]. No entanto, estudos no homem indicam que há mínimas, ou não há, alterações no diâmetro da artéria mesentérica superior nos períodos pré e pós-prandial[3,6].

Foram realizados estudos em cães para estabelecer os parâmetros de normalidade[4]. Para a artéria celíaca (Fig. 12.6), é considerada normal em jejum uma velocidade de pico sistólico 130,6 ± 32,42cm/s

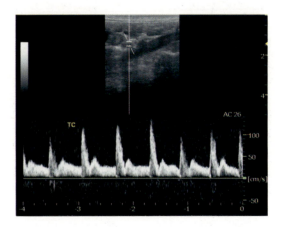

Figura 12.6 – Mapeamento duplex Doppler espectral de tronco celíaco (TC) com morfologia de onda preservada. AC 26 = ângulo do cursor Doppler em 26°.

Tabela 12.1 – Parâmetros hemodinâmicos nas artérias celíaca e mesentérica cranial

	Jejum	Pós-prandial 20min	%	Pós-prandial 60min	%	Pós-prandial 90min	%
Artéria celíaca							
IR	0,85 ± 0,025	0,77 ± 0,054	− 10	0,78 ± 0,04	− 9	0,80 ± 0,047	− 6
VPS	130,6 ± 32,42	117,7 ± 36,52	− 10	120,6 ± 34,18	− 8	138,4 ± 38,88	+ 6
VDF	19,17 ± 6,073	27,24 ± 9,916	+ 42	26,48 ± 9,835	+ 38	25,80 ± 8,738	+ 35
Artéria mesentérica cranial							
IR	0,87 ± 0,025	0,82 ± 0,043	− 5	0,79 ± 0,039	− 8	0,79 ± 0,035	− 8
VPS	108 ± 30,31	107,3 ± 28,65	− 1	103,6 ± 25,02	− 4	116,5 ± 34,97	+ 7
VDF	14,3 ± 4,613	20,79 ± 8,275	+ 45	21,41 ± 8,357	+ 50	23,8 ± 7,967	+ 66

Valores médios ± desvio-padrão; % = porcentagem de mudança em relação aos valores em jejum; IR = índice de resistividade; VDF = velocidade diastólica final; VPS = velocidade de pico sistólico.
Modificada de Riesen et al.[3]

e velocidade diastólica final de 19,17 ± 6,073cm/s, com índice de resistividade calculado em 0,854 ± 0,025. Para a artéria mesentérica cranial é considerada normal em jejum uma velocidade de pico sistólico de 108 ± 30,31cm/s e velocidade diastólica final de 14,30 ± 4,613cm/s, com índice de resistividade calculado em 0,87 ± 0,025. Esses valores alteram-se no pós-prandial[4] (Tabela 12.1). A literatura cita que, em geral, os valores máximos de alteração hemodinâmica acontecem cerca de 40min após a ingestão de alimentos na artéria celíaca e aos 60min na artéria mesentérica cranial[11] (Fig. 12.7). A ingestão de alimentos com alto teor de gordura promove uma diminuição máxima dos índices de resistividade dessas artérias em tempo menor (cerca de 20min após a ingestão desses alimentos) e os valores demoram mais para retornar ao normal[11].

Doenças intestinais inflamatórias e neoplasias, trombose de veia porta e *shunts* portossistêmicos podem levar à hiperemia das artérias esplâncnicas[7,8].

Cães com enteropatias crônicas apresentam alteração na morfologia das ondas das artérias esplâncnicas e aumento do fluxo diastólico (Fig. 12.8) e esses achados são mais evidentes quanto maior a gravidade das lesões[7]. Os animais com anemia normocítica normocrômica e/ou com hemoparasitoses podem apresentar aumento da velocidade e redução na resistividade dessas artérias[10].

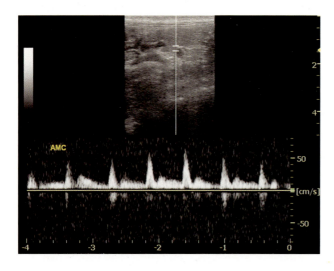

Figura 12.7 – Mapeamento duplex Doppler espectral de artéria mesentérica cranial (AMC) no pós-prandial, demonstrando discreta diminuição da resistividade diastólica.

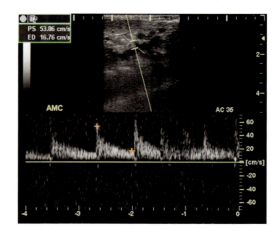

Figura 12.8 – Mapeamento duplex Doppler da artéria mesentérica cranial (AMC) com alteração na morfologia da onda, destacando-se o aumento do fluxo diastólico em cão com enteropatia crônica. AC 35 = ângulo do cursor Doppler em 35°; ED = velocidade diastólica final; PS = velocidade de pico sistólico máxima.

CONSIDERAÇÕES FINAIS

O ultrassom duplex Doppler pode ser aplicado com sucesso como um meio não invasivo para detecção de alterações no fluxo mesentérico em cães, embora haja limitações técnicas como descrito nesse capítulo. Permite o diagnóstico preciso sobre a perviedade da artéria mesentérica cranial e do tronco celíaco, assim como a quantificação das repercussões hemodinâmicas provocadas por estímulos fisiológicos ou não.

REFERÊNCIAS BIBLIOGRÁFICAS

1. KAMIKAWA, L. *Avaliação Ultra-sonográfica da Aorta Abdominal e seus Ramos em Cães.* São Paulo: USP, 2003. 87p. Dissertação (Mestrado) – Faculdade de Medicina Veterinária e Zootecnia da Universidade de São Paulo, 2003.

2. SPAULDING, K. A. A review of sonographic identification of abdominal blood vessels and juxtavascular organs. *Veterinary Radiology and Ultrasound*, v. 38, n., p. 4-23, 1997.

3. CERRI, G. G.; MÓLNAR, L. J.; VEZOZZO, D. C. P. *Doppler.* São Paulo: Sarvier. cap. 6, p. 120-121, 1998.

4. RIESEN, S. et al. Doppler measurement of splanchnic blood flow during digestion in unsedated normal dogs. *Veterinary Radiology and Ultrasound*, v. 43, n. 6, p. 554-560, 2002.

5. FINN-BODNER, S. T.; HUDSON, J. A. Abdominal vascular sonography. *Veterinary Clinics of North America Small Animal Practice*, v. 28, n., p. 887-941, 1998.

6. SZATMÁRI, V.; SÓTONYI, P.; VÖROS, K. Normal duplex Doppler waveforms of major abdominal blood vessels in dogs: a review. *Veterinary Radiology and Ultrasound*, v. 42, n. 2, p. 93-107, 2001.

7. GASCHEN, L. et al. Pattern recognition and feature extraction of canine celiac and cranial mesenteric arterial waveforms: normal versus chronic enteropathy – a pilot study. *Veterinary Journal*, v. 169, n. 2, p. 242-250, 2005.

8. KIRCHER, P. et al. Doppler ultrasonographic evaluation of gastrointestinal hemodynamics in food hypersensivities: a canine model. *Journal of Veterinary Internal Medicine*, v. 18, n. 5, p. 605-611, 2004.

9. KOMA, L. M. et al. Comparison of effects of uncomplicated canine babesiosis and canine normovolemic anaemia on abdominal splanchnic Doppler characteristics – a preliminary investigation. *Journal of South Africa Veterinary Association*, v. 76, n. 3, p. 138-145, 2005.

10. KOMA, L. M.; SPOTSWOOD, T. C.; KIRBERGER, R. M.; BECKER, P. J. Influence of normovolemic anemia on Doppler characteristics of the abdominal aorta and splanchnic vessels in Beagles. *American Journal of Veterinary Research*, v. 66, n. 2, p. 187-195, 2005.

11. KIRCHER, P. et al. Influence of food composition in unsedated normal dogs: a Doppler study. *Veterinary Journal*, v. 166, n. 3, p. 265-272, 2003.

BIBLIOGRAFIA COMPLEMENTAR

AN, Y. J. et al. Application of pulsed Doppler ultrasound for the evaluation of small intestinal motility in dogs. *Journal of Veterinary Science*, v. 2, n. 1, p. 71-74, 2001.

CARVALHO, C. F.; CHAMMAS, M. C.; STERMANN, F. A. et al. Ultra-sonografia duplex Doppler na avaliação morfológica e hemodinâmica das artérias aorta e mesentérica cranial em cães. *Brazilian Journal of Veterinary Research and Animal Science*, v. 45, n. 1, p. 24-31, 2008.

CLAUDICE-ENGLE, T.; JEFFREY, R. B.; LI, K. C.; BARTH, R. A. Power Doppler imaging of focal lesions of the gastrointestinal tract. *Journal of Ultrasound Medicine*, v. 15, p. 6-66, 1996.

KAWAKAMA, J.; KODAIRA, S.; CERRI, G. G. Física. In: CERRI, G. G.; ROCHA, D. C. *Ultra-sonografia Abdominal.* São Paulo: Sarvier, 1993. cap. 1, p. 1-14.

NAUTRUP, C. P. Doppler ultrasonography of canine maternal and fetal arteries during normal gestation. *Journal of Reproduction and Fertility*, v. 112, p. 301-314, 1998.

NEWLL, S. M. et al. Doppler ultrasound of the prostate in normal dogs and in dogs with cronic lymphocytic-lymphoplasmocytic prostitis. *Veterinary Radiology and Ultrasound*, v. 39, n. 4, p. 332-336, 1998.

NYLAND, T. G.; MATTON, J. S. *Small Animal Diagnostic Ultrasound.* 2. ed. Philadelphia: W.B. Saunders, 2002. 461p.

YANIK, L. The basics of Doppler ultrasonography. *Veterinary Medicine*, p. 388-398, may, 2002.

CAPÍTULO 13

Veia Cava Caudal e Vasos Envolvidos no Desvio Portossistêmico Congênito Extra-hepático

Lilian Kamikawa

INTRODUÇÃO

A ultrassonografia bidimensional é um método diagnóstico por imagem indicado para a avaliação morfológica vascular, sendo possível detectar anormalidades vasculares (por exemplo, *shunts*), mensurar o diâmetro dos vasos (por exemplo, dilatação), verificar a superfície e a espessura da parede vascular ou identificar estruturas intraluminais ou perivasculares (por exemplo, trombo ou tumor)[1].

A ultrassonografia Doppler é relativamente nova em pequenos animais[1]. Ela complementa a avaliação morfológica realizada pelo ultrassom bidimensional, permitindo detectar e quantificar a presença, a direção, a velocidade e as características do fluxo sanguíneo nos vasos[2].

O conhecimento dos sinais normais de cada vaso sanguíneo ao ultrassom Doppler é necessário para o reconhecimento das alterações vasculares, pois o sinal Doppler é praticamente específico para cada vaso[1].

Dessa forma, o conhecimento da morfologia e da hemodinâmica normal da aorta abdominal, da veia cava caudal, da veia porta e de seus principais ramos é essencial. Anormalidades em órgãos irrigados por esses vasos geralmente resultam em mudanças vasculares, e as variações no curso normal de um vaso podem resultar em anomalias congênitas ou se refletir em anormalidades nos órgãos adjacentes[3].

VEIA CAVA CAUDAL

Anatomia

É a maior veia do corpo, origina-se ao nível da última vértebra lombar pela confluência das veias ilíacas comuns, direita e esquerda, que, por sua vez, se originam da confluência das veias ilíacas externas e internas. A veia sacral mediana, nesse local, abre-se diretamente na veia ilíaca comum[4] (Fig. 13.1).

A veia ilíaca externa recebe o sangue das extremidades pélvicas. Por meio das veias das gônadas e das adrenais, o sangue da veia cava é enriquecido com hormônios. Na veia cava caudal, desembocam ainda as veias renais, as veias segmentares lombares e as veias do diafragma[4].

A veia ilíaca interna coleta o sangue da parede e da maioria dos órgãos da cavidade pélvica, man-

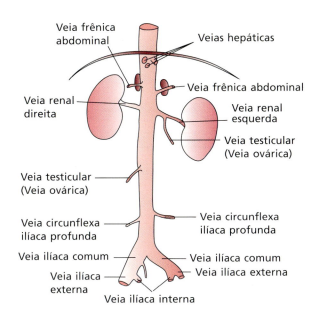

Figura 13.1 – Veia cava caudal e sua tributárias – aspecto ventral.

tendo a comunicação com os vasos vertebrais (plexo vertebral) e com o sistema venoso do trato intestinal por intermédio da veia sacral mediana[4].

A veia cava caudal percorre ventralmente a coluna vertebral, à direita da aorta; dirigindo-se dorsalmente entre os lobos hepáticos, recebendo as veias hepáticas junto ao centro tendíneo do diafragma. A veia cava caudal passa, no diafragma, através do forame da veia cava para a cavidade torácica, à direita do mediastino caudal, paralelamente ao nervo frênico direito, dirigindo-se para o átrio direito do coração[4].

Dessa forma, as principais veias tributárias que contribuem para a veia cava caudal, no sentido caudocranial, são as ilíacas comuns, as circunflexas ilíacas profundas (par), testicular/ovárica direita, renais (pares) e frênicas abdominais (pares) e várias hepáticas[3].

Avaliação Ultrassonográfica

Os dois terços caudais da veia cava caudal podem ser visibilizados de ambos os lados, direito e esquerdo, tendo como acesso as paredes abdominais laterais direita e esquerda[3]. O terço cranial é visibilizado melhor, posicionando-se o animal em decúbito lateral esquerdo, tendo como acesso a parede abdominal lateral direita.

A porção caudal da veia cava caudal é adjacente à aorta abdominal. Elas apresentam aproximadamente o mesmo diâmetro. Cranial à entrada das veias renais, a veia cava caudal desvia cranioventralmente e entra na cavidade torácica através do diafragma[1] (Fig. 13.2).

Na altura do 10º e do 11º espaço intercostal, é possível visibilizar ao plano transversal, a aorta abdominal localizada dorsalmente, a veia cava caudal, ventralmente, e a veia porta, medialmente. Nessa região, esses três vasos podem ser visibilizados no mesmo plano (Fig. 13.3 A e B).

A veia cava caudal e a aorta abdominal apresentam sempre um trajeto retilíneo, contrastando com a veia porta principal, cujo trajeto final é curvilíneo[1]. A aorta abdominal e a veia cava caudal apresentam-se como duas estruturas tubulares e paralelas com um lúmen anecoico e paredes ecogênicas. Devido à proximidade entre ambas, os movimentos pulsá-

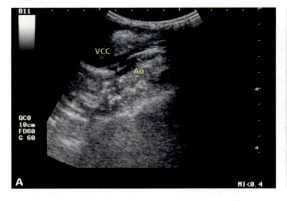
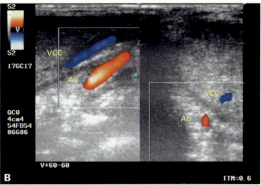

Figura 13.2 – (A) Corte longitudinal da veia cava caudal (VCC) e aorta (Ao) abdominal cranial à entrada das veias renais. Ambas apresentam um aspecto de duas estruturas tubulares e paralelas com lúmen anecoico e trajeto retilíneo. Nessa região, a veia cava caudal desvia cranioventralmente. (B) Corte longitudinal e transversal da veia cava caudal e aorta abdominal cranial à entrada das veias renais ao Doppler colorido.

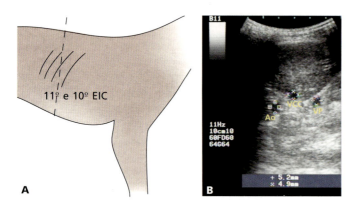

Figura 13.3 – (A) Representação do local onde é possível visibilizar a aorta abdominal, a veia cava caudal e a veia porta no mesmo plano. (B) Corte transversal da aorta (Ao) abdominal, da veia cava caudal (VCC) e da veia porta (VP) na altura do 10º e do 11º espaço intercostal (EIC) ao ultrassom bidimensional.

teis da aorta podem ser transferidos para a veia cava caudal. A veia cava caudal tem aproximadamente o mesmo diâmetro que o segmento correspondente da aorta e geralmente apresenta paredes mais finas, sendo mais compressível que a aorta[3]. A pressão realizada com o transdutor sobre a parede abdominal faz com que a veia cava caudal apresente um achatamento, tendo um aspecto elipsoide ao corte transversal. Desta forma, para a melhor avaliação biométrica e hemodinâmica do vaso, é indicado que seja realizada a mínima compressão sobre a região a ser avaliada.

De acordo com Finn-Bodner (1998), em cães de raças grandes, a veia cava caudal mede aproximadamente 1cm de diâmetro[5]. O seu tamanho está relacionado ao tamanho do animal, da fase respiratória, do ciclo cardíaco e da hidratação, como nos pacientes humanos[6]. Em nossa experiência, em filhotes de raças pequenas, a veia cava caudal mede aproximadamente 0,35cm de diâmetro.

Ecos móveis criados pelo fluxo sanguíneo (fluxo laminar) podem ser visibilizados no interior dos vasos na imagem bidimensional, especialmente em animais que apresentam batimentos cardíacos lentos[3].

Avaliação Doppler

A veia cava caudal e as veias hepáticas proximais apresentam ondas de aspecto trifásico ao exame de Doppler pulsado, o que reflete a atividade cardíaca[5].

As veias são vasos que apresentam um grande diâmetro e uma mínima resistência ao fluxo sanguíneo. Mudanças físicas ocorrem nas veias em resposta à atividade cardíaca e devido às alterações nas pressões intratorácicas e intra-abdominais. Na veia cava caudal e nas veias hepáticas mais proximais, três ondas de pressão são observadas, que correspondem à pressão atrial direita. O primeiro pico descendente representa o fluxo em direção ao coração na diástole atrial. O segundo pico descendente do fluxo, em direção ao coração, ocorre na abertura da válvula tricúspide na diástole ventricular. O último pico ascendente do fluxo ocorre pelo aumento da pressão atrial durante a sístole atrial, antes da sístole ventricular[5] (Fig. 13.4).

Anormalidades

A dilatação da veia cava caudal e das veias hepáticas, hepatomegalia e ascite podem ser observadas secundariamente à insuficiência cardíaca direita em doenças como hipertensão pulmonar, estenose pulmonar com insuficiência cardíaca direita, efusão pericárdica com tamponamento, pericardite cons-

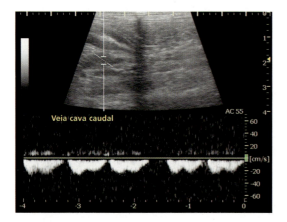

Figura 13.4 – Onda espectral da veia cava caudal ao Doppler pulsado. O primeiro pico descendente representa o fluxo na diástole atrial. O segundo pico representa o fluxo durante a abertura da válvula tricúspide. O terceiro pico ascendente representa o fluxo durante a sístole atrial. AC 55 = ângulo do cursor Doppler em 55°.

tritiva, tumor atrial direito, doença da valva tricúspide, síndrome da veia cava caudal proveniente de doença causada por verme cardíaco e doença miocardial[7] (Fig. 13.5).

A veia cava caudal apresenta padrão similar ao das veias hepáticas. As principais alterações que afetam a veia cava caudal e as veias hepáticas são trombose e compressão ou oclusão por efeito de massa[8] (Fig. 13.6).

Trombose em grandes vasos geralmente é mais evidente do que trombose em pequenos vasos. Trombose de veia cava caudal tem sido associada a anemia hemolítica imunomediada e/ou trombocitopenia imunomediada, sepse, neoplasia, perda de proteína por nefropatia, doença micótica, doença cardíaca e terapia por glicocorticoide (especialmente com doença inflamatória sistêmica) em cães. A maior parte dos casos apresenta mais de um fator predisponente. Um cateter jugular aumenta o risco de trombose em veia cava cranial, provavelmente por lesão endotelial ou ruptura do fluxo laminar ou atuando como um ninho para a formação de coágulo[9].

Trombos geralmente produzem aumento da ecogenicidade intraluminal dos vasos, apesar de, às vezes, trombos de ocorrência recente serem isoecoicos e difíceis de visibilizar. O aumento da ecogenicidade observado deve ser diferenciado dos artefatos de espessura de corte, quando uma porção do feixe fora do vaso resulta em aparentes ecos intraluminais. A avaliação é mais bem realizada através de um plano transversal do vaso, o que causa o desaparecimento do artefato, mas permite continuar a visibilizar a ecogenicidade do trombo[7] (Figs. 13.7 e 13.8).

Em alguns tipos de desvio portocaval, a evidência de turbulência e o aumento do diâmetro da veia cava caudal podem ser observados onde o desvio do vaso

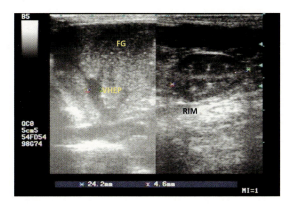

Figura 13.5 – Dilatação da veia cava caudal e veias hepáticas (VHEP) secundária à insuficiência cardíaca congestiva.

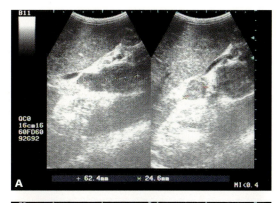

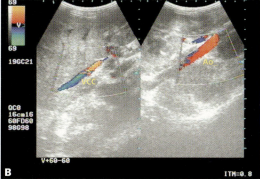

Figura 13.6 – (*A*) Formações em região epigástrica comprimindo a veia cava caudal. (*B*) Turbilhonamento do fluxo sanguíneo da veia cava caudal (VCC) no local da compressão externa causada por massa ao Doppler colorido. Ao = aorta.

penetra na veia cava caudal, entre a entrada da veia renal direita e das veias hepáticas próximas ao diafragma, ou mesmo a própria veia hepática. Um fluxo turbulento na veia cava caudal é mais bem identificado com a imagem por Doppler colorido[7].

DESVIOS PORTOSSISTÊMICOS CONGÊNITOS EXTRA-HEPÁTICOS

Desvios portossistêmicos congênitos são comunicações vasculares entre o sistema venoso portal e o sistêmico que permitem que o sangue portal entre diretamente na circulação venosa, desviando-se dos sinusoides, e podem ser classificados de acordo com a sua anatomia como intra ou extra-hepáticos[10,11]. Os desvios portossistêmicos congênitos são vasos embrionários anômalos e não estão associados à hipertensão portal[12].

Em cães e gatos, os desvios portossistêmicos podem representar um verdadeiro desafio diagnóstico. As vantagens inerentes ao exame ultrassonográfico, como

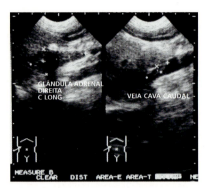

Figura 13.7 – Trombose causada por alteração em glândula adrenal direita. O trombo é demonstrado ao ultrassom bidimensional como uma estrutura ecogênica no interior do lúmen vascular. LONG = plano longitudinal.

a sua disponibilidade, a sua não invasividade e a rara necessidade de utilização da anestesia, justificam a sua utilização para pesquisa de desvios portossistêmicos na rotina veterinária[6].

Um estudo por ultrassom pode detectar um desvio, mas um exame apresentando resultado normal não descarta a sua presença. Avanços recentes em tratamentos cirúrgicos de desvios portossistêmicos em malformações arteriovenosas tornam importante a diferenciação desses tipos de distúrbios vasculares antes da cirurgia, se possível. A ultrassonografia pode ajudar a determinar se há desvio portossistêmico, se esse é intra ou extra-hepático. Fístulas arteriovenosas hepáticas podem ser diferenciadas de outros distúrbios portossistêmicas pelo ultrassom Doppler[7].

A acurácia do exame ultrassonográfico para a detecção de desvios portossistêmicos tem aumentado progressivamente nas últimas duas décadas. O desenvolvimento de aparelhos de ultrassom de melhor qualidade, a utilização do Doppler colorido, a maior experiência dos ultrassonografistas e o melhor conhecimento do comportamento das manifestações dos desvios portossistêmicos oferecidos pela literatura são responsáveis por este progresso[6].

O valor do exame ultrassonográfico para a detecção de desvios portossistêmicos foi avaliado por D´Anjou *et al.* (2004) em 85 cães e 17 gatos[6]. A ultrassonografia demonstrou ser 47 a 95% sensitiva e 67 a 100% específica em identificar desvios portossistêmicos, com uma acurácia que chegou a alcançar 94% em cães e 100% em gatos. Foi observada em 38 cães, uma acurácia de 92% na diferenciação entre desvios portossistêmicos intra e extra-hepáticos.

Os desvios extra-hepáticos simples normalmente conectam a veia porta ou uma de suas tributárias, frequentemente a veia gástrica esquerda ou a veia esplênica, com a veia cava caudal. Em cães, o desvio extra-hepático geralmente se origina da veia porta principal, da veia lienal ou da veia gástrica esquerda; em gatos, geralmente se origina da veia gástrica esquerda[7,13]. É indicado o acesso intercostal direito para a pesquisa de um vaso solitário que drena na veia cava caudal, entre a veia renal direita e as veias hepáticas. Em gatos, é indicado o acesso ventral (Fig. 13.9). Desvios de veia porta-ázigos podem ser reconhecidos através do acesso intercostal direito, pela visibilização do vaso próximo ao diafragma, cursando junto à veia cava caudal sem verdadeiramente desembocar dentro dela[7].

Os desvios extra-hepáticos simples representam uma anormalidade de desenvolvimento do sistema vitelino[7]. São mais comuns nos gatos mestiços. Algumas raças, como o Persa e o Himalaia, têm maior risco de apresentar essa afecção e nos cães de pequenas raças[7,14]. A literatura sugere ainda uma discreta predisposição sexual por machos em gatos, e, em fêmeas, nos cães[15]. Em nossa rotina, temos observado o desvio portossistêmico extra-hepático em maior frequência em machos. As raças nas quais o desvio portossistêmico foi detectado foram yorkshire terrier, schnauzer, lhasa apso e bichon frisè.

As alterações ao ultrassom bidimensional, presentes em desvios portossistêmicos congênitos, incluem redução do tamanho hepático, diminuição da visibilização das veias portais intra-hepáticas e identificação de um vaso anômalo intra ou extra-hepático, drenando para a veia cava caudal ou veia ázigos. Vasos anômalos geralmente aparecem como vasos largos e tortuosos. Cálculos podem ser visibilizados nos rins ou bexiga devido à urolitíase de uratos[6].

A veia porta é normalmente visível quando ela entra no fígado pelo hilo hepático, ventral à veia cava caudal e imediatamente dorsal ao ducto biliar comum. Em imagens transversais, a aorta, a veia cava caudal e a veia porta estão alinhadas irregularmente no plano sagital[16] (Fig. 13.3).

De acordo com estudo realizado por D'Anjou *et al.*, (2004) as proporções dos diâmetros da veia porta/aorta (VP/Ao) e veia porta/veia cava caudal (VP/VCC) apresentaram-se menores em animais com desvio portossistêmico extra-hepático, quando comparados aos animais que apresentavam displasia microvascular, desvios portossistêmicos intra-hepáticos e aqueles sem anomalias venosas portais[4] ($P < 0,001$). Todos os cães e gatos com a proporção

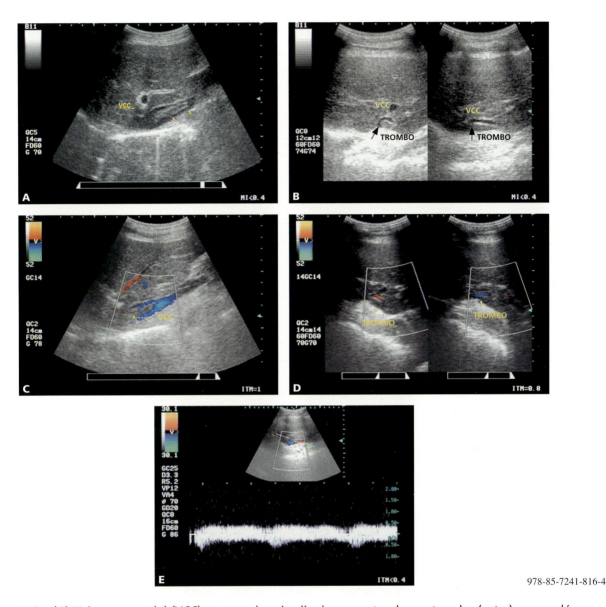

Figura 13.8 – (A) Veia cava caudal (VCC) ao corte longitudinal apresentando um trombo (setas) em seu lúmen. (B) VCC ao corte transversal apresentando um trombo em seu lúmen. (C) Falha de preenchimento ao Doppler colorido no local do trombo, demonstrando ausência de fluxo sanguíneo nessa região. Imagem em corte longitudinal. (D) Imagem em corte transversal. (E) Turbilhonamento do fluxo sanguíneo demonstrado ao Doppler espectral no local do estreitamento vascular causado por trombo.

VP/Ao ≤ 0,65 apresentaram desvio portossistêmico extra-hepático ou hipertensão não cirrótica idiopática. Cães e gatos com a proporção VP/Ao e VP/VCC ≥ 0,8 e ≥ 0,75, respectivamente, não apresentaram desvio portossistêmico extra-hepático. Em nossa experiência, também temos observado resultados semelhantes, especialmente quando o desvio ocorre entre a veia porta ou uma tributária da veia porta com a veia cava caudal.

Ao ultrassom Doppler, a média de velocidade de fluxo sanguíneo portal (VFSP) em cães normais em jejum, é de aproximadamente 10 a 25cm/s; portanto, velocidades menores que 10cm/s ou acima de 25cm/s, são consideradas anormais. Aproximadamente 70% dos cães com desvios portossistêmicos congênitos foram registrados com um aumento na velocidade de fluxo ou padrões variáveis de fluxo anormais na veia porta em comparação com cães normais, e isso também parece ser verdadeiro para gatos[7].

O fluxo sanguíneo portal (FSP) é relativamente uniforme, e os padrões variáveis de fluxos observados

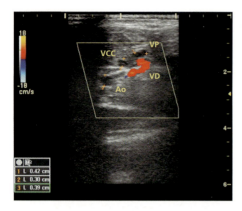

Figura 13.9 – Desvio portossistêmico em gato persa. Observa-se um vaso anormal (VD) comunicando-se com a veia cava caudal (VCC). Dorsalmente, observa-se a aorta (Ao) abdominal e, ventralmente, a veia porta (VP). VD = vaso desviado.

O aumento do FSP também ocorre em condições pós-prandiais, e padrões variáveis de fluxo ou turbulência nem sempre podem ser observados na veia porta. Além disso, padrões variáveis de fluxo podem ser transmitidos à veia porta, em casos com congestão hepática passiva. Portanto, o histórico, os achados clínicos, os exames laboratoriais e outros achados em estudo de imagens devem ser avaliados em conjunto com a ultrassonografia Doppler para evitar erros no diagnóstico[7].

Além do diagnóstico de desvios portocaval, a ultrassonografia Doppler pode ser útil para avaliar o fluxo sanguíneo portal associado à constrição progressiva de desvios portossistêmicos extra-hepáticos simples após a sutura cirúrgica. Vários dispositivos que produzem lenta constrição do vaso desviado após posicionamento cirúrgico estão se tornando disponíveis. Isso promove a oclusão gradual do desvio durante um tempo prolongado, reduzindo assim a possibilidade de efeitos hemodinâmicos agudos que podem ocorrer após a ligadura direta[7].

A atenuação do *shunt* faz com que o fluxo sanguíneo passe pelos ramos portais, que estão hipoplásicos. A hipoplasia pode ser primária ou secundária à hipoperfusão portal e o grau de hipertensão, que é desenvolvido durante a atenuação do desvio portossistêmico

na veia porta com desvio são provavelmente devido às influências cardíacas e respiratórias transmitidas a partir da veia cava caudal, através do desvio para a veia porta. A turbulência geralmente pode ser identificada, por meio de ultrassonografia em Doppler colorido em janela intercostal direita, dentro da veia cava caudal, no ponto onde o vaso desviado penetra na veia cava caudal (Figs. 13.10 e 13.11).

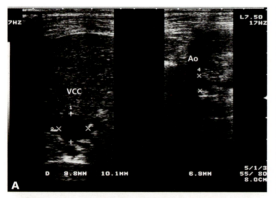

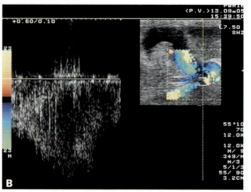

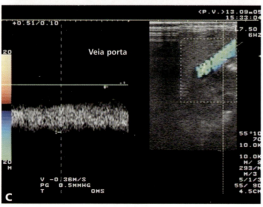

Figura 13.10 – (A) Em cães normais, a aorta (Ao) e a veia cava caudal (VCC) apresentam dimensões similares. Neste cão, em que existe a comunicação de vaso anormal drenando para a VCC, o diâmetro da (VCC) apresentou dimensões superiores à Ao abdominal. (B) Vaso anormal de aspecto tortuoso drenando para a veia cava caudal. À direita, observa-se turbilhonamento do fluxo sanguíneo no local da comunicação, sob o aspecto de um mosaico de cores ao Doppler colorido. À esquerda, observa-se o turbilhonamento do fluxo saguíneo na veia cava caudal, sob o aspecto de uma onda espectral de velocidades altas, acima e abaixo da linha de base, isto é, em várias direções. (C) Ao Doppler pulsado, observa-se aumento de velocidade de fluxo sanguíneo portal.

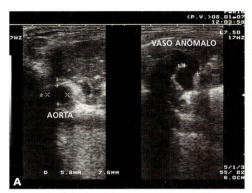
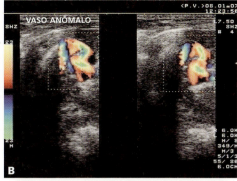
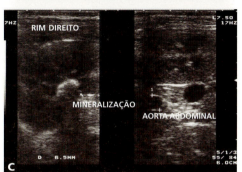

Figura 13.11 – (*A*) Vascularização anormal de aspecto tortuoso ao ultrassom bidimensional. (*B*) Turbilhonamento do fluxo sanguíneo no vaso anômalo. Ao Doppler colorido, é observado sob o aspecto de um mosaico de cores. (*C*) Presença de mineralização em pelve renal de animal com desvio portossistêmico congênito.

congênito, depende da gravidade da hipoplasia da veia porta, que corresponde à capacidade dos ramos portais em absorver o aumento do fluxo sanguíneo, e do grau de atenuação do *shunt*. Se uma grave hipertensão se desenvolver após o *shunt* ser ligado, o paciente pode vir a óbito, durante ou logo após a cirurgia, como resultado de um colapso ou trombose da veia porta. Se complicações agudas não ocorrerem, colaterais portossistêmicos podem se desenvolver como resultado da hipertensão portal[17].

Alguns autores consideram que a completa oclusão do desvio portossistêmico permite um melhor resultado, quando comparada à oclusão parcial; contudo, outros autores não observaram diferença nos resultados obtidos em cães tratados com a oclusão parcial ou completa do desvio portossistêmico. A oclusão total não é indicada durante a primeira cirurgia, pois pode desenvolver uma hipertensão portal fatal. Uma segunda operação somente deve ser considerada se o desvio portossistêmico persistir exclusivamente através do *shunt*. A ligação parcial na primeira permite que o sistema portal se adapte ao aumento do fluxo sanguíneo, antes de uma segunda operação, quando necessária[17].

Dessa forma, a ultrassonografia é um método seguro para a avaliação da hemodinâmica da veia porta, permitindo decidir se uma segunda operação é necessária após a ligação parcial do desvio portos-

sistêmico congênito. A ultrassonografia Doppler fornece mais informações de uma forma não invasiva, quando comparada à angiografia e à laparotomia diagnóstica. As informações mínimas requeridas após a cirurgia são a direção do fluxo sanguíneo na veia porta cranial à origem do *shunt*, a direção do fluxo no *shunt* adjacente à veia porta e a largura da veia gonadal esquerda, como um indicativo da presença de vasos colaterais portossistêmicos adquiridos[17].

CONSIDERAÇÕES FINAIS

A ultrassonografia Doppler é uma valiosa ferramenta para o diagnóstico dos desvios portossistêmicos e geralmente é o primeiro método diagnóstico utilizado, por ser inócuo e mais acessível. A combinação entre as informações morfológicas e hemodinâmicas dos vasos envolvidos no desvio portossistêmico são essenciais para a melhor visibilização do tipo de alteração vascular, permitindo assim um melhor delineamento para o tratamento a ser utilizado.

REFERÊNCIAS BIBLIOGRÁFICAS

1. SZATMÁRI, V.; SÓTONYI, P.; VÖRÖS, K. Normal duplex Doppler waveforms of major abdominal blood vessels in dogs: a review. *Veterinary Radiology & Ultrasound*, v. 42, n. 2, p. 93-107, 2001.

2. CERRI, G. C.; ROCHA, D. C. *Ultra-sonografia Abdominal.* São Paulo: Sarvier, 1993. 459p.

3. SPAULDING, K. A. A review of sonographic identification of abdominal blood vessels and juxtavascular organs. *Veterinary Radiology & Ultrasound*, v. 38, n. 1, p. 4-23, 1997.

4. KÖNIG, H. E.; LIEBICH, H. *Anatomia dos Animais Domésticos: texto e atlas colorido.* Porto Alegre: Artmed, 2004. cap. 12, p. 153-188.

5. FINN-BODNER, S. T.; HUDSON, J. Abdominal vascular sonography. *Veterinary Clinics of North America – Small Animal Practice*, v. 28, n. 4, p. 887-941, jul., 1998.

6. D´ANJOU, M. A.; PENNICK, D.; CORNEJO, L.; PIBAROT, P. Ultrasonographic diagnosis of portosystemic shunting in dogs and cats. *Veterinary Radiology & Ultrasound*, v. 45, n. 5, p. 424-437, 2004.

7. NYLAND, T. G.; MATTOON, J. S. *Ultra-som Diagnóstico em Pequenos Animais.* São Paulo: Roca, 2005. cap. 6, p. 95-130.

8. CERRI, G. G.; MÓLNAR, L. J.; VEZOZZO, D. C. P. *Doppler.* São Paulo: Sarvier, 1998. 271p.

9. WARE, W. A. *Cardiovascular Disease in Small Animal Medicine.* London: Manson Publishing, 2007. p. 145-61.

10. ETTINGER, S. J. *Tratado de Medicina Interna Veterinária.* 5. ed. Rio de Janeiro: Guanabara-Koogan, 2004. v. 2, p. 1382-1391.

11. SZATMÁRI, V.; ROTHUIZEN, J.; VOORHOUT, G. Standard planes for ultrasonographic examination of the portal system in dogs. *Journal of the American Veterinary Medical Association*, v. 224, n. 5, p. 713-716, 2004.

12. FAVIER, R. P.; SZATMÁRI, V.; ROTHUIZEN, J. Multiple congenital portal vein anomalies in a dog. *Veterinary Record*, v. 154, p. 604-505, may., 2004.

13. HOSKINS, J. D. *Pediatria Veterinária: cães e gatos até 6 meses de idade.* São Paulo: Manole, 1992. p. 231-239.

14. BERGER, B.; WHITING, P. G.; BREZNOCK, E. M. Congenital feline portosystemic shunts. *Journal of American Veterinary Medical Association*, v. 188, p. 517-521, 1986.

15. HOLT, D. E.; SCHELLING, C. G.; SAUNDERS, H.; ORSHER, R. J. Correlation of ultrasonographic findings with surgical, portographic, and necropsy findings in dogs and cats with portosystemic shunts: 63 cases (1987-1993). *Journal of American Veterinary Medical Association*, v. 207, p. 1190-1193, 1995.

16. PENNINK, D. G. Ultrasonography. *Veterinary Clinics of North America: Small Animal Practice*, v. 28, n. 4, p. 725-753, 1998.

17. SZATMÁRI, V.; ROTHUIZEN, J.; SLUIJS, J. V. Ultrasonographic evaluation of partially attenuated congenital extrahepatic portosystemic shunts in 14 dogs. *Veterinary Record*, v. 155, p. 448-456, oct., 2004.

978-85-7241-816-4

CAPÍTULO 14

Artérias e Veias Periféricas

Georgea Bignardi Jarretta

INTRODUÇÃO

As artérias e veias dos membros torácicos e pélvicos de cães e gatos são passíveis de sofrerem afecções que os demais vasos, de maneira geral, podem apresentar.

A realização da ultrassonografia duplex Doppler de vasos periféricos de membros no homem tem fundamental importância para o diagnóstico de diversas alterações vasculares arteriais e venosas de ocorrência frequente na espécie humana.

A aterosclerose é a doença arterial periférica mais importante no homem, tendo como fatores de risco a hipertensão arterial, hiperlipidemia, *diabetes mellitus*, obesidade e tabagismo. Nos membros inferiores humanos, seu diagnóstico precoce é importante na prevenção da isquemia tecidual (com o crescimento das placas e a diminuição do lúmen da artéria), que pode chegar à necessidade de amputação das extremidades[1]. Cães e gatos não sofrem os mesmos fatores de risco que o homem; portanto, não são passíveis de desenvolver as doenças arteriais com a mesma frequência.

Outras afecções que acometem as artérias periféricas no homem são os aneurismas arteriais, as arterites, os traumas e as malformações congênitas.

O diagnóstico de tais afecções por meio do duplex Doppler é importante para definir a extensão da lesão, avaliar as possíveis repercussões hemodinâmicas, observando a circulação colateral e o leito distal, e, claro, localizar anatomicamente a artéria afetada[2].

Com relação às veias dos membros inferiores humanos, a trombose venosa profunda (TVP), a insuficiência valvular e as consequentes varizes (veias dilatadas e tortuosas, que se desenvolvem sob a superfície cutânea, devido a alterações nas suas paredes) são doenças comumente encontradas nessa espécie. Vale ressaltar que a posição bípede, que assume o homem, é fator primordial na frequência com que são encontradas essas afecções venosas dos membros pélvicos. Devido à diferente postura que assumem os pequenos animais, que apresentam a posição quadrúpede, é possível justificar-se a evidente discrepância com que ocorrem afecções venosas de membros pélvicos nessas espécies, se comparadas ao homem.

Assim sendo, a ultrassonografia duplex Doppler das veias dos membros na espécie humana tem importante papel no diagnóstico das citadas afecções[3].

Já na avaliação das artérias periféricas, o duplex Doppler é utilizado no diagnóstico de aneurismas arteriais, exames pré e pós-angioplastias, acompanhamento de enxertos vasculares (utilizados para revascularização de membros inferiores), arterites, traumas, malformações e principalmente de lesões estenosantes[2].

Em gatos, há uma maior predisposição para o desenvolvimento do tromboembolismo secundário à cardiomiopatia hipertrófica. Esse tromboembolismo pode afetar as artérias dos membros, resultando em perda da função motora destes[4,5].

A realização do exame duplex Doppler de artérias e veias de membros torácicos e pélvicos no homem já possui protocolos estabelecidos. Na medicina veterinária, em decorrência principalmente das dificuldades técnicas encontradas no exame (como a falta de cooperação do paciente em manter-se estável e o menor calibre dos vasos, principalmente nas menores raças), os protocolos de realização do exame ainda não estão bem definidos. Com a introdução gradativa do duplex Doppler nas rotinas clínica e cirúrgica desses pacientes, procura-se estabelecer protocolos próprios que facilitem ao ultrassonografista a localização e identificação desses vasos e as prováveis alterações que estes possam estar sofrendo.

Portanto, é de fundamental importância que se tenha o conhecimento anatômico desses vasos bem fundamentado para permitir que as artérias e veias dos membros de pequenos animais sejam identificados com maior facilidade.

REVISÃO ANATÔMICA

Membro Torácico

Artérias

As artérias do membro torácico originam-se das artérias subclávias. A artéria subclávia direita é originada do tronco braquiocefálico, enquanto a artéria subclávia esquerda parte diretamente do arco aórtico, isoladamente, sendo esta uma importante característica de cães e gatos.

Antes de originar a artéria axilar, que vai irrigar diretamente o membro torácico, as artérias subclávias emitem quatro ramos: a artéria vertebral, o tronco costocervical, a artéria cervical superficial e a artéria torácica interna. A partir daí, a artéria subclávia tem continuidade como artéria axilar, que possui quatro ramos: artéria torácica externa, artéria torácica lateral, artéria subescapular e artéria circunflexa cranial do úmero. Após a emissão desses quatro ramos, a artéria axilar continua como artéria braquial, que, por sua vez, emite ramos como: artéria colateral ulnar, artéria braquial superficial, artéria cubital transversa e artéria interóssea comum (esta última já no antebraço). A partir de então, a artéria braquial continua como artéria mediana. A artéria radial origina-se na porção medial da artéria mediana[6,7] (Fig. 14.1).

Veias

A veia cefálica origina-se na face palmar da extremidade do membro torácico, juntando-se à veia cefálica acessória, que corre dorsalmente, para continuarem como veia cefálica por grande parte da superfície cranial do membro. Na altura da superfície cranial da articulação úmero-rádio-ulnar, a veia cubital mediana forma uma conexão entre as veias cefálica e braquial. Na altura do terço médio-proximal do úmero, inicia-se a veia axilobraquial a partir da veia cefálica. A veia braquial corre por praticamente toda a superfície medial do úmero, continuando como veia axilar[6,7] (Fig. 14.2).

Membro Pélvico

Artérias

As artérias que irrigam os membros pélvicos originam-se das artérias ilíacas externas, que são ramos terminais da artéria aorta abdominal, iniciando-se ao nível da sexta e da sétima vértebra lombar. Antes de continuar como artéria femoral e irrigar o membro pélvico propriamente dito, a artéria ilíaca externa emite um ramo, a artéria profunda da coxa, que depois continua como artéria circunflexa medial da coxa. A artéria femoral,

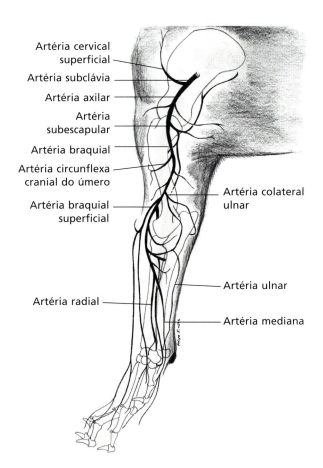

Figura 14.1 – Ilustração esquemática das artérias do membro torácico de cão. (Ilustração: Felipe Dias Carvalho Simões.)

Artérias e Veias Periféricas – **135**

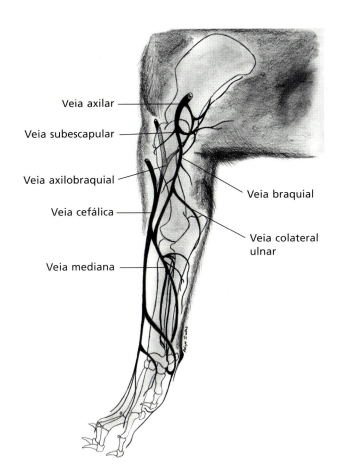

Figura 14.2 – Ilustração esquemática das veias do membro torácico de cão. (Ilustração: Felipe Dias Carvalho Simões.)

TÉCNICA DE EXAME

Os vasos de membros torácicos e pélvicos de pequenos animais são avaliados ultrassonograficamente com transdutores preferencialmente microlineares, com frequências variando de 7,5 a 10MHz, ou transdutores multifrequenciais que contenham as altas frequências desejadas. Muitos dos aparelhos atuais possuem arranjos de técnica próprios, as chamadas "pré-definições", já específicas para cada região a ser avaliada. Normalmente, as "pré-definições" vasculares, ou "pré-definições" de pequenas partes, apresentam altas resoluções, capazes de formar imagens adequadas para uma boa avaliação dos vasos.

Raramente há necessidade de realizar tricotomia na face medial da coxa e da perna, bem como na região axilar e face medial do braço do animal para a realização do exame, levando em conta a escassez de pelos na maioria das raças de cães nessa região. Porém, para algumas raças de cães e gatos que possuem uma quantidade razoável de pelos nos membros,

continuação da artéria ilíaca externa, emite ramos, como: artéria circunflexa ilíaca superficial, artéria circunflexa lateral da coxa, artéria caudal proximal da coxa, artéria safena, artéria genicular descendente, artéria caudal média e artéria distal da coxa. Após a emissão desses ramos, a artéria femoral continua como artéria poplítea, na altura da articulação femorotibiopatelar e, então, como artéria tibial cranial, seguindo cranialmente por toda a extensão da tíbia[6,7] (Fig. 14.3).

Veias

As veias são satélites das artérias, destacando-se a veia safena, que possui ramos craniais e caudais das veias safenas medial e lateral, mais distalmente; seguindo como veia safena lateral até tornar-se veia distal da coxa e, mais proximalmente, veia safena medial que desemboca diretamente na veia femoral[6,7] (Fig. 14.4).

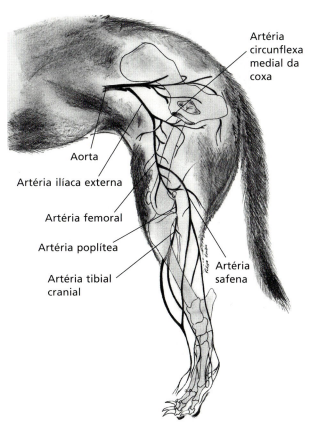

Figura 14.3 – Ilustração esquemática das artérias do membro pélvico de cão. (Ilustração: Felipe Dias Carvalho Simões.)

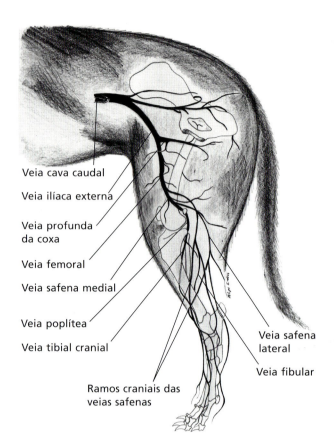

Figura 14.4 – Ilustração esquemática das veias do membro pélvico de cão. (Ilustração: Felipe Dias Carvalho Simões.)

é necessária uma tricotomia para a identificação das artérias e veias.

Na dependência do tamanho e conformação corporal do animal, pode-se, ainda, utilizar "quitecos" para facilitar o exame, quando este possui limitações técnicas[8].

Para a avaliação dos vasos dos membros torácicos, o animal deve ser inicialmente posicionado em decúbito dorsal, com um operador estendendo e abduzindo o membro do paciente. Então, o animal pode ser posicionado em decúbito lateral direito para avaliação do membro direito e vice-versa, sempre com um auxiliar mantendo o membro estendido para proporcionar espaço suficiente para a colocação do transdutor.

Para a avaliação dos vasos dos membros pélvicos, o animal também deve ser posicionado em decúbito, preferencialmente dorsal e, posteriormente, lateral direito e lateral esquerdo, para avaliação do membro ipsilateral.

Dificilmente há necessidade do uso de contenção química, uma vez que o exame é indolor e o posicionamento é praticamente o mesmo utilizado na avaliação abdominal. Alguns animais tornam-se mais agitados na dependência do volume, audível do som gerado pelo Doppler; porém, este som pode ser ajustado no aparelho a um volume que não incomode o paciente.

ANATOMIA ULTRASSONOGRÁFICA

Modo Bidimensional

As artérias apresentam-se como estruturas arredondadas anecogênicas ao corte transversal e tubulares, ao corte longitudinal, não compressíveis, com paredes ecogênicas e presença de pulso (Figs. 14.5 e 14.6).

As veias são observadas como estruturas anecogênicas, de paredes finas, com presença de pequenas áreas hiperecogênicas no interior do lúmen do vaso, representando as válvulas[9]. A manobra de compressão da veia deve ser realizada, normalmente ao corte transversal, e o vaso deve colabar, quando se encontra dentro da normalidade (devido à baixa pressão do sangue no interior da veia)[9] (Figs. 14.5 e 14.6).

Doppler Colorido

Para a identificação das artérias e veias do membro torácico, coloca-se primeiramente o transdutor proximalmente à região axilar ao corte transversal.

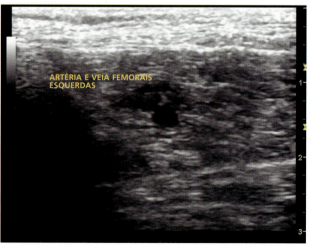

Figura 14.5 – Corte transversal de artéria e veia femoral de cadela, sem compressão, ao modo bidimensional.

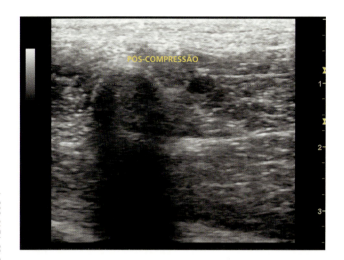

Figura 14.6 – Corte transversal de artéria e veia femorais de cadela após teste de compressão ao modo bidimensional.

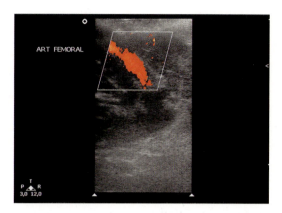

Figura 14.8 – Artéria femoral de cão ao Doppler colorido.

Nessa região, identifica-se a artéria subclávia e a origem da artéria axilar a partir da primeira (Fig. 14.7). As veias satélites encontram-se paralelas às artérias; porém, muitas vezes, devido à pressão exercida sobre a pele do animal, as veias, comprimidas, não são observadas. Seguindo-se distalmente, acompanha-se o curso da artéria axilar até a artéria braquial, continuando por todo o braço até a altura do cotovelo. Normalmente, os vasos do membro torácico são observados até essa região, e distalmente, menos calibrosos, são de difícil identificação.

Para a identificação das artérias e veias do membro pélvico, localiza-se, primeiramente, a bifurcação da aorta abdominal em artérias ilíacas externas, para, então, seguir seus cursos até a região inguinal e identificar as artérias femorais ao corte longitudinal. Aqui, da mesma maneira que o membro torácico, as veias satélites podem não ser observadas, dependendo da pressão exercida com o transdutor. Antes de seguir seu curso como artéria poplítea, a artéria femoral emite vários ramos que são dificilmente identificados com precisão. Na altura da articulação femorotibiopatelar, observa-se a artéria poplítea e, logo proximalmente, é possível a identificação da veia safena medial, desembocando diretamente na veia femoral, não exercendo pressão com o transdutor sobre a pele do paciente (Figs. 14.8 a 14.13).

É importante ter em mente que todos os vasos identificados devem ser observados aos cortes transversal e longitudinal, e as veias devem sofrer o teste de compressão ao corte transversal para a verificação de uma possível trombose (Figs 14.14 a 14.17).

Os protocolos de identificação das artérias e veias do membro inferior humano ao exame ultrassonográfico já são bem estabelecidos. Nas artérias, para análise das artérias femorais comum, superficial e profunda, o paciente é colocado em decúbito dorsal com o membro em rotação externa, leve abdução e

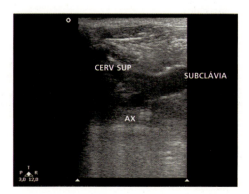

Figura 14.7 – Artéria axilar (AX) direita partindo da artéria subclávia de cão adulto ao modo bidimensional. CERV SUP = cervical superficial.

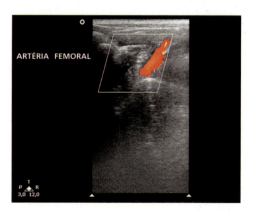

Figura 14.9 – Artéria femoral de cão ao Doppler colorido.

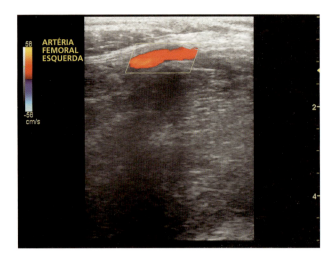

Figura 14.10 – Artéria femoral esquerda de cadela ao Doppler colorido.

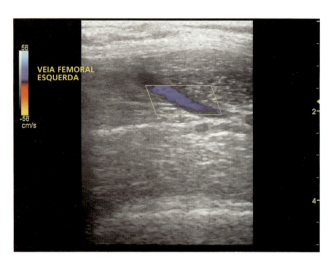

Figura 14.11 – Veia femoral esquerda de cadela ao Doppler colorido.

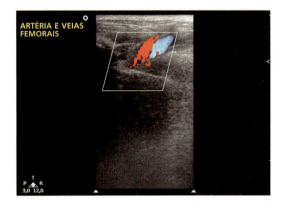

Figura 14.12 – Artéria e veia femorais de cão ao Doppler colorido.

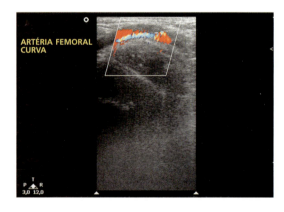

Figura 14.13 – Curva anatômica da artéria femoral de cão ao Doppler colorido.

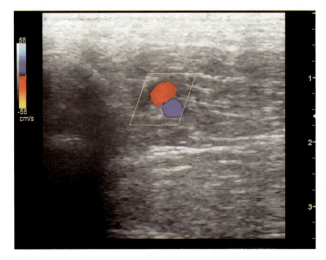

Figura 14.14 – Cortes transversais de artéria e veia femorais de cadela sem compressão ao Doppler colorido.

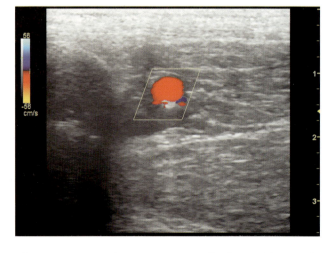

Figura 14.15 – Cortes transversais de artéria e veia femorais de cadela após teste de compressão ao Doppler colorido.

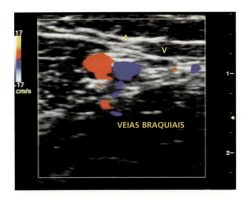

Figura 14.16 – Cortes transversais de artéria (A) e veia (V) braquiais humanas ao Doppler colorido sem compressão.

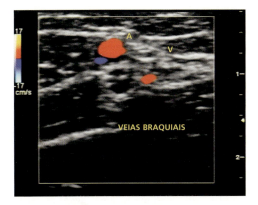

Figura 14.17 – Cortes transversais de artéria (A) e veia (V) braquiais humanas ao Doppler colorido após teste de compressão.

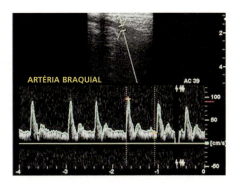

Figura 14.18 – Fluxo trifásico da artéria braquial de cão ao Doppler pulsado. AC 39 = ângulo do cursor Doppler em 39°.

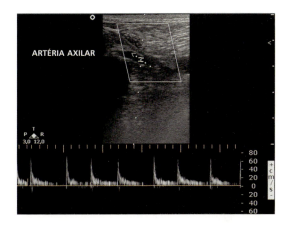

Figura 14.19 – Fluxo da artéria axilar direita de cão adulto ao Doppler pulsado.

leve flexão. A artéria poplítea é avaliada com o paciente em decúbito ventral e na avaliação das artérias tibiais anterior, posterior e fibular; o paciente é posicionado novamente em decúbito dorsal, com acesso pela face medial e ântero-lateral da perna[1]. Na identificação das veias, as satélites das artérias são observadas com os mesmos posicionamentos, com exceção das veias safenas, muitas vezes avaliadas com o paciente em pé, no qual se realiza o teste de compressão da panturrilha, a fim de pesquisar possíveis refluxos quando há insuficiência valvular[3]. Portanto, nota-se uma maior facilidade em posicionar o paciente humano, favorecendo a avaliação de vasos por toda a extensão da perna.

Doppler Pulsado

Pouco ainda foi estudado na medicina veterinária quanto à avaliação duplex Doppler das artérias e veias dos membros torácicos e pélvicos de pequenos animais. Porém, algumas informações já bem sedimentadas da medicina humana podem ser aplicadas na medicina veterinária de maneira criteriosa.

As artérias periféricas irrigam um leito de alta resistência, caracterizando as curvas espectrais como trifásicas (Figs. 14.18 a 14.23).

Quanto à artéria femoral canina, uma angulação Doppler entre 42° e 52° promove uma adequada avaliação do fluxo sanguíneo. A média da velocidade do pico sistólico é de 110 ± 17cm/s; a média da velocidade retrógrada diastólica inicial é de 11 ± 5cm/s e a média da velocidade diastólica final é 22 ± 7cm/s[8].

Ao estudo duplex Doppler das veias dos membros inferiores no homem, o fluxo apresenta uma curva de padrão monofásico, não pulsátil, com alterações fásicas que coincidem com os movimentos respiratórios (Figs. 14.24 a 14.27). No cão, também observa-se o padrão fásico com a respiração das veias dos membros (Figs. 14.28 e 14.29). As veias dos

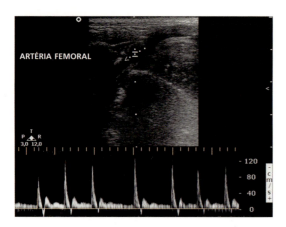

Figura 14.20 – Fluxo trifásico da artéria femoral de cão adulto ao Doppler pulsado.

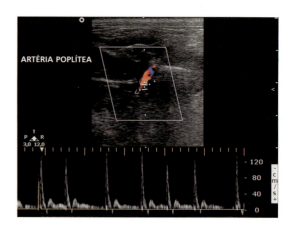

Figura 14.22 – Fluxo trifásico da artéria poplítea de cão adulto ao Doppler pulsado.

membros superiores também apresentam um fluxo com padrão de onda espectral fásico com a respiração e demonstra a presença de pulsatilidade devido à contração do átrio direito[9].

Na avaliação da eficiência das válvulas venosas, pode-se realizar um teste no qual se comprime o membro distalmente ao transdutor, provocando, assim, a progressão do sangue em direção ao coração. A musculatura é, então, liberada e aguarda-se a ação da gravidade, fazendo com que o sangue retorne e seja bloqueado pelo fechamento da válvula do segmento estudado. Avalia-se, então, o tempo de inversão do fluxo ao duplex Doppler e este não pode ultrapassar 1,5s[9].

ALTERAÇÕES

As afecções vasculares arteriais, que podem ser eventualmente encontradas nos membros de pequenos animais, são as alterações oclusivas (pós-traumáticas, tromboses, embolismo, arterite e aterosclerose) e alterações não oclusivas (traumas, aneurismas e fístulas arteriovenosas). As alterações venosas mais comuns são os traumas, tromboembolismos, edemas e flebites (por meio, principalmente, de injeção de substâncias irritantes para a veia, como a cefálica, a mais comumente acessada)[4].

O Doppler passou a ser utilizado na medicina humana como alternativa do mapeamento da circulação periférica, de modo a evitar a realização da arteriografia (exame considerado padrão ouro, porém invasivo)[10,11].

As estenoses arteriais acima de 50% são consideradas hemodinamicamente significativas, pois causam isquemia tecidual. Imediatamente antes da estenose crítica, o Doppler pulsado apresenta uma elevada velocidade de aceleração. No local da estenose ocorre um aumento da velocidade do fluxo (turbilhonamento ao Doppler colorido e borramento da

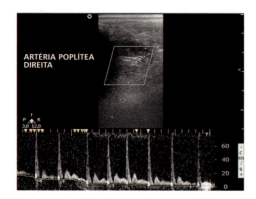

Figura 14.21 – Fluxo da artéria poplítea de cão ao Doppler pulsado.

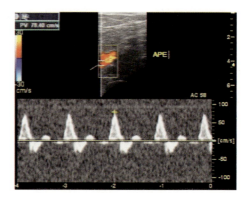

Figura 14.23 – Fluxo sem alterações da artéria poplítea esquerda (APE) humana ao Doppler pulsado.

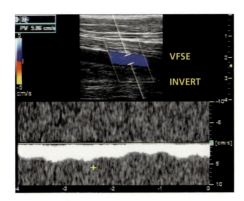

Figura 14.24 – Fluxo sem alterações da veia femoral superficial humana ao Doppler pulsado. INVERT = espectro invertido; VFSE = veia femoral superficial esquerda.

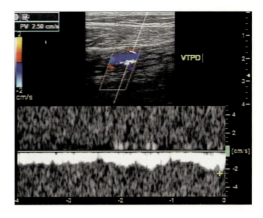

Figura 14.26 – Fluxo sem alterações da veia tibial posterior direita (VTPD) humana ao Doppler pulsado.

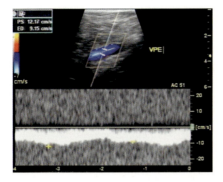

Figura 14.25 – Fluxo sem alterações da veia poplítea esquerda (VPE) humana ao Doppler pulsado. AC 51 = ângulo do cursor Doppler em 51°; ED = velocidade diastólica final; PS = velocidade de pico sistólico máxima.

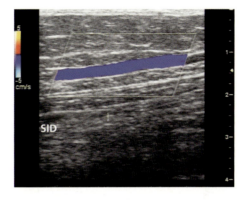

Figura 14.27 – Veia safena interna humana ao Doppler colorido, com o paciente em estação, sem alterações. SID = safena interna direita.

janela sistólica e aumento da velocidade de pico sistólico ao Doppler pulsado). Distalmente ao local da estenose ocorre vasodilatação, apresentando perda do padrão trifásico ao Doppler pulsado[1,3] (Figs 14.30 a 14.33).

É importante lembrar que, na presença de estenoses ou oclusões de artérias periféricas no homem, a aterosclerose obliterante é a causa mais comum. Os sintomas, que vão do assintomático à claudicação e dor de repouso, dependem da extensão da lesão e da circulação colateral[2].

As doenças tromboembólicas em cães são raras, porém seu diagnóstico possui grande relevância para a implantação de um tratamento adequado antes da isquemia tecidual causar danos irreversíveis. Um cão, cuja extremidade do membro torácico esquerdo se apresentava fria e o pulso ipsilateral demonstrava ser fraco, foi apresentado a um centro de diagnóstico por imagem, sendo detectada, aos exames ecocardiográ-

fico e laboratorial, uma endocardite aórtica. Ao exame ultrassonográfico em modo bidimensional do membro torácico, foi sugerido um discreto aumento do calibre da artéria braquial, quando comparado ao mesmo vaso do membro contralateral. O duplex Doppler demonstrou trombose das artérias axilar e braquial, com ausência de cor e *aliasing*. O mapeamento espectral sugeriu diminuição da velocidade do fluxo, quando comparado ao membro contralateral. O trombo iniciava-se proximalmente à artéria braquial e estendia-se 1cm caudalmente, incluindo ramos da artéria braquial superficial e colateral ulnar. O duplex Doppler demonstrou estenose braquial maior que 50%, quase sem visibilização do fluxo, sendo observado apenas nas margens do trombo. O diagnóstico sugerido foi de neuromiopatia isquêmica secundária a tromboembolismo braquial.

Gatos possuem uma maior predisposição a apresentarem doenças tromboembólicas arteriais devido,

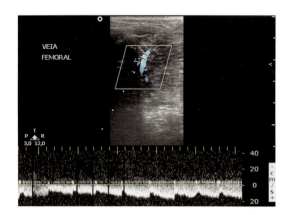

Figura 14.28 – Fluxo sem alterações da veia femoral de cão ao Doppler pulsado.

principalmente, à cardiomiopatia hipertrófica felina. Nessa situação, o subendotélio cardíaco está exposto, e as plaquetas se aderem nesse local com maior facilidade. Nos felinos, as plaquetas têm a particularidade de possuírem uma maior quantidade de serotonina, favorecendo ainda mais sua agregação. Iniciada a cascata de coagulação, o trombo se forma e os movimentos cardíacos o fazem se desprender e tornar-se um êmbolo, que se desloca e pode se alojar em qualquer artéria[12].

Os aneurismas periféricos, normalmente de natureza aterosclerótica, podem ser visibilizados como dilatação localizada de uma artéria, cujo diâmetro está aumentado em mais de 50%[2]. Nos aneurismas, as mensurações são realizadas ao corte transversal[3].

Alterações vasculares em coxins plantares e palmares podem ocorrer em cães. Na medicina humana, os diagnósticos diferenciais para tais alterações incluem malformações vasculares ou vasculites (Figs. 14.34 e 14.35).

Os trombos no sistema venoso profundo no homem são frequentes e graves. Eles podem ser diretamente observados ao modo bidimensional; porém, quando recentemente formados, apresentam-se como formações anecogênicas homogêneas, portanto, da mesma ecogenicidade do lúmen vascular. Com o passar do tempo, com a deposição de fibrina e colágeno, os trombos tornam-se heterogêneos, hiper ou hipoecogênicos e, então, são visíveis ao exame ultrassonográfico ao corte transversal ou longitudinal. O Doppler colorido também possui grande utilidade na detecção de tromboses venosas[3,13] (Figs. 14.36 a 14.43).

A identificação indireta da trombose venosa profunda é feita através do já citado teste de compressibilidade da veia ao corte transversal, que, quando não compressível, confirma a doença[3,9].

A presença de insuficiência valvular é detectada através do teste de compressão muscular distalmente ao segmento estudado, como já citado. Quando o tempo de refluxo ultrapassar 1,5s, considera-se a presença de insuficiência valvular (Fig. 14.44). E a principal causa do desenvolvimento de varizes (veias dilatadas que perderam sua função) secundárias no homem é a disfunção do sistema venoso profundo, que acaba sobrecarregando o superficial[9] (Fig. 14.45).

Porém, cabe aqui mais uma vez enfatizar a posição quadrúpede dos pequenos animais, que justifica uma menor incidência de afecções venosas periféricas nessas espécies.

978-85-7241-816-4

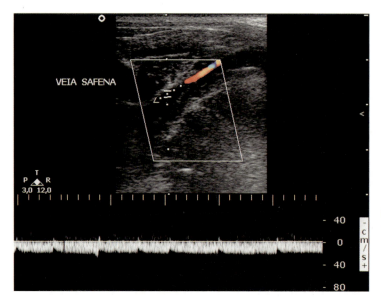

Figura 14.29 – Fluxo sem alterações da veia safena de cão ao Doppler pulsado.

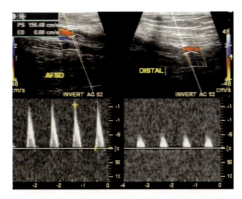

Figura 14.30 – Artéria femoral superficial humana, demonstrando aumento da velocidade do fluxo no local da estenose e diminuição da velocidade do fluxo distalmente. AC 52 = ângulo do cursor Doppler em 52°; AFSD = artéria femoral superficial direita; ED = velocidade diastólica final; INVERT = espectro invertido; PS = velocidade de pico sistólico máxima.

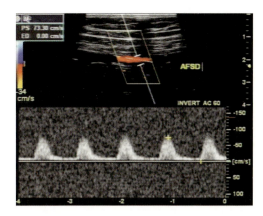

Figura 14.31 – Perda do padrão trifásico da artéria femoral superficial direita (AFSD) humana distalmente a uma estenose, demonstrando repercussão hemodinâmica. AC 60 = ângulo do cursor Doppler em 60°; ED = velocidade diastólica final; PS = velocidade de pico sistólico máxima.

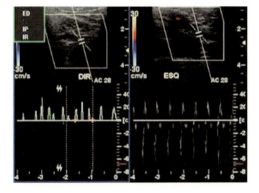

Figura 14.32 – Ausência de fluxo em artéria femoral direita (DIR) de cão e fluxo de alta resistência, sem alterações, em artéria femoral esquerda (ESQ). AC 28 = ângulo do cursor Doppler em 28°; ED = velocidade diastólica final; IP = índice de pulsatilidade; IR = índice de resistividade; PS = velocidade de pico sistólico máxima.

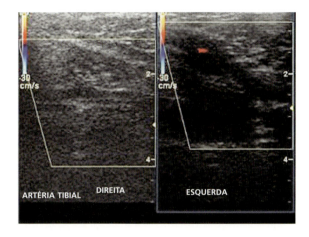

Figura 14.33 – Hipofluxo da artéria tibial direita (DIR) de cão em relação à artéria tibial esquerda (ESQ).

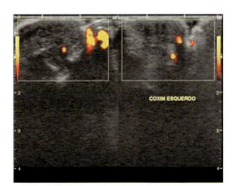

Figura 14.34 – Alterações vasculares em coxim palmar esquerdo de cadela adulta ao power Doppler (diagnósticos diferenciais: malformação vascular ou vasculite).

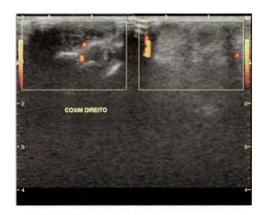

Figura 14.35 – Alterações vasculares em coxim palmar direito de cadela adulta ao power Doppler (diagnósticos diferenciais: malformação vascular ou vasculite).

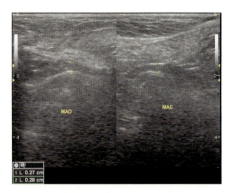

Figura 14.36 – Aumento de ecogenicidade luminal vascular em membro torácico direito em modo bidimensional em comparação ao membro torácico esquerdo em cadela com sinais clínicos de tromboembolismo venoso. MAD = membro anterior direito; MAE = membro anterior esquerdo.

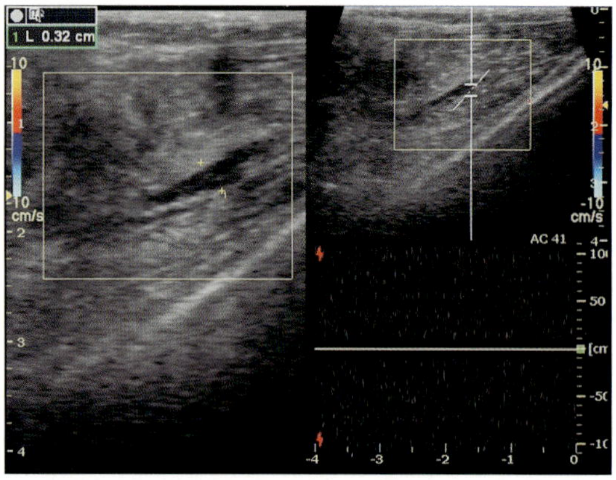

Figura 14.37 – Trombombolismo venoso em cadela, caracterizado pela ausência de cor ao mapeamento colorido e ausência de fluxo ao traçado espectral. AC 41 = ângulo do cursor Doppler em 41°.

Cães apresentam com relativa frequência doenças articulares degenerativas nas articulações coxofemorais. Atualmente, um índice conhecido como índice de distração (ID, que varia de 0 a 1), determinado por meio de exames radiográficos, é capaz de identificar animais sujeitos a apresentar essas artroses. Ao exame ultrassonográfico, a artéria circunflexa femoral medial e três ramos que suprem a articulação coxofemoral já foram identificados. Associou-se o índice de pulsatilidade (IP) desses ramos ao índice de distração das articulações coxofemorais. Foi verificado que nas articulações em que o ID foi maior que 0,35, o IP era significantemente mais baixo e a velocidade média do fluxo nesses vasos era maior. Portanto, pode-se adicionar esse parâmetro na avaliação das doenças articulares degenerativas de articulações coxofemorais em cães[14].

Foi testada em cães a confiabilidade do índice de pulsatilidade (IP) da artéria femoral para avaliação de estenoses. Para tal, foram induzidas estenoses aortoilíacas de diferentes graus e concluiu-se que, apesar de haver uma correlação positiva entre a diminuição do IP e o aumento da estenose, o IP possui limitações como ferramenta diagnóstica na identificação de estenoses proximais no segmento aortoilíaco, e deve ser utilizado com cautela[15].

Inúmeros estudos que fazem uma avaliação com uso de Doppler de vasos de membros na medicina humana utilizam cães como modelos experimentais.

Num deles, foi realizado um enxerto vascular da artéria mamária para substituir a artéria femoral, com o objetivo de verificar a durabilidade do enxerto mediante palpação e Doppler, seguido de exames de microscopia de luz e eletrônica. Foi veri-

978-85-7241-816-4

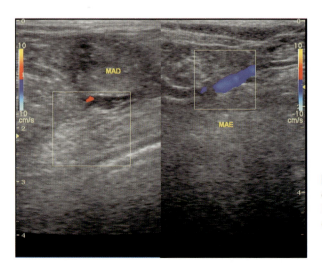

Figura 14.38 – Membros torácicos esquerdo e direito de cadela com sinais clínicos de tromboembolismo venoso. MAD = membro anterior direito; MAE = membro anterior esquerdo.

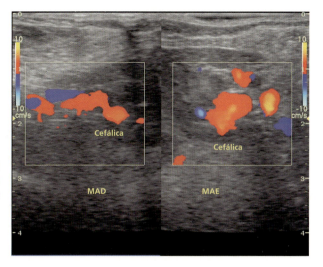

Figura 14.39 – Assimetria da distribuição vascular entre os membros torácicos direito e esquerdo em cadela com sinais clínicos de tromboembolismo venoso. MAD = membro anterior direito; MAE = membro anterior esquerdo.

ficado que a artéria mamária pode ser utilizada como enxerto vascular[16].

Outro, com o objetivo de avaliar um enxerto vascular para as artérias coronárias do homem, concluiu que o Doppler colorido é um método confiável de avaliação não invasiva do fluxo sanguíneo por meio de enxertos vasculares de pequeno diâmetro, após colocar esses enxertos nas artérias carótida e femoral de cães[17].

Ainda se tratando de enxertos vasculares, cães foram utilizados para a verificação da durabilidade de próteses vasculares de poliuretano em artérias femorais e foi sugerido, por meio de palpação e do Doppler, que essas próteses podem ter sucesso por um longo período[18].

Com o objetivo de estudar os efeitos da frequência cardíaca e de drogas vasoativas na velocidade do fluxo sanguíneo em regiões de bifurcações arteriais, cães foram utilizados e o fluxo da bifurcação iliofemoral foi avaliado ultrassonograficamente. Concluiu-se que as características do fluxo sanguíneo arterial (como amplitude e duração das diferentes fases do ciclo) em bifurcações dependem da frequência cardíaca[19].

Na comparação da velocidade do fluxo sanguíneo da artéria femoral mensurada por Doppler e por meio de uma sonda eletromagnética colocada cirurgicamente, cães também foram utilizados como modelos experimentais e puderam demonstrar que o método não invasivo pode determinar a velocidade do fluxo arterial de maneira apurada[20].

Um tipo de arterioplastia foi testada em artérias femorais caninas, e percebeu-se um aumento do lúmen dessas artérias nesses pacientes[21].

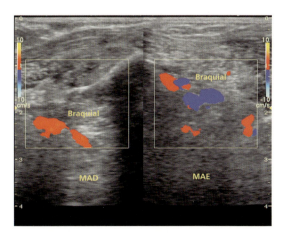

Figura 14.40 – Ausência de fluxo colorido em topografia de veia braquial em membro torácico direito de cadela, caracterizando tromboembolismo venoso. MAD = membro anterior direito; MAE = membro anterior esquerdo.

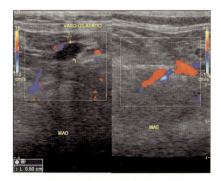

Figura 14.41 – Ausência de fluxo e aumento do calibre de veia braquial, com diminuição do fluxo na veia axilar em membro torácico direito de cão. MAD = membro anterior direito; MAE = membro anterior esquerdo.

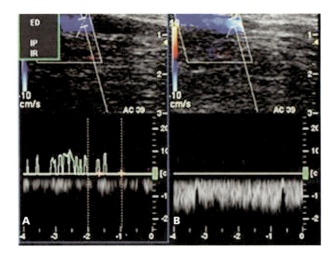

Figura 14.42 – Trombose venosa em cão. (A) Diminuição de fluxo pós-estenótico. (B) Aumento da velocidade no local da estenose. AC 39 = ângulo do cursor Doppler em 39°; ED = velocidade diastólica final; IP = índice de pulsatilidade; IR = índice de resistividade; PS = velocidade de pico sistólico máxima.

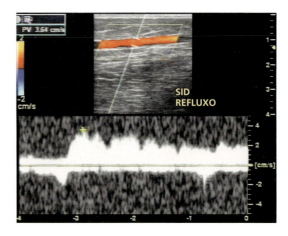

Figura 14.44 – Veia safena interna humana, com o paciente em estação, demonstrando refluxo ao duplex Doppler. SID = safena interna direita.

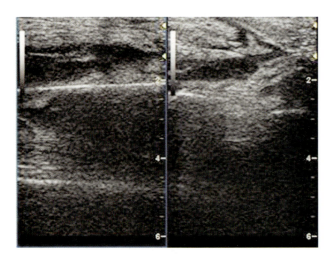

Figura 14.43 – Edema de partes moles em decorrência de trombose venosa em cão.

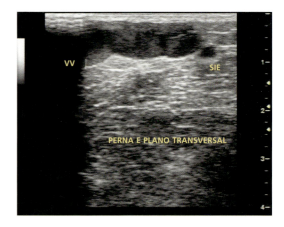

Figura 14.45 – Dilatação venosa superficial em membros inferiores humanos em modo bidimensional, demonstrando a presença de varizes (VV). SIE = safena interna esquerda.

CONSIDERAÇÕES FINAIS

Essas citações da utilização de cães como modelos experimentais em estudos que utilizam o Doppler para a avaliação de vasos periféricos demonstram as grandes possibilidades das artérias e veias de membros torácicos e pélvicos de pequenos animais serem estudados ultrassonograficamente, apesar da evidente lacuna existente dentro da literatura veterinária no que tange a esse assunto. Cabe aos profissionais da área investigar essas possibilidades e viabilizarem esta metodologia como meio diagnóstico nas afecções vasculares e até mesmo musculoesqueléticas desses animais.

978-85-7241-816-4

AGRADECIMENTOS

Agradeço aos ensinamentos, dicas importantes e imagens fornecidas pela autora do livro, Cibele Figueira de Carvalho e pela colaboradora Lilian Kamikawa. Agradeço também as oportunidades e imagens cedidas pelo Dr. Wilmar Lima Júnior, médico vascular do Centro de Diagnóstico por Imagem Multimagem de Santos, e as ilustrações realizadas pelo aluno Felipe Dias Carvalho Simões.

REFERÊNCIAS BIBLIOGRÁFICAS

1. VENTURA, C. A.; SAITO, O. C.; CHAMMAS, M. C.; CERRI, G. G. Dúplex-Doppler colorido nas arteriopatias obstrutivas crônicas ateroscleróticas dos membros inferiores – Como fazer? *Application*, n. 39, p. 1-3, 2007.

2. FRANCO, S. B. S. Mapeamento dúplex colorido das artérias periféricas. In: MOLNÁR, L. J. *Ultra-sonografia Vascular*. 1. ed. Rio de Janeiro: Revinter, 2004. cap. 4, p. 159-207.

3. CERRI, G. G.; MOLNÁR, L. J.; VEZOZZO, D. C. P. *Avaliação Dúplex das Artérias Periféricas*. São Paulo: Sarvier, 1998. cap. 4, p. 55-68.

4. SUTER, P. F. Moléstia vascular periférica. In: ETTINGER, S. J. *Tratado de Medicina Interna Veterinária*. 3. ed. São Paulo: Manole, 1992. cap. 81, p. 1246-1261.

5. SMITH, S. A.; TOBIAS, A. H.; JACOB, K. A. et al. Arterial thromboembolism in cats: acute crisis in 127 cases (1992-2001) and long-term management with low-dose aspirin in 24 cases. *J. Vet. Intern. Med.*, v. 17, n. 1, p. 73-83, 2003.

6. EVANS, H. E.; DELAHUNTA, A. *Guia para a Dissecação do Cão*. 5. ed. Rio de Janeiro: Guanabara-Koogan, 2001. p. 250.

7. KÖNIG, H. E.; LIEBICH, H. G. *Anatomia dos Animais Domésticos*. Porto Alegre: Artmed, 2004. v. 2.

8. LEE, K.; CHOI, M.; YOON, J.; JUNG, J. Spectral waveform analysis of major arteries in conscious dogs by Doppler ultrasonography. *Vet. Radiol. Ultrasound*, v. 45, n. 2, p. 166-71, 2004.

9. BENABOU, J. E. Mapeamento dúplex colorido das veias periféricas. In: MOLNÁR, L. J. *Ultra-sonografia Vascular*. 1. ed. Rio de Janeiro: Revinter, 2004. cap. 3, p. 117-158.

10. BAXTER, G. M.; POLAK, J. F. Lower limb colour flow imaging: a comparison with ankle:brachial measurements and angiography. *Clinical Radiology*, v. 47, p. 91-95, 1993.

11. GREEN, I. R.; DUDLEY, N. J.; GRAVILL, N. Presentation of colour flow maps of the peripheral circulation. *The British Journal of Radiology*, v. 67, p. 689-694, 1994.

12. KRAUS, K. H. Moléstia tromboembólica. In: BOJRAB, M. J. *Mecanismos da Moléstia na Cirurgia dos Pequenos Animais*. 2. ed. São Paulo: Manole, 1996. cap. 59, p. 410-413.

13. FOLEY, W. D.; MIDDLETON, W. D.; LAWSON, T. L. et al. Color Doppler ultrasound imaging of lower-extremity venous disease. *AJR*, v. 152, p. 371-376, 1989.

14. RADEMACHER, N.; OHLERTH, S.; DOHERR, M. G. et al. Doppler sonography of the medial arterial blood supply to the coxofemoral joints of 36 medium to large breed dogs and its relationship with radiographic signs of joint disease. *Vet. Rec.*, v. 156, n. 10, p. 305-310, 2005.

15. REDDY, D. J.; VINCENT, G. S.; MCPHARLIN, M.; ERNST, C. B. Limitations of the femoral artery pulsatility index with aortoiliac artery stenosis: an experimental study. *Vasc. Surg.*, v. 4, n. 4, p. 327-332, 1986.

16. AARNIO, P. Free internal mammary artery graft as canine femoral artery substitute. *Scand J. Thorac. Cardiovasc. Surg.*, v. 22, n. 2, p. 105-110, 1988.

17. SUNG, H. W.; WITZEL, T. H.; HATA, C.; TU, R.; QUIJANO, R. C. Noninvasive color doppler inspection of small-diameter vascular grafts implanted in canine carotid and femoral arteries. *Artif. Organs.*, v. 16, n. 5, p. 485-489, 1992.

18. HESS, F.; STEEGHS, S.; JERUSALEM, C. et al. Implantation of 20cm long polyurethane vascular prostheses in the femoral artery of dogs. Preliminary results. *Thorac. Cardiovasc Surg.*, v. 36, n. 6, p. 348-350, 1988.

19. JONES, C. J.; LEVER, M. J.; PARKER, K. H. et al. Influence of heart rate and vasoactive drugs on blood flow patterns at the canine ilio-femoral bifurcation. *Cardiovasc. Res.*, v. 28, n. 11, p. 1686-1693, 1994.

20. SOLOMON, S.; KATZ, S. D.; STEVENSON-SMITH, W. et al. Determination of vascular impedance in the peripheral circulation by transcutaneous pulsed Doppler ultrasound. *Chest.*, v. 108, n. 2, p. 515-521, 1995.

21. SOTELO, J.; PEREZ, R.; ORDOÑEZ, G. Increase in the lumen of the femoral artery in dogs with an arteriotomy encircled by glutaraldehyde-tanned calf pericardium. *Heart. Vessels.*, v. 11, n. 6, p. 318-321, 1996.

978-85-7241-816-4

SEÇÃO 4

Pequenas Partes

CAPÍTULO 15

Ultrassonografia Doppler Ocular

Cibele Figueira Carvalho ♦ Andrezza Soares Araujo Dupré
Raquel Braga Perez

INTRODUÇÃO

A oftalmologia na medicina veterinária vem se tornando uma especialidade fundamental na clínica de pequenos animais. Com o objetivo de conseguir diagnóstico mais preciso e terapias mais efetivas, a especialidade necessita de exames complementares especiais. A ultrassonografia ocular é um método não invasivo, indolor e pode ser considerado relativamente barato, dando bons resultados na rotina veterinária de pequenos animais. Além disso, a imagem sonográfica do olho é bastante característica e permite fácil identificação de diferentes impedâncias entre os componentes do globo ocular[1,2].

Em diversas afecções oculares, como, por exemplo, no glaucoma, há alterações significativas no padrão vascular do globo ocular. A identificação da arquitetura vascular é importante, pois auxilia no direcionamento da conduta terapêutica. Técnicas não invasivas, acessíveis e reproduzíveis, como a ultrassonografia Doppler, são de grande interesse para o estudo da vascularização ocular. Atualmente, com o emprego de equipamentos de alta resolução que possuem a ferramenta Doppler, é possível determinar a anatomia vascular da região orbital com grande precisão. Além disso, essa metodologia permite a identificação de alteração de calibre e trajeto dos vasos, além de determinar parâmetros quantitativos de velocidade de fluxo sanguíneo e impedância vascular. A imagem Doppler colorida ainda permite a avaliação morfológica da arquitetura vascular, classificando-as em normovascular, hipervascular, hipovascular ou ainda detectar a presença de neovascularização do globo e da órbita.

OBJETIVOS

O objetivo deste capítulo é descrever a anatomia Doppler do globo ocular e região orbital, assim como a técnica e as principais aplicações na medicina veterinária. Considerando-se que a ultrassonografia Doppler é um exame acessível e reprodutível, muito em breve provavelmente será amplo campo de pesquisa e especialização na área de ultrassonografia veterinária.

PRINCIPAIS INDICAÇÕES

A ultrassonografia ocular convencional (modos bidimensional e modo de amplitude) é indicada para avaliação de todas as estruturas do globo ocular e do espaço retrobulbar, principalmente quando há opacificação de algumas estruturas oculares de condução (como a córnea, a lente e o vítreo), dificultando o exame clínico direto[1].

A ultrassonografia ocular é um método diagnóstico já consagrado na rotina veterinária; principalmente na última década, tem se tornado de grande importância na oftalmologia veterinária. Porém, a utilização do Doppler ocular é considerada uma técnica muito recente. A utilização de aparelhos de alta definição com recurso Doppler viabilizou a possibilidade de investigação da vascularização da região orbital. O recurso Doppler possibilita a identificação da presença de vascularização, localização e morfologia dos vasos[1]. Além das informações sobre fluxo sanguíneo, podemos obter índices que refletem a resistência do leito vascular do bulbo e da órbita. É um exame fundamental para o diagnóstico, prognóstico e monitoração de afecções que comprometem a vascularização de olho e órbita.

Em várias doenças oftálmicas, como em retinopatia diabética, glaucoma e hipertensão, podem ocorrer alterações no padrão vascular ocular[3,4,5]. A identificação precoce dessas alterações é muito importante para auxiliar a programação das condutas terapêuticas que visam melhorar a perfusão sanguínea e prolongar as funções da retina e do nervo óptico para manter a visão do animal[6].

Certamente surgirão novas aplicações desse método, que ainda tem um amplo campo a ser pesquisado e, em breve, deverá ser totalmente inserido na rotina veterinária, promovendo o avanço na qualidade diagnóstica das doenças oculares e sistêmicas.

ANATOMIA VASCULAR DO GLOBO OCULAR

A irrigação sanguínea da região orbital e do globo ocular é complexa (Fig. 15.1). Na espécie humana, a via de entrada acontece com o nervo óptico. Nos mamíferos domésticos, essa via está representada pela artéria oftálmica interna que perde sua identidade ao juntar-se com a artéria oftálmica externa, um ramo derivado da maxilar, passando ventralmente à órbita para irrigar as estruturas mais rostrais da face[7].

Na maioria das espécies domésticas, o maior suprimento sanguíneo para olho e órbita provém da artéria maxilar interna, que é um ramo da artéria carótida externa, a qual, após passar pelo forame alar, emite o ramo arterial chamado de oftálmica externa. A carótida interna emite um ramo chamado de artéria oftálmica interna. A vascularização ocular do cão e do primata é mais similar que a vascularização orbital.

No cão, a artéria oftálmica interna origina-se da artéria cerebral rostral na região do quiasma óptico, e se anastomosa com a artéria oftálmica externa na região mediana entre o canal óptico e o globo posterior. Dessa anastomose surgem duas artérias ciliares posteriores longas e de seis a dez artérias ciliares posteriores curtas.

A artéria oftálmica externa irriga o aparelho visual e apresenta-se mais calibrosa na região retrobulbar. Nessa região, ela emite vários ramos, entre eles, a artéria ciliar posterior longa e a posterior curta, assim como as artérias lacrimal, muscular e supraorbitais[8].

A artéria oftálmica interna, que é relativamente pequena, contribui para o suprimento sanguíneo do nervo óptico e se anastomosa com a artéria oftálmica externa ou com um de seus ramos. Essa anastomose é especialmente proeminente no cão[7,8]. Em gatos, a artéria oftálmica é inervada por ramos do gânglio do nervo trigêmeo e do gânglio cervical dorsal ipsilateral. Sua inervação possui papel importante na regulação do fluxo sanguíneo do nervo óptico[7].

Os vasos sanguíneos de retina e coroide são ramos das artérias ciliares longas e posteriores curtas. Nos animais domésticos há algumas pequenas artérias entrando nas camadas da retina vindas da região ao

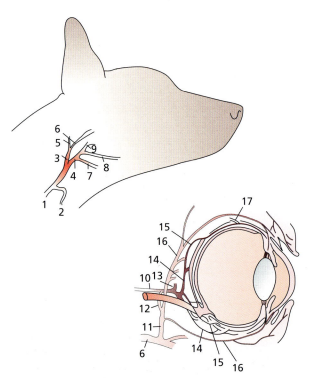

Figura 15.1 – Desenho esquemático demonstrando a vascularização da região ocular. 1 = carótida comum; 2 = tireoide cranial; 3 = carótida interna; 4 carótida externa; 5 occipital; 6 = maxilar; 7 = lingual; 8 = facial; 9 = temporal superficial; 10 = oftálmica interna; 11 = oftálmica externa; 12 = anastomose; 13 = etmoidal externa; 14 = ciliares posteriores longas; 15 = retinianas; 16 = ciliares anteriores; 17 = veias vorticosas.

redor do disco óptico. Diferente da espécie humana, nos animais domésticos não existe uma única artéria central da retina e sim vários ramos[8]. A retina recebe nutrientes de duas circulações separadas, a retiniana e a coroidal. A circulação retiniana possui inervação autônoma e demonstra eficiente autorregulação influenciada por fatores locais e por mediadores químicos locais. A circulação coroidal é controlada pela inervação simpática e não é autorregulada.

As artérias ciliares posteriores longas estão nas posições 9 e 3h na esclera, avançando cranialmente e nutrindo a porção anterior do olho.

As artérias ciliares posteriores curtas nutrem a cabeça de nervo óptico, lâmina crivosa da esclera, retina e coroide.

A retina é nutrida e drenada por múltiplas artérias e veias ciliorretinianas, respectivamente.

A maior parte do sangue do interior do trato uveal deixa o globo através de quatro veias vorticosas, localizadas em cada quadrante imediatamente posterior à região equatoriana do globo.

A maior parte da drenagem venosa orbital ocorre através das veias oftálmicas externas dorsais e ventrais, que correm ao longo das paredes orbitais mediais dorsal e ventral, respectivamente.

ANATOMIA DOPPLER DO GLOBO OCULAR

Para a espécie humana, encontramos uma vasta literatura com descrições detalhadas da anatomia vascular sonográfica do bulbo ocular e das técnicas para obtenção da velocidade de fluxo sanguíneo das artérias e veias oculares com a ferramenta Doppler[6]. No entanto, essas informações nem sempre podem ser extrapoladas para as espécies domésticas devido às grandes variações anatômicas entre as espécies.

A literatura cita que as artérias oftálmicas externa, interna, ciliar posterior longa e primária da retina foram observadas em 100% dos animais (Fig. 15.2) em um experimento que determinou alguns dos parâmetros de normalidade estabelecidos[3]. A probabilidade de se identificar e obter traçado da veia oftálmica externa é de 87% e encontra-se localizada na região ventromedial da órbita (Fig. 15.3).

A artéria etmoidal externa localiza-se na região ventrolateral mais profunda da órbita (Fig. 15.4); devido às dificuldades de obtenção e manutenção do traçado Doppler espectral, a probabilidade de identificá-la é de 50%.

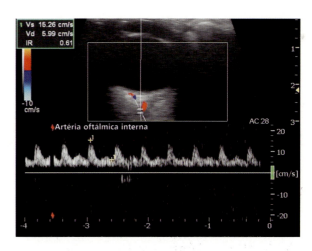

Figura 15.2 – Imagem triplex Doppler da artéria oftálmica interna em cão normal, com traçado característico de fluxo laminar de padrão intermediário de resistividade com pico sistólico alto e traçado dicrótico. AC 28 = ângulo do cursor Doppler em 28°; IR = índice de resistividade; Vd = velocidade diastólica final; Vs = velocidade de pico sistólico.

A artéria oftálmica externa pode ser identificada mais profundamente na face temporal da região retrobulbar medial profunda da órbita. Sonograficamente, aparece com uma trajetória sobre o nervo óptico, com fluxo em direção ao bulbo ocular emitindo vários ramos (Fig. 15.5). O traçado espectral da artéria oftálmica caracteriz a-se pelo fluxo laminar de padrão intermediário de resistividade com pico sistólico alto e traçado dicroico ou dicrótico, ou seja, com presença de dois picos de velocidade sistólica.

As artérias ciliares posteriores longas podem ser identificadas em uma posição análoga à dos ponteiros do relógio em 3 ou 9h[3]. Em condições normais, os ramos das artérias ciliares longas e curtas são frequentemente identificados (Fig. 15.6). Os traçados espectrais

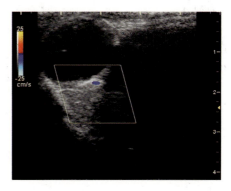

Figura 15.3 – Imagem triplex de veia oftálmica em cão normal.

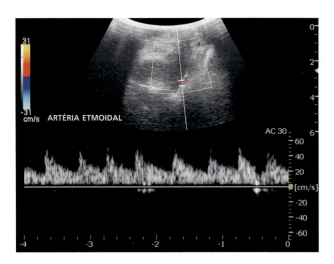

Figura 15.4 – Imagem triplex da artéria etmoidal externa em cão normal. Ac 30 = ângulo do cursor Doppler em 30°.

dessas artérias caracterizam-se pela presença de fluxo laminar de padrão intermediário de resistividade com presença de incisura protodiastólica proeminente. A imagem Doppler colorida ou Doppler de amplitude auxilia muito a identificação desses vasos.

Na região equatorial ventrolateral da órbita, ainda é possível identificar as veias vorticosas.

TÉCNICA DE VARREDURA

O exame pode ser realizado com o paciente em decúbito ventral ou lateral sobre a mesa e contido manualmente. Conforme citado em literatura, basicamente

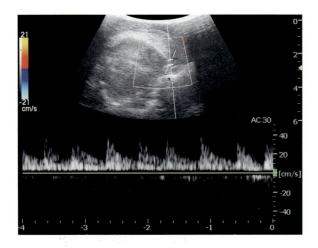

Figura 15.5 – Imagem triplex Doppler da artéria oftálmica externa em cão normal. AC 30 = ângulo do cursor Doppler em 30°.

existem duas técnicas para esse exame: a transcorneal e a transpalpebral. Ambas permitem a visualização de estruturas oculares e retrobulbares[2]. Também é possível visibilizar a vascularização ocular, identificando as artérias oftálmicas interna e externa, as artérias ciliares longas e as artérias ciliares curtas.

Para realizar a técnica transcorneal, após a administração tópica de colírio anestésico em cada olho, aplica-se uma espessa camada de gel aquoso estéril na córnea. O transdutor é colocado em contato direto com a córnea sem executar nenhuma pressão sobre o globo. A aplicação do gel entre a córnea e o transdutor possibilita a realização do exame de forma confortável para o animal, sem lesões de córnea ou indução do reflexo oculocardíaco, e dispensa a utilização de almofada de recuo.

Na técnica transpalpebral, o transdutor é colocado sobre a pálpebra superior, sem a necessidade de tricotomia do local e de aplicação de colírios anestésicos. A aplicação do gel aquoso, que não precisa ser estéril, entre a pálpebra e o transdutor também possibilita a realização de um exame confortável para o animal, além de promover boa janela para identificar todas as estruturas.

Os transdutores lineares com frequência entre 7,5 e 15MHz possibilitam a visibilização adequada dos componentes oculares. Os componentes retrobulbares necessitam de transdutores com menor frequência de emissão de som, pois se localizam em maior profundidade[2].

A varredura do globo ocular deve ser realizada nos planos transversal e sagital. Para obtenção de imagens transversais, o transdutor é colocado em posição transversal em relação ao globo ocular. A varredura deve ser feita nos sentidos cranial e caudal, com a finalidade de avaliar o globo ocular internamente, o espaço retrobulbar e identificar os vasos, mantendo o cuidado para não pressionar o transdutor, pois essa pressão pode alterar os resultados por velocimetria Doppler obtidos[6]. A varredura sagital deve ser feita em cortes sagitais, com a finalidade de localizar o nervo óptico e a artéria oftálmica externa. A artéria oftálmica externa localiza-se próxima à entrada do nervo óptico.

A artéria oftálmica será identificada como o vaso mais profundo na face temporal da região retrobulbar[6]. As artérias que irrigam a retina localizam-se próximas ao disco óptico. As artérias ciliares longas podem ser visualizadas nas proximidades do nervo óptico, em direção distal a ele (Fig. 15.7). O registro da artéria poderá ser feito em qualquer ponto do seu trajeto[6].

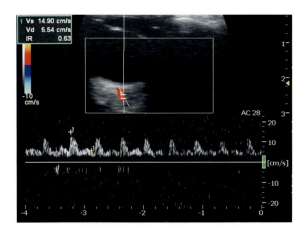

Figura 15.6 – Imagem triplex da artéria ciliar posterior longa em cão normal. AC 28 = ângulo do cursor Doppler em 28°; IR = índice de resistividade; Vd = velocidade diastólica final; Vs = velocidade de pico sistólico.

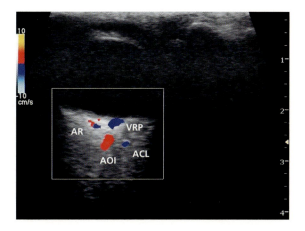

Figura 15.7 – Imagem duplex de artérias retinianas (AR) posteriores, artéria ciliar longa (ACL) e artéria oftálmica interna (AOI), visualizadas nas proximidades do nervo óptico. VRP = veia retiniana posterior.

VALORES NORMAIS

A literatura veterinária possui poucas referências com relação à utilização da ultrassonografia Doppler ocular.

Os trabalhos citam que não há diferença estatística para os valores do índice de resistividade (IR), quando comparados os globos oculares direito e esquerdo em cães e gatos sadios[3,9]. Há trabalhos que comprovam também que não há diferença estatisticamente significante para os valores obtidos entre machos e fêmeas, assim como entre raças e em animais com hipertensão arterial sistêmica decorrente de alteração renal[8,9].

Gelatt-Nicholson *et al.* (1999) estabeleceram em 0,58 ± 0,077 os valores normais do índice de resistividade (IR) para a artéria oftálmica interna em cães normais. Sindak *et al.* estabeleceram em 0,57 ± 0,095.

A artéria ciliar longa possui IR 0,68 ± 0,07 em cães normais não sedados[8]. Em cães sedados foram determinados os valores de 0,51 ± 0,08 para o IR nesses animais[3].

Os valores de velocidade de pico sistólico, diastólico final, índices de resistividade e de pulsatilidade desses vasos estão resumidos nas Tabelas 15.1, 15.2 e 15.3.

GLAUCOMA

O glaucoma representa o grupo de doença de maior fator de risco dentre as doenças que aumentam a pressão intraocular. Os glaucomas primários (de ângulo iridocorneal aberto ou fechado) parecem estar ligados a fatores genéticos relacionados a

Tabela 15.1 – Valores velocimétricos de referência de fluxo sanguíneo das artérias da região ocular estabelecidos em cães normais

VASO	VPS ± desvio padrão (cm/s)	VDF ± desvio padrão (cm/s)	IP ± desvio padrão	IR ± desvio padrão
Artéria etmoidal externa	25,5 ± 8,2	13,75 ± 6,39	0,7 ± 0,16	0,47 ± 0,08
Artéria oftálmica externa	18,7 ± 5,5	8,1 ± 3,74	1,01 ± 0,32	0,58 ± 0,11
Artéria oftálmica interna	20,95 ± 5,82	8,7 ± 2,7	1,01 ± 0,26	0,58 ± 0,07
Artéria ciliar anterior	14,41 ± 3,94	6,84 ± 2,43	0,82 ± 0,2	0,52 ± 0,08
Artéria ciliar posterior longa	17,12 ± 5,34	8,33 ± 3,06	0,8 ± 0,2	0,51 ± 0,07
Artéria posterior da retina	24,38 ± 10,53	11,96 ± 5,7	0,77 ± 0,22	0,5 ± 0,1
Artéria ciliar posterior curta	13,33 ± 3,48	7,48 ± 2,51	0,63 ± 0,18	0,44 ± 0,087

IP = índice de pulsatilidade; IR = índice de resistividade; VDF = velocidade diastólica final; VPS = velocidade de pico sistólico.
Modificado por Gelatt-Nicholson *et al*[3].

Tabela 15.2 – Valores normais de velocidade de fluxo sanguíneo estabelecidos em gatos normais sedados para a artéria oftálmica externa

	VPS	VDF	IR
Globo ocular esquerdo	42,75 ± 12,64cm/s	25,45 ± 9,61cm/s	0,4 ± 0,071
Globo ocular direito	41,3 ± 14,28cm/s	23,95 ± 11,46cm/s	0,41 ± 0,077

IR = índice de resistividade; VDF = velocidade diastólica final; VPS = velocidade de pico sistólico.
Modificado de Gonçalves et al.[5]

algumas raças. Na maior parte dos casos, a progressão da doença é silenciosa e os sinais clínicos somente são detectados quando já ocorreu acentuado avanço da doença. O glaucoma produz morte celular ganglionar da retina e degeneração do nervo óptico que geralmente progride para dificuldade visual e cegueira. Comumente pode-se encontrar aumento das dimensões do globo ocular, luxação do cristalino e eventualmente degeneração do nervo óptico e da retina. O estudo Doppler permite a avaliação da vascularização da região possibilitando a determinação de um diagnóstico e prognóstico mais definidos.

No glaucoma primário de ângulo aberto e glaucoma de pressão normal, pode-se observar uma significativa redução da velocidade do fluxo sanguíneo retrobulbar e um aumento da resistência vascular[4].

A literatura cita que cães com glaucoma apresentam diferenças significantes nos parâmetros de velocimetria Doppler de vários vasos orbitais (principalmente as artérias etmoidal externa, oftálmica externa e oftálmica interna), assim como nos vasos oculares também (artéria ciliar anterior, ciliar posterior curta e ciliar posterior longa). Essas diferenças incluem diminuição das velocidades de fluxo sanguíneo e aumento dos índices de resistividade e de pulsatilidade. As velocidades de fluxo sanguíneo das artérias primárias da retina não se alteraram no referido estudo[4]. Os vasos que mais se alteram nessa doença são aqueles que nutrem a retina e a cabeça do nervo óptico. As artérias ciliares posteriores curtas no cão promovem a maior parte do suprimento sanguíneo para retina, coroide e cabeça do nervo óptico, portanto são consideradas importantíssimas na perfusão dessas estruturas no glaucoma[4].

A diminuição da velocidade diastólica final (VDF) é um indicador sensível de aumento da resistência vascular, o que leva ao aumento da resistividade. Mudanças na velocidade de fluxo diastólico podem afetar a resistência mais do que mudanças de fluxo sistólico.

Em um estudo, cães da raça beagle com glaucoma primário de ângulo aberto apresentaram diminuição significativa da velocidade diastólica final (5,56cm/s) e aumento do IR (0,57) das artérias ciliares posteriores curtas, quando comparados com cães normais da mesma raça (IR = 0,44 e VDF = 7,48cm/s). Nesse estudo, beagles com glaucoma primário congênito de ângulo aberto apresentaram que as artérias mais frequentemente afetadas foram as artérias etmoidal externa, a oftálmica interna e a externa.

Tabela 15.3 – Valores velocimétricos de referência de fluxo sanguíneo das veias da região ocular estabelecidos em cães normais

Vaso	VPS (cm/s)	VDF (cm/s)
Veia oftálmica externa dorsal	13,13 ± 4,13	8,62 ± 3,73
Veia oftálmica externa ventral	12,15 ± 3,84	9,15 ± 3,38
Veia ciliar anterior	10,23 ± 4,59	6,76 ± 4,12
Veia primária da retina	9,33 ± 2,51	7 ± 2
Veia vorticosa	6,44 ± 1,9	3,77 ± 1,56

VDF = velocidade diastólica final; VPS = velocidade de pico sistólico.
Modificado por Gelatti Nicholson et al[3].

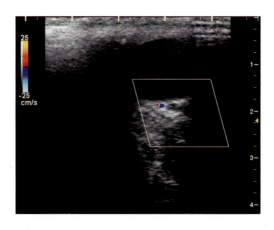

Figura 15.8 – Imagem triplex Doppler da vascularização retrobulbar em cão com glaucoma.

Ultrassonografia Doppler Ocular - **157**

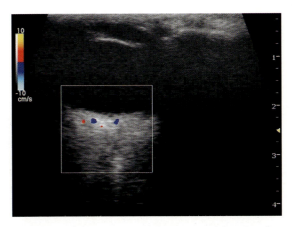

Figura 15.9 – Imagem duplex Doppler da vascularização de retina e retrobulbar demonstrando evidente diminuição do calibre dos vasos em cão com retinopatia hipertensiva.

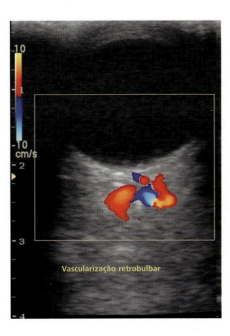

Figura 15.11 – Imagem duplex de desvio vascular e aumento do calibre dos vasos em região retrobulbar, caracterizando doença vascular ocular decorrente de glaucoma.

978-85-7241-816-4

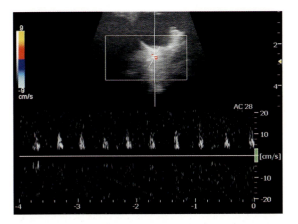

Figura 15.10 – Imagem duplex Doppler da vascularização da retina demonstrando área de isquemia em cão com retinopatia diabética. AC 28 = ângulo do cursor Doppler em 28°.

A avaliação Doppler das alterações desses parâmetros permite avaliar o tratamento do glaucoma, monitorando a perfusão sanguínea, prolongando a função da retina e do nervo óptico (Fig. 15.8).

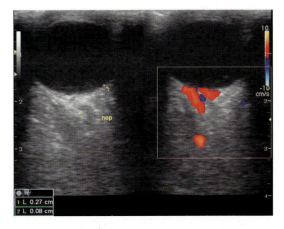

Figura 15.12 – Imagem duplex Doppler em região retrobulbar evidenciando aumento do calibre dos vasos, sugerindo a presença de doença inflamatória. nop = nervo óptico.

RETINOPATIA HIPERTENSIVA

É uma doença pouco descrita na literatura veterinária, considerada rara e mais comum em gatos. Tal condição ocorre mais frequentemente em gatos idosos, e o principal sinal clínico é a perda aguda de visão. A retinopatia é decorrente da hipertensão persistente que pode induzir uma vasoconstrição sustentada (Fig. 15.9), levando à necrose do músculo liso vascular e vasodilatação localizada.

RETINOPATIA DIABÉTICA

A retinopatia diabética é uma complicação clínica pouco frequente no cão e no gato[8]. A literatura cita que mudanças histológicas da região podem levar à isquemia retiniana (Fig. 15.10). Eventualmente, a presença de microaneurismas, hemorragias e desvios capilares pode levar à doença. Devido à alta ocorrência de catarata decorrente do diabetes, as

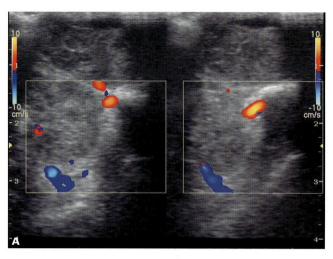
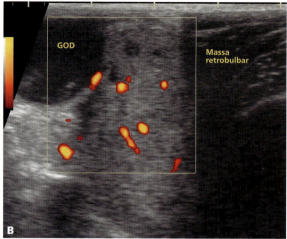

Figura 15.13 – (*A*) Imagem duplex Doppler colorido de massa retrobulbar em cão. (*B*) Imagem duplex Doppler de amplitude de formação retrobulbar em gato. GOD = globo ocular direito.

retinas devem ser sempre avaliadas com a finalidade de assegurar a função normal e detectar precocemente a doença.

CONSIDERAÇÕES FINAIS

A ultrassonografia Doppler ocular é um amplo campo de pesquisa a ser explorado. Ainda há inúmeras aplicações da técnica a serem testadas, pois a literatura veterinária é escassa. A técnica é comprovadamente reprodutível e de fácil execução a profissionais treinados, embora a maior dificuldade envolva a cooperação do paciente.

A caracterização das alterações nos fluxos dos vasos orbitais pode auxiliar no diagnóstico e prognóstico de diversas doenças vasculares (Fig. 15.11), processos inflamatórios (Fig. 15.12) e tumorais (Fig. 15.13).

REFERÊNCIAS BIBLIOGRÁFICAS

1. SINDAK, N.; OZTURK, A.; BIRICIK, H. S. Color Doppler imaging of the internal ophthalmic and long posterior ciliary arteries in the dog. *J. Vet. Anim. Sci.*, v. 27, p. 1219-1224, 2003.
2. ANDRADE NETO, J. P. Ultra-sonografia ocular. In: CARVALHO, C. F. *Ultra-sonografia em Pequenos Animais.* São Paulo: Roca, 2004. p. 253- 264.
3. GELATT-NICHOLSON, K. J.; GELATT, K. N.; MACKAY, E. et al. Doppler imaging of the ophthalmic vasculature of the normal dogs: blood velocity measurements and reproducibility. *Vet. Ophthalmol.*, v. 2, p. 87-96, 1999.
4. GELATT-NICHOLSON, K. J.; GELATT, K. N.; MACKAY, E. et al. Comparative Doppler imaging of the ophthalmic vasculature in normal Beagles and Beagles with inherited primary open-angle glaucoma. *Vet. Ophthalmol.*, v. 2, p. 77-105, 1999.
5. GONÇALVES, G. F.; PIPPI, N. L.; LEME, M. C. et al. *Arq. Cien. Vet. Zool.*, v. 8, n. 2, p. 117-124, 2005.
6. DINIZ, A. L. D.; MORON, A. F.; SANTOS, M. C.; SASS, N. Dopplervelocimetria colorida dos vasos orbitais. Técnica de exame e anatomia vascular normal. *Radiol. Bras.*, v. 37, n. 4, p. 287-290, 2004.
7. DYCE, K. M.; SACK, W. O.; WENSING, C. J. G. *Tratado de Anatomia Veterinária.* 2. ed. Rio de Janeiro: Guanabara-Koogan, 1997. 663p.
8. GUM, G. G. Physiology of the eye. In: GELATT, K. N. *Vet. Ophthalmol.* 2.ed. Philadelphia: Lea e Febinger, 1991. p. 129.
9. LEE, H.; CHANG, D.; LEE, Y.; CHOI, H.; SEO, K.; CHOIO, M.; YOON, J. Use of color Doppler imaging for determining the resistive index of the medial long posterior ciliary artery in clinically normal conscious dogs. *Am. J. Vet. Res.* v. 63, p.211-14, 2002.

BIBLIOGRAFIA COMPLEMENTAR

NOVELLAS, R. et al. Doppler ultrasonographic estimation of renal and ocular resistive and pulsatility indices in normal dogs and cats. *Veterinary Radiology e Ultrasound*, v. 48, n. 1, p. 69-73, 2005.

978-85-7241-816-4

CAPÍTULO 16

Ultrassom Doppler Transcraniano

Cibele Figueira Carvalho ◆ Andrezza Soares Araujo Dupré
Raquel Braga Perez

INTRODUÇÃO

As doenças arteriais intracranianas foram por muito tempo negligenciadas por várias razões, entre elas, a ausência de métodos diagnósticos não invasivos. Com o advento do ultrassom Doppler transcraniano (USDTC), o campo de aplicação foi ampliado, possibilitando o estudo da hemodinâmica cerebral, pois o mesmo permite a avaliação da arquitetura vascular e identificação das artérias cerebrais através do mapeamento colorido.

Com a aplicação dessa técnica na rotina percebeu-se a grande incidência de alterações vasculares do sistema nervoso central em cães e gatos, aumentando ainda mais as razões para a realização do exame.

O USDTC é um exame relativamente novo, principalmente no campo da medicina veterinária. É um método rápido, não invasivo, seguro, podendo ser repetido sem nenhum prejuízo à saúde do paciente; tem baixo custo quando comparado à tomografia e ressonância nuclear magnética. Além disso, é capaz de dar informações sobre a hemodinâmica cerebral em tempo real e permite o acompanhamento terapêutico do paciente.

O primeiro registro de Doppler transcraniano foi realizado na medicina humana por Aaslid em 1981; no Brasil, por Roberto Hersch, em 1992; e na medicina veterinária, os registros são muito recentes.

A sensibilidade e especificidade do exame em modo bidimensional estão bem estabelecidas em literatura[1]. A acurácia do exame pode ser comparada à imagem da tomografia computadorizada ou até mesmo ser considerada superior a ela[2].

É um exame operador-dependente, o que exige do ultrassonografista preparações teórica e prática adequadas, bem como interpretação dos dados no contexto clínico. Por outro lado, não possibilita o estudo de toda a circulação cerebral como faz a angiografia, cuja principal desvantagem está ligada ao seu caráter invasivo e potenciais complicações.

Além disso, devemos considerar também a dificuldade da barreira óssea que pode, algumas vezes, impossibilitar a realização de exame conclusivo. Por se tratar de um exame aparelho-dependente, há necessidade de utilização de aparelhos que possuam a técnica Doppler e com alta resolução de imagem.

Na medicina humana, muitos vasos cerebrais já foram mapeados, e seus parâmetros Doppler foram padronizados, porém na medicina veterinária, somente alguns artigos avaliaram o cérebro canino através do USDTC, e numa população limitada de pacientes, os quais na maioria das vezes, estão anestesiados[3].

PRINCIPAIS INDICAÇÕES

O USDTC possibilita a avaliação morfológica do vaso (tortuosidades, diâmetro anormalmente maior ou menor) e a obtenção do perfil hemodinâmico da circulação por meio da análise das velocidades de fluxo (direção do fluxo, velocidade e resistividade ou impedância ou resistência do leito vascular).

As mudanças dinâmicas que ocorrem no índice de resistividade (IR) também permitem uma avaliação das forças que agem na vascularização cerebral.

Estudos mostram que existe uma correlação importante entre o IR e a pressão intracraniana[3]. Mudanças no IR são indicadores úteis de aumento da pressão intracraniana[3]. A avaliação do IR nas artérias cranianas permite monitorar indiretamente a pressão intracraniana, em casos de alterações focais e difusas do parênquima cerebral.

O USDTC é realizado em várias situações, como, por exemplo, quando se suspeita de neoplasias, processos inflamatórios e infecciosos, vasculites, hidrocefalia e nas suspeitas de acidentes vasculares cerebrais.

OBJETIVO

O objetivo deste capítulo é mostrar o papel importante desse método em auxiliar a pesquisa diagnóstica de alterações hemodinâmicas cerebrais e a monitoração terapêutica do paciente com distúrbios neurológicos de origem cerebral, ajudando na programação terapêutica mais adequada ao paciente.

A variedade de lesões que podem ocorrer no sistema nervoso central (SNC) é muito grande, porém daremos ênfase às lesões vasculares que estão se tornando cada vez mais frequentes na nossa rotina.

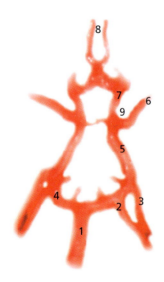

Figura 16.1 – Figura modificada do esquema da morfologia mais habitual das artérias que compõem o círculo de Willis. 1 = tronco basilar; 2 = artéria rostral do cerebelo; 3 = artéria caudal do cerebelo; 4 = porção distal da artéria comunicante caudal; 5 = porção proximal da artéria comunicante caudal; 6 = artéria cerebral média; 7 = segmento A1 da artéria cerebral rostral; 8 = porção distal da artéria cerebral rostral; 9 = artéria carótida interna[4].

ANATOMIA VASCULAR DO SISTEMA NERVOSO CENTRAL

É de se esperar que as medidas vasculares variem significativamente dentro da espécie *Canis familiaris* devido à diversidade de conformação do crânio entre as raças (braquiocéfalos, mesaticéfalos e dolicocéfalos). Porém, independentemente da conformação do crânio, observaremos as mesmas estruturas vasculares (Fig. 16.1) com morfologias muito semelhantes[4].

O suprimento sanguíneo do encéfalo provém principalmente do círculo arterioso do cérebro (antigamente conhecido como círculo de Willis), que se localiza ventralmente ao hipotálamo, onde forma um anel ao redor do pedúnculo infundibular. A aparência do círculo e o padrão de seus ramos principais são constantes entre os mamíferos (Fig. 16.2).

O círculo arterioso do cão é suprido por três fontes, lateralmente pelas artérias carótidas internas e caudalmente pela artéria basilar. A artéria basilar origina-se da união das artérias vertebrais. A artéria carótida interna é um ramo terminal da carótida comum, da qual é originária em situação oposta à faringe. Em seguida, corre em direção à base do crânio. No cão, a artéria carótida interna atravessa o canal carotídeo (no osso medial à bulha timpânica), formando uma alça que penetra na meninge mais externa para em seguida dividir-se em ramos divergentes. O ramo rostral une-se com seu par completando a metade rostral do círculo, da qual emergem as artérias cerebrais rostral e média. O ramo caudal anastomosa-se com um ramo da artéria basilar através de vasos comunicantes completando o círculo. As artérias cerebral caudal e cerebelar rostral deixam a metade caudal do círculo. A artéria cerebelar caudal origina-se diretamente da basilar[5].

TÉCNICA DE VARREDURA

A tricotomia da cabeça é realizada somente nas janelas acústicas (fontanela rostral, temporal direita e esquerda e occipital) e somente em pacientes cuja pelagem é espessa, impossibilitando a transmissão do feixe sonoro e acoplamento com gel.

Em animais que possuem a fontanela aberta podemos realizar o exame através desta. Caso contrário, o exame é realizado através da janela temporal,

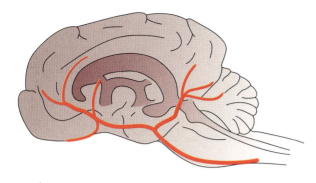

Figura 16.2 – Desenho esquemático da origem dos vasos que compõem o círculo arterioso de Willis.

para visualizar o parênquima encefálico e algumas das artérias cerebrais principais.

O paciente é colocado sobre a mesa de exame em decúbito esternal ou lateral, sentado ou ainda em estação, e contido manualmente pelo proprietário. Na maioria das vezes, não há necessidade de utilização de qualquer agente anestésico ou sedativo.

Devido ao tamanho do cérebro, nos filhotes são utilizados transdutores de alta frequência (10 a 12MHz), ao passo que para animais adultos são necessários transdutores de baixa frequência (2 a 5MHz).

O acesso ao cérebro se dá através das janelas rostral, temporal e occipital:

- Transfonela rostral (quando esta estiver aberta nos filhotes e, às vezes, em alguns adultos, cuja calota craniana é fina: o transdutor é posicionado exatamente acima da fontanela, formando um ângulo quase perpendicular ao crânio. O feixe sonoro incide diretamente sobre o cérebro, atravessando a barreira óssea, fornecendo um ótimo sinal Doppler. Os diversos planos de imagem são obtidos pela mudança de angulação do transdutor na mesma janela (Fig. 16.3 e 16.4).
- Transtemporal: um sinal de imagem considerado satisfatório pode ser obtido posicionando-se o transdutor numa região bem restrita acima do arco zigomático, alguns centímetros craniais à orelha (Fig. 16.5). Esta região é a porção escamosa do osso temporal, onde a calota craniana é mais adelgaçada. A janela acústica

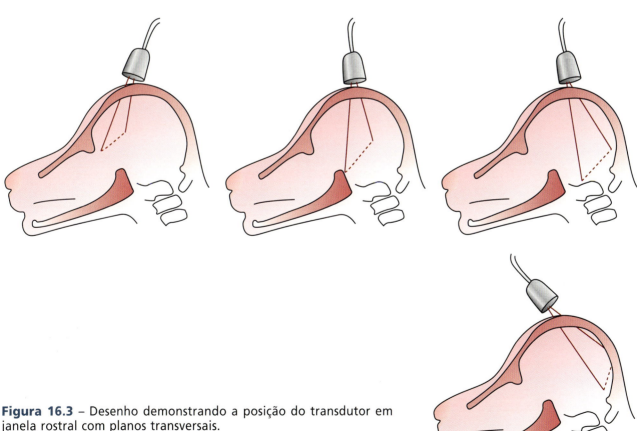

Figura 16.3 – Desenho demonstrando a posição do transdutor em janela rostral com planos transversais.

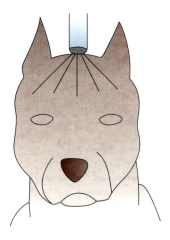

Figura 16.4 – Desenho demonstrando a posição do transdutor em janela rostral. As linhas demonstram as angulações dos planos longitudinais.

deve ser localizada em cada paciente avaliando essa região, a fim de se obter a máxima amplitude do sinal Doppler.
- Suboccipital: esta janela é conseguida através de uma abertura óssea que existe entre o crânio e o atlas. Quando flexionamos a cabeça do paciente em direção ao esterno, possibilita-se a passagem do feixe sonoro pelo forame magno. O transdutor é posicionado na porção dorsal do pescoço, ventral à crista nucal, e angulado dorsalmente, para se obter imagens tranversais e longitudinais do sistema vertebrobasilar (Fig. 16.6).

O exame deve ser iniciado em modo bidimensional, avaliando-se o aspecto anatômico das estruturas intracranianas. Deve-se mensurar os ventrículos laterais, o manto cerebral e avaliar a presença ou não de lesões focais no parênquima encefálico, bem como sua arquitetura e ecogenicidade, conforme descrito em literatura[6]. Em seguida, utiliza-se a ferramenta Doppler para localizar os vasos intracranianos e observar a distribuição arquitetônica destes. As artérias cerebrais originam-se da artéria basilar e das carótidas internas, que levam o sangue, para o crânio. A partir da artéria basilar, temos o círculo de Willis localizado na base do crânio. A partir do círculo de Willis, podemos identificar as artérias cerebrais rostrais, médias e caudais direita e esquerda.

Após a identificação dos vasos, deve-se acionar o Doppler espectral para estudá-los individualmente, analisando a morfologia das ondas e os parâmetros velocimétricos.

Planos de Imagem

Longitudinais: a varredura do cérebro é realizada em sentido látero-lateral. As imagens encontradas

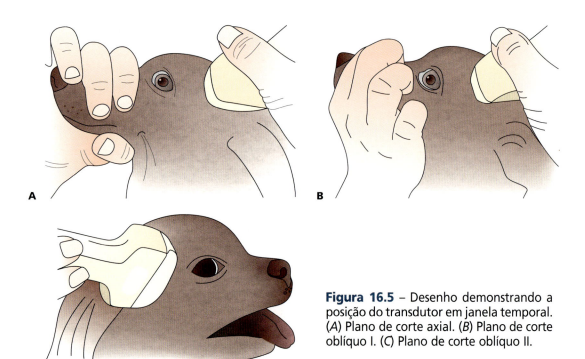

Figura 16.5 – Desenho demonstrando a posição do transdutor em janela temporal. (*A*) Plano de corte axial. (*B*) Plano de corte oblíquo I. (*C*) Plano de corte oblíquo II.

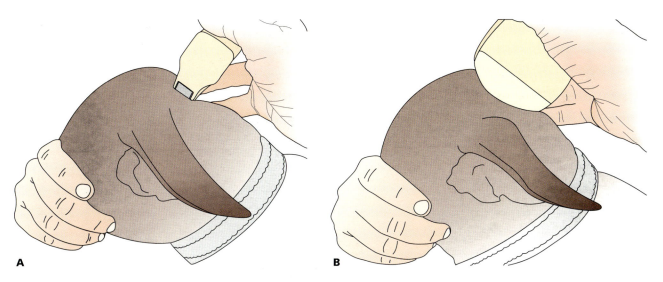

Figura 16.6 – Desenho demonstrando a posição do transdutor em janela occiptal. (*A*) Plano transversal. (*B*) Plano longitudinal.

devem ser simétricas para ambos os hemisférios cerebrais em janela rostral.

Transversais: neste plano, a varredura é realizada em direção ao lobo frontal em janela rostral, que, por sua vez, pode ser subdividido em oblíquo anterior, oblíquo mediano e oblíquo posterior.

Oblíquo anterior: podemos localizar a fissura longitudinal ou sulco longitudinal e núcleos caudatos.

Oblíquo mediano: podemos localizar a fissura longitudinal, corpo caloso, ventrículos laterais e o terceiro ventrículo, caso esteja dilatado.

Oblíquo posterior: podemos localizar tálamos, hipotálamos e tenda do cerebelo.

Coronais: pela janela temporal, podemos realizar os cortes coronais, que também podem ser divididos em corte dorsal, corte axial, corte axial oblíquo I e corte axial oblíquo II.

Corte dorsal: é o mais tangencial ao crânio.

Corte axial: é possível visibilizar sulco esplenial, giro do cíngulo, fissura longitudinal e cerebelo.

Corte axial oblíquo I: observa-se o corte do hemisfério, cerebelo e tenda do cerebelo e, através deste corte, podemos observar as artérias cerebrais rostral, média e posterior.

Corte axial oblíquo II: é possível visualizar cerebelo e tenda do cerebelo.

Janela occipital: flexionando o pescoço, podemos obter uma janela acústica para observar a artéria basilar ao estudo Doppler. Nesta janela é possível avaliar o verme cerebelar, tronco encefálico e medula.

ANATOMIA DOPPLER DAS ARTÉRIAS CEREBRAIS

O USDTC permite avaliar as artérias cerebrais rostrais, médias e caudais de cada hemisfério cerebral (Figs. 16.7 *A-D*) e o sistema vertebrobasilar (Figs. 16.8 *A-C*).

O estudo Doppler espectral possibilita a avaliação da morfologia das ondas, assim como a obtenção da velocidade do pico sistólico e velocidade diastólica final, é o que nos possibilita calcular o IR para cada vaso.

O espectro normal Doppler das artérias cerebrais (Fig. 16.9) mostra um fluxo laminar de padrão de baixa resistividade com fluxo diastólico elevado. A avaliação acurada da velocidade de fluxo sanguíneo de uma artéria cerebral requer o estudo cuidadoso de um segmento mais longo para permitir a correção adequada do ângulo de insonação. Geralmente, isto é mais fácil na artéria cerebral rostral e um pouco mais difícil na artéria cerebral caudal, devido ao seu trajeto curvilíneo. Não há diferença significativa entre as mensurações do IR obtidos através da fontanela rostral e da janela transtemporal[3]. A literatura ainda cita que não há diferença significativa no IR entre machos e fêmeas[3]. Os parâmetros normais do IR das artérias cerebrais para cães adultos foi determinado em 0,55 ± 0,04[3].

O espectro normal da artéria basilar mostra um fluxo bifásico de padrão de baixa resistividade e eventualmente pode apresentar picos sistólicos dicróticos. O IR para artéria basilar foi determinado

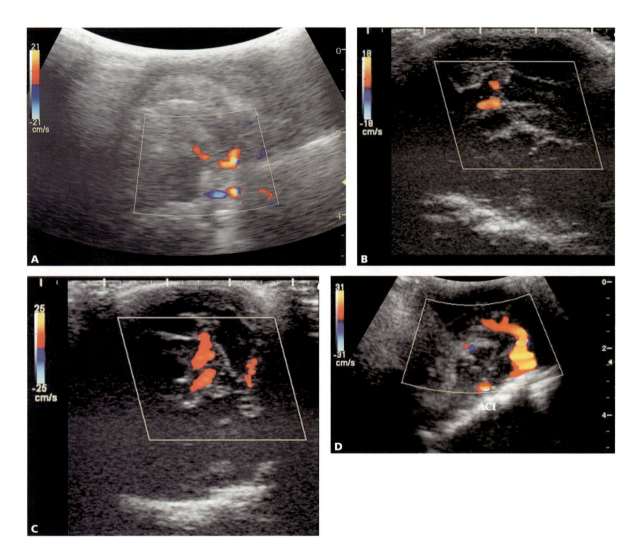

Figura 16.7 – (*A*) Imagem duplex Doppler em janela temporal, plano coronal, evidenciando as artérias cerebrais do círculo de Willis em cão adulto normal. (*B*) Imagem duplex Doppler de artérias cerebrais rostral e média em cão jovem normal, obtidas em janela temporal e plano coronal. (*C*) Imagem duplex Doppler de artérias cerebrais média e caudal em cão jovem normal, obtidas em janela temporal e plano coronal. (*D*) Imagem duplex Doppler normal em cão jovem, evidenciando parte do círculo arterioso de Willis, formando um anel ao redor do pedúnculo infundibular e em campo distal à imagem de artéria carótida interna (ACI).

entre 0,5 e 0,78[2] (Fig. 16.10 *A*). A artéria vertebral normal exibe um espectro bifásico com uma janela espectral limpa (Fig. 16.10 *B*). Estas artérias podem apresentar aumento da aceleração e da velocidade de fluxo sanguíneo em casos de estenose e uma alteração funcional em casos de anemia. As velocidades diastólicas podem estar diminuídas em casos de estenose ou de hipoplasia de artérias vertebrais. Alterações nesses vasos influenciam diretamente o fluxo das artérias cerebrais intracranianas. Lesões ou alterações vasculares extracranianas são extremamente importantes na avaliação de risco pré-operatório e do risco efetivo de acidente vascular cerebral.

Os parâmetros normais obtidos em gatos anestesiados de velocidade de pico sistólico para as artérias cerebrais variam entre 52,4 ± 14,8 e 34 ± 7.1cm/s, o índice de resistividade varia entre 0,5 ± 0,1 e 0,6 ± 0,1; e o índice de pulsatilidade (IP) normal é 0,7 ± 0,2[7]. À medida que ocorre alteração da pressão intracraniana e/ou do fluxo sanguíneo cerebral, nota-se alteração dos valores normais e principalmente da morfologia de onda das artérias cerebrais (Fig. 16.11 e Tabela 16.1). Foi realizado um trabalho experimental em gatos e observou-se que com o aumento na pressão intracraniana (PIC) ocorre também aumento no IR e no IP, ao passo que a média de velocidade

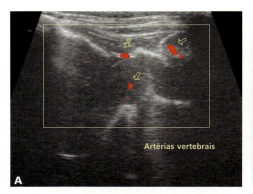
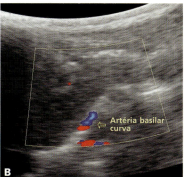
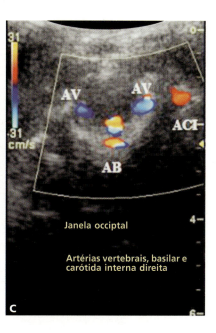

Figura 16.8 – (A) Imagem duplex Doppler em janela occipital e em plano longitudinal evidenciando as artérias vertebrais em cão adulto normal. (B) Imagem duplex Doppler em janela occipital e em plano longitudinal evidenciando trajeto da artéria basilar em cão adulto normal. (C) Imagem duplex Doppler em janela occipital, em plano transversal, evidenciando a origem da artéria basilar (AB) e as artérias vertebrais (AV). Observa-se também a imagem da artéria carótida interna direita (ACI).

de fluxo sanguíneo diminui. Notou-se ainda que o fluxo sanguíneo cerebral e o percentual de fluxo sanguíneo cerebral diminuíram durante o estágio caracterizado pela presença de ondas de padrão de picos sistólicos afilados e altos[7].

ACIDENTE VASCULAR CEREBRAL

O acidente vascular cerebral (AVC) ou acidente vascular encefálico (AVE) conhecido popularmente como "derrame", é a terceira causa de óbito na população humana mundial, perdendo somente para o infarto do miocárdio e câncer. Dados do Ministério da Saúde do Brasil mostram que é a primeira causa de óbito no país. Anteriormente considerados raros, com o avanço da neuroimagem, atualmente têm sido cada vez mais diagnosticados em cães e gatos.

O acidente vascular cerebral é caracterizado por uma ausência de fluxo sanguíneo, de forma aguda, em uma região do cérebro, resultando em diminuição ou perda da função neurológica na região correspondente.

O acidente isquêmico temporário (AIT) é um episódio focal e transitório de isquemia cerebral (fluxo sanguíneo insuficiente), num curto período de tempo (inferior a 24h). Se este curto episódio afetar todo o parênquima cerebral, então o termo utilizado é síncope[8]. Têm início súbito e o déficit neurológico ocorre rapidamente. Isso é muito bem documentado na espécie humana, mas no cão não está bem esclarecido ainda. Sabe-se que, no cão,

apresenta-se como episódio agudo, com déficit neurológico rápido e focal, porém de resolução rápida (inferior a 10min). Pode ocorrer hipóxia central com AVC ou AIT decorrente de parada cardíaca durante uma intervenção cirúrgica.

As causas mais comuns de AVC no cão incluem aterosclerose associada a hipotireoidismo, anomalias cerebrovasculares, vasculite, êmbolos provenientes da *Dirofilaria immitis*, sepse, neoplasia, cardiopatias, hemorragia cerebral proveniente de hipertensão sistêmica, coagulopatias, trauma e causas idiopáticas. A endocardite bacteriana, tanto no homem como no cão, pode causar doença tromboembólica, afetando múltiplos órgãos. No cão, a

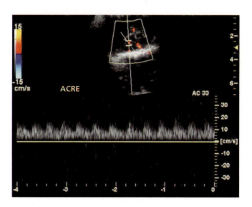

Figura 16.9 – Imagem triplex Doppler mostrando fluxo laminar de padrão de baixa resistividade com segmento diastólico elevado de artéria cerebral em cão normal. AC 33 = ângulo do cursor Doppler em 33°; ACRE = artéria cerebral rostral esquerda.

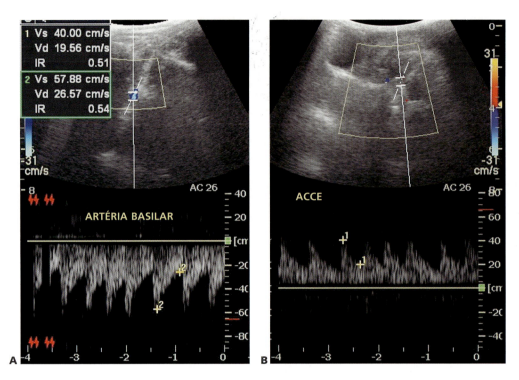

Figura 16.10 – (A) A Imagem triplex Doppler mostrando traçado espectral normal de artéria basilar em cão obtida em janela occipital em plano longitudinal (B) Imagem triplex Doppler evidenciando traçado espectral normal de artéria cerebral caudal esquerda (ACCE) obtida em janela temporal esquerda em plano coronal. AC 26 = ângulo do cursor Doppler em 26°; IR = índice de resistividade; Vd = velocidade diastólica final; Vs = velocidade de pico sistólico.

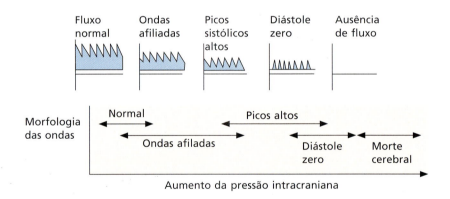

Figura 16.11 – Desenho esquemático mostrando modificações no traçado Doppler espectral em relação às alterações de pressão intracraniana.

embolização secundária à endocardite bacteriana geralmente ocorre no baço e nos rins, e menos frequentemente nos pulmões, fígado, coração e cérebro. Assim como no homem, a artéria cerebral média é o local mais comumente afetado no cão[8].

Ainda não há estatísticas conhecidas sobre as causas de AVC na rotina médica veterinária no Brasil, embora encontremos classificação na literatura (Quadros 16.1 e 16.2).

Tipos de Acidente Vascular Cerebral

Isquêmico

A isquemia cerebral compreende a redução, e não necessariamente a interrupção, do fluxo sanguíneo em nível incompatível com as funções cerebrais, por obstrução ou estenose arterial.

Tabela 16.1 – Parâmetros velocimétricos normais em gatos sedados

Variáveis	Padrão de perfil de fluxo sanguíneo, média±DP				
	Normal	Padrão afilado	Perfil com picos altos e afilados	Picos altos e com diástole zero	Fluxo ausente
VMF (cm/s)	52,4 ± 14,8	34 ± 7,1	16,5 ± 7,6	4,8 ± 1,8	0 ± 0
IR	0,5 ± 0,1	0,6 ± 0,1	1 ± 0	1 ± 0	1 ± 0
IP	0,7 ± 0,2	1,2 ± 0,4	2,4 ± 0,4	5,3 ± 1,7	9,7 ± 0,9
PIC (mmHg)	3,0 ± 2,9	17,7 ± 9,5	44,1 ± 9,7	64,7 ± 14,8	82,7 ± 7,9
FSC (mL·100 g-1·min-1)	15,5 ± 7,7	9,3 ± 3,9	4,7 ± 1,6	1,2 ± 0,5	0,6 ± 0,2
Percentual de FSC	92,6 ± 8,4	61,7 ± 15,9	29 ± 13	4,4 ± 4	0,2 ± 0,3

Mudanças das variáveis e do padrão de fluxo sanguíneo das artérias cerebrais em relação ao tempo e correlacionadas ao aumento da pressão intracraniana.
DP = desvio-padrão; FSC = fluxo sanguíneo cerebral; IP = índice de pulsatilidade; IR = índice de resistividade; PIC = pressão intracraniana; VMF = velocidade média de fluxo sanguíneo.
Modificada de Nagai[7].

O AVC isquêmico também é conhecido entre os leigos como "infarto".

O infarto aterosclerótico é o tipo mais comum em humanos. Com relação à rotina clínica veterinária, a aterosclerose tem sido relatada em cães, principalmente cães idosos, cães com hipotireoidismo e em cães da raça schnauzers miniatura com hiperlipemia idiopática. Outras doenças associadas a infarto em cães incluem sepse, coagulopatia, neoplasia e dirofilariose[8].

Devido à abundante anastomose venosa, o infarto venoso não é comum no cão[8].

Quadro 16.1 – Classificação e causas de acidente vascular cerebral

- Obstrução arterial:
  - Trombose:
    - Aterosclerose (hipotireoidismo/hiperlipoproteinemia/idiopático)
    - Extensão de infecção no sistema nervoso central
  - Embolismo:
    - Sepse
    - Neoplasia
    - *Dirofilaria immitis*
    - Cardiopatia
- Oclusão arterial:
  - Vasculite
  - Arteriosclerose
  - Trombose venosa:
    - Inflamação
    - Neoplasia

Hemorrágico

É caracterizado pela ruptura de uma artéria com consequente hemorragia cerebral do leito vascular (Fig. 16.12). É classificado em hemorragias epidural, subdural, subaracnoide, intraparenquimatosa e intraventricular.

Quando a hemorragia ocorrer em quantidade suficiente para formar um volume excessivo adicional (efeito de massa) dentro do SNC, o resultado pode ser fatal[8]. A presença de um hematoma causa edema e dano neuronal no parênquima ao redor, devido à compressão mecânica na região que circunda o hematoma.

Sabe-se que animais com predisposição à hemorragia intracraniana são aqueles com hipertensão primária ou secundária a distúrbios como doença renal e hiperadrenocorticismo[8]. A causa mais comum de hemorragia craniana está relacionada aos processos traumáticos (Figs. 16.13 e 16.14). Qualquer

---

Quadro 16.2 – Classificação e causas de hemorragia cerebral

- Primária:
  - Hipertensão
- Secundária:
  - Infarto hemorrágico
  - Angiopatia amiloide cerebral
  - Malformação vascular
  - Neoplasia
  - Vasculite
  - Coagulopatias

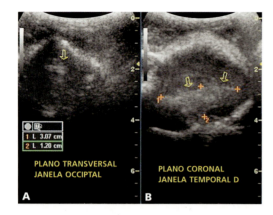

Figura 16.12 – Imagem transcraniana em modo bidimensional. (*A*) Plano transversal em janela occipital com *seta* demonstrando área hiperecogênica de contornos definidos, margens arredondadas em região subcortical de parênquima encefálico compatível com área de acidente vascular hemorrágico. (*B*) Plano coronal em janela temporal direita (*D*) com *setas* e *marcadores*(+) delimitando a área de acidente vascular cerebral em cão.

que seja a causa da hemorragia, a evolução do quadro ocasiona hipóxia na região e consequente lesão isquêmica (Fig. 16.15 *A* e *B*).

ASPECTO DOPPLER DAS LESÕES VASCULARES

Como o fluxo sanguíneo nas artérias cerebrais é de baixa resistência, o aumento da resistência vascular pode indicar isquemia cerebral regional. Neste caso, encontramos o IR aumentado e ou alterações na morfologia das ondas Doppler com picos sistólicos altos e afilados (Fig. 16.16 *A* e *B*).

O aumento da velocidade do fluxo pode indicar, além de uma estenose, um aneurisma ou ainda o aumento da velocidade pode ser funcional, ou seja, induzido por uma anemia.

O infarto pode resultar de doença arterial ou venosa. O infarto arterial pode ocorrer devido a obstrução tanto por trombo como por embolismo, ou a oclusão por anormalidades do vaso sanguíneo, como a vasculite decorrente de hemoparasitas.

A doença tromboembólica no cão, assim como no homem, afeta principalmente as artérias cerebrais médias. Na maioria das vezes, é consequência de uma endocardite bacteriana, atingindo principalmente cães machos de raças de grande porte. Também nesse caso encontramos IR aumentado, além das alterações na morfologia das ondas Doppler com picos sistólicos altos e afilados e, progressivamente, alterações que indicam a área de anóxia.

Meningoencefalite Granulomatosa

É uma doença inflamatória, aguda, progressiva, que pode ser focal ou difusa, e ocasionar dano grave e irreversível ao SNC. Ocorre com maior frequência em cães que em gatos. Geralmente acomete raças de pequeno porte em idade adulta, mas pode ocorrer em qualquer raça em diferentes idades[9].

Em nossa experiência, observa-se o parênquima encefálico com diminuição generalizada da ecogenicidade e apresentando áreas de padrão hipoecogênico a anecogênico, dando aspecto heterogêneo a um ou ambos os hemisférios cerebrais ao modo bidimensional (Fig. 16.17). Na maioria dos casos pode haver ventriculomegalia observada ao modo bidimensional (Fig. 16.18). Ao estudo Doppler colorido, nota-se o círculo de Willis muito mais evidente, sugerindo aumento do calibre das artérias cerebrais (Fig. 16.19). Os índices de resistividade (IR) das artérias cerebrais podem se apresentar normais ou diminuídos e, eventualmente, as velocidades podem estar aumentadas (Fig. 16.20 *A*). A artéria basilar pode apresentar velocidade e IR normais ou ainda velocidade diminuída com IR normal no *borderline* inferior (Fig. 16.20 *B*).

Meningoencefalite Necrotizante

Foi relatada pela primeira vez em cães da raça pug. Geralmente acomete raças de pequeno porte, como maltês, yorkshire, chihuahua, além do pug, com idade entre 9 meses e 4 anos. Tem etiologia incerta, mas suspeita-se de doença imunomediada[1].

Em nossa experiência, o aspecto da meningoencefalite necrotizante (MEN) é muito semelhante ao da meningoencefalite granulomatosa (MEG); podemos observar alteração parenquimatosa e diminuição generalizada da ecogenicidade com lesões cavitárias e multifocais ao modo bidimensional (Fig. 16.21). A monitoração das imagens em relação ao tratamento pode auxiliar na diferenciação diagnóstica (Fig. 16.22). A identificação de uma lesão cavitária contínua a um ou ambos os ventrículos é característica da doença, e esta lesão é chamada de hidrocefalia *ex vacum*.

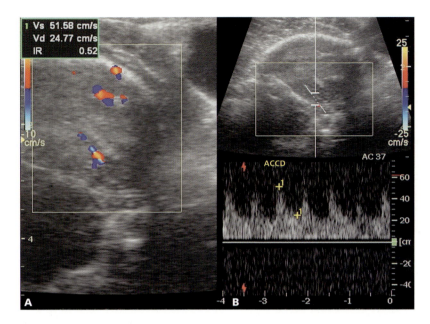

Figura 16.13 – (*A*) Imagem duplex Doppler mostrando área hiperecogênica em região cortical de parênquima cerebral em porção frontoparietal circundada por vasos sanguíneos evidentes até a periferia desta região em cão que sofreu trauma craniano. (*B*) Imagem triplex Doppler obtida em janela temporal em plano coronal de artéria cerebral caudal direita (ACCD) sem evidências de alterações. AC 37 = ângulo do cursor Doppler em 37°; IR = índice de resistividade; Vd = velocidade diastólica final; Vs = velocidade de pico sistólico.

Angiopatia Amiloide Cerebral

A angiopatia amiloide cerebral (AAC) ou angiopatia congofílica, na espécie humana, consiste na deposição de substância amiloide nas camadas média e adventícia das artérias e arteríolas encefálicas ou leptomeníngeas[6]. Nos cães, essa deposição parece acontecer mais frequentemente fora do vaso, porém a patogenia dos sinais neurológicos é muito semelhante. A deposição de material amiloide perivascular reduz o lúmen do vaso, ocasionando hipoperfusão tecidual e aparecimento de lesões isquêmicas no córtex cerebral e na substância branca. Segundo nossa experiência, observa-se, ao exame ultrassonográfico, um aumento difuso da ecogenicidade do parênquima encefálico e parênquima heterogêneo ao

978-85-7241-816-4

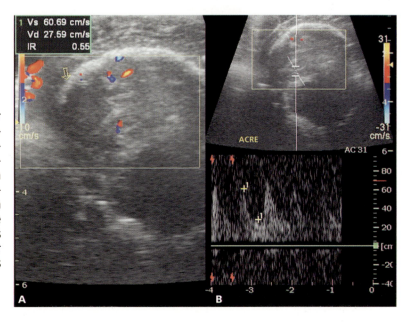

Figura 16.14 – (*A*) Imagem duplex Doppler do mesmo animal da Figura 16.13 evidenciando ausência de vasos na região do hematoma e efeito de massa em artéria adjacente. (*B*) Imagem triplex Doppler de artéria cerebral rostral esquerda (ACRE), demonstrando alteração do traçado espectral com aumento da velocidade de pico sistólico e índice de resistividade (IR) dentro dos limites normais. AC 31 = ângulo do cursor Doppler em 31°; Vd = velocidade diastólica final; Vs = velocidade de pico sistólico.

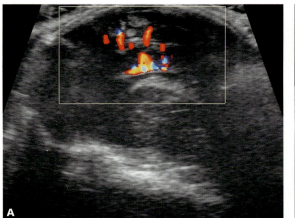 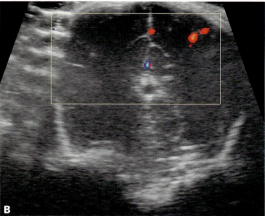

Figura 16.15 – (A) Imagem duplex Doppler transcraniana em fontanela rostral, observando-se área hiperecogênica em região cortical parietotemporal com grande número de vasos ao redor, com imagens sugestivas de área de hematoma e hemorragia. (B) Plano transversal da imagem no mesmo paciente.

modo bidimensional (Fig. 16.23 A). Eventualmente, perde-se a definição dos sulcos cerebrais. O estudo Doppler colorido demonstra ausência ou grande dificuldade de avaliação das artérias cerebrais e de identificação do círculo de Willis. As artérias observadas apresentam morfologia de onda alterada e valores que sugerem estenose ou até mesmo oclusão das artérias (Fig. 16.23 B). A literatura veterinária é escassa, mas na literatura médica encontra-se essa afecção em associação com hemorragias, presença de lesões expansivas e até vasculite do sistema nervoso central. Frequentemente, essas lesões hemorrágicas situam-se próximas à superfície cortical em lobos parietal e occipital na espécie humana, porém não há referências na literatura veterinária[6].

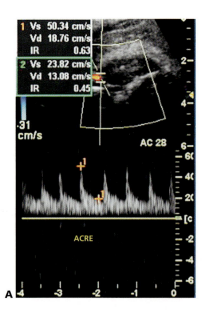 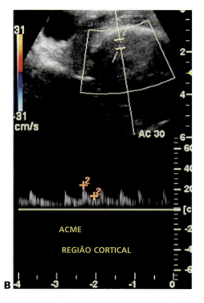

Figura 16.16 – (A) Imagem triplex Doppler de artéria cerebral rostral esquerda (ACRE) em cão com lesão focal expansiva, ocasionando estenose desta. A imagem espectral mostra traçado com pico sistólico afilado e diástole mais baixa em relação ao normal. (B) Imagem triplex Doppler de artéria cerebral média esquerda (ACME) em região adjacente à anteriormente descrita. Traçado espectral apresenta velocidade de pico sistólico e índice de resistividade (IR) dentro dos limites da normalidade, porém com alteração da morfologia das ondas e diástole discretamente mais baixa. AC 28 e AC 30 = ângulo do cursor Doppler em 28° e 30°; IR = índice de resistividade; Vd = velocidade diastólica final; Vs = velocidade de pico sistólico.

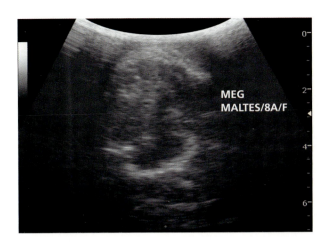

Figura 16.17 – Imagem em modo bidimensional, obtida em janela temporal, plano coronal, evidenciando parênquima encefálico com diminuição generalizada da ecogenicidade e com áreas de aspecto hipoecogênico a anecogênico, promovendo um padrão heterogêneo a um, ou ambos, os hemisférios cerebrais. MEG = meningoencefalite granulomatosa.

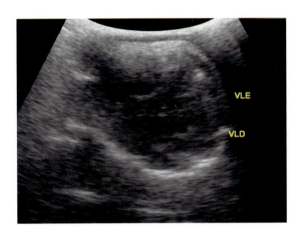

Figura 16.18 – Imagem transcraniana em modo bidimensional, obtida em janela temporal em plano coronal, mostrando ventriculomegalia bilateral. VLD = ventrículo lateral direito; VLE = ventrículo lateral esquerdo.

Neoplasia

As neoplasias de cães e gatos podem ser primárias (formações que fazem parte do parênquima encefálico, como, por exemplo, meningiomas e gliomas) ou secundárias (formações metastáticas). Muitas neoplasias cerebrais são diagnosticadas por meio de tomografia computadorizada ou imagens de ressonância nuclear magnética[10]. Porém, alguns tumores podem ser observados ao exame de ultrassom modo bidimensional. A maioria dessas formações apre-

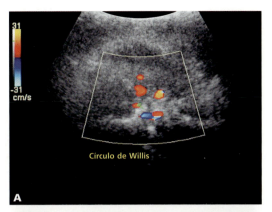

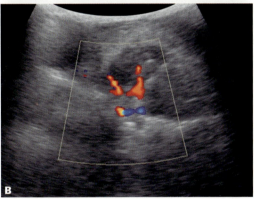

Figura 16.19 – (*A*) Imagem em modo duplex Doppler colorido, obtida em janela temporal, plano coronal oblíquo, mostrando evidente aumento do calibre das artérias do círculo arterioso de Willis. (*B*) Imagens em modo duplex Doppler colorido mostrando evidente aumento do calibre das artérias do círculo arterioso de Willis com acompanhamento do seu trajeto até a periferia da região cortical.

senta-se como estruturas de contornos irregulares, lesão focal de contornos definidos ou amorfos e aspecto hiperecogênico. Ao estudo Doppler colorido é possível visibilizar alterações no trajeto de vasos e na topografia das artérias cerebrais (efeito de "massa"). Muitas vezes, observa-se IR elevado nas artérias adjacentes, devido à diminuição do lúmen do vaso (Figs. 16.24 e 16.29); e ao Doppler espectral, podemos visualizar, em alguns casos, um fluxo reverso, também decorrente do efeito de massa.

Hidrocefalia

Estudos de prevalência em cães indicam que as anormalidades congênitas constituem aproximadamente 6% do total de doenças diagnosticadas. A hidrocefalia representa metade dessas anormalidades,

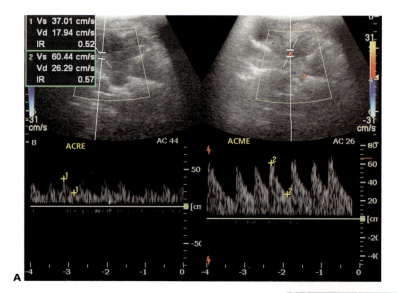

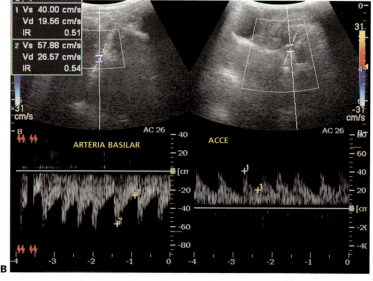

Figura 16.20 – (A) Imagens triplex Doppler das artérias cerebrais rostral e média esquerdas (ACRE e ACME), mostrando aumento da velocidade de pico sistólico e índice de resistividade (IR) em cão adulto. (B) Imagens triplex Doppler da artéria cerebral caudal esquerda (ACCE) e da artéria basilar, esta última mostrando valores dentro dos limites da normalidade inferior. AC 26 e AC 44 = ângulo do cursor Doppler em 26° e 44°; IR = índice de resistividade; Vd = velocidade diastólica final; Vs = velocidade de pico sistólico.

978-85-7241-816-4

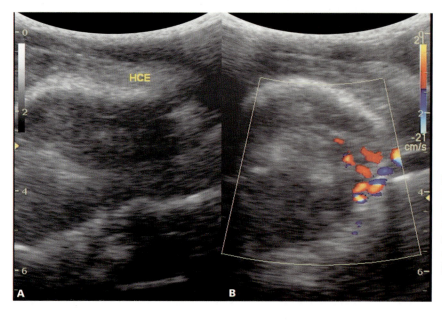

Figura 16.21 – Imagens em modo bidimensional (A) e Doppler colorido (B) mostrando, respectivamente, alteração parenquimatosa com ecogenicidade diminuída evidente aumento do calibre dos vasos cerebrais. HCE = hemisfério cerebral esquerdo.

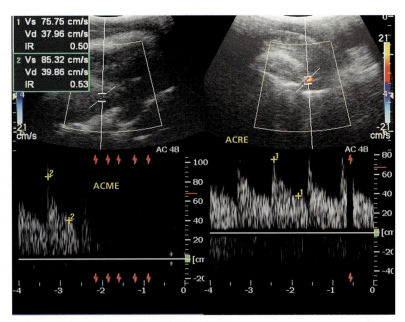

Figura 16.22 – Imagem triplex Doppler mostrando aumento das velocidades de pico sistólico das artérias cerebrais rostral (ACRE) e média (ACME) esquerdas, porém com índice de resistividade (IR) dentro dos limites da normalidade em cão adulto jovem, portador de doença neurológica de origem central a esclarecer. AC 48 = ângulo do cursor Doppler em 48°; IR = índice de resistividade; Vd = velocidade diastólica final; Vs = velocidade de pico sistólico.

tornando-se uma das patologias congênitas mais comuns em cães. Por ser uma doença muitas vezes de difícil diagnóstico, seria ideal adotar um método de identificação que fosse conveniente, confiável e não invasivo para constatação de ventriculomegalia[11].

Em neonatologia humana, a ecoencefalografia vem sendo a modalidade adotada inicialmente, tanto em neonatos quanto em crianças com suspeita de hidrocefalia. Os resultados obtidos têm uma boa correlação com os estudos patológicos e com a tomografia computadorizada[11].

Em filhotes com menos de um mês de idade, pode-se avaliar sonograficamente o encéfalo para verificar a presença ou não de hidrocefalia através da fontanela. Mesmo que esta não seja palpável, a sutura bregmática é cartilaginosa nessa fase. Muitos cães miniatura têm uma fontanela persistente, dispondo de uma janela para avaliação sonográfica, e esta poderá persistir aberta ao longo da fase adulta ou por toda a vida do animal. Alguns desses cães dispõem de um osso temporal tão fino que permite a avaliação transcraniana através dele[10].

A persistência da fontanela em cães tem uma relação direta com o aumento ventricular e o aumento da pressão intracraniana causado pela hidrocefalia. Estatisticamente, há uma relação direta entre a presença de fontanela e a ventriculomegalia[11].

A hidrocefalia é uma condição que resulta da presença de excessivo fluido cerebroespinhal (FCE) nas cavidades ventriculares e meninges do cérebro. Ela pode ser decorrente de uma superprodução ou da não reabsorção de FCE. A doença pode ser classificada como não comunicante (obstrutiva), quando há excesso de fluido entre os ventrículos; ou comunicante (não obstrutiva), quando há excesso de fluido entre o cérebro e a dura-máter. A primeira forma, a hidrocefalia não comunicante, é considerada a causa mais comum de hidrocefalia, e resulta num bloqueio no sistema ventricular. Ela vem sendo descrita também em associação com trauma craniano, com agentes infecciosos incluindo o vírus da *parainfluenza*, parvovirose, bactérias, migração parasitária e, ocasionalmente, pode ser causada por obstrução neoplásica do sistema ventricular em filhotes e adultos. A pressão exercida pelo alargamento ventricular pode resultar num esmagamento do septo pelúcido e atrofiar estruturas associadas, como a camada subcortical da substância branca. Na segunda forma, a hidrocefalia comunicante, o FCE passa do sistema ventricular para o espaço subaracnoide, onde a absorção está prejudicada. Esta forma de hidrocefalia é pouco comum em animais, porém foi relatada em gatos, em associação com peritonite infecciosa felina[12,13]. Muitos pacientes podem apresentar sinais obscuros de hidrocefalia, que tornam o diagnóstico difícil.

A pressão do fluido cerebroespinhal (FCE) geralmente está num nível de baixo a normal em animais com hidrocefalia não comunicante. Poderá estar elevado nos casos de hidrocefalia comunicante[12,13].

Animais pequenos (raças miniaturas) e braquicefálicos representam grande risco de apresentarem hidrocefalia. Algumas dessas raças, consideradas

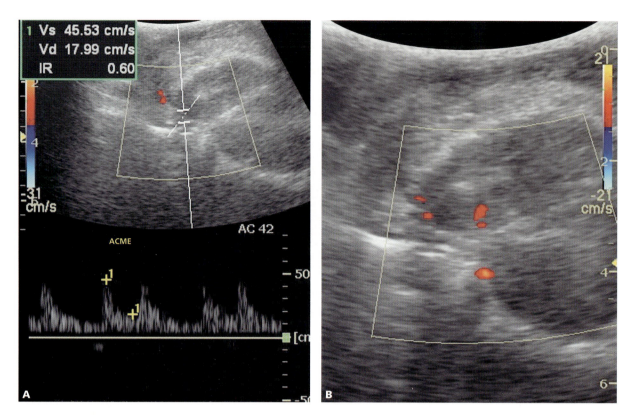

Figura 16.23 – (A) Imagem triplex Doppler transcraniana em cão com processo degenerativo; traçado espectral de artéria cerebral média esquerda (ACME) apresenta pico sistólico afilado e diástole baixa, com velocidade de pico sistólico e índice de resistividade (IR) aumentados. (B) Imagem duplex Doppler transcraniano em cão adulto idoso com aumento generalizado da ecogenicidade e dificuldade de identificação de todos os vasos do círculo arterioso de Willis. AC 42 = ângulo do cursor Doppler em 42°; IR = índice de resistividade; Vd = velocidade diastólica final; Vs = velocidade de pico sistólico.

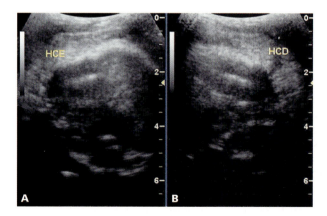

Figura 16.24 – Imagens em modo bidimensional mostrando alteração da arquitetura de hemisfério cerebral esquerdo (HCE) (A), quando comparado ao hemisfério cerebral direito (HCD) (B), devido à presença de lesão focal arredondada hiperecogênica de contornos pouco definidos localizada em região temporoccipital de hemisfério esquerdo e ocasionando desvio da linha média nessa região e efeito de massa no hemisfério direito – formação neoplásica.

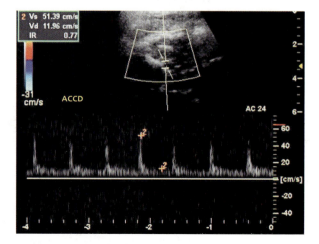

Figura 16.25 – Imagem triplex Doppler da artéria cerebral caudal direita (ACCD) em cão adulto, mostrando morfologia gravemente alterada e aumento dos parâmetros velocimétricos (velocidade de pico sistólico [Vs] e índice de resistividade [IR]), ocasionada pelo efeito de massa da formação neoplásica em região temporoccipital em hemisfério cerebral esquerdo. AC 24 = ângulo do cursor Doppler em 24°; Vd = velocidade diastólica final.

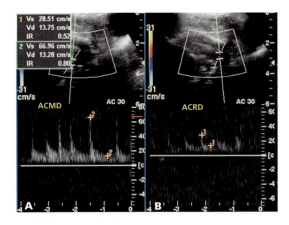

Figura 16.26 – (A) Imagem triplex Doppler da artéria cerebral média direita (ACMD) em cão adulto, mostrando morfologia alterada e aumento da velocidade de pico sistólico (VPS) e índice de resistividade (IR) decorrente de efeito de massa da formação neoplásica em região temporoccipital em hemisfério cerebral esquerdo (B). Imagem triplex Doppler da artéria rostral direita (ACRD), mostrando o VPS e IR dentro dos limites da normalidade. AC 30 = ângulo do cursor Doppler em 30°; IR = índice de resistividade; Vd = velocidade diastólica final; Vs = velocidade de pico sistólico.

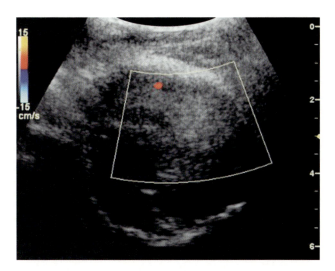

Figura 16.28 – Imagem duplex Doppler colorido mostrando a alteração da vascularização ao redor da formação neoplásica em cão adulto. Dificuldade de observação das artérias cerebrais devido ao efeito de massa da lesão expansiva.

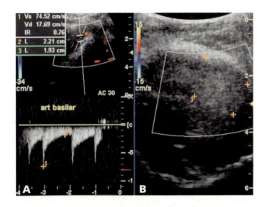

Figura 16.27 – (A) Imagem em modo bidimensional em plano coronal de janela temporal, delimitando área de lesão focal hiperecogênica de contornos pouco definidos em região temporoccipital de hemisfério cerebral esquerdo de cão adulto – neoplasia. (B) Imagem triplex Doppler da artéria basilar mostrando a velocidade de pico sistólico e índice de resistividade (IR) dentro dos limites da normalidade. AC 30 = ângulo do cursor Doppler em 30°; IR = índice de resistividade; Vd = velocidade diastólica final; Vs = velocidade de pico sistólico.

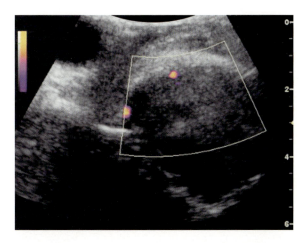

Figura 16.29 – Imagem duplex Doppler de amplitude do mesmo cão da figura anterior, onde se observam as artérias cerebrais rostral e média em topografia alterada devido a presença da formação neoplásica.

de alto risco são: maltês, yorkshire, bulldog inglês, chihuahua, lhasa apso, lulu da Pomerânia, poodle toy, cairn terrier, pug e pequinês. Em um estudo, 53% dos 564 cães com hidrocefalia manifestaram sinais clínicos até completarem um ano de idade[12,13].

Pode ser bem difícil distinguir clinicamente a forma congênita da adquirida da doença, porque agentes infecciosos podem causar hidrocefalia pós-natal em filhotes recém-nascidos[12,13].

Os achados anatomopatológicos mais frequentes incluem dilatação excessiva dos ventrículos laterais e atrofia da substância branca, que comprime o neopálio. Em geral, a perda tecidual da substância branca é muito maior do que a da substância cinzenta. O hipocampo e o fórnix persistem ventralmente, mas estão geralmente comprimidos[6].

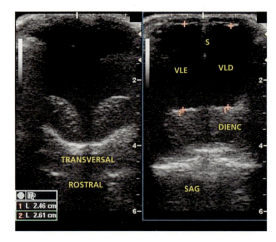

Figura 16.30 – Imagem em modo bidimensional transcraniana de cão em plano transversal de fontanela rostral com hidrocefalia grave. DIENC = diencéfalo; VLD = ventrículo lateral direito; VLE = ventrículo lateral esquerdo; S = septo telencefálico.

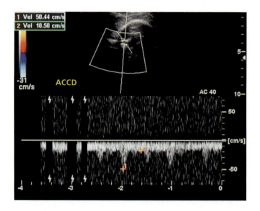

Figura 16.32 – Imagem triplex de artéria cerebral caudal direita (ACCD) com morfologia de onda alterada com fluxo reverso e aumento dos valores de velocidade de pico sistólico e índice de resistividade (IR) em cão da raça poodle, de dois anos de idade com hidrocefalia diagnosticada ao modo bidimensional. AC 40 = ângulo do cursor Doppler em 40°.

O terceiro ventrículo poderá apresentar uma dilatação muito pequena. Dorsalmente, o corpo caloso, na maioria das vezes, estará atrofiado e o septo do telencéfalo, que normalmente o une ao corpo do fórnix, separando os ventrículos laterais, estará ausente, enquanto a aderência intertalâmica também estará ausente. A hemorragia pode aparecer como uma complicação da hidrocefalia[6].

O eixo dorso ventral dos ventrículos laterais pode ser mensurado em plano longitudinal, variando de 0,15 a 0,35cm de altura. Quando a medida dorsoventral do ventrículo lateral for igual ou maior que 0,35cm, pode-se considerar o diagnóstico de hidrocefalia[6]. É importante lembrar que vários estudos mostraram que não havia correlação entre o tamanho dos ventrículos laterais e a gravidade de sinais clínicos.

A hipoecogenicidade do parênquima pode ser indicativa de desmielinização cerebral. Com a evolução desse processo, pode haver atrofia cerebral intensa, ocasionando hidroanencefalia[13,14].

Em associação com a imagem ultrassonográfica de dilatação dos ventrículos ao modo bidimensional (Fig. 16.30), o estudo Doppler colorido pode visualizar alterações hemodinâmicas ou não, na dependência do grau de hidrocefalia e da alteração da pressão intracraniana (Fig. 16.31). Em casos mais graves, eventualmente pode-se ter ou não visualização das artérias cerebrais, pois estas podem ter sido deslocadas de sua topografia habitual, ou também é possível visualizar fluxo reverso, dependendo do grau de acometimento do vaso em questão (Fig. 16.32).

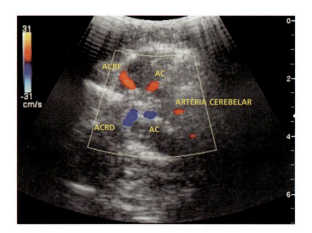

Figura 16.31 – Imagem duplex Doppler de artérias cerebrais em cão com ventriculomegalia discreta a moderada (hidrocefalia). Observam-se as artérias cerebrais rostrais direita (ACRD) e esquerda (ACRE), artérias comunicantes (AC) e artérias cerebelares, sugerindo vasodilatação destas.

REFERÊNCIAS BIBLIOGRÁFICAS

1. CARVALHO, C. F.; ANDRADE NETO, J. P.; DINIZ, A. S. et al. Ultra-sonografia transcraniana em cães com distúrbios neurológicos de origem central. *Arquivos Brasileiros de Medicina Veterinária e Zootecnia*, v. 59, n. 6, p. 1412-1416, 2007.
2. SAITO, M.; OLBY, N. et al. Relationship among basilar artery resistance index degree of ventriculomegaly, and clinical signs in hydrocephalic dogs. *Veterinary Radiology and Ultrasound*, v. 44, n. 6, p. 687-694, 2003.

3. SEO, M.; CHOI, H.; LEE, K. et al. Transcranial Doppler ultrasound analysis of resistive index in rostral and caudal cerebral arteries in dogs. *J. Vet. Sci. Korea*, v. 6, p. 151-742, 2005.

4. CASAL, D.; ARANTES, M.; CASIMIRO, M. et al. Caracterização morfológica do polígono arterial de Willis no *Canis familiaris. Portuguesa de Ciências Veterinárias*, v. 100, p. 163-167, 2005.

5. DELLMAN, H. D.; MCCLURE, R. C. Sistema nervoso do carnívoro: sistema nervoso central. In: GETTY, R.; SISSON – GROSMAN. *Anatomia dos Animais Domésticos*. 5. ed. Rio de Janeiro: Guanabara-Koogan, 1986. p. 1569-1583.

6. ANDRADE NETO, J. P. In: CARVALHO, C. F. Ecoencefalografia. *Ultra–sonografia em Pequenos Animais*. São Paulo: Roca, 2004. p. 265-276.

7. NAGAI, H.; MORITAKE, K.; TAKAYA, M. Correlation between transcranial doppler ultrasonography and regional cerebral blood flow in experimental intracranial hypertension. *Stroke*, v. 28, p. 603-608, 1997.

8. PLATT, S. R.; GAROSI, L. R. C. V. S. *Canine Cerebrovascular Disease – Do Dogs Have Strokes?*, v. 39, n. 4, p. 337-342, 2003.

9. THOMAS, J. B. Inflammatory diseases of the central nervous system in dogs. *Clin .Tech. Small Anim. Pract.* , v. 13, p. 167, 1998.

10. HUDSON, J.; BODNER, S.; STEISS, J. *Neurosonography – Vet. Clin. North Am. – Small Anim. Prat.*, v. 28, n. 4, Jul., 1998.

11. SPAULDING, K. A.; SHARP, N. J. H. Ultrasonographic imaging of the lateral cerebral ventricles in the dog. *Veterinary Radiology*, v. 31, n. 2, p. 59-64, 1990.

12. BRAUND, K. G. Neurological syndromes. In: *Clinical Neurology in Small Animals – Localization, Diagnosis and Treatment*. New York: International Veterinary Information Service, 2003.

13. NAUTRUP, C. P.; TOBIAS, R. *An Atlas and Textbook of Diagnostic Ultrasonography of the Dog and Cat*. London: Manson, 2000. p. 83-108.

14. NYKAMP, S.; SCRIVANI, P.; DELAHUNTA, A. Chronic subdural hematomas and hydrocephalus in a dog. *Vet. Radiol. Ultras.*, v. 42, p. 511-514, 2001.

978-85-7241-816-4

BIBLIOGRAFIA COMPLEMENTAR

ANDRADE, G. C.; SILVEIRA, R. L.; PINHEIRO JR., N. et al. Angiopatia amilóide cerebral simulando tumor cerebral: relato de caso. *Arquivos de Neuro-Psiquiatria*, v. 64, n. 1, 2006.

KONIG, H. E.; LIEBICH, H. G. *Anatomia dos Animais Domésticos*. 2. ed. Porto Alegre: Artmed, 2005. v. 2, p. 234-235.

CAPÍTULO 17

Ultrassonografia Doppler de Linfonodos

Cibele Figueira Carvalho

INTRODUÇÃO

A literatura específica sobre linfonodos é bastante escassa na medicina veterinária. Talvez porque durante muito tempo tenha sido uma estrutura considerada não visibilizada em condições normais. Em razão de sua ecogenicidade e pequenas dimensões, a avaliação dessa estrutura somente é possível com a utilização de transdutores de alta resolução. Atualmente, com a utilização de aparelhos de alta definição na rotina, essas estruturas passaram a fazer parte do exame completo da cavidade abdominal.

O conhecimento da anatomia sonográfica dos linfonodos com a definição de formato, ecogenicidade e tamanho dá informações importantes no diagnóstico de várias doenças. A tecnologia Doppler veio somar informações sobre a arquitetura vascular dos linfonodos, auxiliando na diferenciação de processos inflamatórios e neoplásicos. Assim, atualmente, a avaliação dessas estruturas passou a ter uma importância fundamental no diagnóstico e estadiamento principalmente de doenças neoplásicas.

O objetivo deste capítulo é descrever os atuais critérios de avaliação duplex Doppler dos linfonodos normais e das linfopatias.

ANATOMIA

Os linfonodos podem ser avaliados e classificados de acordo com a região anatômica em que se situam[1].

A distribuição dos linfonodos em caninos e felinos é similar, embora nestes últimos suas dimensões sejam menores em relação aos primeiros. Além disso, o número de nodos em cada grupo varia nessas duas espécies.

Os linfonodos podem ser classificados em:

- Linfonodos aórtico-lombares;
- Linfonodos abdominais viscerais;
- Linfonodos torácicos;
- Linfonodos superficiais.

Os linfonodos aórtico-lombares (Fig. 17.1) são pequenos nodos dispostos ao longo dos grandes vasos (aorta e veia cava caudal), desde o diafragma até as artérias ilíacas circunflexas profundas, e podem chegar ao número de dezessete. O linfonodo lombar esquerdo é o maior em tamanho, podendo chegar a 1 ou 2cm de comprimento; é responsável pela drenagem de vértebras lombares, adrenais e sistema urogenital. O linfonodo ilíaco medial localiza-se entre as artérias ilíaca externa e circunflexa profunda; pode ser único ou par, medindo até 4cm; drena abdômen dorsal, pelve, membros pélvicos, sistema genital e área caudal dos tratos digestivo e urinário.

Os linfonodos abdominais viscerais (Fig. 17.1) podem ser divididos em:

- *Linfonodos hepáticos*: localizados ao lado da veia porta; drenam estômago, duodeno, pâncreas e fígado.

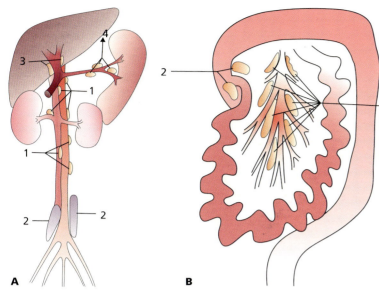

Figura 17.1 – (*A*) Desenho esquemático da anatomia topográfica dos linfonodos aórtico-lombares e abdominais viscerais. 1= linfonodos aórtico-lombares; 2= linfonodos ilíacos mediais; 3 = linfonodos hepáticos; 4 = linfonodos esplênicos. (*B*) Desenho esquemático da anatomia topográfica dos linfonodos mesentéricos craniais (1) e cólicos (2).

- *Linfonodos esplênicos*: localizados no hilo esplênico, ao longo de artéria e veia; drenam esôfago, estômago, pâncreas, baço, fígado, omento e diafragma.
- *Linfonodos mesentéricos craniais*: são os mais compridos no abdômen (podem chegar a até 6cm); localizam-se ao longo da artéria mesentérica cranial e da veia jejunal; drenam jejuno, íleo e pâncreas.
- *Linfonodos cólicos*: localizam-se no mesocólon e drenam íleo, ceco e cólon.

Os linfonodos torácicos (Fig. 17.2) são divididos em:

- *Linfonodos esternais*: são pareados, localizados ao longo e adjacentes à estérnebra (da segunda estérnebra ou cartilagens costocondrais até o diafragma); recebem aferentes linfáticos das costelas, esterno e timo.
- *Linfonodos traqueobrônquicos*: incluem todos os nodos próximos à região da carina; drenam os pulmões e brônquios, além de uma porção da aorta, coração, esôfago, traqueia, mediastino e diafragma.
- *Linfonodos mediastinais*: são em número variado e localizados ao longo da veia cava cranial e das artérias braquiocefálicos dentro do mediastino cranial; recebem vasos aferentes que drenam os músculos torácicos, tireoides, timo, mediastino, pleura, coração e aorta, e enviam eferentes aos cervicais profundos, esternais e linfonodos traqueobrônquicos e pulmonares.

Finalmente, os linfonodos superficiais ou subcutâneos são avaliados nas regiões: inguinal superficial, femoral profunda, poplítea, axilar, cervical superficial e submandibular. Em geral, estes linfonodos são palpáveis e a ultrassonografia somente é utilizada nos casos em que é necessário guiar a biópsia para a coleta de material.

A vascularização dos linfonodos se dá através da entrada e da saída de pequenos vasos na região hilar. Em geral, esses vasos têm o calibre tão pequeno que se torna difícil a identificação ao modo bidimensional. Somente nos linfonodos de maior tamanho esses vasos tornam-se mais evidentes em condições normais.

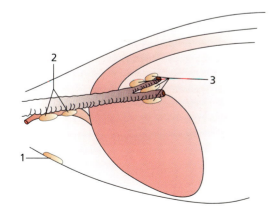

Figura 17.2 – Desenho esquemático da anatomia dos linfonodos torácicos. 1= linfonodo esternal; 2 = linfonodos mediastinais; 3 = linfonodos traqueobrônquicos.

ANATOMIA ULTRASSONOGRÁFICA DOPPLER

Os linfonodos são, em condições normais, hipoecogênicos e homogêneos, com uma demarcação hiperecogênica ao redor. Alguns podem possuir ecogenicidade semelhante à da gordura adjacente. Possuem formato arredondado em plano transversal e ovalado ou alongado em plano longitudinal (Fig. 17.3). O eixo menor (*short axis*) é obtido em plano transversal. O eixo maior (*long axis*) é obtido em plano longitudinal[2]. A relação entre os diâmetros máximos (S/L) obtidos nesses planos é característica e, em linfonodos normais, essa resultante é sempre menor que 0,55.

Os vasos sanguíneos aferentes e eferentes, em região hilar, podem ser vistos ao mapeamento Doppler de amplitude. A maioria dos linfonodos benignos apresenta vascularização de padrão hilar ou até mesmo avasculares (Fig. 17.4). A detecção da vascularização aumenta com o aumento do tamanho do linfonodo. Somente cerca de 20% dos nodos neoplásicos ou não neoplásicos não apresentam sinal Doppler detectável.

A linha hiperecogênica central visibilizada nos linfonodos de tamanho maior histologicamente representa tecido gorduroso, fáscia e vasos próximo ao hilo.

Os linfonodos aórtico-lombares não são observados em condições normais; necessitam de aparelhos de alta resolução; o único frequentemente observado é o linfonodo ilíaco medial, que possui um formato ligeiramente alongado[3].

Os linfonodos viscerais abdominais raramente são vistos em condições normais, devido à presença de gás e conteúdo alimentar no trato gastrointestinal.

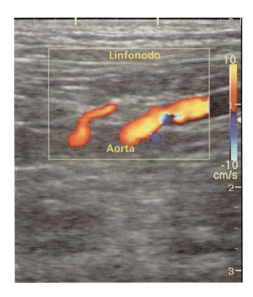

Figura 17.4 – Imagem duplex Doppler colorido de linfonodo ilíaco medial normal em cão com imagem de vascularização de padrão hilar evidente. Observa-se ainda a imagem em plano longitudinal da aorta abdominal próxima ao linfonodo.

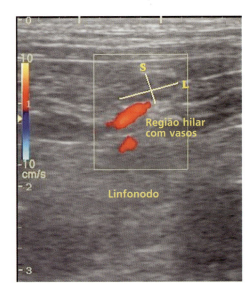

Figura 17.3 – Imagem duplex Doppler de linfonodo lombar esquerdo normal em cão, evidenciando os vasos na região hilar. Nota-se o formato ovalado, em plano longitudinal, com os eixos na dimensão maior ou de comprimento (L) e na dimensão menor ou de altura (S).

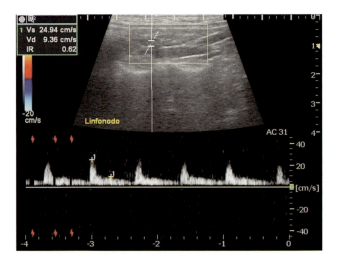

Figura 17.5 – Imagem triplex Doppler de linfonodo aórtico-lombar normal em cão, com padrão hilar de vascularização, traçado espectral do vaso apresentando velocidade de pico sistólico baixo, padrão de baixa impedância com índice de resistividade (IR) de 0,62 (normal). AC 31 = ângulo do cursor Doppler em 31°; Vd = velocidade diastólica final; VS = velocidade de pico sistólico.

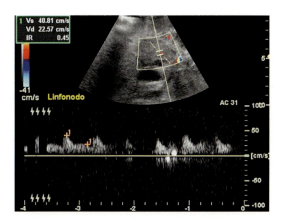

Figura 17.6 – Imagem triplex Doppler de linfonodo portal inflamatório com vaso hilar de traçado espectral característico de processo benigno com velocidade e resistência baixa. AC 31 = ângulo do cursor Doppler em 31°; IR = índice de resistividade; Vd = velocidade diastólica final; Vs = velocidade de pico sistólico.

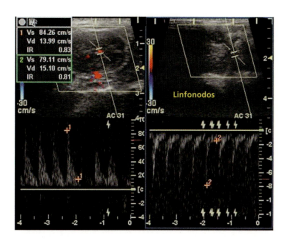

Figura 17.7 – Imagem triplex de linfonodos aórtico-lombares em cão com linfoma. Linfonodos com características de processo maligno, apresentando formato arredondado e vaso intranodal com traçado espectral de velocidade e resistividade alta. AC 31 = ângulo do cursor Doppler em 31°; IR = índice de resistividade; Vd = velocidade diastólica final; Vs = velocidade de pico sistólico.

Os linfonodos torácicos são inacessíveis devido à ausência de janela acústica em condições normais. Os linfonodos superficiais em sua grande maioria podem ser observados em condições normais[3].

TÉCNICA DE EXAME

Para avaliar os linfonodos abdominais, toda a cavidade abdominal deverá ser observada cuidadosamente. Os locais mais prováveis para detectar linfadenopatias são: hilo esplênico, região portal (veia porta), região perirrenal (hilo renal), proximidades das artérias mesentérica cranial e celíaca, ao longo do trajeto da aorta e tendo a bexiga utilizada como janela acústica na região. Os linfonodos mediastinais são de difícil identificação e condições normais.

Utilização de transdutores de alta resolução com frequências de 7 a 10MHz ou *pre-sets* específicos para pequenas partes facilitam a varredura dessas pequenas estruturas.

Para a avaliação duplex de um linfonodo, deve-se procurar a região hilar e os vasos intranodais no modo colorido ou de amplitude. Após a caracterização do padrão de vascularização, o volume de amostra deve ser colocado nos maiores vasos e acionado o Doppler pulsado para registrar no mínimo três espectros de onda (Fig. 17.5). A correção do ângulo será necessária caso se tenha de avaliar a velocidade de fluxo sanguíneo. A microvasculatura nem sempre é detectável, pois a velocidade de fluxo nos capilares, aproximadamente 1mm/s, atualmente ainda é mais baixa que

Quadro 17.1 – Principais características e aspectos comparativos entre processos benignos e malignos de linfonodos	

• Linfonodo neoplásico:
  – Formato arredondado
  – Hilo estreito ou ausente
  – Frequentemente hipoecogênico
  – Margens afiladas
  – Presença de reforço acústico posterior
  – Fluxo sanguíneo de distribuição periférica ou mista
  – IR > 0,65
  – IP > 1,45
  – S/L > 0,55
	• Linfonodo inflamatório:
	  – Formato ovalado
	  – Hilo presente
	  – Isoecoico
	  – Margens variadas
	  – Ausência de reforço posterior
	  – Fluxo sanguíneo de distribuição hilar
	  – IR < 0,65
	  – IP < 1,45
	  – S/L < 0,55

IP = índice de pulsatilidade; IR = índice de resistividade; S/L = relação entre os diâmetros máximos.

a velocidade detectável ao sinal Doppler, sendo filtrada como ruído pelo equipamento.

Os parâmetros (índices) de resistividade (IR) e de pulsatilidade (IP) do fluxo intranodal são de maior interesse na diferenciação de processos benignos e malignos. Em linfonodos normais ou reativos, o traçado espectral do vaso intranodal apresenta velocidade e resistividade baixa (Fig. 17.6). Linfonodos inflamatórios apresentam IR < 0,65 e IP < 1,45 com S/L < 0,55.

A literatura cita que o índice de resistividade do fluxo intranodal de linfonodos com processos malignos (Fig. 17.7) apresenta IR > 0,80 e > 1,5. Estudos demonstram a sensibilidade de 47 a 80% na detecção de linfonodos com fluxo anormal suspeito de metástase para IR > 0,6 e com uma especificidade de 94 a 100%[4]. Ao passo que para um IP > 1,5, a sensibilidade é de 55 a 94% e a especificidade passa para 97 a 100%.

PRINCIPAIS APLICAÇÕES

Os linfonodos apresentam-se aumentados de tamanho em casos de linfoma ou em processos inflamatórios/infecciosos. Portanto, para a diferenciação de processos benignos e malignos, deve-se considerar a combinação de vários aspectos morfológicos e características vasculares. Esses achados são de grande importância prognóstica (Quadro 17.1).

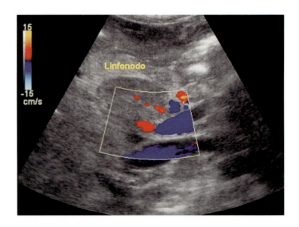

Figura 17.9 – Imagem duplex Doppler colorido de linfonodo portal inflamatório, apresentando formato ovalado, aumentado de tamanho, porém com relação entre os diâmetros máximos mantida dentro dos limites da normalidade e padrão de vascularização hilar.

Vários estímulos determinam a alteração de formato. Linfonodos neoplásicos ou metastáticos apresentam-se arredondados (Fig. 17.8) com a relação S/L maior que 0,65, ao passo que os nodos normais ou reativos tendem a ser achatados, ovoides ou alongados[2].

A alteração de ecogenicidade em nodos malignos resulta em distorção da arquitetura interna. Embora o aspecto sonográfico não possa distinguir com segurança os processos benignos dos malignos, a associação de diversos critérios pode ajudar nessa diferenciação. As alterações malignas tendem a aumentar mais o número e o tamanho dos linfonodos visíveis; além disso, as alterações malignas tendem a ser mais hipoecogênicas e heterogêneas[5].

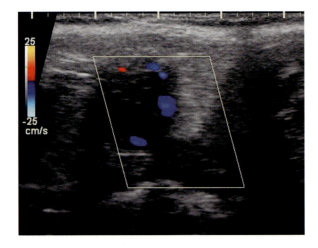

Figura 17.8 – Imagem duplex Doppler colorido de linfonodo mesentérico cranial de característica de processo metastático (linfoma em cão); apresenta formato arredondado, relação entre os diâmetros máximos maior que 0,65 e padrão de vascularização ao redor e dentro da formação.

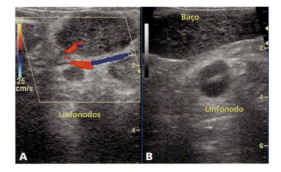

Figura 17.10 – (A) Imagem duplex Doppler de linfonodo esplênico metastático em cão com linfoma, apresentando dimensões aumentadas, formato arredondado, ecogenicidade diminuída e heterogênea, porém com padrão de vascularização hilar. (B) O baço também apresenta alteração da ecogenicidade.

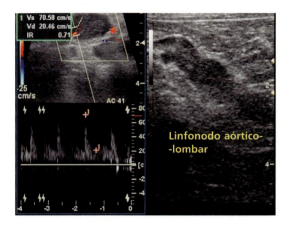

Figura 17.11 – Imagem triplex Doppler de linfonodos aórtico-lombares em cadela com adenocarcinoma mamário. Linfonodos com vascularização intranodal com mapeamento espectral, demonstrando velocidade e resistividade alta. AC 41 = ângulo do cursor Doppler em 41°; IR = índice de resistividade; Vd = velocidade diastólica final; Vs = velocidade de pico sistólico.

O padrão de vascularização em linfonodos normais é hilar ou até mesmo avascular (Fig. 17.9), ao passo que os linfonodos malignos podem apresentar padrão hilar, periférico ou até mesmo combinado. Os linfomas podem apresentar padrão hilar ou até ausente em alguns casos em que há necrose tecidual grave (Fig. 17.10).

Linfonodo sentinela pode ser definido como o primeiro nodo que recebe a drenagem da linfa de uma formação neoplásica próxima. Esses linfonodos sentinelas representam um grande risco de metástase regional em relação aos outros linfonodos (Fig. 17.11). A detecção precoce desses linfonodos é um dos maiores desafios no tratamento da doença oncológica. Experimentos com contraste de microbolhas demonstram que a distribuição do contraste produz um aumento estatisticamente significante e reprodutível na detecção e na definição de imagem dessas estruturas com a utilização do mapeamento Doppler de amplitude. A linfografia com contraste pode ser utilizada potencialmente para a detecção de linfonodos de alto risco metastático em pacientes com tumores, determinando um estadiamento mais preciso da doença oncológica[6].

CONSIDERAÇÕES FINAIS

As limitações ocasionadas por impedimentos naturais à passagem do feixe sonoro, devido ao tamanho das estruturas e relacionadas à resolução de imagem, impossibilitam a visibilização dos linfonodos em todos os animais avaliados.

A combinação das informações estruturais e vasculares fornecidas pelo mapeamento Doppler dessas estruturas amplia as possibilidades de diagnóstico diferencial e estadiamento de tumores, além de ser uma ferramenta fundamental para guiar as biópsias.

REFERÊNCIAS BIBLIOGRÁFICAS

1. HOMCO, L. Lymph nodes. In: GREEN, R. W. *Small Animal Ultrasound*. Philadelphia: Lippincott-Raven, 1996. p. 305-322.
2. NYMAN, H. T.; KRISTENSEN, A. T.; FLAGSTAD, A.; MCEVOY, F. J. A review of the sonographic assessment of tumor metastases in liver and superficial lymph nodes. *Vet. Radiol. Ultrasound*, v. 45, n. 5, p. 438-448, 2004.
3. PUGH, C. R. Ultrasonographic examination of abdominal lymph nodes in the dog. *Vet. Radiol. Ultrasound*, v. 35, n. 2, p. 110-115, 1994.
4. CHANG, D. B.; YUAN, A.; YU, C. J. et al. Diferentiation of benign and malignant cervical lymph nodes with color Doppler sonography. *Am. J. Roentgenol*, v. 162, p. 965-968, 1994.
5. YAM, P. S.; JOHNSON, V. S.; MARTINEAU, H. M. et al. Multicentric lymphoma with intestinal involvement in a dog. *Vet. Radiol. Ultrasound*, v. 43, n. 2, p. 138-143, 2002.
6. WISNER, E. R.; FERRARA, K.; GABE, J. D. et al. Contrast enhanced intermittent power Doppler ultrasound with sub-micron bubbles for sentinel node detection. *Acad. Radiol.*, v. 9, suppl. 2, p. 389-391, 2002.

978-85-7241-816-4

CAPÍTULO 18

Ultrassonografia Doppler de Tireoide

Cibele Figueira Carvalho

INTRODUÇÃO

A complexidade anatômica e as dimensões relativamente pequenas das estruturas podem tornar o exame da região cervical um desafio.

Atualmente, com a utilização de aparelhos de alta resolução e transdutores de alta frequência, a avaliação de estruturas cada vez menores tem se tornado essencial para o estudo completo de órgãos e tecidos vasculares como a tireoide.

A ultrassonografia da região cervical é o método de diagnóstico por imagem inicial para pacientes com suspeita de doenças de tireoide por ser um método de imagem seguro, rápido e de fácil execução.

A imagem Doppler colorida com o estudo do padrão de distribuição vascular das lesões associada aos achados em modo bidimensional podem auxiliar no diagnóstico das doenças da tireoide e no seguimento pós-cirúrgico na pesquisa de linfonodos e metástases.

A biópsia aspirativa ou por fragmento de lesões focais ou difusas torna-se um procedimento muito mais seguro quando realizado em conjunto com o estudo Doppler.

ANATOMIA

A glândula tireoide localiza-se sobre a traqueia, caudalmente à laringe. Em cães e gatos, as glândulas tireoideas são massas separadas e conectadas por um istmo. Pode apresentar formato fusiforme, em plano longitudinal, e triangular ou trapezoide, em plano transversal (Fig. 18.1).

A glândula é irrigada principalmente pela artéria tireoidea cranial, que se origina da artéria carótida comum e faz uma curva ao redor da margem cranial (Fig. 18.2). Um suprimento complementar é fornecido pela artéria tireoidea caudal, de localização mais proximal. No cão, os dois vasos são unidos por uma anastomose ao longo da margem dorsal. A drenagem venosa corre para a veia jugular interna.

As paratireoides são glândulas de pequenas dimensões, localizadas na extremidade rostral das tireoides no cão e na extremidade caudal das tireoides no gato.

Técnica de Exame e Anatomia Ultrassonográfica Doppler

A avaliação da glândula tireoide deve ser realizada inicialmente em modo bidimensional.

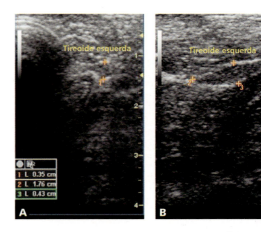

Figura 18.1 – (A) Imagem de tireoide normal em cão em plano transversal com formato triangular ou trapezoide. (B) Tireoide normal em cão com formato fusiforme ao plano longitudinal.

Ultrassonografia Doppler de Tireoide – **185**

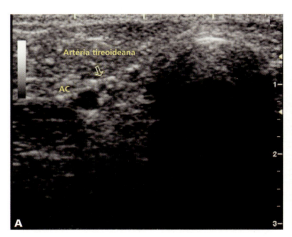 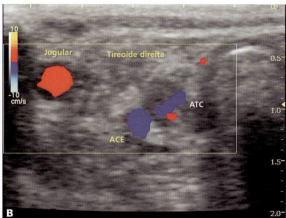

Figura 18.2 – (*A*) Imagem em modo bidimensional, em plano transversal, da vascularização da glândula tireoide com artéria tireoidea cranial ao redor da margem cranial e a artéria carótida (AC) comum. (*B*) Imagem duplex Doppler colorida evidenciando a vascularização. ACE = artéria carótida externa; ATC = artéria tireoidea cranial.

As tireoides aparecem com contornos bem-definidos, aspecto ecogênico e homogêneo medialmente à carótida comum e caudal à laringe na região cervical ventral. O aspecto normal das glândulas está bem-estabelecido na literatura[1,2].

Para identificar as glândulas, deve-se tomar como referência a imagem da laringe em plano transversal e a transição da imagem para a traqueia. Nessa região, pode-se visibilizar o plano transversal das glândulas próximo aos grandes vasos (artéria carótida e veia jugular); e, após a identificação destas, rotacionando-se o transdutor em 90° é possível obter as imagens em plano longitudinal (Fig. 18.1 *B*).

A vascularização da glândula tireoide pode ser avaliada com mapeamento colorido e pulsado, com a finalidade de avaliar qualitativamente a arquitetura vascular ou quantitativamente o fluxo sanguíneo dos vasos. As artérias tireoideas podem ser visibilizadas somente com aparelhos de alta resolução, devido às suas pequenas dimensões. A imagem Doppler colorida auxilia na identificação dos vasos da região (Fig. 18.3). A artéria tireoidea, localizada medialmente à carótida comum, pode ser identificada pelo sentido oposto de seu fluxo em relação à artéria carótida comum adjacente. Para se obter o traçado espectral desse vaso, deve-se posicionar o volume de amostra nesse segmento (Fig. 18.4). A morfologia

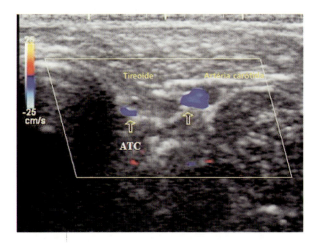 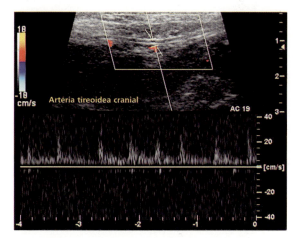

Figura 18.3 – Imagem duplex Doppler colorida evidenciando a vascularização da glândula tireoide (*setas*) com a artéria tireoidea cranial (ATC) e a artéria carótida comum.

Figura 18.4 – Traçado espectral da artéria tireoidea cranial com fluxo arterial de padrão laminar e resistividade intermediária. AC 19 = ângulo do cursor Doppler em 19°.

da onda resultante tem traçado arterial laminar de padrão de resistividade baixa com janela espectral pouco nítida. Em condições normais, não é obtida imagem de vascularização no interior do parênquima glandular. Não há trabalhos na literatura veterinária com os valores de referência normal de velocidade de fluxo sanguíneo nesses vasos.

PRINCIPAIS APLICAÇÕES

O emprego da ultrassonografia convencional na pesquisa da imagem tireoidea ainda é muito restrito na medicina veterinária. Atualmente, com a utilização de aparelhos de alta resolução na rotina, a pesquisa de alterações focais e difusas da tireoide tem se tornado mais frequente e factível, mesmo em animais de menor tamanho. Na medicina humana, a avaliação Doppler da arquitetura vascular auxilia no diagnóstico diferencial de lesões malignas e na monitoração de pacientes com câncer. Na medicina veterinária, a literatura ainda é muito escassa, na verdade quase inexistente.

O hipertireoidismo, causado por adenoma ou hiperplasia adenomatosa, é muito frequente em gatos idosos (Fig. 18.5 A). Nesses casos, observa-se a presença de nódulo isoecogênico dentro da glândula ou aumento difuso de suas dimensões. A ultrassonografia pode ser utilizada para mensurar o volume para detectar esse aumento. Tireoides hiperplásicas são hipo ou isoecogênicas em relação ao tecido adjacente. Os adenomas podem apresentar-se como alterações focais ou difusas com margens lobulares e formato tubular. Ao estudo Doppler, geralmente não se encontra vascularização central (Fig. 18.5 B). Eventualmente, pode-se observar vascularização ao redor do nódulo (Fig. 18.5 C).

Ocasionalmente, pode-se identificar a presença de cistos que podem ser confundidos com as glândulas paratireoides. O cistoadenoma de tireoide e o adenocarcinoma de paratireoide também podem aparecer com alterações cavitárias (Fig. 18.6).

A literatura médica refere que a presença de vascularização central é evidente em formações nodulares, associada a alterações em modo bidimensional (Fig. 18.7) como presença de áreas de

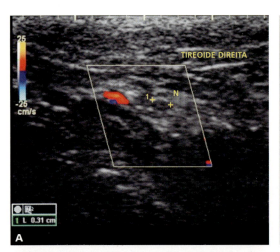

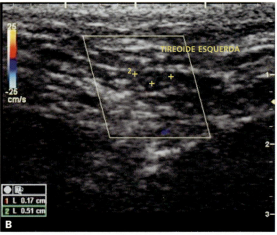

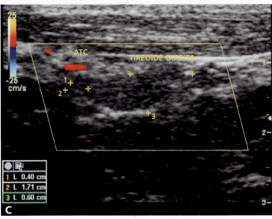

Figura 18.5 – (A) Imagem duplex Doppler colorida em plano longitudinal de tireoide (direita) de felino idoso, hipertireoideo, com nódulo (N) isoecogênico de 0,31cm de diâmetro em margem caudal. (B) Imagem duplex Doppler colorida, em plano longitudinal, com nódulo isoecogênico de 0,17cm de diâmetro da tireoide esquerda do mesmo animal, com ausência de vascularização central. (C) Imagem duplex Doppler de tireoide hiperplásica em cão. ATC = artéria tireoidea cranial.

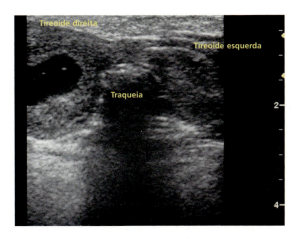

Figura 18.6 – Imagem de tireoide, em plano transversal, apresentando formação cavitária em lobo direito em cão. A citologia aspirativa por agulha fina diagnosticou carcinoma de tireoide.

calcificação; margens irregulares, ecotextura heterogênea e sinal de halo periférico hipoecoico são fortemente indicativos de malignidade[3].

Glândulas tireoides que não podem ser identificadas na ultrassonografia raramente são hiperfuncionais.

Os cães apresentam mais frequentemente hipotireoidismo. A literatura relata que animais com hipotireoidismo apresentam glândulas de formato arredondado no plano transversal, em vez de seu formato triangular característico[4]. Podem também apresentar ecotextura heterogênea e cápsula irregular, porém esses achados são inespecíficos[5,6] (Fig. 18.8).

A maioria dos carcinomas de tireoide apresenta massa hipoecoica heterogênea envolvendo tecidos adjacentes e, em estágios avançados, é possível observar áreas calcificadas e metástases em linfonodos regionais. Ao estudo Doppler colorido, frequentemente nota-se hipervascularização periférica e predominantemente central. É muito importante verificar a presença das alterações ao modo bidimensional associadas aos achados Doppler para definir uma suspeita de malignidade (Fig. 18.9).

Apenas o padrão de hipervascularização não pode ser considerado um sinal de malignidade. Animais com tireoidite apresentam aumento das dimensões da glândula com aspecto heterogêneo ao modo bidimensional e aspecto de hipervascularização difusa

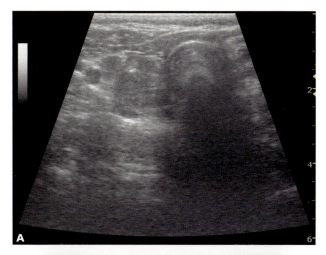

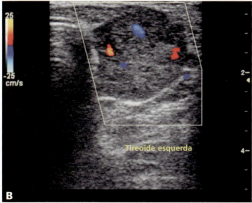

Figura 18.8 – (A) Imagem em modo bidimensional de tireoide de dimensões aumentadas, formato arredondado e ecogenicidade discretamente heterogênea em cão com hipotireoidismo. (B) Imagem duplex Doppler de tireoide com vascularização no interior da massa.

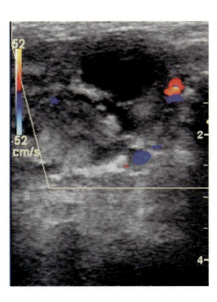

Figura 18.7 – Imagem duplex Doppler de tireoide em cão com carcinoma, apresentando vascularização central e evidente em formações nodulares e cavitárias, margens irregulares, ecotextura heterogênea e sinal de halo periférico hipoecoico fortemente indicativas de malignidade.

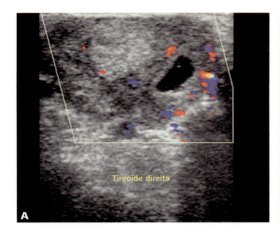 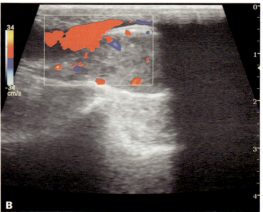

Figura 18.9 – (*A*) Imagem duplex Doppler colorida em que se nota hipervascularização periférica e predominantemente central, associada a alterações ao modo bidimensional sugestivas de malignidade em tireoide direita. (*B*) Imagem duplex Doppler colorida demonstrando desvio nos vasos adjacentes. O diagnóstico histopatológico revelou a presença de carcinoma de tireoide.

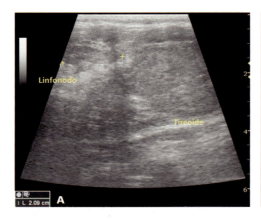 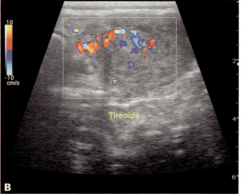

Figura 18.10 – (*A*) Imagem em plano longitudinal de tireoide com dimensões aumentadas em cão, formato arredondado, superfície irregular e ecogenicidade heterogênea com linfonodomegalia regional. (*B*) Imagem duplex Doppler colorida da mesma glândula revelando intensa vascularização. A citologia aspirativa por agulha fina revelou tireoidite.

na imagem Doppler colorida (Fig. 18.10). O fluxo colorido, mesmo em ajuste sensível, pode demonstrar aumento definido no fluxo sanguíneo.

A imagem Doppler colorida não proporciona informação definitiva sobre o estado funcional da glândula ou a diferenciação em termos de malignidade dos processos que a acometem (Fig. 18.11). Assim, nas doenças tireoideas é fundamental a associação das imagens e dos achados laboratoriais, especialmente com os resultados da punção aspirativa por agulha fina.

Outro parâmetro utilizado na determinação de malignidade de nódulos tireoideos é o índice de resistividade (IR) encontrado nas artérias que irrigam a formação (Figs. 18.12 e 18.13). Deve-se proceder ao

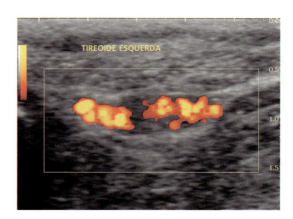

Figura 18.11 – Imagem Doppler de amplitude de tireoide em cão com tireoidite linfocítica demonstrando vascularização intensa.

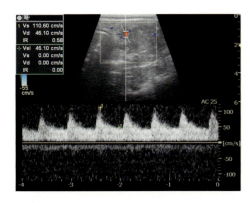

Figura 18.12 – Imagem triplex Doppler da vascularização no interior da glândula com tireoidite linfocítica, apresentando traçado espectral de padrão arterial com baixa resistência. AC 25 = ângulo do cursor Doppler em 25°; IR = índice de resistividade; Vd = velocidade diastólica final; Vs = velocidade de pico sistólico.

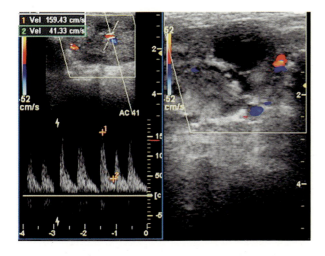

Figura 18.13 Imagem triplex Doppler da vascularização no interior da glândula com carcinoma de tireoide apresentando traçado espectral com padrão arterial de alta resistência. AC 41 = ângulo do cursor Doppler em 41°.

estudo pulsado com a avaliação de uma a quatro artérias em cada nódulo vascularizado (Fig. 18.12). A literatura humana refere índices de resistividade maiores que 0,75 em nódulos malignos[7]. A literatura veterinária não apresenta referências até o momento.

CONSIDERAÇÕES FINAIS

Embora a ultrassonografia duplex Doppler não forneça informações definitivas em relação ao diagnóstico diferencial de processos malignos e benignos, é fundamental nas monitorações diagnóstica e terapêutica das doenças tireoideas.

A escassa literatura veterinária e a crescente utilização da metodologia sugerem um amplo campo de estudo a ser pesquisado na medicina veterinária.

REFERÊNCIAS BIBLIOGRÁFICAS

1. CARVALHO, C. F. *Ultra-sonografia em Pequenos Animais*. São Paulo: Roca, 2004.
2. WISNER, E. R.; MATOON, J. S.; NYLAND, T. G.; BAKER, B. S. Normal ultrasonographic anatomy of the canine neck. *Veterinary Radiology*, v. 32, n. 4, p. 185-190, 1991.
3. CHAMMAS, M. C. *Contribuição do Dúplex-Doppler Colorido ao Estudo dos Nódulos da Tireoide*. São Paulo: USP, 2001. Tese (Doutorado) – Faculdade de Medicina da Universidade de São Paulo, 2001.
4. REESE, S.; BREYER, V.; DEEG, C.; KRAFT, W. et al. Thyroid sonography as an effective tool to discriminate between euthyroid sick and hypothyroid dogs. *Journal of Veterinary Internal Medicine*, v. 18, n. 4, p. 491-498, 2005.
5. BROMEL, C.; POLLARD, R. E.; KASS, P. H. et al. Ultrasonographic evaluation of the thyroid gland in health, hypothyroid, and euthyroid Golden Retrievers with non thyroidal illness. *Journal of Veterinary Internal Medicine*, v. 19, n. 4, p. 499-506, 2005.
6. BROMEL, C.; POLLARD, R. E.; KASS, P. H. et al. Comparison of ultrasonographic characteristics of the thyroid gland in health small, medium and large-breed dogs. *American Journal of Veterinary Research*, v. 67, n. 1, p. 70-77, 2006.
7. DE NICOLA, H.; VILELA, S. A.; LOCULLO, A. F.; CHIFERI Jr., V.; SZEJNFELD, J. Nódulos tireoidianos: padrão de vascularização e índice de resistência vascular como fatores preditores de risco para malignidade. *Revista da Imagem*, v. 25, n. 3, p. 159-164, 2003.

REFERÊNCIA COMPLEMENTAR

TAEYMANS, O.; DAMINET, S.; DUCHATEAU, L.; SAUNDERS, J. H. Pre and post-treatment ultrasonography in hypothyroid dogs. *Veterinary Radiology and Ultrasound*, v. 48, n. 3, p. 262-269, 2007.

978-85-7241-816-4

CAPÍTULO 19

Ultrassonografia Doppler de Tecidos Moles e Articulares (Sistema Musculoesquelético)

Cibele Figueira Carvalho ♦ Andrezza Soares Araujo Dupré
Raquel Braga Perez

INTRODUÇÃO

A ultrassonografia Doppler colorida é uma modalidade pouco conhecida e utilizada no meio veterinário para a avaliação do sistema musculoesquelético; porém, quando realizada, pode dar informações muito úteis.

Há algumas décadas, a ortopedia veterinária conta com a radiografia como principal exame complementar para diagnóstico e prognóstico das doenças que envolvem o sistema musculoesquelético. Porém, é sabido que esse método de diagnóstico limita-se a dar informações principalmente sobre os tecidos ósseos.

Com o advento da ultrassonografia e, mais recentemente, da ferramenta Doppler associada, os tecidos moles (e até mesmo o tecido ósseo) passaram a ser avaliados também por esse meio de diagnóstico por imagem. Uma grande quantidade de informações pode ser acrescentada àquelas fornecidas pela radiografia, como avaliação da integridade dos tendões e ligamentos, aspecto dos músculos, nervos, arquitetura dos vasos sanguíneos e acompanhamento de reparação de fraturas.

O objetivo deste capítulo é descrever a utilização da ultrassonografia Doppler no sistema musculoesquelético para identificar a presença e quantificar o fluxo sanguíneo local, assim como identificar em quais situações as alterações de perfusão poderiam auxiliar no diagnóstico e prognóstico das afecções musculoesqueléticas.

EQUIPAMENTO

Para a realização desse tipo de exame, são necessários transdutores lineares de alta frequência (7 a 13MHz), os quais disponham das ferramentas Doppler colorido e Doppler de amplitude.

A nova geração de transdutores lineares de alta frequência, com ótima resolução de imagem, permite uma avaliação mais detalhada na escala cinza das imagens mais superficiais, como tendões, músculos, nervos, etc.; e, da mesma forma, um aprimoramento na sensibilidade do fluxo colorido, detectando microvascularizações e fluxos sanguíneos de baixa velocidade.

TÉCNICA DE EXAME

A tricotomia deve ser feita sempre que os pelos da região a ser estudada forem muito densos, impedindo a passagem do som, da mesma forma que para o exame convencional.

O transdutor deve ser posicionado sempre perpendicular à estrutura a ser estudada, evitando assim artefatos de imagem. As estruturas intra-articulares são identificadas mais facilmente quando a articulação em estudo for avaliada em flexão. A movimentação da região a ser estudada durante o exame é importante para a pesquisa de aderências e na avaliação das inserções ligamentares.

As imagens devem ser feitas em todos os planos que a articulação em estudo permitir realizar (longitudinal, transversal e coronal) e a alteração diagnosticada preferencialmente deverá ser confirmada em, pelo menos, dois planos.

Após a varredura em modo bidimensional, utiliza-se o Doppler colorido e/ou de amplitude para identificar e avaliar a vascularização das estruturas. É muito importante efetuar, sempre que possível, a avaliação comparativa da mesma região no membro contralateral. O mapeamento colorido permite uma avaliação qualitativa e semiquantitativa da arquitetura vascular da região estudada.

O Doppler de amplitude não dá informações sobre direção ou velocidade do fluxo, mas é mais sensível à presença de fluxo sanguíneo de baixa velocidade e, além disso, é menos ângulo-dependente, quando comparado com o Doppler colorido.

Em algumas situações, ainda é possível realizar o mapeamento Doppler espectral de alguns vasos na região.

A imagem de vascularização de tendão pode ser difícil, pois a detecção de vasos ao estudo Doppler é sensível ao estado de contração da musculatura envolvida. É indicada a realização da varredura em dois tempos comparativos: em estado de relaxamento muscular e em flexão com contração da musculatura.

Estudos com atletas sugerem que a atividade muscular e o posicionamento da articulação afetam a detecção de vasos ao estudo Doppler colorido. Torna-se mais fácil a detecção desses vasos após a realização de exercícios e com a musculatura em relaxamento, embora a reposta seja variável.

ANATOMIA

Os músculos apresentam diversos formatos e geralmente são denominados de acordo com seus aspectos estruturais e funcionais, embora outros critérios também possam ser usados. A maioria dos músculos esqueléticos está ligada por tecido conjuntivo ao osso ou à cartilagem. Alguns estão ligados a um órgão (por exemplo, globo ocular ou língua), a outro músculo ou mesmo à pele. O tecido conjuntivo, que une esses tecidos, pode ter um formato de cordão achatado (os chamados tendões) ou ter envelopes ou bainhas (as chamadas aponeuroses). Os músculos têm uma alta taxa metabólica, portanto necessitam de grande suprimento sanguíneo, que é fornecido por vasos sanguíneos vizinhos. As artérias nutrícias entram no músculo e frequentemente realizam anastomoses dentro deste. Com isso, há uma arquitetura vascular, de certa forma constante, que permite a comparação entre indivíduos de mesma espécie. Os vasos linfáticos acompanham as artérias e, à semelhança desses, formam plexos capilares ao redor das fibras musculares. As veias também acompanham as artérias, e durante a contração muscular o sangue é direcionado para vasos maiores, que, em geral, são mais superficiais do que as artérias.

As bainhas de tendão são estruturas formadas por dupla camada de tecido conjuntivo que envelopam os tendões. A camada mais interna da bainha é fundida ao tendão e denomina-se mesotendão. Os tendões e ligamentos recebem suprimento sanguíneo de finos capilares originários de um suprimento principal. Além do suprimento vascular direto, o ligamento recebe nutrição a partir da difusão de líquido sinovial. A bainha, que contém líquido sinovial, serve também para reduzir o atrito durante o movimento. Alguns ligamentos, como, por exemplo, o ligamento cruzado cranial no cão, recebe nutrientes ainda através da difusão pela gordura infrapatelar[1].

Alguns ligamentos e tendões estão mais propícios à tensão mecânica e apresentam características anatômicas que os predispõe mais a roturas parciais ou totais. Este é o caso do ligamento cruzado cranial e do tendão supraespinhal. Essas estruturas sadias não se rompem facilmente.

O ligamento cruzado cranial recebe seu suprimento sanguíneo de ramos da artéria genicular média, que se originam no envelope sinovial próprio. Esses vasos periligamentosos penetram o ligamento transversalmente e se anastomosam com uma rede longitudinal de vasos internos; as inserções do ligamento não contribuem significativamente para sua vascularização. Além disso, a gordura infrapatelar também exerce importante função na difusão de nutrientes. O ligamento cruzado cranial pode sofrer frequentemente deteriorações progressivas estrutural e funcional, com padrão microscópico característico da perda de suprimento sanguíneo em sua porção média. Essa lesão degenerativa e isquêmica predispõe ao enfraquecimento do ligamento e à consequente rotura.

O tendão supraespinhal apresenta uma região naturalmente hipovascularizada, próximo à sua inserção no tubérculo maior, correspondendo exatamente à região de maior impacto mecânico. A hipovascularização dificulta eventuais reparos teciduais. Esses fatores predispõem ao desenvolvimento de quadro inflamatório progressivo com dor e limitação da movimentação, que pode ainda terminar em rotura do tendão.

ANATOMIA DOPPLER

Os vasos que irrigam os músculos podem ser detectados ao mapeamento colorido e de amplitude (Fig. 19.1). Porém, devido à grande diversidade de trama vascular, a melhor forma de se acompanhar é através do estudo comparativo contralateral dos membros em questão. A anatomia vascular dos vasos periféricos dos membros é mais bem detalhada em capítulo específico.

A velocidade de fluxo sanguíneo dos pequenos vasos, que suprem os elementos ligamentosos e tendíneos, é de difícil detecção ao mapeamento colorido em condições normais. Somente em fase aguda é possível ver a inflamação ao mapeamento Doppler de amplitude (Fig. 19.2).

Tendões e ligamentos doentes apresentam alteração de ecogenicidade e de vascularização variável ao estudo Doppler de amplitude. Quanto menor a quantidade de vasos, pior o prognóstico da doença tendínea.

PRINCIPAIS APLICAÇÕES EM ORTOPEDIA

Diferenciação de Massas

A ferramenta Doppler na rotina da ultrassonografia ortopédica pode ser utilizada para diferenciar estruturas cavitárias de naturezas diferentes como, por exemplo, um abscesso ou hematoma (cuja natureza benigna pode apresentar-se como uma estrutura avascular) de uma neoplasia, que muitas vezes pode se apresentar como uma estrutura vascularizada, devido à neoangiogênese que esse tipo processo geralmente pode ocasionar (Fig. 19.3).

O estudo Doppler ainda permite a identificação de malformações vasculares em pele ou tecidos moles superficiais (Fig. 19.4).

Monitoração de Consolidação de Fraturas

Sabemos que o fluxo sanguíneo é essencial para o crescimento normal do osso e, por conseguinte, para o processo de reparação óssea. Como os outros órgãos, a regulação do fluxo sanguíneo para o tecido

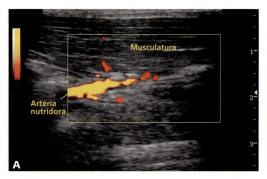
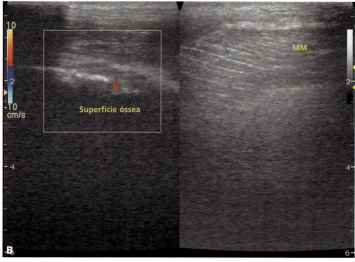

Figura 19.1 – (A) Imagem duplex Doppler de amplitude mostrando a vascularização normal de um feixe muscular. (B) Imagem duplex Doppler colorido demonstrando a vascularização normal na região de entrada da artéria nutrícia do fêmur de cão normal. MM = menisco medial.

ósseo é complexa e envolve vários mecanismos fisiológicos, incluindo o sistema nervoso simpático, circulação de hormônios e fatores metabólicos locais.

No acompanhamento da consolidação de fraturas, a avaliação Doppler pode dar informações sobre a presença ou não de vascularização no foco da fratura e nas áreas adjacentes a ela. O examinador deve procurar pela presença de vascularização no foco da fratura e nos tecidos moles adjacentes. Em casos de evolução favorável do processo de reparação, o calibre dos vasos aferentes tende a aumentar progressivamente, sua quantidade tende a diminuir e aparecem ramificações.

A presença de fluxo sanguíneo nessas regiões é necessária para o crescimento e reparação óssea. Durante o processo de reparação de fraturas novos vasos desenvolvem-se no local e nos tecidos moles adjacentes, ao mesmo tempo em que ocorre hipertrofia dos vasos existentes. Assim, o Doppler colorido ou de amplitude permite estimar com maior precisão a viabilidade dos tecidos e a necessidade precoce de debridamentos cirúrgicos ou autoenxertos durante o acompanhamento pós-cirúrgico[2].

A partir do décimo primeiro dia pós-cirúrgico, já é possível detectar vascularização e assim antecipar o prognóstico, o que não é possível com o exame radiográfico. Este só é indicado a partir do 35º a 45º dias pós-cirúrgico, quando a deposição de cálcio no calo fibroso permite a identificação do calo ósseo. Assim, só com a utilização do raio X a avaliação pós-cirúrgica passa a ser tardia.

Não há detecção do sinal Doppler no estágio agudo de consolidação das fraturas, ou seja, antes de dez dias (Fig. 19.5). Um estudo realizado em cães e gatos, com fraturas simples em ossos longos, mostrou que nos primeiros dez dias pós-cirúrgicos não foi possível detectar nenhum sinal Doppler[3]. Durante os 20 dias subsequentes, o escore de mensuração de vascularização aumenta, ou seja, pode-se observar um maior número de pequenos pontos vasculares e aumentam também em extensão (Fig. 19.6). Nos 30 a 50 dias seguintes é possível observar uma diminuição gradual na detecção desses vasos. O escore torna-se zerado a partir de 51 a 60 dias. Essa avaliação auxilia no prognóstico da consolidação das fraturas e na detecção de não união[3,4].

Ocorre um padrão de vascularização a cada estágio no processo de consolidação. Em estágios iniciais, observa-se um grande número de sinais combinados com maior área vascular na região cortical periférica. Em estágios posteriores, a quan-

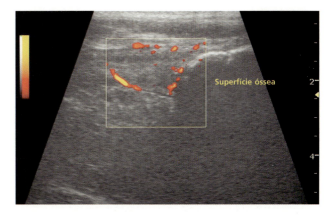

Figura 19.2 – Mapeamento Doppler de amplitude de processo inflamatório muscular em cão com osteomielite e flegmão.

tidade e a área de sinais vasculares detectáveis diminuem gradativamente, até serem encontrados somente na superfície do calo. Por fim, desaparecem todos os sinais Doppler vasculares ao término do processo de consolidação óssea (Fig. 19.7). Pequenos vasos na periferia com diâmetro entre 74 e 134µm são detectáveis. Vasos medindo 38µm ou menores são inacessíveis, até mesmo com a utilização de contraste[3,4].

Avaliação de Viabilidade Tecidual

Anderson relata o uso do ultrassom Doppler colorido em um cão com lesão e luxação articular em região distal do membro torácico. Este exame foi usado para indicar que o fluxo sanguíneo na porção dos dígitos

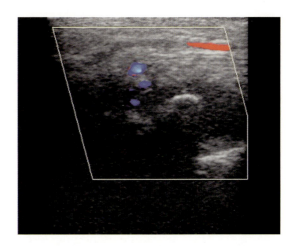

Figura 19.3 – Imagem duplex Doppler colorido evidenciando a neoangiogênese decorrente de neoplasia óssea.

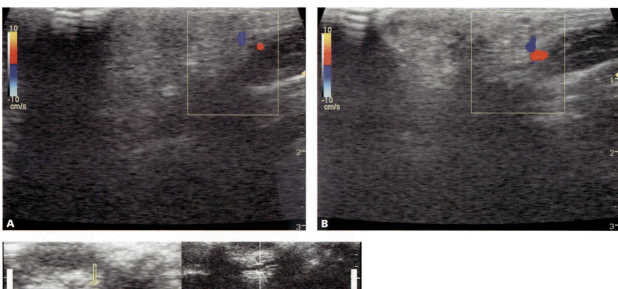

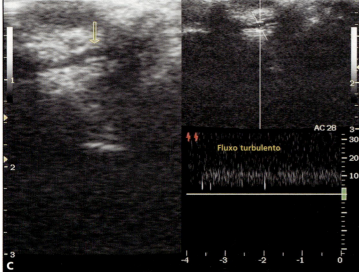

Figura 19.4 – (*A*) Imagem duplex Doppler de vascularização em região proximal de coxim normal em cão. (*B*) Imagem duplex Doppler de vascularização em região proximal de coxim em cão com malformação arteriovenosa. (*C*) Imagem duplex Doppler de vaso malformado com fluxo turbulento (*seta*) em seu interior. AC 28 = ângulo do cursor Doppler em 28°.

distal à lesão estava preservado no aspecto palmar da pata. O ultrassom Doppler colorido, neste caso, permitiu avaliar, de um modo simples e não invasivo, a viabilidade do tecido da pata comprometida por trauma grave, poupando assim o animal de uma possível amputação de membro[5].

Caracterização Vascular de Processos Articulares

A tecnologia Doppler de amplitude tornou possível a avaliação vascular de tecidos com a detecção de fluxos sanguíneos de baixa velocidade em nível microvascular. Existem vários estudos na literatura médica que citam a visualização da vascularização articular ao estudo Doppler de amplitude. A tenossinovite é um achado comum, tanto em processos degenerativos quanto inflamatórios, ocasionando sinal clínico de dor intensa na articulação acometida. A tenossinovite bicipital é muito comum em cães e na espécie humana também. A ultrassonografia convencional fornece imagens que caracterizam a tenossinovite bicipital, em vários graus, com achados de imagem específicos. Ao exame convencional, a imagem de presença de halo hipo e anecoico, ao redor do tendão aumentado de tamanho, pode sugerir efusão tendínea ou espessamento da bainha.

Estudos evidenciam a presença de vascularização peritendínea, sugerindo que o halo hipoecogênico ao redor é mais indicativo da presença de vasos do que de efusão da bainha tendínea em processos inflamatórios agudos[6]. Uma vez que os achados sonográficos são inespecíficos, a ferramenta Doppler pode auxiliar no diagnóstico diferencial de coleção líquida sinovial decorrente de traumas, espessamento sinovial degenerativo e proliferação inflamatória (Fig. 19.8).

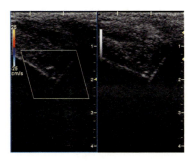

Figura 19.5 – Imagem duplex Doppler de fratura completa em fêmur de cão, demonstrando a ausência de vasos nessa fase.

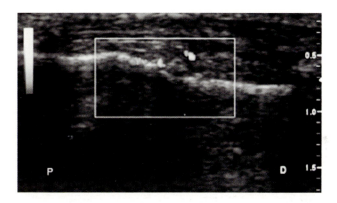

Figura 19.7 – Imagem duplex Doppler de fratura em processo de consolidação com 50 dias após o ocorrido, evidenciando a diminuição do número de vasos detectáveis.

A neovascularização de tendões anormais, demonstrada ao mapeamento Doppler, parece estar associada à intensidade de sensibilidade dolorosa na articulação acometida. Estudos na espécie humana indicam que articulações com tendões doentes de vascularização evidente apresentam maior sensibilidade dolorosa do que aquelas sem vascularização detectável.

Em casos de tendinites e tenossinovites, podemos encontrar três padrões de distribuição de fluxo sanguíneo:

- Padrão I: encontrado em casos de tendinites; caracteriza-se pela presença de vasos em tendões sem bainha tendínea, que começam ao nível de tecidos moles peritendíneos e depois passam a apresentar vasos no interior do tendão.
- Padrão II: encontrado em tendinites ativas; caracteriza-se pela hipervascularização peritendínea evidente, mas sem vasos no interior dos tendões.

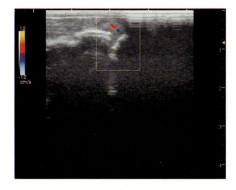

Figura 19.6 – Imagem duplex Doppler de fratura completa em fêmur de cão após 28 dias, evidenciando a presença de grande quantidade de vasos durante o processo de consolidação.

- Padrão III: encontrado em tenossinovites ativas; caracteriza-se pela presença de vasos ao redor e no interior do tendão acometido[6].

A análise espectral pode demonstrar a presença de pequenas veias ou artérias com baixa resistência.

A presença de imagem de um tendão ou ligamento de aspecto heterogêneo com áreas anecogênicas ao exame ultrassonográfico convencional pode ter como diagnósticos diferenciais a tendinose, a rotura parcial e a rotura total. A avaliação Doppler colorida e de amplitude pode dar informações adicionais importantes na avaliação dessas afecções.

A presença de fluxo sanguíneo na doença articular geralmente indica um processo inflamatório ativo e a ausência de fluxo pode indicar um processo degenerativo. A presença de fluxo sanguíneo numa lesão articular mostra que os ligamentos ou tendões envolvidos podem regenerar e suportar o estresse mecânico habitual da articulação em que estão inseridos (Fig. 19.9). Já a ausência de fluxo pode estar associada a processo degenerativo, com substituição por tecido fibroso de menor elasticidade e, portanto, menos capacitado para suportar o estresse da articulação, predispondo a roturas parciais ou totais (Fig. 19.10).

CONSIDERAÇÕES FINAIS

A ultrassonografia Doppler pode ser utilizada para avaliar o processo de consolidação de fraturas de forma mais precoce do que o estudo radiográfico. Pode ainda auxiliar na caracterização de lesões articulares degenerativas (Fig. 19.11) ou inflamatórias

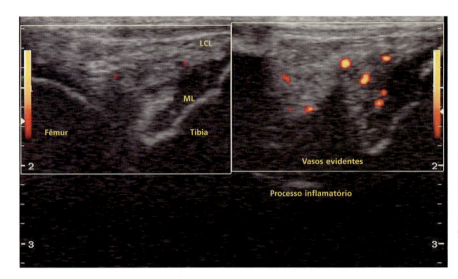

Figura 19.8 – Imagem duplex Doppler de amplitude evidenciando a presença de vasos em processo inflamatório articular agudo em cão. LCL = ligamento colateral lateral; ML = menisco lateral.

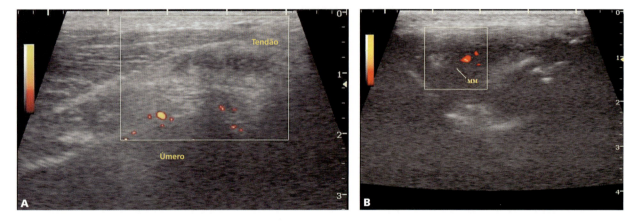

Figura 19.9 – (A) Imagem duplex Doppler de amplitude da articulação do ombro em cão com processo inflamatório agudo de tendão supraespinhal. (B) Imagem duplex Doppler de amplitude da articulação do joelho em cão com processo inflamatório agudo, evidenciando a presença de vasos na região próxima ao menisco medial (MM).

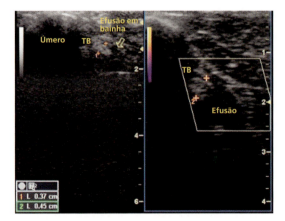

Figura 19.10 – Imagem duplex Doppler de amplitude evidenciando a ausência de vascularização em articulação do ombro em cão com tenossinovite do tendão bicipital (TB). Observa-se aumento da espessura do tendão, distensão da bainha tendínea e efusão.

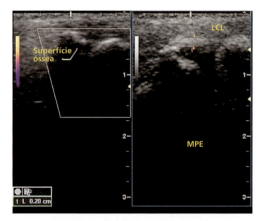

Figura 19.11 – Imagem duplex Doppler de amplitude de articulação do joelho em cão com osteoartrose, evidenciando a irregularidade de superfície articular e ausência de vascularização na região. LCL = ligamento colateral lateral; MPE = membro posterior esquerdo.

pela detecção de vascularização nos tecidos moles articulares. As imagens sonográficas parecem complementar os achados radiográficos com potencial de diferenciação diagnóstica; porém, devido à lacuna na literatura veterinária, há ainda a necessidade de serem realizados mais estudos.

REFERÊNCIAS BIBLIOGRÁFICAS

1. EVANS, H. E. *Miller´s Anatomy of the Dog*. 3. ed. Philadelphia: W. B. Saunders, 1993. p. 269-272.
2. RISSELADA, M.; VAN BREE, H.; KRAMER, M. et al. Ultrasonographic assessment of fracture healing after plate osteosynthesis. *Vet. Radiol. Ultrasound*, v. 48, n. 4, p. 368-372, 2007.
3. RISSELADA, M.; VAN BREE, H.; KRAMER, M. et al. Evaluation of nonunion fractures in dogs by use of B-Mode ultrasonography, power doppler ultrasonography, radiography, and histologic examination. *Am. J. Vet. Res.*, v. 67, n. 8, p. 1354-1361, 2006.
4. RISSELADA, M.; KRAMER, M.; SAUNDERS, J. H. et al. Power Doppler assessment of the neovascularization during uncomplicated fracture healing of long bones in dogs and cats. *Vet. Radiol. Ultrasound*, v. 47, n. 3, p. 301-306, 2006.
5. ANDERSON, M. A.; MANN, F. A.; BRANSON, K. R.; POPE, E. R. Use of an ultrasonic Doppler flow detector form determining tissue viability in a dog. *J. Am. Vet. Med. Assoc.*, v. 15, n. 2, p. 319-321, 1994.
6. STRUNK, J.; LANGE,U.; KURTEN, B. et al. Doppler sonographic findings in the long bicipital tendon sheath in patients with rheumatoid arthritis as compared with patients with degenerative diseases of the shoulder. *Arthritis & Rheumatism*, v. 48, n. 7, p. 1828-1832, 2003.

978-85-7241-816-4

SEÇÃO 5

Ecocardiografia

CAPÍTULO 20

> **Nota**: Conforme solicitação da autora deste capítulo, manteve-se o texto na íntegra não seguindo a mesma padronização dos termos da obra.

Ecocardiografia

Maria Cristina Donadio Abduch

INTRODUÇÃO

O ecocardiograma consiste no estudo das diversas estruturas cardíacas através de feixes de ultrassom. A formação da imagem segue os mesmos princípios físicos do ultrassom abdominal, porém é necessário lembrar que o coração não se trata de uma víscera, devendo, portanto ser abordado como um órgão à parte[1-4].

O estudo ecocardiográfico é extremamente amplo, pois fornece uma série de dados tanto nos corações sadios como naqueles portadores de cardiopatias congênitas ou adquiridas[5]. Portanto, o presente capítulo tem por objetivo abordar apenas os aspectos mais genéricos da ecocardiografia e discorrer sobre as doenças mais comumente encontradas na rotina cardiológica veterinária, objetivando fornecer ao leitor noções básicas sobre as aplicações do método.

Este exame é escolhido sempre que se deseja obter informações acerca da anatomia, morfologia, fisiologia e hemodinâmica do órgão normal ou não. Mesmo as doenças relacionadas ao sistema de condução elétrica do coração podem trazer repercussões anatômicas para o mesmo[6]; e portanto, sempre deve-se considerar a avaliação ecocardiográfica no estudo de todas as anomalias cardíacas para que se obtenha uma melhor análise e compreensão do quadro.

PREPARO DO PACIENTE

O ecocardiograma transtorácico não requer nenhum tipo de preparo prévio do paciente, tal como jejum ou utilização de drogas. Na maioria das vezes é realizado com o paciente acordado, porém, em casos de animais não-cooperativos faz-se necessária a contenção química, utilizando-se geralmente acepromazina e meperidina associadas para cães e zolazepam para gatos, por via intramuscular.

Como os pelos impedem a passagem do feixe de ultrassom, deve-se realizar a tricotomia em todo o tórax do paciente, de ambos os lados (devido à conformação convexa da caixa torácica nos cães e nos gatos é possível visibilizar o coração através do hemitórax esquerdo e direito pelo ecocardiograma). É necessária a utilização de gel, que atua como condutor, favorecendo a obtenção de imagens com qualidade satisfatória[7].

Conforme será visto a seguir, existem locais específicos para a análise das diversas estruturas cardíacas, mas a tricotomia de todo o tórax torna-se interessante se for considerada a possibilidade de realizar um maior número de cortes ecocardiográficos, além daqueles padronizados. Cabe ressaltar que em algumas situações, tais como na presença de massas extracardíacas, o coração pode apresentar-se deslocado, havendo a necessidade de abordá-lo em regiões diferentes das usuais.

JANELAS ACÚSTICAS

Compreendem os locais onde é possível visibilizar o coração sem que haja a interferência das costelas ou dos pulmões, ambos maus condutores dos feixes de ultrassom e que impedem a análise do órgão.

Desta forma, utilizam-se transdutores setoriais, que têm a cabeça pequena e, portanto acoplam-se aos espaços intercostais, impedindo que o osso interponha-se entre o feixe de ultrassom e o coração. Para evitar a sobreposição dos pulmões, o transdutor é colocado nos espaços intercostais onde se localizam as comissuras dos lobos pulmonares: nestas regiões, o feixe não se dissipa com o ar contido nos mesmos, atingindo o coração com maior capacidade de reflexão[8,9]. A frequência dos transdutores utilizados varia de 2,0 a 7,0mHz, sendo que os de menor frequência são mais adequados para cães de grande porte; os de 5,0mHz aplicam-se aos cães médios e os de 7,0mHz aos cães de pequeno porte, filhotes e gatos. Atualmente, são muito utilizados os transdutores com segunda harmônica, o que significa que os ecos são recebidos numa frequência duas vezes maior do que aquela emitida, o que otimiza a imagem.

As janelas acústicas são representadas pelo 3º e 4º espaços intercostais direito e esquerdo, cerca de 1 a 2cm do bordo esternal e pelo 5º espaço intercostal esquerdo, na região do *ictus* (onde é possível sentir o choque de ponta do coração, correspondente ao sangue sendo ejetado através da aorta)[7,9-11]. Há ainda a janela supraesternal[10], localizada na fossa supraesternal. Em humanos, utiliza-se também uma abordagem subcostal (abaixo do apêndice xifoide)[8], porém, considerando-se os cães e gatos, a imagem conseguida através desta janela é insatisfatória para análise na imensa maioria dos casos.

Cada uma destas localizações vai permitir a realização dos chamados cortes ecocardiográficos e cada um deles possibilitará o estudo das diferentes estruturas cardíacas.

MODALIDADES DO ESTUDO ECOCARDIOGRÁFICO

A avaliação ecocardiográfica de rotina compreende 3 modalidades: ecocardiograma unidimensional, ecocardiograma bidimensional e Doppler (pulsátil, contínuo e colorido).

Ecocardiograma Unidimensional

Também conhecido como modo M (de movimento). Foi a 1ª modalidade de estudo ecocardiográfico e é utilizado primordialmente para avaliar a movimentação das valvas e paredes cardíacas e para a obtenção de medidas das câmaras e grandes vasos da base do coração[9,12,13].

Apesar de ter perdido espaço para o ecocardiograma bidimensional que, de certo modo, é de aquisição mais rápida e fácil, o ecocardiograma unidimensional fornece dados valiosos acerca da fisiopatologia das doenças cardíacas, não devendo, portanto, ser utilizado apenas para mensurações. A análise acurada do órgão e o conhecimento das cardiopatias permitem abstrair informações através do modo M que são essenciais para o estabelecimento não só do diagnóstico bem como do melhor tratamento. Ao longo do capítulo serão abordados exemplos de como isto se aplica.

Ecocardiograma Bidimensional

É o estudo do coração em duas dimensões. Refere-se à análise do órgão como um todo e nas relações que as estruturas cardíacas mantêm umas com as outras[7,10,14].

Por oferecer uma visão anatômica do coração, permite o estudo acurado da morfologia cardíaca, sendo de extrema utilidade quando se trata de anomalias congênitas, pois nesses casos pode haver uma infinidade de alterações morfológicas e de conexão das estruturas cardíacas[15]. Torna-se útil também na diferenciação entre trombos e massas intracardíacas e na análise de regiões de difícil acesso com o ecocardiograma unidimensional, como por exemplo, a região apical[8].

Ao oferecer uma visibilização imediata do órgão, possibilita direcionar o cursor com exatidão para a estrutura a ser observada através do modo M (Fig. 20.1), ou da região a ser estudada pelo Doppler (Fig. 20.2).

É possível realizar as medidas do diâmetro das cavidades, dos vasos e da espessura das paredes através do ecocardiograma bidimensional, desde que sejam respeitadas as localizações padronizadas e o tempo correto no ciclo cardíaco[16,17].

Doppler

Compreende a análise do fluxo sanguíneo através das valvas e dos vasos[1,18]. Sendo o ecocardiograma um exame complementar à clínica, pode-se dizer que o Doppler é complementar ao ecocardiograma. Assim, faz-se obrigatória a análise da imagem em primeiro lugar, pois ao realizar o Doppler já deve haver um diagnóstico estabelecido e o conhecimento da repercussão hemodinâmica da doença envolvida: a análise dos fluxos servirá apenas para quantificar informações previamente colhidas pelo ecocardiograma bidimensional e modo M.

Princípios Físicos

O Doppler fornece informações acerca de alvos móveis, que no caso são representados pelas hemácias. Assim, pode-se dizer que o estudo através do Doppler é o registro pelo qual o sangue se move no sistema cardiovascular[1,19].

O princípio físico desta análise foi descrito pelo matemático e físico austríaco Christian Johann Doppler em 1842. Ele observou que uma fonte sonora estática emite som num comprimento de onda (λ) e numa frequência (f) constantes. Se essa fonte sonora aproxima-se de um observador, o comprimento de onda diminui e a frequência aumenta; inversamente, se a fonte se afasta do observador, o comprimento de onda aumenta e a frequência diminui[1,19,20]. Certamente todos já vivenciaram esta teoria: à medida que uma ambulância se aproxima de uma pessoa, sua sirene torna-se mais audível devido ao aumento na frequência ou tom das ondas sonoras emitidas; por outro lado, conforme a ambulância se afasta da pessoa, o som emitido pela sirene vai se tornando cada vez mais baixo (pela diminuição na frequência ou tom das ondas sonoras).

Havendo dois transdutores, um que emita feixes de ultrassom e outro que receba os ecos refletidos, pode-se estudar o movimento de determinado alvo. Estando este alvo parado, a frequência das ondas transmitidas (f_0) será igual à frequência das ondas refletidas (f_r) pelo mesmo ($f_0 = f_r$). Se o alvo aproximar-se dos transdutores, a frequência refletida será maior que aquela transmitida ($f_r > f_0$) e, no caso dele se afastar dos transdutores, a frequência refletida será menor que a transmitida ($f_r < f_0$). Portanto, para alvos móveis, existirá um delta de frequência, que é justamente a diferença entre a frequência recebida e aquela transmitida[1,19]:

$$\Delta f = f_r - f_0$$

Essa diferença é a frequência do Doppler ou f_d. Assim:

$$f_d = f_r - f_0$$

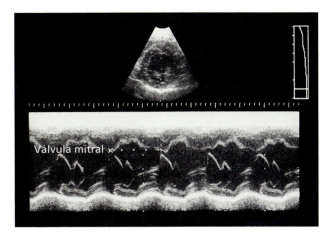

Figura 20.1 – Ecocardiograma em modo M da valva mitral, obtida a partir da imagem bidimensional (margem superior).

Matematicamente, a frequência do Doppler pode ser colocada da seguinte forma:

$$f_d = \frac{2f_0 \cdot v \cdot \cos\theta}{c}$$

Onde
v = velocidade do alvo móvel
$\cos\theta$ = cosseno do ângulo formado entre o transdutor e o alvo
c = velocidade do som nos tecidos

A frequência do Doppler está diretamente relacionada à velocidade do alvo móvel, que no caso é

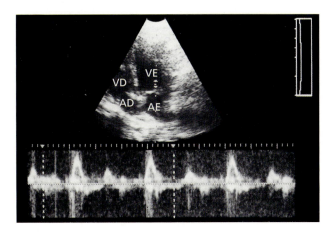

Figura 20.2 – Doppler pulsátil do fluxo transvalvar mitral, com o volume da amostra posicionado no ventrículo esquerdo (margem superior). AD = átrio direito; AE = átrio esquerdo; VD = ventrículo direito; VE = ventrículo esquerdo.

representado pelo fluxo sanguíneo. Assim, a velocidade do fluxo pode ser determinada por:

$$v = \frac{f_d \cdot c}{2f_0 \cos\theta}$$

Se for considerado que a frequência de transmissão e a velocidade do som nos tecidos são constantes e que a frequência do Doppler pode ser determinada com relativa precisão, nota-se que a principal fonte de erro na determinação da velocidade é o ângulo formado entre o feixe de ultrassom e o fluxo sanguíneo. Este ângulo deve ser igual ou inferior a 20°, uma vez que nesta faixa de variação, o cosseno aproxima-se de 1 e pode ser ignorado na equação. Ângulos maiores que 20° possuem cossenos significativamente menores do que 1, tornando-se então essencial conhecer a angulação para calcular corretamente a velocidade do alvo móvel. Na verdade, quanto mais paralelo o feixe estiver com relação ao fluxo, melhor é a aquisição do sinal do Doppler. Uma angulação de 90° representa um cosseno igual a zero e, portanto, uma velocidade também igual a zero (ou seja, sem sinal de Doppler): isto é exatamente o inverso do que ocorre com a obtenção da imagem pelo ecocardiograma bidimensional e modo M, onde se faz necessário que o feixe esteja o mais perpendicular possível com relação à estrutura analisada[1,18,19].

Doppler Contínuo

Foi a primeira modalidade de Doppler surgida para aplicação clínica.

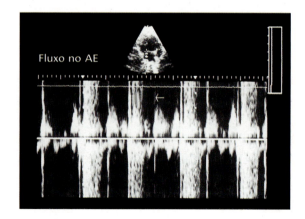

Figura 20.3 – Paciente com regurgitação mitral. Doppler pulsátil do fluxo valvar no átrio esquerdo (AE); durante a sístole ventricular, o sinal gráfico aparece em ambas as direções (afastando-se e aproximando-se do transdutor), caracterizando o fenômeno de *aliasing* (seta).

Considerando que existam dois transdutores (um que somente transmita o ultrassom e outro que somente receba os ecos refletidos) ou que haja apenas um transdutor com ambos os elementos (para transmissão e recepção) e que transmissor e receptor funcionem constantemente em suas respectivas capacidades, todos os alvos que estiverem no trajeto do feixe produzirão sinais de Doppler[1]. Deste modo, não é possível diferenciar um alvo individualmente nem saber onde ele está em relação ao transdutor, inviabilizando o mapeamento de áreas específicas[1,19].

Apesar de não permitir a análise de uma região em particular, o Doppler contínuo tem a grande vantagem de captar fluxos de qualquer velocidade, uma vez que a transmissão e recepção dos ecos são ininterruptas. Por esta razão, é empregado sempre que se deseja analisar fluxos de alta velocidade, como por exemplo, aqueles presentes em casos de estenoses e de *shunts*[1,18,19].

Doppler Pulsátil

Desenvolvido com a finalidade de mapear áreas determinadas, emite pulsos curtos de frequência de ultrassom. Um único elemento transmite e recebe, alternadamente, o sinal do Doppler.

O pulso curto é transmitido a uma profundidade determinada, numa razão chamada de frequência de repetição de pulso (PRF, do inglês *pulse repetition frequency*); esse sinal chega ao alvo e o eco é recebido pelo mesmo transdutor. A frequência do Doppler no retorno pode ser determinada através de um intervalo de tempo que se inicia após a emissão do pulso; este intervalo é chamado de volume da amostra e tem um tamanho definido. Sua largura é a mesma que a do feixe de ultrassom e seu comprimento é igual ao tempo selecionado para receber os ecos refletidos[1].

A grande vantagem do Doppler pulsátil é a possibilidade de estudar uma região pequena e específica, de localização e profundidade variáveis. A desvantagem é que ele não é capaz de captar fluxos com alta velocidade. O pulso de ultrassom deve ser emitido e voltar antes que o próximo pulso chegue ao coração, para evitar ambiguidade na análise[1,19].

A frequência de repetição de pulso é limitada para cada profundidade e o limite máximo de frequência que pode ser detectado pelo sistema é conhecido como limite de Nyquist, e definido como sendo a metade da frequência de repetição de pulso. Sempre que este limite é ultrapassado, o sistema não consegue reconhecer a direção do fluxo, causando o fenômeno conhecido como "aliasing"[1,19,20] (Fig. 20.3). Para entendê-lo, basta fazer uma analogia com uma roda de carroça: enquanto ela gira em baixa velocidade, o olho humano (que representa o transdutor) consegue identificar a direção de seus aros; ao girar muito rápido, tem-se a impressão de que os aros caminham em ambas as direções (para frente e para trás), pois o cérebro não é capaz de identificar o percurso de cada um deles quadro a quadro.

O Doppler pulsátil é útil na identificação e quantificação das regurgitações valvares, na análise da função diastólica dos ventrículos e na identificação dos *shunts* presentes em comunicações interatriais, interventriculares e interarteriais[1,19,21].

Padrões de Fluxo Sanguíneo

Pode ser de dois tipos: laminar ou turbulento[1,19,20].

O fluxo laminar é aquele onde as hemácias caminham na mesma direção e com velocidades semelhantes. A velocidade no centro do vaso é maior que nas extremidades devido ao atrito das células com a parede das artérias e veias. É um fluxo de baixa velocidade.

O padrão de fluxo turbulento ocorre sempre que o sangue tem que passar por um orifício de diâmetro diminuído ou estenosado. As hemácias caminham em diferentes direções e há grande variação na velocidade. Ocorre nas estenoses, nos *shunts* e nas regurgitações.

À medida que o fluxo aproxima-se do local da obstrução, a velocidade proximal (v_1) vai diminuindo e a pressão (p_1) vai aumentando. Distalmente à obstrução, a velocidade (v_2) aumenta e a pressão (p_2) diminui. Desta forma tem-se um delta de pressão (ΔP) que é igual à pressão proximal (p_1) menos a pressão distal (p_2):

$$\Delta = p_1 - p_2$$
$$p_1 - p_2 = \tfrac{1}{2} \rho (v_2^2 - v_1^2)$$

Onde
ρ = densidade do sangue
Como v_1 é geralmente muito menor do que v_2, pode ser ignorada. Assim:

$$\Delta P = 4 v_2^2$$

A equação acima é conhecida como Equação de Bernoulli modificada e é de grande valia na determinação dos gradientes de pressão intracavitários, através das estenoses e dos *shunts*.

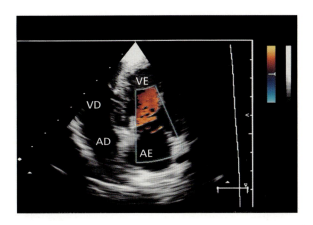

Figura 20.4 – Fluxo transvalvar mitral durante a diástole: o fluxo aproxima-se do transdutor, sendo decodificado em tons de vermelho. AD = átrio direito; AE = átrio esquerdo; VD = ventrículo direito; VE = ventrículo esquerdo.

Doppler Colorido

Utilizando os mesmos princípios do Doppler pulsátil, realiza um mapeamento de fluxo a cores sobreposto à imagem[19].

A velocidade com que as hemácias aproximam-se ou afastam-se do transdutor é decodificada em cores: assim, convencionou-se que todo o fluxo que se aproxima do transdutor aparece em vermelho (Fig. 20.4) e todo o fluxo que se afasta do transdutor é representado pela cor azul (Fig. 20.5). Fluxos turbulentos, em que a velocidade e direção das hemácias variam, aparecem como um mosaico de cores[19,22] (Fig. 20.6).

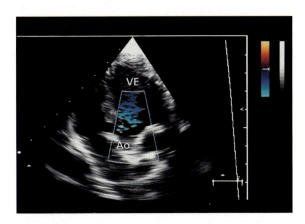

Figura 20.5 – Fluxo transvalvar aórtico durante sístole ventricular decodificado em azul (afastando-se do transdutor). Ao = aorta; VE = ventrículo esquerdo.

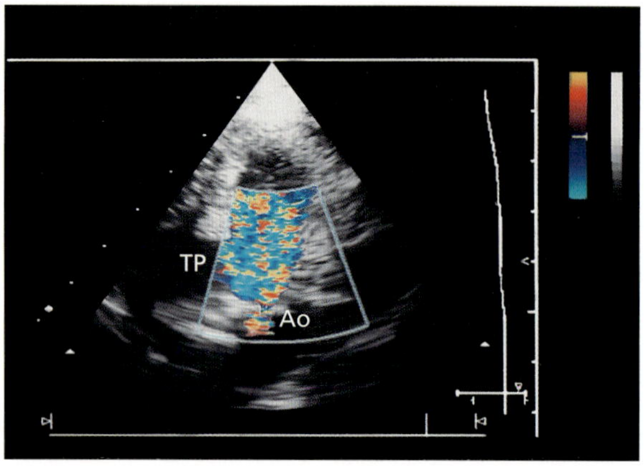

Figura 20.6 – Paciente com canal arterial pérvio (persistência de ducto arterioso), mostrando fluxo turbulento (mosaico) através do canal. Ao = aorta, TP = tronco pulmonar.

CORTES ECOCARDIOGRÁFICOS

Existem três cortes ecocardiográficos básicos para a abordagem do coração: paraesternal longitudinal (ou eixo longo), paraesternal transverso (ou eixo curto) e apical quatro câmaras (Fig. 20.7). Estes cortes representam planos ecocardiográficos e a partir dos mesmos é possível obter uma série de outros cortes (ou planos) úteis para avaliar uma determinada estrutura ou aspecto do coração.

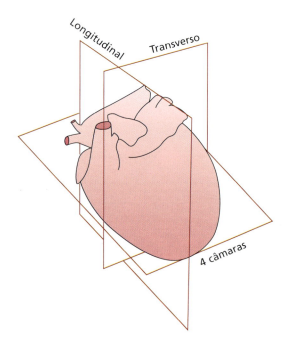

Figura 20.7 – Planos para obtenção dos cortes ecocardiográficos básicos.

Corte Paraesternal Longitudinal Esquerdo

É obtido posicionando-se o paciente em decúbito lateral esquerdo, com o membro torácico estendido para cima e colocando-se o transdutor no 3º ou 4º espaço intercostal, a 1 ou 2cm do bordo esternal esquerdo, com a referência do transdutor voltada para o dorso do paciente[10] (Fig. 20.8).

A partir daí pode-se visibilizar o ventrículo direito (VD), a aorta (Ao) com a valva aórtica (VAo), o átrio esquerdo (AE), a valva mitral e o ventrículo esquerdo (VE), conforme indicado na Figura 20.9.

Neste corte deve-se observar a relação que as estruturas mantêm entre si: a aorta e o átrio esquerdo guardam uma relação aproximada de 1:1, o ventrículo esquerdo em diástole é cerca de 1.6 o diâmetro da aorta (ou AE) e o ventrículo direito em diástole chega até 60% do diâmetro diastólico do VE[23-25].

Ainda nesta abordagem avalia-se a função global do VE (contração do septo interventricular e da parede posterior), da parede livre do VD, a mobilidade e fechamento das valvas mitral e aórtica e a via de saída do VE.

Atualmente, a Sociedade Americana de Ecocardiografia recomenda a utilização deste corte para a mensuração das estruturas cardíacas em duas dimensões, uma vez que o modo M (apesar de apresentar excelente definição dos bordos das estruturas cardíacas) pode superestimar essas medidas, caso as imagens sejam oblíquas[26] (Fig. 20.10). Assim sendo, em Medicina Veterinária o mesmo critério vem sendo adotado. Através deste corte são obtidas as seguintes medidas, observando a interface entre o sangue e o miocárdio (Fig. 20.11):

- Diâmetro diastólico do VE, espessura do septo interventricular e da parede posterior do VE: medidos no final da diástole (início da onda Q), na altura das cúspides da valva mitral.
- Diâmetro sistólico do VE: medido no final da sístole (pico da onda T), na altura das cúspides da valva mitral.
- Diâmetro da aorta: medido no final da diástole, na altura dos seios aórticos.
- Diâmetro do átrio esquerdo: medido no final da sístole, também na altura dos seios aórticos.

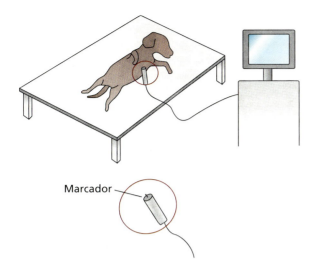

Figura 20.8 – Paciente em decúbito lateral esquerdo, com o membro anterior esquerdo estendido e com o transdutor posicionado na região paraesternal. No detalhe, observa-se o marcador voltado para o dorso do animal.

Corte Paraesternal Longitudinal Direito

Com o paciente também em decúbito lateral esquerdo, agora com ambos os membros torácicos estendidos para frente, posiciona-se o transdutor no 3º ou 4º espaço intercostal direito, a 1 ou 2cm do bordo esternal, com a referência do transdutor voltada para o dorso do paciente[7,10] (Fig. 20.12).

Angulando cranialmente o transdutor obtém-se uma imagem bastante semelhante àquela adquirida no corte paraesternal esquerdo (Fig. 20.13).

Ao movimentar o transdutor em direção caudal, o que se vê são as quatro câmaras cardíacas em um plano longitudinal, no chamado corte longitudinal 4 câmaras. Nesta abordagem podem-se avaliar o tamanho e contração dos ventrículos, tamanho dos átrios, as valvas atrioventriculares e o septo interatrial baixo (Fig. 20.14).

Este corte também pode ser adquirido com o paciente em estação, porém há maior dificuldade em mantê-lo parado[7].

Corte Paraesternal Transverso

Este corte pode ser igualmente adquirido de ambos os lados (direito e esquerdo), a partir do corte paraesternal longitudinal, rodando-se o transdutor 90° no sentido horário (no hemitórax esquerdo) ou anti-horário (no hemitórax direito)[10,11,25,27,28].

São obtidos assim 3 planos de estudo: plano da aorta e átrio esquerdo, plano da valva mitral e plano dos músculos papilares.

Plano da Aorta e Átrio Esquerdo

Movimentando o transdutor em direção anterior (cranial), visibiliza-se no centro da tela, em corte transversal, a aorta com a valva aórtica em seu interior; logo abaixo dela encontra-se o átrio esquerdo, também em corte transverso. À direita da tela veem-se o átrio direito, a valva tricúspide e a via de entrada do ventrículo direito. Entre os dois átrios observa-se o septo interatrial (Fig. 20.15). Anteriorizando o transdutor, à esquerda da tela aparece a via de saída do ventrículo direito e, em corte longitudinal, o tronco da artéria pulmonar com a valva pulmonar em seu interior; o tronco pulmonar bifurca-se nos ramos direito e esquerdo: o primeiro abraça a aorta e o segundo afasta-se da mesma (Fig. 20.16).

A valva aórtica pode ser vista com suas três válvulas (Fig. 20.17): coronariana direita (relacionada com a valva tricúspide), coronariana esquerda (relacionada com a valva pulmonar) e não coronariana (relacionada ao átrio esquerdo).

Este corte é utilizado no modo M para medir o diâmetro da aorta e do átrio esquerdo. É muito importante que ele seja feito no nível das válvulas da valva aórtica, uma vez que as mesmas servirão de referência para as mensurações. Geralmente apenas duas delas são observadas no modo M: a válvula coronariana direita e a não coronariana. A imagem

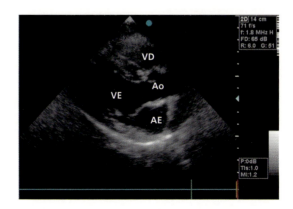

Figura 20.9 – Corte paraesternal longitudinal esquerdo. Entre o átrio e o ventrículo esquerdo (VE), observa-se a valva mitral. Ao = aorta; AE = átrio esquerdo; VD = ventrículo direito.

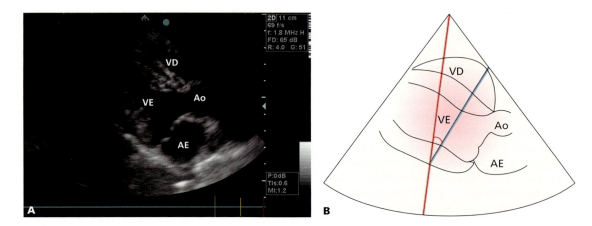

Figura 20.10 – (A). Corte paraesternal longitudinal esquerdo, mostrando aquisição oblíqua da imagem. (B). Representação esquemática de como o ventrículo abordado obliquamente tem suas dimensões superestimadas pelo modo M, tanto no que diz respeito ao diâmetro das câmaras quanto à espessura do septo interventricular e parede posterior do ventrículo esquerdo (VE). Linha vermelha = abordagem oblíqua; linha azul = abordagem em angulação correta. Ao = aorta; AE = átrio esquerdo; VD = ventrículo direito.

simultânea das duas válvulas no interior da raiz da aorta é representada no ecocardiograma unidimensional como uma caixa durante a abertura valvar (sístole ventricular) e como uma linha reta durante o fechamento da valva (diástole). A aorta é medida no final da diástole e, o átrio esquerdo é medido imediatamente após o fechamento da valva aórtica (Fig. 20.18).

No modo M pode-se observar a movimentação da valva pulmonar, sendo possível identificar o ponto correspondente à sístole atrial (onda A) nos indivíduos normais (Fig. 20.19); nos casos de hipertensão pulmonar, este ponto encontra-se ausente, conforme será visto mais adiante.

Plano da Valva Mitral

A partir do plano mais basal (da aorta e átrio esquerdo), movimentando o transdutor em direção posterior (caudalmente), logo se observa a valva mitral e suas duas cúspides em corte transversal.

A cúspide anterior (ou septal) localiza-se na parte de cima da tela e é a que tem a maior excursão.

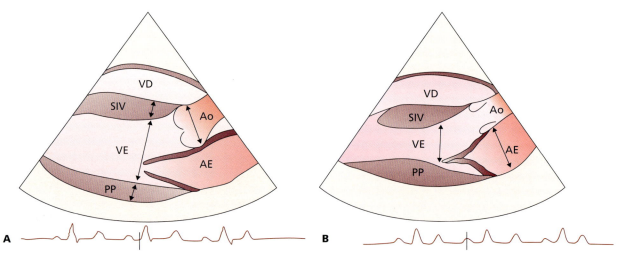

Figura 20.11 – (A) Representação esquemática do final da diástole, na qual são obtidas as mensurações do diâmetro diastólico final do ventrículo esquerdo (VE), da espessura do septo interventricular (SIV) e da parede posterior (PP) do VE, além do diâmetro da aorta (Ao). (B) Representação esquemática do pico sistólico, na qual são obtidas as mensurações do diâmetro sistólico final do VE e do diâmetro do átrio esquerdo (AE). VD = ventrículo direito.

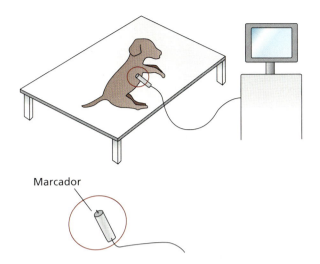

Figura 20.12 – Paciente em decúbito lateral esquerdo, com ambos os membros estendidos para a frente e com o transdutor posicionado a cerca de 2cm do bordo esternal direito. No detalhe, observa-se o marcador voltado para o dorso do animal.

A cúspide posterior (ou caudal) aparece na parte de baixo, tem excursão menor, porém uma maior área de inserção no anel valvar (Fig. 20.20).

No ecocardiograma unidimensional, a cúspide anterior descreve um movimento que lembra a letra M e a cúspide posterior apresenta movimentação especular, formando a letra W. Da mesma forma que na valva pulmonar, podem-se distinguir pontos ou acidentes representativos do ciclo cardíaco (Fig. 20.21). Assim, o ponto "D" indica o final da sístole ventricular, o ponto "E" corresponde ao enchimento diastólico máximo (e pico de abertura da valva mitral); o ponto "F" representa o nadir do fechamento diastólico inicial; o ponto "A" refere-se à sístole atrial e o ponto "C" ocorre na sístole ventricular, com o fechamento completo das cúspides valvares. Os pontos correspondentes aparecem no folheto posterior (D', E', F', A', C'). Há ainda um outro ponto ("B"), localizado entre "A" e "C", que indica o início da sístole ventricular, mas que em condições de normalidade nem sempre é visibilizado.

Plano dos Músculos Papilares

É obtido posteriorizando-se ainda mais o transdutor, a partir do plano da valva mitral.

O ventrículo esquerdo aparece em corte transverso, de formato esférico, com o músculo papilar ântero-lateral em posição de 4h e o músculo papilar póstero-medial em posição de 8h. Acima do VE,

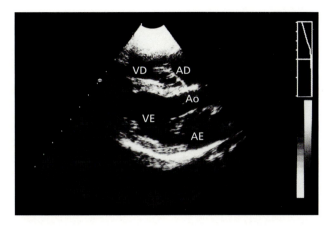

Figura 20.13 – Corte paraesternal longitudinal direito. AD = átrio direto; AE = átrio esquerdo; Ao = aorta; VD = ventrículo direito; VE = ventrículo esquerdo.

em forma de meia-lua, observa-se o ventrículo direito (Fig. 20.22).

Esta abordagem permite avaliar:

- Contração e tamanho dos ventrículos.
- Função sistólica e fração de ejeção do VE.
- Espessura do septo interventricular e parede posterior do ventrículo esquerdo.

Corte Apical 4 Câmaras[10,11,14,27]

Posicionando o transdutor na região do *ictus* (choque de ponta), com o marcador voltado para baixo, tem-se a imagem das quatro câmaras cardíacas. Os ventrículos aparecem na parte de cima da tela,

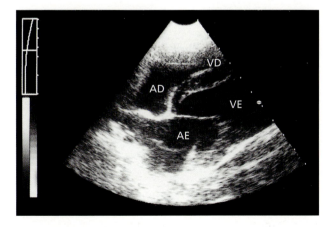

Figura 20.14 – Corte longitudinal 4 câmaras. AD = átrio direto; AE = átrio esquerdo; VD = ventrículo direito; VE = ventrículo esquerdo.

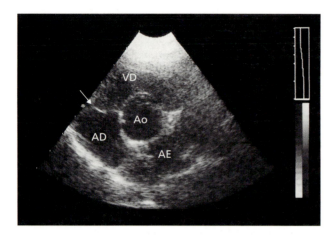

Figura 20.15 – Corte paraesternal transverso no plano da aorta (Ao) e do átrio esquerdo (AE). AD = átrio direito; VD = ventrículo direito. Valva tricúspide (*seta*).

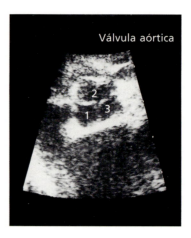

Figura 20.17 – Corte paraesternal transverso da valva aórtica, mostrando as cúspides coronariana direita (1), coronariana esquerda (2) e não coronariana (3).

conectados aos átrios correspondentes, que aparecem a seguir. À direita da tela aparece o ventrículo direito conectado ao átrio direito através da valva tricúspide e do lado esquerdo está o VE conectado ao átrio esquerdo através da valva mitral (Fig. 20.23). As paredes ventriculares que se mostram nesta abordagem são a septal e lateral.

Este corte fornece a imagem do coração como um todo. Através dele pode-se fazer uma análise qualitativa do tamanho das câmaras, da espessura das paredes e do septo interventricular, da contração dos ventrículos e também analisar as valvas atrioventriculares. Muito importante ainda, é que ele permite o estudo da região apical do coração. Também é utilizado para a mensuração do VD, no final da diástole, na região onde seu diâmetro for maior[29] (Fig. 20.24).

A partir deste corte é possível a obtenção de três outros: apical 2, 3 e 5 câmaras[30].

Rodando-se o transdutor a 90° no sentido anti-horário aparecem apenas as duas câmaras esquerdas (átrio e ventrículo); as paredes do VE vistas são a anterior e inferior (Fig. 20.25).

O corte apical 3 câmaras (ou longitudinal apical) é conseguido a partir do corte apical 4 câmaras, realizando uma rotação de 110° do transdutor no sentido anti-horário (Fig. 20.26). Este corte permite a análise das paredes posterior e ântero-septal.

Voltando ao corte apical 4 câmaras, se o transdutor for direcionado para a frente em um movimento anterior, ver-se-á a aorta saindo do VE, no chamado corte apical 5 câmaras (Fig. 20.27). O mesmo é bastante útil para análise da via de saída do ventrículo esquerdo.

Corte Supraesternal[8,10]

Esta abordagem é basicamente utilizada para a observação do arco aórtico e da aorta descendente. É feita colocando-se o transdutor com o marcador para cima (voltado para a cabeça do paciente) sobre a fossa supraesternal; o paciente deve estar em decúbito dorsal, com os membros anteriores voltados para baixo.

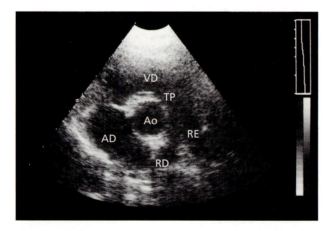

Figura 20.16 – Corte paraesternal transverso no plano da aorta (Ao) e do átrio esquerdo. AD = átrio direto; RD = ramo direito da artéria pulmonar; RE = ramo esquerdo da artéria pulmonar; TP = tronco da artéria pulmonar; VD = ventrículo direito.

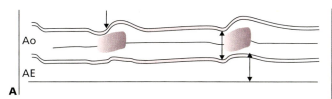
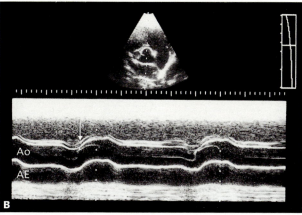

Figura 20.18 – (*A* e *B*) Modo M da aorta (Ao) e do átrio esquerdo (AE). Durante a sístole, a valva aórtica pode ser observada, abrindo-se à semelhança de uma caixa – indicado em *A* e *B* pelas *setas*. A abertura e o fechamento valvar são utilizados como referência para as mensurações da Ao e do AE (ver explicações no texto).

Na grande maioria das vezes a qualidade de imagem conseguida através deste corte é insatisfatória, pois a aorta ascendente tem trajeto curto nos cães e nos gatos, havendo uma distância muito grande entre a mesma e o transdutor. Esta distância é preenchida pelos pulmões, que são maus condutores de ultrassom.

Para contornar o problema, uma alternativa é observar o arco aórtico e a aorta descendente através do corte para esternal direito alto (2º espaço intercostal), com o paciente em estação e com o marcador voltado para cima, posteriorizando-se o transdutor (Fig. 20.28).

Partindo-se destes cortes básicos é possível estudar o coração e fazer o diagnóstico das cardiopatias adquiridas. O estudo das cardiopatias congênitas requer um outro tipo de abordagem além desta e será visto posteriormente neste capítulo, em um item à parte.

FLUXOS TRANSVALVARES NORMAIS

Uma vez conhecidos os cortes ecocardiográficos usuais é possível entender a obtenção dos fluxos através das valvas e vasos.

O registro do Doppler pulsátil e contínuo é feito por meio de um sinal gráfico e de um sinal sonoro. A tela do aparelho apresenta uma linha de base e, convencionalmente, todo o fluxo que se aproxima do transdutor aparece acima desta linha; inversamente, o fluxo que se afasta do transdutor é mostrado abaixo da linha de base. No eixo vertical (y) é assinalada a velocidade e no eixo horizontal (x), o tempo de duração do fluxo[1,19,21] (Fig. 20.29).

Conforme já estudado, os melhores registros são aqueles onde o feixe de ultrassom encontra-se paralelo ao fluxo (formando um ângulo igual ou menor que 20°). Basicamente, no caso das valvas atrioventriculares (mitral e tricúspide) esta situação ocorre no corte apical 4 câmaras (Fig. 20.30), no corte apical 5 câmaras tem-se o alinhamento do fluxo transaórtico (Fig. 20.31) e no corte paraesternal transverso (altura dos vasos da base) é possível estudar o fluxo através da valva pulmonar (Fig. 20.32).

As valvas atrioventriculares abrem-se durante a diástole, momento no qual é registrado um fluxo bifásico. A primeira onda denomina-se onda E, a qual representa o enchimento diastólico máximo do ventrículo correspondente e, em condições normais tem velocidade maior que da onda A (que representa a sístole atrial, e participa com cerca de 25% do enchimento ventricular). Durante a sístole as valvas estão fechadas e não há registro de fluxo (Fig. 20.33).

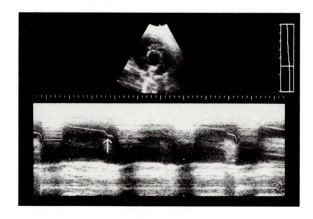

Figura 20.19 – Modo M da valva pulmonar, mostrando a onda A (*seta*), que corresponde à sístole atrial.

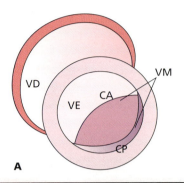

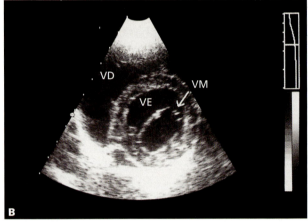

Figura 20.20 – (*A* e *B*) Corte paraesternal transverso na altura da valva mitral (VM). Na parte superior da figura B, observa-se a cúspide anterior (CA), e na parte inferior, a cúspide posterior (CP). VD = ventrículo direito; VE = ventrículo esquerdo.

As valvas aórtica e pulmonar apresentam fluxo unifásico que ocorre durante a sístole ventricular e o nadir do mesmo é denominado pico de ejeção. Durante a diástole não há fluxo (Fig. 20.34).

O fluxo nas veias pulmonares caracteriza-se por apresentar a onda sistólica (S) maior que a diastólica (D), ambas positivas; muitas vezes, a onda sistólica pode apresentar dois componentes. A onda A reversa corresponde à sístole atrial e aparece abaixo da linha de base no registro do Doppler pulsátil[31,32] (Fig. 20.35).

VOLUME DO VENTRÍCULO ESQUERDO

Para calcular o volume do ventrículo esquerdo utilizam-se figuras geométricas que o representem. Assim, ele pode ser reproduzido pelo volume de figuras simples (como o volume de um elipsoide em revolução ou de uma esfera), pelo volume de pequenas figuras semelhantes entre si ou então pelo volume resultante da combinação de diferentes figuras geométricas[17,27]. Aqui serão consideradas apenas as mais utilizadas na rotina ecocardiográfica.

Método de Teichholz

Derivado do método do cubo considera que a forma geométrica do VE assemelha-se a uma elipse; deste modo, o volume ventricular é calculado a partir da fórmula:

$$\text{Volume} = \left(\frac{7}{2,4 + D} \right) \times D^3$$

Onde

D = diâmetro transverso, medido a partir do modo M, na altura dos músculos papilares (Fig. 20.36), ou, mais utilizado atualmente, no modo bidimensional, corte paraesternal longitudinal, no nível das pontas das cúspides da valva mitral (Fig. 20.11 *A*).

Este método é largamente aplicado na rotina ecocardiográfica, mas é necessário considerar que existem limitações importantes para sua aplicação,

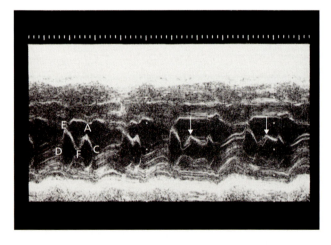

Figura 20.21 – Modo M da valva mitral. A cúspide anterior descreve um movimento semelhante à letra "M", e a cúspide posterior, movimenta-se lembrando a letra "W". Nos dois últimos ciclos, nota-se a presença de mais um ponto em cada uma das cúspides (*setas*): esses pontos aparecem devido à diminuição na frequência cardíaca e não recebem nenhuma designação particular. Ponto A = sístole atrial; ponto C = fechamento sistólico; ponto D = final da sístole ventricular; ponto E = enchimento diastólico máximo; ponto F = fechamento mesodiastólico.

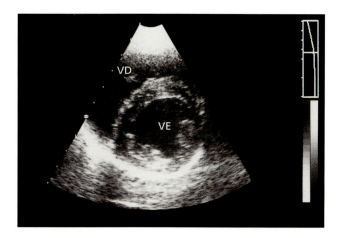

Figura 20.22 – Corte paraesternal transverso na altura dos músculos papilares, que aparecem em posição de 4h (ântero-lateral) e 8h (póstero-medial). VD = ventrículo direito; VE = ventrículo esquerdo.

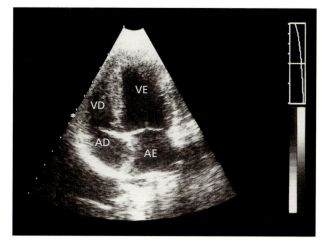

Figura 20.23 – Corte apical 4 câmaras. AD = átrio direito; AE = átrio esquerdo; VD = ventrículo direito; VE = ventrículo esquerdo.

como nos casos onde o ventrículo esquerdo apresenta alteração regional de contratilidade e a mesma está situada em local diferente da região analisada. Também se deve considerar que todo erro de mensuração será elevado ao cubo no cálculo do volume através deste método.

Método da Área × Comprimento

Também admite que o ventrículo esquerdo seja um elipsoide em revolução e que, portanto seu volume pode ser calculado através do comprimento (eixo maior) e de dois eixos menores (Fig. 20.37). As medidas são feitas através do ecocardiograma bidimensional: o comprimento pode ser obtido no corte apical e os dois eixos menores são obtidos calculando-se a área do VE no nível dos músculos papilares e na altura da valva mitral; outra alternativa é medir o comprimento pelo corte apical 4 câmaras e planimetrar o ventrículo nesta mesma projeção a fim de se obter a área. A partir disto, aplica-se a fórmula matemática para o cálculo do volume de um elipsoide em revolução:

$$V = 4/3\, \pi\, \frac{L}{2} \times \frac{D_1}{2} \times \frac{D_2}{2}$$

Onde
V = volume
L = comprimento maior
D_1 e D_2 = comprimentos menores

Nos casos de dilatação aneurismática ou de discinesia, esta figura geométrica não é válida.

Método de Simpson

Considera que o volume de uma figura pode ser determinado pela soma dos volumes de partes menores e semelhantes dessa mesma figura.

É um método bastante atraente sob o ponto de vista ecocardiográfico uma vez que figuras de qualquer formato podem ter seu volume determinado desta maneira: isto significa que o volume de ventrículos com formas assimétricas pode assim ser calculado mais precisamente do que pelos outros métodos.

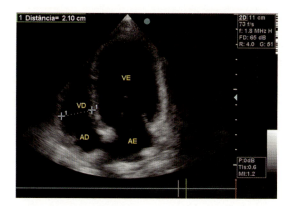

Figura 20.24 – Corte apical 4 câmaras para obtenção de diâmetro diastólico final do ventrículo direito (VD). AD = átrio direito; AE = átrio esquerdo; VE = ventrículo esquerdo.

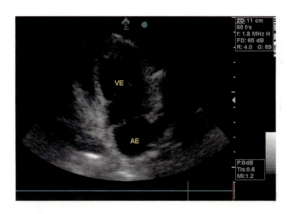

Figura 20.25 – Corte apical 2 câmaras. AE = átrio esquerdo; VE = ventrículo esquerdo.

O ventrículo esquerdo é dividido ao longo de seu eixo maior em vários segmentos cilíndricos (cilindros elipsoides) de espessura conhecida. O volume de cada cilindro é então calculado através da fórmula:

$$V = \Pi \times \frac{D_1}{2} \times \frac{D_2}{2} \times H$$

Onde
H = altura do cilindro
D_1 e D_2 = diâmetros ortogonais

O método pode ser aplicado de várias maneiras, sendo que a mais comum delas é utilizar dois planos que sejam ortogonais ao eixo longo, ou seja, os cortes apicais de 2 e 4 câmaras. A partir deles são definidas as margens do ventrículo esquerdo e ao longo de seu eixo maior ele é dividido em vários segmentos menores, cada um representando um cilindro elipsoide. A altura (H) de cada cilindro é determinada dividindo-se o eixo maior pelo número de segmentos e o diâmetro ortogonal de cada segmento é derivado dos dois planos a partir das distâncias entre a superfície endocárdica e a intersecção das linhas perpendiculares ao eixo longo (Fig. 20.38).

Estes cálculos são todos realizados automaticamente pelos equipamentos, bastando apenas que seja obtida a altura do VE e que se faça a planimetria do mesmo nos cortes apicais de 2 e 4 câmaras.

FUNÇÃO SISTÓLICA DO VENTRÍCULO ESQUERDO

Os principais parâmetros utilizados para avaliar a função sistólica do VE na rotina ecocardiográfica são: volume sistólico, fração de ejeção, porcentagem de encurtamento da fibra miocárdica e velocidade de encurtamento circunferencial da fibra miocárdica[13,17,33].

Volume Sistólico

É determinado subtraindo-se o volume sistólico final (VS_f) do volume diastólico final (VD_f):

$$VS = VD_f - VS_f$$

Os volumes são aqueles obtidos através dos métodos descritos anteriormente.

Fração de Ejeção

É um dos índices de função sistólica mais utilizados na prática clínica e reflete a fração do volume sistólico em relação ao volume diastólico final. Conhecendo-se os volumes diastólico e sistólico finais do VE, de acordo com as fórmulas já discutidas, é possível calcular a fração de ejeção (FE):

$$FE = \frac{VD_f - VS_f}{VD_f} \times 100$$

Porcentagem de Encurtamento da Fibra Miocárdica (%ΔD)

É um parâmetro simples de se obter, refletindo de forma rápida e direta a função sistólica do VE, segundo a fórmula:

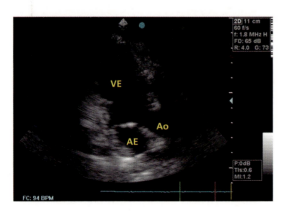

Figura 20.26 – Corte apical 3 câmaras. AE = átrio esquerdo; Ao = aorta; VE = ventrículo esquerdo.

$$\%\Delta D = \frac{DDVE - DSVE}{DDVE} \times 100$$

Onde
DDVE = diâmetro diastólico interno do VE
DSVE = diâmetro sistólico interno do VE

Esse percentual baseia-se nas observações angiográficas de que o decréscimo no volume sistólico deve-se primordialmente ao encurtamento do eixo menor do coração e de que esse valor tem relação direta com a fração de ejeção. Tal suposição tem o mesmo princípio do cálculo de volume pelo método de Teichholz onde os valores são derivados das mensurações dos diâmetros diastólico e sistólico finais do VE, no eixo menor. Da mesma forma que o método de Teichholz, apresenta as limitações discutidas anteriormente.

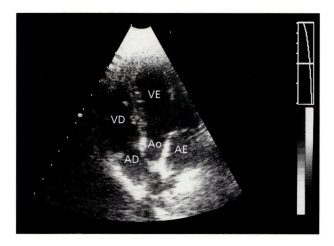

Figura 20.27 – Corte apical 5 câmaras, mostrando a via de saída do ventrículo esquerdo (VE). AD = átrio direto; AE = átrio esquerdo; Ao = aorta; VD = ventrículo direito.

Velocidade de Encurtamento Circunferencial da Fibra Miocárdica

Representa não apenas a amplitude de encurtamento da fibra, mas também a velocidade desse encurtamento, sendo um índice bastante significativo da função sistólica do VE. É expressa em circunferências por segundo e calculada segundo a fórmula:

$$Vcf = \frac{DDVE - DSVE}{DDVE \times TE}$$

Onde
TE = tempo de ejeção, que pode ser calculado pelo Doppler, através da valva aórtica.

Deve-se relembrar que os volumes calculados pelo método de Teichholz refletem apenas a velocidade de encurtamento circunferencial do eixo menor do coração e não da circunferência como um todo, não sendo representativos nos casos de ventrículos com alteração na geometria.

Todos esses índices da fase de ejeção do ventrículo esquerdo, apesar de serem utilizados para estimar a função sistólica desta câmara, são influenciados pela pré e pós-carga. Assim, quando o volume diastólico final (pré-carga) encontra-se reduzido ou a pressão na aorta (pós-carga) é alta, esses valores serão menores. De forma inversa, quando a pós-carga é baixa (como na insuficiência mitral), os índices podem se apresentar normais ou mesmo aumentados, mesmo que a contratilidade do VE esteja comprometida[17,27].

MASSA DO VENTRÍCULO ESQUERDO

Depende do volume e da espessura das paredes desta câmara. Sua determinação é importante, pois nos casos de sobrecarga de pressão ou de volume, um dos mecanismos adaptativos do VE é o aumento de sua massa muscular (hipertrofia)[17,34-36].

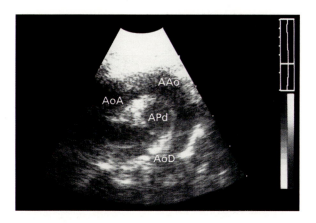

Figura 20.28 – Abordagem do arco aórtico (AAo) a partir do corte paraesternal direito alto. AoA = aorta ascendente; AoD = aorta descendente; APd = artéria pulmonar direita, que aparece em corte transverso.

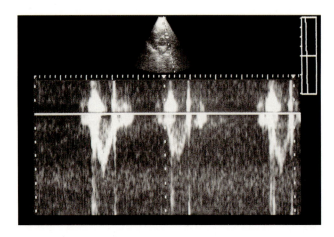

Figura 20.29 – Doppler pulsátil do fluxo na via de saída do ventrículo direito. O fluxo sistólico que vai em direção ao tronco pulmonar (afastando-se do transdutor) é registrado abaixo da linha de base; o eixo x representa o tempo de duração do fluxo e o eixo y, a velocidade.

A hipertrofia pode ser concêntrica, quando o aumento na espessura das paredes predomina sobre o volume da cavidade, ou excêntrica, nos casos em que o volume aumenta em proporção maior do que a espessura[34].

Os cálculos ecocardiográficos assumem que o volume do miocárdio é igual ao volume total (contido entre os bordos epicárdicos) menos o volume da cavidade (contido na interface entre o sangue e o miocárdio)[17]:

$$Vm = Vt - Vc$$

Onde
Vm = volume do miocárdio

Vt = volume total
Vc = volume da cavidade

Uma vez obtido o volume do músculo, basta multiplicá-lo pela densidade específica do miocárdio para que se tenha a massa:

$$M = Vm \times 1,04$$

Onde
M = Massa
1.04 = densidade específica do músculo cardíaco

O cálculo do volume total é obtido a partir da fórmula:

$$Vt = (ESIV + EPP + DDVE)^3$$

Onde
ESIV = espessura do septo interventricular
EPP = espessura da parede posterior do VE

Para a obtenção do volume do miocárdio, subtrai-se do volume total o volume da cavidade do VE:

$$Vm = Vt - (DDVE)^3$$
$$Vm = Vt - Vc$$

A partir disso, a massa é calculada segundo as recomendações da Convenção de Penn[37]:

$$M = Vm \times 1.04 \times 0.8 + 0.6$$

A massa também pode ser calculada através do ecocardiograma bidimensional, empregando-se

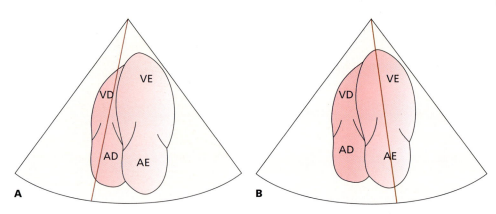

Figura 20.30 – Corte apical 4 câmaras, mostrando o alinhamento de feixe de ultrassom com o fluxo sanguíneo através das valvas atrioventriculares tricúspide (A) e mitral (B). AD = átrio direito; AE = átrio esquerdo; VD = ventrículo direito; VE = ventrículo esquerdo.

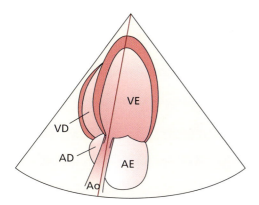

Figura 20.31 – Corte apical 5 câmaras, no qual é possível alinhar o feixe de ultrassom ao fluxo transvalvar aórtico. AD = átrio direito; AE = átrio esquerdo; Ao = aorta; VD = ventrículo direito; VE = ventrículo esquerdo.

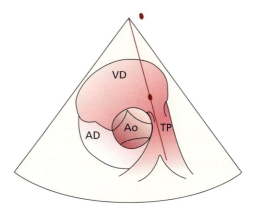

Figura 20.32 – Corte paraesternal transverso na altura dos vasos da base, mostrando o local de obtenção do fluxo transvalvar pulmonar. AD = átrio direito; Ao = aorta; VD = ventrículo direito; TP = tronco pulmonar.

diversas formas geométricas ao ventrículo esquerdo (elipsoide truncado, cilindros elipsoides, figuras geométricas combinadas), porém esses métodos não serão aqui abordados, pois são pouco utilizados na prática ecocardiográfica[17,38].

FUNÇÃO DIASTÓLICA DO VENTRÍCULO ESQUERDO

Pela definição clássica, a diástole inicia-se com o fechamento da valva aórtica e termina com o fechamento da valva mitral, refletindo o enchimento ventricular[39]. O método mais utilizado para o estudo desta fase do ciclo cardíaco é através do Doppler pulsátil, que analisa o fluxo de enchimento ventricular, o fluxo nas veias pulmonares e o padrão de relaxamento do miocárdio pelo Doppler tecidual. A análise da função diastólica é de grande importância pelo fato de estar comprometida em diversas doenças cardíacas e não deve ser feita isoladamente, mas considerando esses três parâmetros.

Fluxo de Enchimento do Ventrículo Esquerdo

No corte apical 4 câmaras, posicionando-se a amostra do Doppler no ventrículo esquerdo, adjacente às cúspides da valva mitral, há o registro de seu enchimento durante a diástole (Fig. 20.39). Conforme já mencionado, em condições normais a onda E deve ter velocidade maior que a onda A[40,41].

A disfunção diastólica discreta é caracterizada pela alteração no relaxamento ventricular. Nesta situação, o aumento na pressão diastólica final do VE combinado à dificuldade de esvaziamento do átrio esquerdo resultam numa sobrecarga de volume, o que dificulta a primeira fase do enchimento ventricular, correspondente à onda E: a expressão disso reflete-se na velocidade dessa onda, que se torna menor que a da onda A (Fig. 20.39). Geralmente essa situação ocorre em pacientes com hipertrofia ventricular e também naqueles onde há sobrecarga de ventrículo direito (devido ao fato de o septo interventricular, durante a diástole, se pronunciar em direção ao ventrículo esquerdo)[40,42].

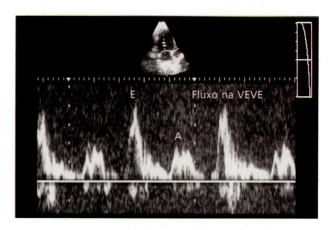

Figura 20.33 – Fluxo transvalvar mitral. Durante a diástole, observam-se duas ondas: E (correspondente ao enchimento diastólico máximo) e A (representando a sístole atrial). Em condições normais, a onda E é sempre maior que a onda A. VEVE = via de entrada do ventrículo esquerdo.

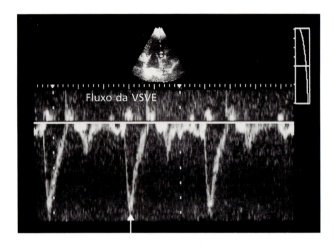

Figura 20.34 – Fluxo transvalvar aórtico, no qual se observa o pico de ejeção (*seta*). VSVE = via de saída do ventrículo esquerdo.

Conforme o quadro progride, a pressão de enchimento ventricular se eleva mais ainda, aumentado a sobrecarga de volume no átrio esquerdo; com isso o padrão de enchimento volta a apresentar velocidade de E maior que de A. Entretanto, analisando-se o fluxo nas veias pulmonares nota-se que a velocidade da onda diastólica encontra-se maior que a sistólica, havendo também aumento na velocidade da onda A reversa, no chamado padrão pseudonormal, característico de disfunção diastólica moderada[43] (Fig. 20.39).

Na disfunção diastólica importante a diminuição na complacência ventricular faz com que a pressão diastólica final do VE se eleve rapidamente: como consequência, a velocidade da onda E apresenta-se muito superior à da onda A (Fig. 20.39). O fluxo nas veias pulmonares mostra velocidade da onda diastólica bastante superior à da onda sistólica, com aumento considerável na velocidade da onda A reversa (Fig. 20.39). Isto representa um aumento na rigidez miocárdica indicativo de restrição e é comumente observado na pericardite contritiva e cardiomiopatia restritiva[40,42,44,45].

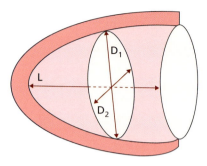

Figura 20.36 – Representação esquemática do coração com os dois eixos transversos (D_1 e D_2) e o eixo longitudinal (L).

Doppler Tecidual

Do mesmo modo que o Doppler convencional é usado para o estudo dos fluxos, esta técnica analisa a amplitude e a velocidade do miocárdio durante o ciclo cardíaco. O sangue é um tecido pouco reflectivo e as hemácias movem-se em alta velocidade; deste modo, é preciso utilizar filtros altos (para eliminar os sinais provenientes de estruturas altamente reflectivas) e amplitudes baixas (para captar as velocidades maiores). Contrariamente ao sangue, o miocárdio é um tecido que reflete bem os sinais e que apresenta baixas velocidades; portanto, o Doppler deve ser ajustado com filtro menor e amplitude maior[46].

O estudo através do Doppler tecidual é feito nos cortes apicais 4 e 2 câmaras, colocando-se o volume da amostra na região do anel mitral ou tricúspide, obtendo-se os gráficos das paredes septal, lateral, anterior, inferior e da parede livre do VD, respectivamente. Por ser uma análise ângulo-dependente, o volume da amostra deve encontrar-se paralelo à parede analisada, seguindo o mesmo princípio do Doppler convencional. A partir dos sinais provenientes do miocárdio, é possível determinar suas velocidades e tempos de movimentação durante o ciclo cardíaco, derivando daí medidas de aceleração e desaceleração[43,47,48] (Fig. 20.40).

Em condições normais, podem ser distinguidas três ondas: uma positiva (correspondente à velocidade sistólica do miocárdio) e duas negativas, as quais correspondem ao enchimento diastólico inicial

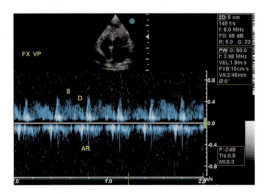

Figura 20.35 – Fluxo na veia pulmonar superior direita (FX VP). AR = onda A reversa (correspondente à sístole atrial); D = onda diastólica; S = onda sistólica.

e à sístole atrial (ondas Em e Am, respectivamente)[43,47,48]. Na disfunção diastólica discreta, a onda Em apresenta velocidade menor que a da onda Am, devido ao menor relaxamento do miocárdio; com a evolução do quadro, as ondas diastólicas tendem a diminuir e igualar suas velocidades como resultado do aumento na pressão diastólica final e diminuição da complacência ventricular[43] (Fig. 20.39).

ÍNDICE DE PERFORMANCE MIOCÁRDICA

O índice de performance miocárdica (IPM) leva em consideração os tempos de relaxamento e contração isovolumétricos, e é relativamente independente da carga e da frequência cardíaca. O tempo de relaxamento isovolumétrico (TRIV) relaciona-se à diástole e corresponde ao tempo de fechamento da valva aórtica até a abertura da valva mitral: nesse período o VE já iniciou o relaxamento, mas ainda não há enchimento ventricular. O tempo de contração isovolumétrica (TCIV) refere-se à sístole e compreende o tempo entre o fechamento da valva mitral até o início de ejeção através da valva aórtica. O mesmo ocorre para o VD, considerando-se as valvas tricúspide e pulmonar. O IPM reflete o desempenho global dos ventrículos e compreende o TCIV + TRIV dividido pelo tempo de ejeção (TE), conforme observado na Figura 20.41[43,49,50].

Para calcular o IPM é necessário obter o fluxo na via de entrada do VE (ou do VD), calculando o tempo entre o fechamento da valva atrioventricular e sua abertura no próximo ciclo (tempo total ou *A* – Figura 20.41). O TE é obtido através do fluxo na via de saída ventricular (tempo *B* – Figura 20.41). Os valores considerados normais para cães são: VE- 0,38 ± 0,10 e VD- 0,17 ± 0,10; quanto maior o IPM, menor o desempenho ventricular[43,49-52].

O ECOCARDIOGRAMA NA AVALIAÇÃO DAS DOENÇAS CARDÍACAS ADQUIRIDAS

A partir de agora serão abordadas as cardiopatias adquiridas mais comumente encontradas nos cães e gatos. Serão tecidos comentários breves sobre a etiologia e fisiopatologia de cada doença para que se possa compreender os objetivos da avaliação

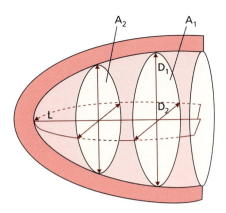

Figura 20.37 – Representação esquemática da figura geométrica correspondente ao ventrículo esquerdo no método área × comprimento. A_1 = área na altura da valva mitral; A_2 = área na altura dos músculos papilares; D_1 e D_2 = eixos menores (transversais); L = comprimento.

ecocardiográfica e a utilidade do exame para cada uma das situações descritas.

PRINCIPAIS CARDIOPATIAS ADQUIRIDAS NOS CÃES E GATOS

Regurgitação Mitral

Consiste na disfunção representada pelo fechamento incompleto da valva mitral, propiciando o refluxo

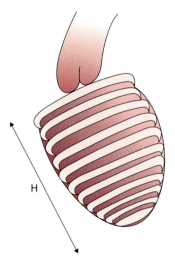

Figura 20.38 – Representação do ventrículo esquerdo no modelo geométrico utilizado pelo método de Simpson, na qual essa câmara é dividida ao longo de seu eixo maior em vários segmentos semelhantes e de espessura conhecida (cilindros elipsoides). H = altura.

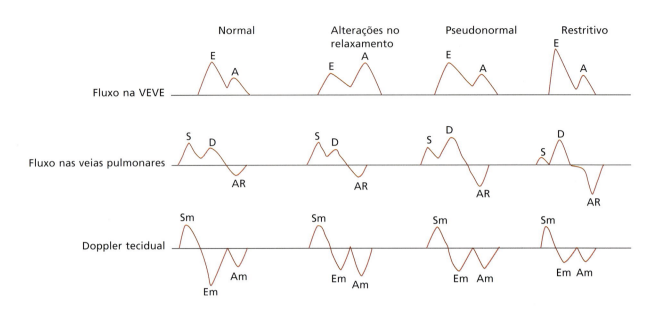

Figura 20.39 – Representação esquemática da análise da função diastólica através do Doppler na via de entrada do ventrículo esquerdo (VEVE), nas veias pulmonares e pelo Doppler tecidual. A = onda A; Am = onda A do miocárdio; AR = onda A reversa; D = componente diastólico; E = onda E; S = componente sistólico; Sm = componente sistólico do miocárdio; Em = onda E do miocárdio.

do sangue para o átrio esquerdo durante a sístole ventricular[53-55].

É a cardiopatia adquirida mais comumente observada nos cães, principalmente os de raças pequenas, tais como poodle toy e miniatura, yorkshire, maltês, schnauzer miniatura, lhasa apso, teckel e fox terrier; nos cães de raças maiores é de ocorrência comum em cockers. Apesar de não ser estatisticamente significativa, há uma prevalência ligeiramente maior e mais grave nos machos. Trata-se de uma doença importante, pois ocorre em mais de 1/3 dos cães acima dos 10 anos de idade e, muitas vezes, a gravidade da lesão não apresenta correlação com a sintomatologia do paciente[54,56].

Não é uma doença comum nos gatos, sendo observada geralmente como causa secundária em pacientes com cardiomiopatia hipertrófica[56,57].

A endocardiose mitral é a causa mais comum de regurgitação e consiste na degeneração mixomatosa das cúspides e do aparelho subvalvar mitral[58]. Histologicamente há proliferação das fibras de colágeno do estroma valvar, fazendo com que a mesma apresente-se com movimentação redundante e pronuncie-se para o interior do átrio esquerdo durante a sístole ventricular, no chamado prolapso da valva mitral[58-60]. A doença pode ser agravada por complicações, tais como ruptura de cordas e endocardite bacteriana[61-64]. A ruptura de cordas é a causa mais frequente de piora do quadro e ocorre pela própria degeneração presente. A existência de uma valva degenerada associada a um fluxo regurgitante e uma fonte de infecção cria condições extremamente favoráveis para a colonização bacteriana deste tecido[65-69]. Portanto, é importante que esta possibilidade seja considerada no paciente com regurgitação mitral, principalmente se for lembrado que é bastante comum nos cães a ocorrência de cálculos dentários (tártaro), e que os mesmos são fonte potencial de bactérias[70].

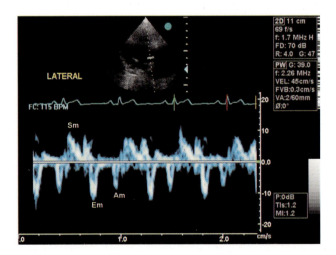

Figura 20.40 – Doppler tecidual do anel mitral, com o volume da amostra posicionado na parede lateral. Am = onda A do miocárdio; Em = onda E do miocárdio; Sm = componente sistólico do miocárdio.

A regurgitação mitral também pode ser secundária à dilatação do ventrículo esquerdo com consequente dilatação do anel valvar, como é comum na cardiomiopatia dilatada; além disso, a própria disfunção contrátil do miocárdio acaba comprometendo a musculatura papilar e, portanto, também a valva mitral[71-73]. Pacientes com cardiomiopatia hipertrófica podem apresentar regurgitação mitral devido ao movimento anterior sistólico da valva, mecanismo este que será visto em maiores detalhes mais adiante.

Outro fator causal da doença é a presença de cálcio no anel valvar, o qual pode ser originado por degeneração devida à idade ou em pacientes com hipertensão arterial sistêmica, diabetes, insuficiência renal crônica e hiperparatireoidismo[55]. Geralmente a quantidade de cálcio existente é pequena, não ocasionando lesão importante.

Como causas congênitas de regurgitação mitral têm-se a displasia valvar, os "clefts" (fendas) nas cúspides, alterações nos músculo papilares (hipoplasia e músculo papilar único), espessamento e retração das cúspides[74,75].

O sangue que retorna ao átrio esquerdo causa dilatação desta câmara e com o tempo há dilatação também do VE, pois o mesmo recebe o sangue proveniente dos pulmões (fluxo normal) mais o fluxo regurgitante: portanto, há um aumento da pré-carga. A pós-carga, que é a quantidade de sangue que o VE bombeia para o corpo através da aorta está diminuída, pois parte do que está contido no ventrículo volta para o átrio esquerdo através da valva mitral deficiente[55].

Conforme a Lei de Frank-Starling, a dilatação e a redução na pós-carga faz com que o ventrículo contraia-se com maior vigor[76]. Isso mascara o dano já existente na fibra miocárdica: caso a pós-carga seja normalizada pela supressão da doença, a função sistólica do VE tende a cair a valores subnormais. Estas considerações são muito importantes, uma vez que índices normais de contração ventricular podem ser obtidos em presença de fibras já lesadas[55].

O aumento da pré-carga é responsável pela congestão venosa retrógrada: o sangue vai se acumulando no átrio esquerdo, nas veias pulmonares, nos pulmões, na artéria pulmonar e no ventrículo e átrio direitos. A hipervolemia causa aumento na pressão pulmonar e nas câmaras direitas: por isso é comum encontrar hipertensão pulmonar e insuficiência tricúspide associadas a quadros mais acentuados de regurgitação mitral. A congestão pulmonar também favorece a formação de edema, que é um dos principais determinantes da mortalidade aguda nestes casos[53-55,77].

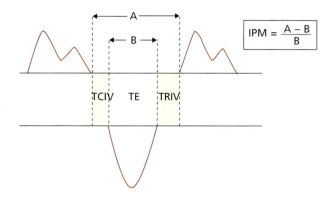

Figura 20.41 – Representação esquemática dos tempos utilizados para o cálculo do índice de performance miocárdica (IPM). A = tempo total; B = tempo de ejeção (TE); TCIV = tempo de contração isovolumétrica; TRIV = tempo de relaxamento isovolumétrico.

Objetivos da Avaliação Ecocardiográfica

Visa determinar:

- Etiologia da lesão.
- Grau ou repercussão hemodinâmica da doença.
- Tamanho das câmaras.
- Função sistólica do VE.
- Presença de lesões associadas.

Prolapso de Valva Mitral

Tomando-se o plano do anel como referência para a coaptação normal das cúspides e observando-se o coração do lado ventricular, considera-se como prolapso sempre que a coaptação valvar ocorrer abaixo desse plano[60,78].

O anel mitral possui o formato aproximado de uma sela de cavalo, com suas porções mais altas localizadas nas regiões anterior e posterior e as porções mais baixas nas regiões média e lateral (Fig. 20.42). Considerando-se isso, para que o diagnóstico de prolapso seja feito corretamente, faz-se necessário analisar a relação que as cúspides da mitral mantêm com o anel nas porções mais baixas deste último. Sendo as regiões anterior e posterior aquelas às quais pertencem as partes mais baixas do anel, a existência ou não do prolapso deve ser comprovada observando-se estas localizações através do ecocardiograma[60].

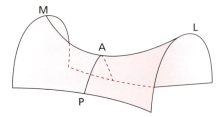

Figura 20.42 – Representação do anel valvar mitral, com o formato semelhante ao de uma sela de cavalo. Suas porções mais altas correspondem às regiões média (M) e lateral (L), ao passo que as porções mais baixas são representadas pelas regiões anterior (A) e posterior (P).

Os cortes ecocardiográficos que mostram estas regiões são o paraesternal longitudinal e o apical 5 câmaras, ou seja, aqueles cortes onde se vê a via de saída do ventrículo esquerdo e a aorta (Fig. 20.43). É comum observar-se a existência de "prolapso" no corte apical 4 câmaras, justamente porque ele evidencia as porções mais altas do anel; assim sendo, o diagnóstico feito somente através deste corte é incorreto, devendo-se confirmar o nível da coaptação valvar através das duas abordagens anteriormente descritas.

O prolapso também pode ser demonstrado através do modo M, no corte paraesternal transverso, onde se vê a movimentação posterior das cúspides valvares na meso ou telessístole (Fig. 20.44). Movimentações posteriores na protossístole não são referentes a prolapso, devendo-se, isto sim, à movimentação do coração na caixa torácica durante o ciclo cardíaco[78].

A mais frequente das complicações oriundas do prolapso de valva mitral, que é a ruptura de cordas, também pode ser visibilizada através do ecocardiograma. Observa-se uma imagem filamentosa, de movimentação caótica, pronunciando-se para o interior do átrio esquerdo durante a sístole ventricular, no chamado sinal da *língua de serpente*; o folheto comprometido apresenta-se desabado para o átrio esquerdo na região correspondente à ruptura (Fig. 20.45). Em humanos, o folheto geralmente acometido é o posterior; em cães observa-se maior incidência de ruptura de cordas do folheto anterior[79-85] (Figs. 20.46 e 20.47).

Endocardite Infecciosa

Uma das principais aplicações do ecocardiograma consiste no auxílio diagnóstico de endocardite infecciosa (também chamada de vegetações sépticas). Deve-se ter em mente que as vegetações são compostas não apenas pelo agente infeccioso (na maioria das vezes bactérias), mas que compreendem uma massa formada por trombo, fibrina e eritrócitos aderidos ao endocárdio das cúspides e cordas valvares ou dos ventrículos e átrios[60,86].

O ecocardiograma bidimensional abriu novas perspectivas para o diagnóstico da doença, uma vez que permite a visibilização direta das vegetações (a não ser em casos onde medem de 1 a 3mm, quando então encontram-se abaixo ou no limite de resolução do aparelho)[86]. Apesar disso, é importante considerar que outros critérios, clínicos e patológicos,

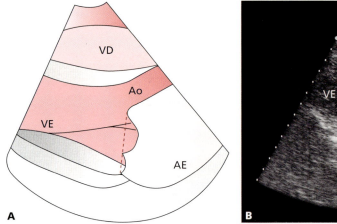 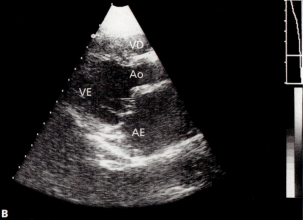

Figura 20.43 – (*A* e *B*) Corte paraesternal longitudinal esquerdo mostrando as porções ântero-posteriores do anel valvar mitral. Ao ser traçada uma linha imaginária entre essas regiões, nota-se que a cúspide anterior coapta-se abaixo do plano do anel, caracterizando o prolapso da valva mitral. AE = átrio esquerdo; Ao = aorta; VD = ventrículo direito; VE = ventrículo esquerdo.

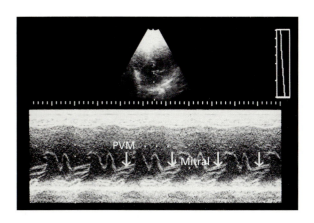

Figura 20.44 – Modo M da valva mitral. A movimentação posterior das cúspides na mesossístole caracteriza o prolapso (*setas*). PVM = prolapso de valva mitral.

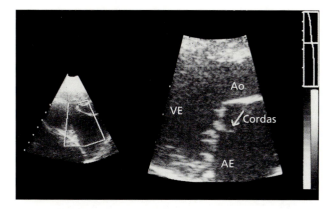

Figura 20.45 – Corte paraesternal longitudinal esquerdo, no qual se observa a inversão da ponta da cúspide anterior da valva mitral para o interior do átrio esquerdo (AE) durante a sístole ventricular. É possível ainda notar a imagem filamentosa que sai dessa cúspide em direção ao AE e que corresponde às cordas rotas (*seta*). Ao = aorta; VE = ventrículo esquerdo.

devem ser somados ao estudo ecocardiográfico para estabelecer o diagnóstico[87].

Das valvas cardíacas, a mitral é a mais comumente acometida por endocardite infecciosa. Ao ecocardiograma bidimensional observa-se a presença de uma massa refringente, irregular, pedunculada ou aderida a uma ou ambas as cúspides, geralmente na face atrial pois acompanha o trajeto do fluxo sanguíneo (Fig. 20.48). Quando pedunculada, possui vários graus de movimentação; o tamanho também é bastante variável, podendo inclusive ser representada por uma imagem filamentosa, o que dificulta o diagnóstico diferencial com cordas rotas[86,88] (Fig. 20.49).

A identificação das vegetações aderidas às cúspides pode ser bastante difícil, levando-se em conta que as valvas degeneradas são as mais predispostas à infecção e que a própria degeneração pode apresentar-se como imagens nodulares e, portanto, confundir o examinador[67,89]. Mais uma vez, a associação dos achados ecocardiográficos com os sinais clínicos e patológicos permite a condução melhor do caso.

Vegetações muito pequenas, qualidade de exame subótima (pacientes obesos, muito pequenos ou não-cooperativos), taquidispneia e taquicardia dificultam o diagnóstico de vegetações através do ecocardiograma transtorácico. Nesses casos, o ecocardiograma transesofágico é o mais indicado e de uso corrente em humanos[90].

Calcificação do Anel

É possível visibilizá-lo nos cortes paraesternal longitudinal e apical 4 e 5 câmaras. Na maioria das vezes a calcificação é pequena, aparecendo como um ponto mais brilhante localizado junto ao anel valvar (Fig. 20.50), causando regurgitação mínima[60].

Sua importância reside não apenas no fato de originar refluxo mitral, mas também por indicar um possível paciente hipertenso[55]. Assim sendo, sempre que for visibilizado cálcio no anel mitral, deve-se considerar esta possibilidade e, portanto, investigar sua veracidade ou não.

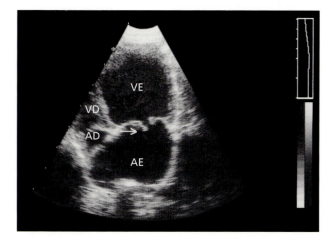

Figura 20.46 – Corte apical 4 câmaras do coração de um cão em que se observa inversão da cúspide anterior da valva mitral durante a sístole ventricular (*seta*), sinal indicativo de cordas rotas. AD = átrio direito; AE = átrio esquerdo; VD = ventrículo direito; VE = ventrículo esquerdo.

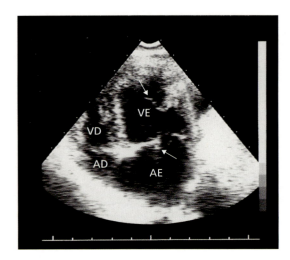

Figura 20.47 – Corte apical 4 câmaras do coração de um cão. Na face atrial da cúspide anterior da valva mitral, nota-se imagem filamentosa, que corresponde às cordas rotas (*seta*). Na face ventricular, observa-se a outra parte das cordas rompidas, ligadas ao músculo papilar ântero--lateral e descrevendo movimentação caótica (*ponta de seta*). AD = átrio direito; AE = átrio esquerdo; VD = ventrículo direito; VE = ventrículo esquerdo.

Quantificação da Insuficiência Mitral

O estudo Doppler e o mapeamento de fluxo colorido representam a base para determinar a gravidade da regurgitação.

O Doppler pulsátil identifica a presença do fluxo turbulento no átrio esquerdo durante a sístole ven-

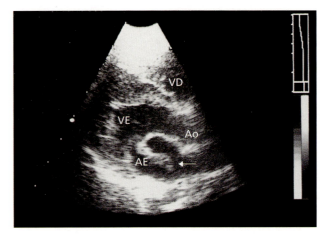

Figura 20.48 – Corte paraesternal longitudinal direito. Na face atrial da cúspide anterior da valva mitral, observa-se a presença de uma massa pedunculada e extensa (*seta*), que apresentava grande mobilidade (vegetação). AE = átrio esquerdo; Ao = Aorta; VD = ventrículo direito; VE = ventrículo esquerdo.

tricular (Fig. 20.51). Através do Doppler colorido identifica-se não apenas a presença, bem como a direção e magnitude do jato regurgitante no interior do átrio esquerdo. Nos casos onde o jato é central, a área ocupada por ele pode ser usada para determinar a gravidade da lesão; assim, áreas que englobem cerca de 15%, 25%, 35% e 60% indicam regurgitação leve, discreta, moderada e importante, respectivamente (Fig. 20.52).

É importante salientar que o mapeamento de fluxo colorido pode superestimar a regurgitação quando o jato é central; por outro lado, para jatos excêntricos, a mesma tende a ser subestimada. Isso ocorre, pois jatos localizados centralmente acabam por movimentar o sangue do próprio átrio esquerdo localizado ao seu redor, o que é detectado pelo Doppler colorido, dando a impressão de que a área ocupada por eles é maior. Os jatos excêntricos, que correm junto à parede do átrio esquerdo, movimentam o sangue apenas no lado que ele não se encontra restrito por esta última, parecendo menores (Fig. 20.53); estes jatos sofrem o chamado efeito Coanda, onde o fluxo de sangue adere a uma superfície sólida, representada pela parede atrial[91,92] (Fig. 20.54).

Muitas vezes observa-se uma área de regurgitação pronunciada, ocupando grande parte do átrio, com dilatação mínima das câmaras esquerdas. Isso pode ocorrer nos casos agudos com lesão grave, como nas rupturas de cordas ou endocardite bacteriana: nessas situações o paciente apresenta-se bastante sintomático[60,84]. Também pode ocorrer na ausência de sintomas, indicando que a gravidade está superestimada pelo mapeamento de fluxo colorido: a análise com o modo M colorido pode demonstrar que a regurgitação na verdade ocupa pequena parte da sístole ventricular[92] (Fig. 20.55).

O cálculo da fração regurgitante pelo método de PISA (*proximal isovelocity surface area*, em inglês) vem sendo empregado com acurácia no diagnóstico da insuficiência mitral, tanto em humanos como em cães[93-95]. O método baseia-se no fato de que, quando o sangue converge em direção a um orifício, o Doppler colorido evidencia a formação de hemiesferas, as quais representam superfícies com a mesma velocidade. Na superfície, a velocidade equivale ao limite de Nyquist, que aparece na escala do Doppler diminuindo essa velocidade para cerca de 40cm/s: a hemiesfera torna-se mais nítida, de modo que é possível medir sua área (equivalente a $2\pi r^2$). Aplicando a segunda lei de Newton – da conservação da massa – ao estudo ecocardiográfico, sabe-se que o fluxo sanguíneo que passa por um sistema cardiovascular é constante, desde que não haja compressão do sangue e que o conduto não seja elástico; desta forma, o fluxo proximal é igual ao distal. Sendo o fluxo o produto da área pela velocidade, tem-se que:

$$A1 \times V1 = A2 \times V2$$

Onde:
A1 = área do orifício regurgitante
V1 = velocidade de pico da regurgitação mitral (estimada pelo Doppler contínuo)
A2 = área da hemiesfera
V2 = velocidade do *aliasing*

Portanto, pode-se estimar a área do orifício regurgitante (AOR – Fig. 20.55):

$$A1 = \frac{A2 \times V2}{V1} \quad cm^2$$

A área do orifício regurgitante pode ser superestimada caso o *aliasing* da regurgitação mitral se assemelhe mais a um círculo do que a uma hemiesfera, ou pode ser subestimada nos jatos excêntricos, quando o *aliasing* não forma uma hemiesfera nítida[94].

A partir da área estimada, pode-se calcular o volume regurgitante (Fig. 20.56) pela fórmula:

$$VR = AOR \times VTI \quad mL$$

Onde:
VR = volume regurgitante
AOR = área do orifício regurgitante
VTI = integral velocidade-tempo da regurgitação mitral (obtida pelo Doppler contínuo)

A fração regurgitante compreende a porcentagem do VR em relação ao fluxo anterógrado através da valva mitral, o qual corresponde à somatória do fluxo que chega ao átrio esquerdo proveniente dos pulmões mais o fluxo regurgitante. Assim:

$$FR = \frac{VR \times 100}{VM}$$

Onde:
FR = fração regurgitante
VM = volume mitral (fluxo anterógrado)

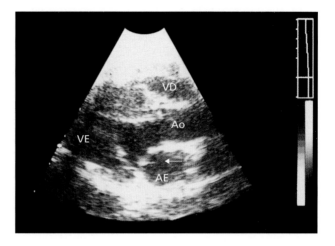

Figura 20.49 – Corte paraesternal longitudinal esquerdo de paciente com piometra. Nota-se pequena imagem filamentosa aderida à face atrial da valva mitral (*seta*) correspondente à vegetação. A valva mitral não apresenta degeneração mixomatosa nem inversão das cúspides durante a sístole ventricular, sinais que auxiliam a descartar o diagnóstico de ruptura de cordas. AE = átrio esquerdo; Ao = Aorta; VD = ventrículo direito; VE = ventrículo esquerdo.

Para calcular o fluxo anterógrado, basta multiplicar a área valvar mitral (obtida no plano do anel valvar, no corte apical 4 câmaras) pela integral velocidade-tempo, obtida pelo Doppler pulsátil, na via de entrada do VE (Fig. 20.57). O fluxo anterógrado também pode ser representado pela somatória do VR mais o volume que é ejetado através da aorta;

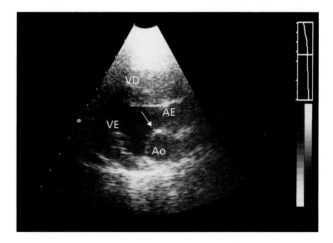

Figura 20.50 – Corte paraesternal longitudinal direito. Nota-se a presença de pequeno ponto hiperecogênico localizado no anel valvar mitral, na junção mitroaórtica (*seta*), correspondente ao cálcio de anel. AE = átrio esquerdo; Ao = Aorta; VD = ventrículo direito; VE = ventrículo esquerdo.

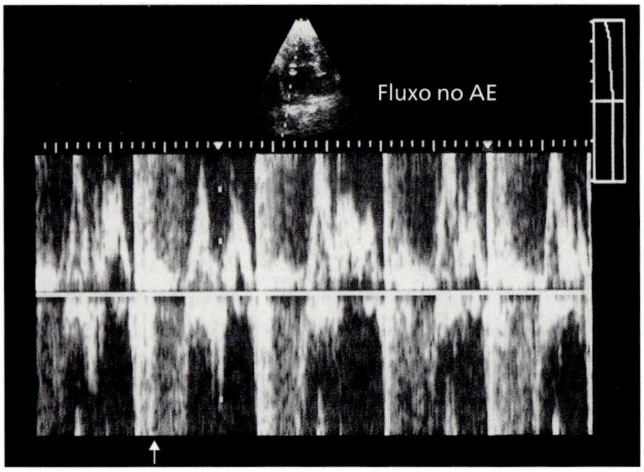

Figura 20.51 – Doppler pulsátil do fluxo valvar no interior do átrio esquerdo (AE) de paciente com regurgitação valvar mitral (seta). Durante a sístole ventricular, observa-se a presença de fluxo turbulento, formando *aliasing*.

para calcular este último, multiplica-se a área pela integral velocidade-tempo da via de saída do VE (Fig. 20.58).

Em humanos, os valores da fração regurgitante determinada pelo método de PISA para quantificar a regurgitação mitral são os seguintes: < 30% (discreta), {menor e igual} 49% (moderada) e {maior e igual} 50% (importante)[96]. Kitleson e Brown, em um estudo envolvendo 17 cães com insuficiência mitral de graus variáveis, correlacionaram a sintomatologia clínica e o diâmetro do átrio esquerdo com a fração regurgitante estimada pelo método de PISA e encontraram os seguintes valores para quantificar a lesão pela FR: até 41% (discreta), até 65% (moderada) e maior que 65% (importante), Doiguchi e

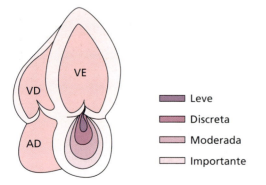

Figura 20.52 – Representação esquemática da quantificação da regurgitação mitral pelo Doppler colorido. AD = átrio direito; VD = ventrículo direito; VE = ventrículo esquerdo.

Takahashi, analisando 33 cães com insuficiência mitral observaram que a maioria dos pacientes com FR maior do que 50% apresentava-se em classe funcional IV de acordo com a classificação da *New York Heart Association*[93,94].

Em suma, a quantificação da insuficiência mitral não é uma tarefa fácil, tanto em humanos quanto nos cães. Portanto, o que se recomenda é que sejam consideradas todas as alterações em conjunto: sintomatologia clínica, diâmetro e volume do átrio esquerdo, duração do jato e fração regurgitante[93-96].

Cardiomiopatia Dilatada

É uma das principais causas de cardiopatias nos cães, principalmente os de raças grandes e gigantes (como por exemplo, dobermann, boxer e dogue alemão); entre as raças de menor porte, o cocker spaniel é o mais acometido[97,98].

Caracteriza-se pela dilatação das câmaras cardíacas, disfunção sistólica difusa dos ventrículos e diminuição da espessura das paredes em relação ao tamanho das câmaras. Em alguns casos, apenas um dos lados do coração pode estar comprometido, geralmente o esquerdo[97-99].

Muitas vezes as causas são desconhecidas, mas já é sabido que a deficiência de determinados aminoácidos (como taurina e L-carnitina)[100-102], infecções virais[103-105], agentes citotóxicos[106], predisposição genética[98,107], processos autoimunes[108-110] e taquiarritmias (como a fibrilação atrial)[98,111] podem ser fatores determinantes da lesão.

Também pode ser encontrada nos gatos, porém com menor frequência. As causas associadas são as mesmas que para os cães, e a deficiência de taurina na alimentação foi dada como fator importante para a ocorrência da doença nesta espécie[102].

Primeiramente há o comprometimento da função sistólica ventricular, com diminuição de sua capacidade de contração[98]. Porém, com o tempo, pode também haver prejuízo na função diastólica do ventrículo: inicialmente por alteração no seu relaxamento e, com a progressão da doença, por aumento do estresse sobre a parede muscular (devido à fibrose e à própria dilatação da câmara)[112,113].

O paciente apresenta sintomas de insuficiência cardíaca congestiva, com aparecimento de hipertensão pulmonar e edema (por acometimento das câmaras cardíacas esquerdas), além de congestão dos órgãos da cavidade abdominal (fígado e baço),

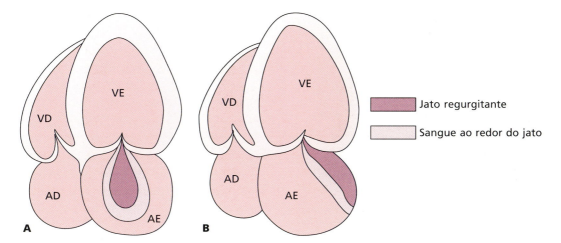

Figura 20.53 – Representação esquemática de dois jatos de regurgitação mitral, ambos com a mesma magnitude. (A) Jato central, que mobiliza o sangue ao seu redor de ambos os lados. (B) Jato excêntrico, mobilizando o sangue apenas do lado em que a regurgitação não está restrita pela parede livre do átrio esquerdo (AE). AD = átrio direito; VD = ventrículo direito; VE = ventrículo esquerdo.

quando o lado direito do coração também está comprometido. O baixo débito cardíaco provoca isquemia dos órgãos, sendo comum a associação com insuficiência renal e quadros neurológicos[97,98].

É comum haver regurgitação das valvas atrioventriculares devido à dilatação do anel e à disfunção que atinge também os músculos papilares[70,71].

A principal complicação associada a esta doença é a presença de trombos intracavitários, que ocorrem por estase sanguínea[114]. Estes trombos podem sofrer embolização e causar infarto em órgãos nobres, como o cérebro e os rins, contribuindo para o agravamento do quadro e aumento da mortalidade[115].

Objetivos da Avaliação Ecocardiográfica

Antes do advento do ecocardiograma era muito difícil o diagnóstico preciso de cardiomiopatia dilatada, uma vez que os sinais clínicos assemelham-se aos de outras doenças cardíacas, além de, não raro, haver associação das mesmas (como por exemplo, regurgitação mitral e hipertensão pulmonar). A partir das décadas de 70 e 80 do século passado, a avaliação ecocardiográfica passou a ter papel fundamental não apenas no diagnóstico, bem como na identificação das complicações associadas à doença[97].

As informações que se deve obter do exame são:

- Presença de dilatação das câmaras cardíacas.
- Espessura das paredes.
- Grau de comprometimento da função sistólica.
- Função diastólica.
- Presença de regurgitações valvares secundárias ou associadas.
- Grau de hipertensão pulmonar.
- Presença de trombos.

Abordagem Ecocardiográfica

O corte paraesternal eixo longo já fornece informações referentes ao tamanho dos ventrículos e do átrio esquerdo, além da presença de disfunção relativa ao septo interventricular, parede posterior do VE e parede livre do VD (Fig. 20.59).

A análise da valva mitral mostra que, durante sua excursão máxima na diástole, a cúspide anterior mantém-se afastada do septo interventricular, o que

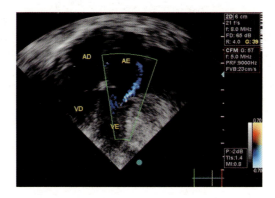

Figura 20.54 – Efeito Coanda, no qual o jato de regurgitação mitral corre junto à parede livre do átrio esquerdo (AE). AD = átrio direito; VD = ventrículo direito; VE = ventrículo esquerdo.

Figura 20.55 – Modo M colorido da regurgitação mitral, no qual se observa que esta ocupa apenas um terço da sístole ventricular (setas).

ocorre tanto por sobrecarga de volume quanto pela ejeção diminuída[27] (Fig. 20.60).

A função sistólica do VE deve ser determinada pelo método de Simpson, pois é o mais fidedigno para avaliar a fração de ejeção comprometida. Valores menores do que 55% são considerados anormais, sendo que a disfunção sistólica é considerada discreta quando a FE varia de 54 a 45%, moderada quando vai de 44 a 35% e importante quando for igual ou abaixo de 34%.

A morfologia da valva pulmonar pode ser analisada pelo modo M, no corte transverso e na altura dos vasos da base. Nota-se ausência de onda A, o que é um indício da hipertensão pulmonar coexistente (Fig. 20.61). É importante salientar que, quando há disfunção do VD, a onda A pode estar presente por causa do aumento na pressão do átrio direito.

Para contornar o problema, basta realizar a análise da curva de fluxo pulmonar através do Doppler pulsátil, com a amostra colocada na via de saída do VD: quando em presença de hipertensão pulmonar, o tempo de aceleração da valva diminui[116] (Fig. 20.62).

Nos cortes apical 4, 2 e 3 câmaras estuda-se o coração como um todo, incluindo o ápice, que é fonte preferencial de localização de trombos. Através deles confirma-se o comprometimento contrátil de todas as paredes: septal e lateral no corte 4 câmaras (Figs. 20.63 e 20.64), anterior e inferior no corte 2 câmaras (Fig. 20.65), posterior e ântero-septal no corte apical longitudinal (3 câmaras) e em todas as suas regiões[27] (basal, média e apical – Fig. 20.66).

O corte apical 4 câmaras permite ainda o estudo das regurgitações valvares, suas graduações e o estudo da função diastólica, através do Doppler pulsátil e do mapeamento de fluxo em cores[27].

Por fim, o exame fornece não apenas o diagnóstico da doença e de lesões relacionadas (Fig. 20.67), mas também os preditores de mortalidade a ela associados: grau de dilatação, diminuição dos índices cardíacos e da fração de ejeção e relação entre a espessura das paredes e o tamanho das cavidades[117].

Cardiomiopatia Hipertrófica

Define-se como a hipertrofia excessiva dos ventrículos, mais frequentemente o esquerdo, sem que haja dilatação da cavidade e sem causas intracardíacas ou sistêmicas que justifiquem tal aumento[118-120].

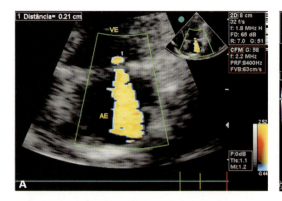
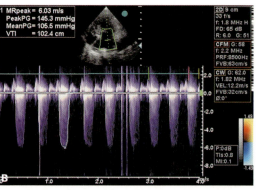

Figura 20.56 – Quantificação da área do orifício regurgitante pelo método de área de superfície proximal de isovelocidade. (A) A hemisfera é evidenciada abaixando-se a escala de velocidade do Doppler colorido (neste exemplo, para 44cm/s); a seguir, mede-se seu raio (0,21cm). (B) Doppler contínuo do fluxo regurgitante para o cálculo da velocidade de pico (603cm/s) e da integral velocidade-tempo (102,4cm). Deste modo, a área do orifício regurgitante é igual a $2 \times 3,14 \times (0,21)^2 \times 44/603$, ou seja, 0,02cm². O volume regurgitante é igual a $0,02 \times 102,4$, ou seja, 2,07mL. AE = átrio esquerdo; VE = ventrículo esquerdo.

A hipertrofia pode ser simétrica ou assimétrica. No primeiro caso todas as paredes apresentam aumento na espessura em grau equivalente; no segundo uma das paredes encontra-se hipertrofiada num grau muito superior às demais[118,121,122].

A lesão pode, ainda, apresentar-se sob duas formas: obstrutiva ou não obstrutiva. Na forma obstrutiva, o septo interventricular, em sua porção mais basal, pronuncia-se para o interior da via de saída do VE, causando gradiente intraventricular e alterações no movimento das valvas mitral e aórtica, conforme será visto na avaliação ecocardiográfica[57,118,121].

Acomete em maior número a espécie felina, mas pode ser também encontrada nos cães[98]. Nos humanos já foi demonstrado que sua presença está ligada a genes autossômicos dominantes ligados a proteínas do sarcômero cardíaco (miosina e troponina), e parece que isto também se aplica para os gatos[118,123-125]. As raças mais acometidas presentes em nosso meio são a persa e a maine coon, ocorrendo em menor escala nos siameses e abissínios. Um predomínio de mais de 87% foi demonstrado nos machos[118].

A hipertrofia leva à diminuição no relaxamento e ao aumento do estresse sobre a parede, com consequente disfunção diastólica e prejuízo ao enchimento ventricular. Mecanismos celulares do miocárdio possivelmente envolvidos com isso são as alterações na cinesia do cálcio, desarranjo dos miocardiócitos, fibrose, hipóxia e isquemia[117,118,126,127].

A diminuição do enchimento ventricular faz com que o sangue se acumule no interior do átrio esquerdo (que se dilata) e isso se reflete na congestão e aumento da pressão nas veias pulmonares. Como em outros quadros congestivos, os pulmões estão sujeitos à formação de edema[117-119].

O quadro de estase sanguínea predispõe a uma das maiores e mais frequentes complicações da cardiomiopatia hipertrófica nos felinos: a formação de trombos. Os mesmos não raro sofrem embolização para a aorta abdominal, estacionando em sua bifurcação para veias mesentéricas e causando paralisia de membros posteriores[118,119].

Outras complicações da doença referem-se à isquemia miocárdica e às taquiarritmias ventriculares e supraventriculares[119-122,128-132].

Com o avanço da doença pode ocorrer disfunção sistólica e dilatação ventricular; se o diagnóstico for realizado nesta fase, muitas vezes torna-se difícil distingui-la da cardiomiopatia dilatada[121,130,133].

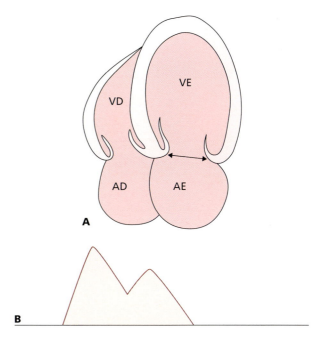

Figura 20.57 – Representação esquemática para o cálculo do volume anterógrado através da valva mitral. (*A*) No corte apical 4 câmaras, obtém-se o diâmetro do anel valvar mitral para o cálculo da área (equivalente à área do círculo, ou seja, ($\pi r2$). (*B*) Através do Doppler pulsátil, com o volume da amostra na via de entrada do ventrículo esquerdo (VE), adquire-se o fluxo mitral para o cálculo da integral velocidade-tempo (VTI). AD = átrio direito; AE = átrio esquerdo; VD = ventrículo direito.

Objetivos da Avaliação Ecocardiográfica

O ecocardiograma tem papel fundamental no diagnóstico da doença, principalmente se for considerado que causas intracardíacas tais como estenose valvar aórtica, estenose sub e supra valvar aórtica e coarctação da aorta devem ser descartadas. Além disso, causas sistêmicas também devem ser excluídas, sendo as mais comuns a hipertensão arterial e o hipertireoidismo.

Considerando-se isto, o exame permite identificar:

- Tipo de hipertrofia ventricular (simétrica ou assimétrica).
- Grau de hipertrofia ventricular.
- Tamanho dos átrios.
- Presença de obstrução ao fluxo da via de saída do VE e do VD.
- Alterações nos movimentos das valvas mitral e aórtica.
- Presença de trombos.

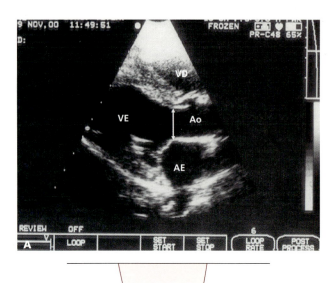

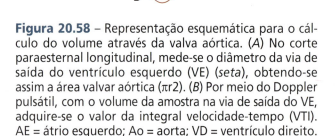

Figura 20.58 – Representação esquemática para o cálculo do volume através da valva aórtica. (*A*) No corte paraesternal longitudinal, mede-se o diâmetro da via de saída do ventrículo esquerdo (VE) (*seta*), obtendo-se assim a área valvar aórtica ($\pi r2$). (*B*) Por meio do Doppler pulsátil, com o volume da amostra na via de saída do VE, adquire-se o valor da integral velocidade-tempo (VTI). AE = átrio esquerdo; Ao = aorta; VD = ventrículo direito.

- Presença e grau de hipertensão pulmonar.
- Função diastólica do VE.
- Gradiente intraventricular e infundibular (nos casos obstrutivos).
- Presença e grau de regurgitação mitral associada.

Abordagem Ecocardiográfica

Ao corte paraesternal longitudinal e transverso visibiliza-se a hipertrofia do VE e se ela é mais acentuada na parede septal ou na parede posterior (Figs. 20.68 e 20.69). A cavidade aparece de tamanho normal, com função sistólica preservada[57,117,119,126,134]. É muito importante que seja observada a via de saída do ventrículo esquerdo, verificando se há obstrução dinâmica, a qual ocorre quando o septo interventricular se pronuncia em direção à mesma no decorrer da sístole. O tamanho do átrio esquerdo encontra-se geralmente aumentado, devido ao processo congestivo. Aqui também já é possível excluir causas intracardíacas de hipertrofia, como a estenose valvar aórtica e estenose subaórtica. Para descartar uma possível estenose supravalvar aórtica basta subir um espaço intercostal, mostrando a aorta ascendente em corte longitudinal. No corte do arco aórtico visibiliza-se a aorta descendente para averiguar a presença de coarctação.

O modo M fornece informações preciosas acerca do movimento das valvas mitral e aórtica nos casos de cardiomiopatia hipertrófica obstrutiva. Como a obstrução é dinâmica e o que mantém as valvas abertas é o próprio fluxo sanguíneo passando através das mesmas, a valva aórtica vai se fechando no transcorrer da sístole, no chamado fechamento mesossistólico (Fig. 20.70). A valva mitral descreve movimento anterior sistólico (Fig. 20.71), o qual ocorre pelo chamado efeito Venturi e pelo posicionamento anterior dos músculos papilares[117,126,135].

O efeito Venturi se dá pelo estreitamento da via de saída do VE, o que eleva a velocidade do fluxo; a energia potencial (que é representada pela pressão) transforma-se em energia cinética e, portanto, a pressão na face anterior da valva mitral torna-se menor que a pressão em sua face posterior, fazendo com que a valva movimente-se para frente[117,126]. Este não é o único mecanismo envolvido: o posicionamento anterior dos músculos papilares e a tensão que eles exercem sobre a mitral também contribuem para isto[135].

Medindo-se a espessura do septo interventricular e da parede posterior do VE, nota-se que a relação entre elas encontra-se aumentada (frente aos casos de hipertrofia septal assimétrica), mas sempre

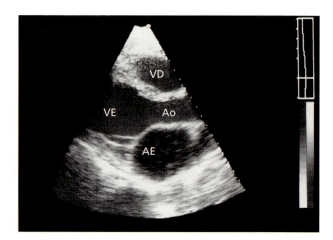

Figura 20.59 – Corte paraesternal longitudinal esquerdo, no qual é possível identificar a dilatação dos ventrículos e do átrio esquerdo (AE). Ao = aorta; VD = ventrículo direito; VE = ventrículo esquerdo.

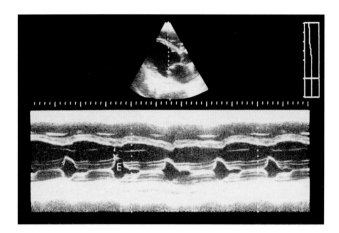

Figura 20.60 – Corte paraesternal transverso na altura da valva mitral. A distância do ponto E ao septo interventricular encontra-se aumentada (2,08cm).

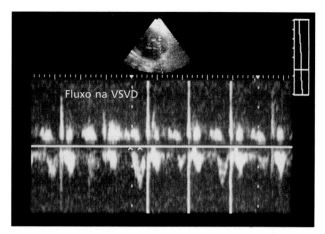

Figura 20.62 – Doppler pulsátil com o volume da amostra posicionado na via de saída do ventrículo direito (VSVD). O tempo de aceleração do fluxo transvalvar pulmonar é medido do início da sístole ventricular até o pico de ejeção, encontrando-se reduzido nos casos de hipertensão pulmonar.

é necessário descartar causas cardíacas ou sistêmicas que possam levar à hipertrofia[117].

O exame não só é capaz de diagnosticar a presença de trombos, mas, mais do que isto, informa sobre a potencialidade de desenvolvimento dos mesmos. Muitas vezes o paciente não apresenta trombos, mas é possível visibilizar a presença de contraste espontâneo, principalmente no interior do átrio esquerdo (onde o fluxo encontra-se essencialmente congestionado): essa imagem é representativa de estase sanguínea, que é o primeiro passo para a formação de trombos[117].

A função sistólica do VE encontra-se preservada e às vezes até aumentada, havendo entretanto disfunção diastólica. O estudo Doppler (pulsátil e tecidual) pode evidenciar alteração no relaxamento ventricular, padrão pseudonormal ou restritivo, de acordo com o grau de comprometimento da função diastólica[117,126,127] (Fig. 20.39). O gradiente intraventricular aparece nos casos obstrutivos e pode ser registrado através do Doppler contínuo no corte apical 5 câmaras, colocando-se o cursor entre a aorta e a valva mitral (Fig. 20.72). A curva formada tem pico de ejeção tardio, uma vez que se origina de obstrução dinâmica[57,117,126] (Fig. 20.73).

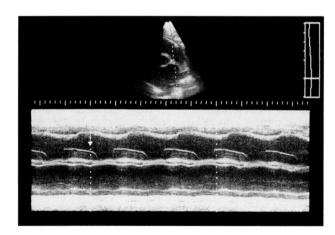

Figura 20.61 – Modo M da valva pulmonar (*seta*), obtido a partir do corte paraesternal eixo curto no nível dos vasos da base. A valva pulmonar aparece retificada, com onda A ausente, que indica hipertensão pulmonar.

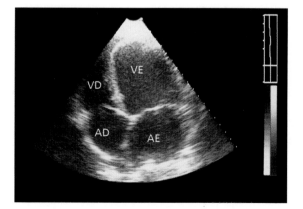

Figura 20.63 – Corte apical 4 câmaras durante a sístole ventricular em um cão com cardiomiopatia dilatada. Observa-se dilatação de todas as câmaras cardíacas e diminuição da contratilidade das paredes septal e lateral do ventrículo esquerdo (VE). AD = átrio direito; AE = átrio esquerdo; VD = ventrículo direito.

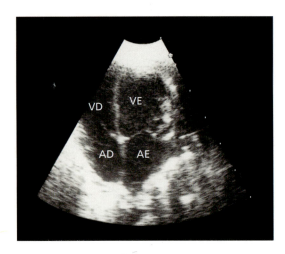

Figura 20.64 – Corte apical 4 câmaras durante a sístole ventricular em um gato com cardiomiopatia dilatada. AD = átrio direito; AE = átrio esquerdo; VD = ventrículo direito; VE = ventrículo esquerdo.

O movimento anterior sistólico da mitral está associado à presença de regurgitação, pois o mesmo provoca alteração na coaptação das cúspides valvares. Através do estudo Doppler e do mapeamento de fluxo em cores, é possível identificar a lesão e seu grau[117].

Segundo estudos de seguimento tardio com gatos portadores de cardiomiopatia hipertrófica, os preditores de mortalidade são: a manifestação de sintomatologia relacionada à doença, grau e extensão da hipertrofia, grau de dilatação do átrio esquerdo, ausência de movimento anterior sistólico

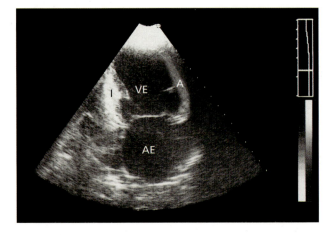

Figura 20.65 – Corte apical 2 câmaras durante a sístole ventricular em um cão com cardiomiopatia dilatada. Além da dilatação do átrio esquerdo (AE) e do ventrículo esquerdo (VE), nota-se diminuição da contratilidade das paredes anterior (A) e inferior (I).

e presença de episódios tromboembólicos[118]. Desta forma, pode-se concluir que o ecocardiograma não só é importante para o diagnóstico, bem como para a determinação do prognóstico e instituição do tratamento, além de ser extremamente útil no acompanhamento dos pacientes, avaliando a eficácia terapêutica. A terapia com o uso de bloqueadores beta-adrenérgicos e de canais de cálcio visa diminuir o gradiente intraventricular, restaurar a função diastólica e impedir a formação de contraste espontâneo ou de trombos[118,119,122,128,136-138], tornando o ecocardiograma essencial para o acompanhamento do paciente.

Hipertensão Arterial Pulmonar

Refere-se ao aumento na pressão da árvore arterial pulmonar devido à redução no calibre dos vasos e/ou por aumento do fluxo sanguíneo pulmonar. Pode ser primária ou secundária a doenças cardiovasculares[139].

Qualquer alteração no lado esquerdo do coração que leve à congestão do átrio e, portanto à congestão venosa retrógrada pode causar hipertensão pulmonar[139]. Desta forma, as causas mais comuns da doença nos cães são a regurgitação mitral e a cardiomiopatia dilatada; nos gatos a principal causa é a cardiomiopatia hipertrófica[77,97,98,118]. A presença de vermes intracavitários (dirofilariose) também é um dos fatores mais prevalentes para o aumento da pressão arterial pulmonar[140].

Doenças como hiperadrenocorticismo, anemia hemolítica autoimune, glomerulopatias e amiloidose renal, hipotireoidismo, neoplasias e processos infecciosos podem causar alterações na coagulação sanguínea, levando ao tromboembolismo pulmonar, que também é uma causa frequente de hipertensão[140-146].

Como consequência do aumento na pressão ocorre dilatação do tronco e ramos da artéria pulmonar, do átrio e ventrículo direitos, e não raro encontra-se associada regurgitação das valvas pulmonar e tricúspide[139,147,148]. A sobrecarga do VD causa alterações no movimento do septo interventricular, fazendo com que este último desloque-se em direção ao VE durante a diástole, o que pode acarretar disfunção diastólica desta câmara[27].

Objetivos da Avaliação Ecocardiográfica

- Identificar uma possível causa cardíaca para a hipertensão pulmonar presente.

- Determinar o grau de dilatação e disfunção do VD.
- Quantificar a hipertensão pulmonar.
- Verificar se existe comprometimento da função diastólica do VE.

Abordagem Ecocardiográfica

A alteração no relaxamento do ventrículo esquerdo pode ser facilmente observada através do corte paraesternal eixo curto (Fig. 20.74) e por meio do estudo Doppler, onde nota-se diminuição da velocidade da onda E em relação à velocidade da onda A. Em casos de sobrecarga extrema, o próprio tamanho do VE encontra-se reduzido, devendo-se ter cuidado na avaliação quantitativa do tamanho da cavidade e de sua função sistólica, geralmente alterados pela distorção em sua forma geométrica.

A artéria pulmonar, vista pelo corte paraesternal eixo curto pode se apresentar dilatada, dependendo do grau de hipertensão.

A morfologia da valva pulmonar no modo M encontra-se retificada, com onda A ausente. Como já foi visto a onda A corresponde à sístole atrial, e em condições normais reflete-se no movimento da valva pulmonar; quando a pressão diastólica sobre o VD e a artéria pulmonar encontra-se aumentada, a sístole atrial não se manifesta sobre a valva, com exceção dos casos onde há falência ventricular[116].

A hipertensão pulmonar pode ser analisada através da morfologia valvar, do fluxo na via de saída do VD (com diminuição do tempo de aceleração do fluxo através da valva pulmonar) ou então pela regurgitação tricúspide presente na grande maioria dos casos[98,147,148].

O estudo através da valva tricúspide baseia-se no princípio de que, na ausência de estenose pulmonar valvar ou na via de saída do ventrículo direito, a pressão sistólica nesta câmara é equivalente à pressão no tronco pulmonar; desta forma, obtendo-se o gradiente de pico do fluxo regurgitante através da valva atrioventricular, e somando-se ao mesmo a pressão estimada do átrio direito, o valor resultante equivale a essa pressão (Fig. 20.75). Isto pode ser aplicado sempre que se deseja estudar a pressão na artéria pulmonar em presença de regurgitação tricúspide, desde que não haja represamento do fluxo através do VD (o que, aumenta a pressão pré-estenose e diminui a pressão distal, ou seja, no tronco pulmonar, invalidando a equivalência entre eles)[148,149].

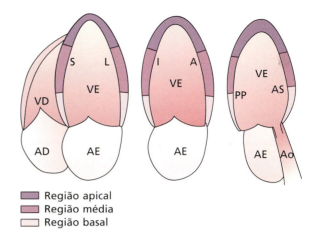

■ Região apical
■ Região média
□ Região basal

Figura 20.66 – Representação esquemática dos cortes apicais 4, 2 e 3 câmaras, com a segmentação do ventrículo esquerdo (VE). A = parede anterior; AD = átrio direito; AE = átrio esquerdo; Ao = aorta; AS = parede ântero-septal I = parede inferior; L = parede lateral; S = parede septal; VD = ventrículo direito; PP = parede posterior.

Dirofilariose

A infecção por *Dirofilaria immitis* ocorre de forma endêmica nos EUA, Japão, Austrália, alguns países do Mediterrâneo e no Brasil é encontrada em áreas de rios, litorais e represas, onde se prolifera o mosquito transmissor da doença. Acomete principalmente os cães, mas os gatos também são suscetíveis à infecção[150,151].

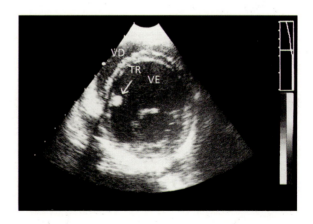

Figura 20.67 – Corte paraesternal transverso na altura da valva mitral durante a diástole. Paciente com cardiomiopatia dilatada, apresentando dilatação importante do ventrículo esquerdo (VE), valva mitral afastada do septo interventricular e imagem hiperecogênica arredondada aderida à parede ínfero-septal, representativa de trombo (TR). VD = ventrículo direito.

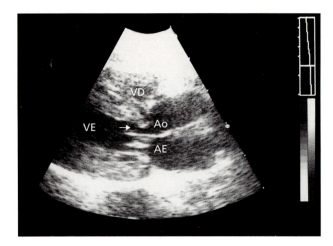

Figura 20.68 – Corte paraesternal longitudinal do coração de um gato com cardiomiopatia hipertrófica, forma simétrica. O ventrículo esquerdo (VE) tem cavidade de tamanho normal e a espessura das paredes septal e posterior encontra-se aumentada. Nota-se também que o septo interventricular se pronuncia para a via de saída do VE durante a sístole (seta), caracterizando a forma obstrutiva da doença. AE = átrio esquerdo; Ao = aorta; VD = ventrículo direito.

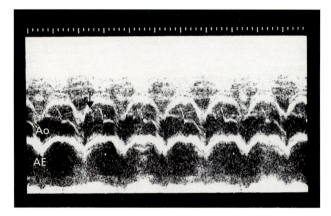

Figura 20.70 – Modo M da valva aórtica do mesmo paciente da Figura 20.69. Na mesossístole, a valva tende a se fechar em consequência da obstrução causada pela hipertrofia do septo no transcorrer da contração ventricular (*seta*). Ao = aorta; AE = átrio esquerdo.

Várias espécies de mosquitos podem servir de hospedeiros intermediários, incluindo *Aedes* e *Culex* (sendo que este último é o principal vetor para os felinos)[150,151]. A fêmea recebe as microfilárias de *Dirofilaria immitis* sugando sangue de um animal infectado. Ao morder outro animal, as larvas em estágio L_3 penetram pela pele e ficam migrando através dos tecidos pelos próximos 100 dias. Os adultos jovens (L_5) adentram o sistema vascular e atingem as pequenas artérias pulmonares. Os vermes adultos localizam-se no tronco pulmonar, ventrículo e átrio direitos e, em casos de infestação grave, também nas veias cavas cranial e caudal. Cerca de 6 meses após a infecção inicial, observa-se a presença de microfilaremia, reiniciando-se o ciclo[152].

As lesões são causadas não apenas pela presença mecânica dos vermes, mas também por reações imunológicas consequentes à liberação de toxinas pelos mesmos[150-152]. Como consequência, os portadores da doença podem apresentar pneumonite, endarterite pulmonar, hipertensão pulmonar, tromboembolismo, formação de granuloma e *cor pulmonale*[140,153-155].

978-85-7241-816-4

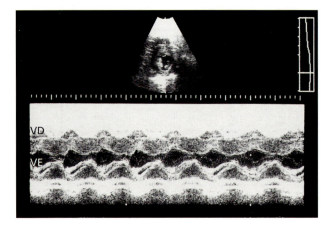

Figura 20.69 – Modo M do ventrículo esquerdo (VE) do coração de um gato com cardiomiopatia hipertrófica, forma septal assimétrica, na qual o septo interventricular apresenta espessura maior que a parede posterior. VD = ventrículo direito.

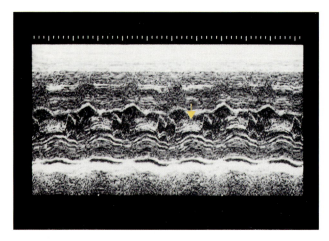

Figura 20.71 – Modo M da valva mitral com movimento anterior sistólico (*seta*).

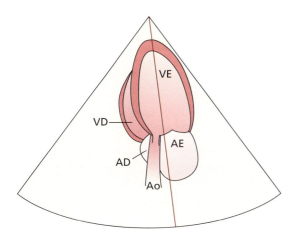

Figura 20.72 – Posição do curso para obtenção do gradiente intraventricular. AD = átrio direito; AE = átrio esquerdo; Ao = aorta; VD = ventrículo direito; VE = ventrículo esquerdo.

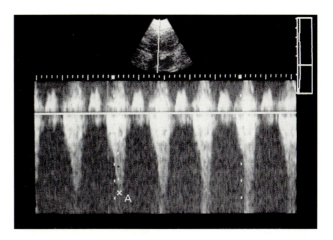

Figura 20.73 – Gradiente intraventricular obtido a partir do Doppler contínuo em um gato com cardiomiopatia hipertrófica do tipo obstrutiva. Nota-se o pico de ejeção tardio consequente à obstrução dinâmica.

Objetivos da Avaliação Ecocardiográfica

A visibilização dos vermes pode ser conseguida através do ecocardiograma, mas nem sempre isto é possível, principalmente nos casos onde o número de parasitas presente no coração não é muito grande. Mesmo assim, o exame continua sendo essencial na avaliação destes pacientes, pois fornece dados importantes para a escolha do tratamento.

Assim, além da presença dos vermes, o estudo ecocardiográfico analisa:

- Função e tamanho do ventrículo direito.
- Tamanho do átrio direito.
- Presença e quantificação do grau de regurgitações das valvas pulmonar e tricúspide.
- Grau de hipertensão pulmonar.
- Repercussão das lesões sobre o ventrículo esquerdo.
- Presença de efusões pleural e pericárdica associadas.

Abordagem Ecocardiográfica

Os cortes paraesternal eixo longo, eixo curto e 4 câmaras permitem visibilizar o ventrículo direito, avaliando o grau de dilatação e capacidade contrátil. Quando é possível identificar a presença dos vermes adultos, os mesmos aparecem hiperecogênicos, de formato circular ou filamentoso, movimen-

tando-se no interior do ventrículo e átrio direitos[156,157] (Figs. 20.76 e 20.77).

A hipertensão pulmonar pode ser analisada através da morfologia valvar, do fluxo na via de saída do VD ou então pela regurgitação tricúspide presente na grande maioria dos casos.

É importante avaliar a repercussão que a sobrecarga volumétrica do VD pode exercer sobre a função diastólica do ventrículo esquerdo, através do estudo da movimentação do septo interventricular e do fluxo de enchimento desta câmara[156,158].

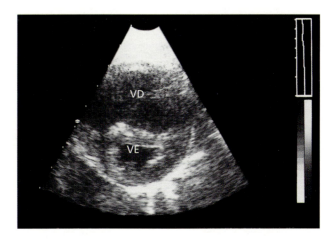

Figura 20.74 – Corte paraesternal transverso na altura dos músculos papilares durante a diástole. Paciente com hipertensão pulmonar e sobrecarga volumétrica acentuada do ventrículo direito (VD). O septo interventricular descreve movimentação posterior em direção ao ventrículo esquerdo (VE), com prejuízo ao relaxamento dessa câmara e alteração de sua geometria.

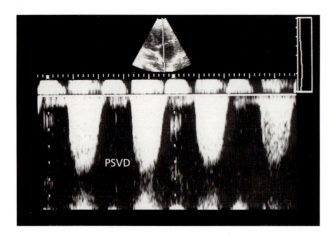

Figura 20.75 – Doppler pulsátil do fluxo transvalvar tricúspide em paciente com hipertensão pulmonar e regurgitação secundária da valva atrioventricular direita. A soma do gradiente de pico obtido a partir do fluxo regurgitante com a pressão estimada no átrio direito fornece o valor da pressão sistólica no ventrículo direito (PSVD), que é a mesma da artéria pulmonar.

Regurgitação Aórtica

Excluindo-se as causas infecciosas, a regurgitação aórtica adquirida é pouco comum em cães e gatos. Quando ocorre em cães idosos, relaciona-se à fibrocalcificação valvar e geralmente é de grau discreto[53,159]. Também pode resultar de anormalidades congênitas das válvulas ou estar associada a outras cardiopatias congênitas (principalmente estenose subaórtica)[75,160,161].

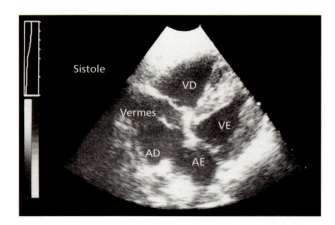

Figura 20.76 – Corte longitudinal 4 câmaras durante a sístole ventricular em cão com dirofilariose. Nota-se a presença de imagem filamentosa no interior do átrio direito (AD), que corresponde aos vermes intracavitários. AE = átrio esquerdo; VD = ventrículo direito; VE = ventrículo esquerdo.

Diferentemente da regurgitação mitral, aqui ocorre um aumento na pós-carga, pois o volume regurgitante retorna ao ventrículo esquerdo. Isto representa uma sobrecarga volumétrica, fazendo com que haja replicação dos sarcômeros em série e desenvolvimento de hipertrofia excêntrica (onde o grau de dilatação da cavidade é maior que o aumento na espessura das paredes). Esse mecanismo adaptativo se faz na tentativa de normalizar o estresse diastólico sobre as paredes do VE. Os índices de função sistólica geralmente encontram-se normais, mas com a progressão da doença e consequente dilatação ventricular, acabam por se deteriorar[55].

Objetivos da Avaliação Ecocardiográfica

Visa determinar:

- Etiologia e grau da lesão.
- Grau de dilatação e função sistólica do ventrículo esquerdo.

Abordagem Ecocardiográfica

Apesar de a valva aórtica ser visibilizada nos cortes paraesternal longitudinal e apical 5 câmaras, é no corte paraesternal transverso que se tem a imagem de suas três válvulas. Portanto, sempre se deve analisá-la no eixo curto, inclusive para verificar se todos as válvulas estão presentes, uma vez que a mesma pode ser bivalvulada (o que também predispõe à regurgitação)[162].

O ecocardiograma é um instrumento valioso quando existe suspeita de endocardite infecciosa. Da mesma forma que na valva mitral, as vegetações apresentam-se hiperecoicas e podem ser pedunculadas, com movimentação desordenada, ou sésseis, aderindo-se às válvulas (Fig. 20.78). Depois da mitral, a valva aórtica é o local preferencial para a instalação de bactérias, pois o sangue passa pela valva atrioventricular contaminada e segue levando a infecção para a via de saída do VE[163] (Fig. 20.79).

O fluxo regurgitante é evidenciado através do Doppler pulsátil, colocando a amostra de volume na via de saída do VE, no corte apical 5 câmaras. O fluxo valvar aórtico aparece durante a sístole, abaixo da linha de base; durante a diástole nota-se o fluxo que volta para o VE e, portanto, acima da linha

Ecocardiografia – **237**

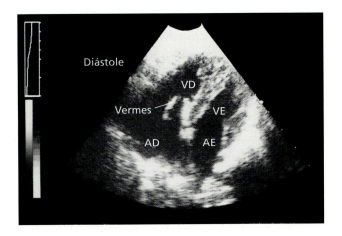

Figura 20.77 – Corte longitudinal 4 câmaras do coração do mesmo paciente da Figura 20.76, agora em diástole. A imagem filamentosa (vermes intracavitários) aparece entre as câmaras direitas, passando através da valva tricúspide. AD = átrio direito; AE = átrio esquerdo; VD = ventrículo direito; VE = ventrículo esquerdo.

de base[162] (Fig. 20.80). O mapeamento de fluxo em cores mostra a regurgitação no VE (codificada em vermelho) durante a sístole ventricular (Fig. 20.81).

A quantificação do grau de lesão se faz através do mapeamento da aorta descendente: quanto maior for a profundidade do jato através do vaso, maior é sua repercussão hemodinâmica (Fig. 20.82). Como nem sempre é fácil a obtenção de uma imagem satisfatória do arco aórtico e aorta descendente, a quantificação pode ser feita através do mapeamento da via de saída do VE: quanto mais o fluxo regurgitante ocupar o ventrículo esquerdo e quanto maior for sua largura, maior é o grau da regurgitação[78,162] (Fig. 20.83).

Efusão Pericárdica

A afecção pericárdica adquirida mais comum é a presença de líquido no espaço normalmente virtual que há entre o pericárdio visceral (também conhecido como epicárdio) e o pericárdio parietal[164].

O acúmulo de líquido geralmente se dá por causas idiopáticas, podendo também ocorrer em consequência a neoplasias[165-167]. Menos comuns são as causas infecciosas (por bactérias ou fungos) secundárias a corpos estranhos, acidentes com projéteis, ruptura do esôfago, ferimentos por mordedura ou por pneumonia adjacente[168,169]. Doenças cardíacas ou sistêmicas também podem ser responsáveis pelo acúmulo de líquido no pericárdio, mas o mesmo é acelular e geralmente em pequena quantidade[169]. Especificamente em gatos, devem-se mencionar a peritonite infecciosa viral e os linfossarcomas como as causas mais comuns de efusão pericárdica[169,170].

O tamponamento cardíaco é um processo progressivo, que dá início a alterações hemodinâmicas tão logo a pressão intrapericárdica se eleve acima de zero. Numa primeira fase a pressão encontra-se aumentada, porém menor que a do átrio direito, causando sintomatologia leve; a segunda fase caracteriza-se pelo tamponamento atrial, onde a pressão intrapericárdica se iguala ou excede a do átrio direito, fase em que aparece ascite e intolerância ao exercício. A terceira fase é aquela em que a pressão intrapericárdica equilibra-se inicialmente à pressão do ventrículo direito (tamponamento cardíaco direito), podendo a seguir equivaler-se à pressão do VE (tamponamento cardíaco esquerdo

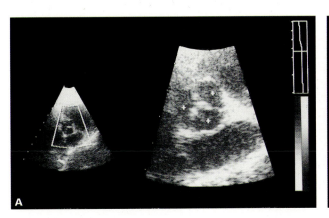
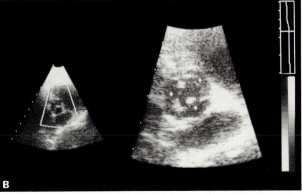

Figura 20.78 – Corte paraesternal transverso da aorta durante a diástole (*A*) e a sístole (*B*). A valva tem morfologia trivalvular (+) e aparece bastante espessada durante diástole. Na sístole é possível notar a presença da imagem arredondada e séssil aderida às válvulas coronariana esquerda e não coronariana (vegetações).

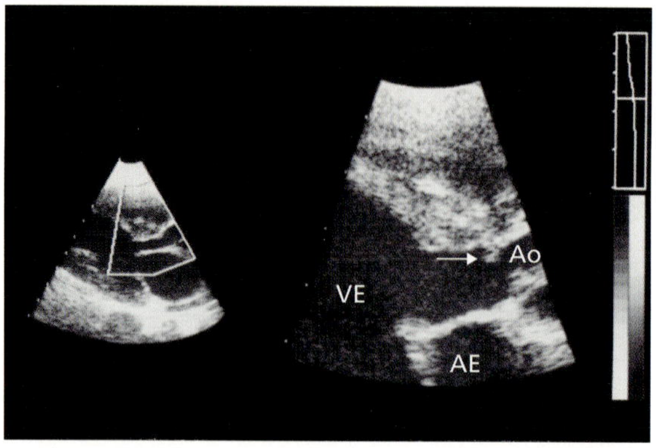

Figura 20.79 – Corte paraesternal longitudinal do coração do mesmo paciente da Figura 20.78, evidenciando a via de saída do ventrículo esquerdo (VE) e a presença de imagem filamentosa logo abaixo da valva aórtica (*seta*), representando as vegetações. AE = átrio esquerdo; Ao = aorta.

ou biventricular); nesta fase o débito cardíaco encontra-se gravemente comprometido e a pressão venosa sistêmica bastante elevada[169,171].

Objetivos da Avaliação Ecocardiográfica

O ecocardiograma ocupa papel de destaque no diagnóstico de efusão pericárdica, pois através dele é possível determinar:

- Presença e quantidade de líquido intrapericárdico.
- Aspecto do líquido.
- Espessamento pericárdico.
- Repercussão da lesão sobre as câmaras cardíacas.

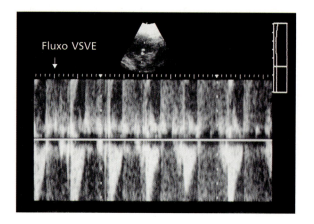

Figura 20.80 – Doppler pulsátil do fluxo transvalvar aórtico na via de saída do ventrículo esquerdo (VSVE) do coração de um cão com regurgitação aórtica (*seta*).

Além disso, o exame pode guiar a drenagem mecânica do líquido, impedindo que o cateter toque no epicárdio ou perfure o miocárdio, causando arritmias e/ou óbito do paciente.

Abordagem Ecocardiográfica

Os cortes ecocardiográficos utilizados para a avaliação do pericárdio são: paraesternal longitudinal, cortes transversais desde a base do coração até o ápice, cortes apicais e, quando possível, cortes subcostais.

O aspecto do pericárdio normal, ao ecocardiograma, é de uma lâmina hiperecogênica, observada principalmente logo abaixo da parede posterior do VE; o pericárdio envolve também o átrio esquerdo, porém, devido à fina espessura da parede desta câmara, a distinção entre eles é muito difícil (Fig. 20.84). A diferenciação entre as porções parietal e visceral do pericárdio também é complicada de ser feita, podendo, entretanto, tornar-se mais evidente com a diminuição do ganho do aparelho[172].

A presença de líquido entre o epicárdio e o pericárdio visceral aparece no ecocardiograma como um espaço livre de ecos, ou seja, anecogênico. Entretanto, uma pequena quantidade de líquido aparente durante a sístole ventricular é considerada normal; apenas quando ela se estende para a telediástole é considerada como anômala. Da mesma forma, um pequeno espaço livre de ecos restrito à parede livre do VD pode representar simplesmente gordura pericárdica ou tecido conectivo mais abundante, não podendo, portanto, ser classificada como anormal[172].

Ao exame ecocardiográfico, a efusão pericárdica é considerada discreta quando aparecer apenas abaixo da parede posterior do VE. Se o espaço livre de ecos estiver circundando todo o coração, ou seja, aparecer sob a parede posterior do VE, sobre a parede livre do VD, lateralmente e na região apical, a efusão é tida como moderada. Quantidades importantes de líquido aparecem circundando todo o órgão, o qual se apresenta com movimentação exacerbada no interior do saco pericárdico, afastando-se do centro durante a diástole e aproximando-se dele na sístole, no que se convencionou chamar de *swinging heart* (Fig. 20.85). A alternância elétrica observada no eletrocardiograma corresponde a esta movimentação ampla do órgão em presença de efusão pericárdica acentuada[164,169,172,173].

O líquido presente pode ser um exsudato, transudato, sangue ou pus, dependendo da causa. Não é possível, através do ecocardiograma, realizar o

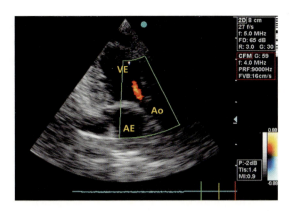

Figura 20.81 – Corte apical longitudinal 3 câmaras, mostrando fluxo de regurgitação aórtica codificado pelo mapeamento de fluxo colorido em vermelho. AE = átrio esquerdo; Ao = aorta ; VE = ventrículo esquerdo.

diagnóstico etiológico da efusão pericárdica, porém, seu aspecto é indicativo de maior ou menor grau de celularidade, conforme o mesmo apresentar-se mais ecogênico ou mais anecóico, respectivamente[167,169].

A observação do átrio direito através do corte apical 4 câmaras permite avaliar se existe algum grau de tamponamento. Sendo esta câmara a primeira a sofrer as alterações decorrentes do aumento da pressão intrapericárdica, é possível observar já nas primeiras fases o colabamento de sua parede livre em direção ao septo interatrial durante a diástole (Fig. 20.86).

Numa fase mais adiantada de tamponamento, as alterações são visíveis no ventrículo direito, o qual apresenta colabamento da parede livre na telediástole[173]. Isto pode ser estudado através dos cortes paraesternal longitudinal, transverso e apical 4 câmaras.

O estudo através do Doppler pulsátil permite analisar alterações decorrentes do aumento da pressão intrapericárdica. Em caso de tamponamento hemodinâmico, durante a inspiração, ocorre diminuição do fluxo sanguíneo através das valvas mitral e aórtica e aumento marcante do mesmo através das valvas tricúspide e pulmonar[172]. Um adendo importante é a diferenciação entre efusão pericárdica e efusão pleural. Quando ambas estão presentes, conseguem-se visibilizar duas membranas: uma ao redor do coração (correspondente ao pericárdio) e outra mais externa, correspondente à pleura[174] (Fig. 20.87). Nos casos onde se observa apenas um único espaço livre de ecos ao redor do coração, sem que se distinga nenhuma membrana, uma maneira de diferenciar entre derrame pericárdico e pleural é

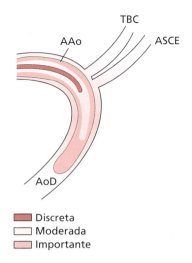

Figura 20.82 – Quantificação da regurgitação aórtica pelo Doppler pulsátil por meio do corte supraesternal. AAo = arco aórtico; AoD = aorta descendente; ASCE = artéria subclávia esquerda; TBC = tronco braquiocefálico.

a observação do ligamento pericárdio-diafragmático, visibilizado junto à parede posterior do VE, no corte paraesternal eixo curto (Fig. 20.88).

Tumores Intracardíacos

A ocorrência de neoplasias cardíacas é pouco frequente, quer seja por metástase ou por tumores primários[169].

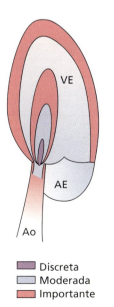

Figura 20.83 – Quantificação da regurgitação aórtica pelo Doppler pulsátil por meio do corte apical 5 câmaras. AE = átrio esquerdo; Ao = aorta; VE = ventrículo esquerdo.

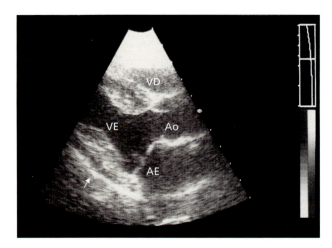

Figura 20.84 – Corte paraesternal longitudinal esquerdo, no qual se nota uma linha mais ecogênica logo abaixo da parede posterior do ventrículo esquerdo (VE) e que corresponde ao pericárdio (*seta*). O átrio esquerdo (AE) também é envolvido por ele, mas a distinção entre ambos é difícil. Ao = aorta; VD = ventrículo direito.

O ecocardiograma não é capaz de oferecer um diagnóstico etiológico do tumor, mas dependendo de sua localização e aspecto, pode-se ter uma ideia relativamente precisa de sua origem. Para a definição do diagnóstico etiológico e do tratamento, faz-se necessária a realização de biópsia.

Tumores obstruindo o átrio direito geralmente são hemangiossarcomas; os quemodectomas localizam-se preferencialmente no átrio esquerdo ou na via de saída do ventrículo direito; os mixomas estão presentes nos átrios e caracteristicamente são pedunculados e apresentam grande mobilidade, podendo causar estenose funcional na via de entrada do ventrículo correspondente, durante a diástole. Os rabdomiossarcomas costumam se infiltrar no miocárdio e causar arritmias. Tumores ectópicos da tireoide ou da paratireoide podem aparecer na via de saída do VD ou no átrio esquerdo[169,175,176].

Objetivos da Avaliação Ecocardiográfica

- Detectar a presença de massa ou formação.
- Avaliar sua localização (intra ou extracardíaca).
- Determinar a repercussão hemodinâmica do tumor.

Abordagem Ecocardiográfica

Não existe um corte ecocardiográfico específico para diagnosticar uma formação intracardíaca: isto dependerá muito de onde a mesma se encontra. Na verdade, ao se visibilizar a presença de massa ao ecocardiograma, qualquer que seja sua localização, um estudo acurado deverá ser feito com o objetivo de averiguar se a mesma estende-se para outras regiões do coração ou mesmo fora dele.

Muitas vezes é difícil determinar se o tumor é intra ou extracardíaco. Uma maneira de fazê-lo é tentar visibilizar o pericárdio: se a massa estiver contida nele, provavelmente o tumor é intracardíaco (Fig. 20.89).

Formações localizadas nos átrios, quando muito grandes, podem causar estenose funcional da valva correspondente (Fig. 20.90) ou congestão venosa retrógrada.

Ecocardiografia Transesofágica

A proximidade anatômica entre o esôfago e o coração permite o uso de uma sonda esofágica com um transdutor em sua extremidade distal para a observação das estruturas cardíacas. Entre o coração e o transdutor existe apenas a musculatura do esôfago e o pericárdio: desta forma são abolidas as limitações técnicas que impedem uma melhor visibilização do órgão[177-179] (Fig. 20.91).

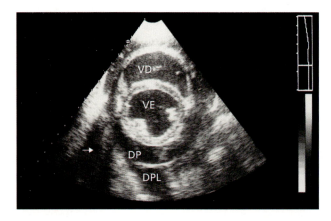

Figura 20.85 – Corte paraesternal transverso no nível dos músculos papilares. Presença de grande quantidade de líquido no interior do saco pericárdico (imagem anecogênica), circundando todo o coração. A sombra formada (*seta*) ocorre pela diferença de densidade acústica entre o miocárdio e o líquido intrapericárdico. DP = derrame pericárdico; DPL = derrame pleural; VD = ventrículo direito; VE = ventrículo esquerdo.

Ecocardiografia – **241**

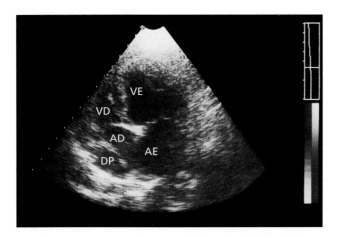

Figura 20.86 – Corte apical 4 câmaras, mostrando o colabamento da parede livre do átrio direito (AD) na telediástole em presença de derrame pericárdico (DP). AE = átrio esquerdo; VD = ventrículo direito; VE = ventrículo esquerdo.

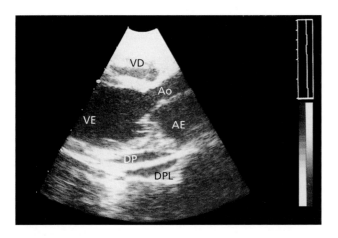

Figura 20.87 – Corte paraesternal longitudinal esquerdo mostrando a presença de duas linhas anecogênicas. A primeira, localizada logo abaixo da parede posterior do ventrículo esquerdo, corresponde ao derrame pericárdico (DP); a segunda, localizada externamente à primeira, representa o derrame pleural (DPL). AE = átrio esquerdo; Ao = aorta; VD = ventrículo direito; VE = ventrículo esquerdo.

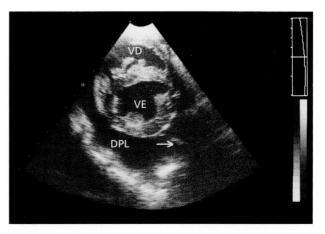

Figura 20.88 – Corte paraesternal transverso na altura dos músculos papilares. Existe um espaço livre de ecos ao redor do coração e nota-se a presença de imagem filamentosa (seta), que vai da região posterior do ventrículo esquerdo (VE) até o diafragma; essa estrutura corresponde ao ligamento pericárdio-diafragmático, indicando tratar-se de um derrame pleural (DPL). VD = ventrículo direito.

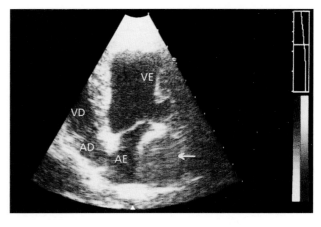

Figura 20.89 – Corte apical 4 câmaras. Presença de massa (seta) localizada em região topográfica de átrio esquerdo (AE). Nota-se que o pericárdio envolve externamente o átrio (ponta de seta), indicando que a massa é extracardíaca. AD = átrio direito; VD = ventrículo direito; VE = ventrículo esquerdo.

Inicialmente o esôfago foi usado como janela para o registro do fluxo aórtico em humanos; a seguir, estudos experimentais em cães analisaram não só o fluxo aórtico, mas também a mobilidade do vaso[180]. A partir disto, abriu-se um amplo espectro de possibilidades para a sua utilização, tornando-o cada vez mais necessário na avaliação intraoperatória e de pacientes onde o ecocardiograma transtorácico apresenta limitações técnicas (pacientes obesos, adultos portadores de cardiopatias congênitas, indivíduos com deformidades torácicas, pacientes não-cooperativos). Também tem-se mostrado essencial nos casos em que o estudo de determinadas estruturas cardíacas é restrito pela própria anatomia do órgão (por exemplo, no caso dos apêndices atriais e do septo interatrial alto)[180-183].

O uso do ETE ainda é incipiente na Medicina Veterinária nacional, porém com o desenvolvimento

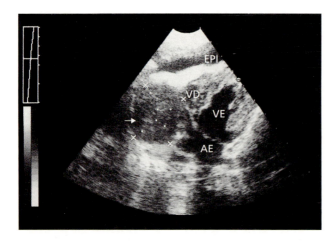

Figura 20.90 – Corte longitudinal 4 câmaras. Presença de massa intracardíaca localizada no átrio direito (*seta*) e ocupando a totalidade dessa câmara, o que provocava estenose funcional da valva tricúspide. AE = átrio esquerdo; EPL = efusão pleural; VD = ventrículo direito; VE = ventrículo esquerdo.

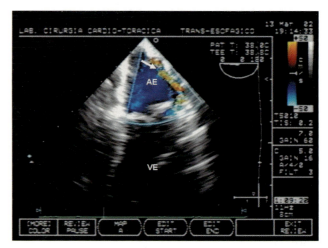

Figura 20.92 – Ecocardiograma transesofágico de cão submetido à bioprótese em posição mitral, no qual se observa regurgitação paraprotética (*seta*), correndo junto à parede livre do átrio esquerdo (AE). VE = ventrículo esquerdo.

da cirurgia cardíaca para animais de companhia, certamente este método será indispensável nos centros de referência (Fig. 20.92).

O ECOCARDIOGRAMA NA AVALIAÇÃO DAS CARDIOPATIAS CONGÊNITAS

A abordagem ecocardiográfica dos pacientes portadores de cardiopatias congênitas se faz através de uma metodologia diferente daquela realizada nos pacientes com doenças cardíacas adquiridas. Isto se deve ao fato de que, nos primeiros, existe um grande número de variações nas conexões e morfologia das estruturas cardíacas. Portanto, para que seja feito um diagnóstico acurado dessas anomalias é essencial ter conhecimento sobre (1) embriologia cardíaca; (2) circulação fetal; (3) diferenças entre as circulações fetal, neonatal e adulta; (4) anatomia cardíaca; (5) fisiopatologia das cardiopatias congênitas.

Estas considerações iniciais são extremamente importantes, pois a instituição do tratamento correto depende em grande parte da precisão diagnóstica. Como a maioria das cardiopatias congênitas requer procedimento cirúrgico, quer seja corretivo ou paliativo, o ecocardiografista ocupa papel de grande responsabilidade não só frente ao paciente, mas também como um dos aliados no desenvolvimento desta especialidade em Medicina Veterinária.

Partindo-se destes preceitos, as principais doenças cardíacas congênitas serão aqui analisadas sob o ponto de vista ecocardiográfico.

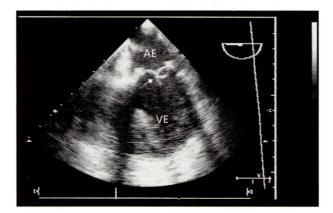

Figura 20.91 – Ecocardiograma transesofágico de cão submetido à implantação de prótese biológica em posição valvar mitral (*seta*). AE = átrio esquerdo; VE = ventrículo esquerdo.

ANÁLISE SEGMENTAR SEQUENCIAL ATRAVÉS DO ECOCARDIOGRAMA

Proposta por Anderson *et al.*, visa estudar o coração a partir da morfologia das estruturas cardíacas e das conexões que elas estabelecem (ou não) entre si, com o objetivo de facilitar o entendimento das malformações cardíacas congênitas[184,185]. Além disso, tem grande importância em uniformizar a linguagem entre clínicos, ecocardiografistas e cirurgiões.

A análise inicia-se pela determinação do *situs* atrial. O termo *situs* refere-se à localização espacial da estrutura, e a forma mais confiável de estabelecê-la, no caso dos átrios, é observando os apêndices atriais. Sua visibilização é feita através do corte paraesternal esquerdo alto (2º ou 3º espaço intercostal), no eixo curto (Fig. 20.93): o apêndice atrial direito tem a forma aproximada de um triângulo, com a base larga e a ponta romba; o apêndice atrial esquerdo é fino e pontiagudo. Além do arranjo normal, ou seja, *situs solitus* (átrio morfologicamente direito localizado à direita e átrio morfologicamente esquerdo localizado à esquerda), é possível haver *situs inversus* (ou imagem em espelho), onde o átrio morfologicamente direito localiza-se à esquerda e o átrio morfologicamente esquerdo localiza-se à direita e *situs ambíguos* (isomerismo atrial direito ou esquerdo), onde ambos os átrios têm características morfológicas de átrio direito ou esquerdo, respectivamente[184,186,187].

Na sequência deve ser estudado o septo interatrial, cuja melhor abordagem é conseguida pelo corte paraesternal direito alto (2º ou 3º espaço intercostal), no eixo longitudinal; para ter certeza de que o alinhamento entre o septo e o feixe de eco está correto, é importante que ao menos uma das veias pulmonares seja visibilizada[184] (Fig. 20.94). Esta é a maneira mais adequada de fazer com que

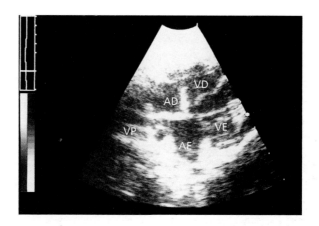

Figura 20.94 – Corte paraesternal direito alto. Septo interatrial íntegro. AD = átrio direito; AE = átrio esquerdo; VD = ventrículo direito; VE = ventrículo esquerdo; VP = veia pulmonar.

o ultrassom atinja a estrutura num ângulo igual ou próximo a 90° (ou seja, perpendicularmente), evitando assim a produção de artefatos que simulem defeitos do septo atrial, comumente observados no corte apical 4 câmaras.

Uma vez determinada a topografia atrial segue-se para a análise dos ventrículos, a partir do corte apical 4 câmaras. Como se sabe da embriologia, as valvas atrioventriculares sempre acompanham os ventrículos, e esta é uma maneira de identificá-los, já que a implantação da valva tricúspide é mais baixa que a da valva mitral (Fig. 20.95); além disso, a

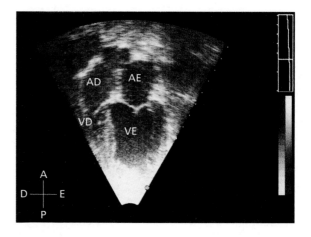

Figura 20.95 – Corte apical 4 câmaras. Nota-se que a implantação da valva atrioventricular direita é mais baixa que a da valva atrioventricular esquerda, possibilitando a identificação dos ventrículos. A = anterior; AD = átrio direito; AE = átrio esquerdo; D = direita; E = esquerda; P = posterior; VD = ventrículo direito; VE = ventrículo esquerdo.

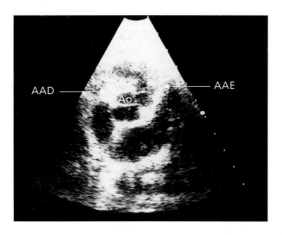

Figura 20.93 – Corte paraesternal esquerdo alto, mostrando a posição dos apêndices atriais (*seta*) no *situs solitus*. O apêndice atrial direito (AAD) possui base larga e ponta romba; o apêndice atrial esquerdo (AAE) é pontiagudo, em forma de dedo de luva. Ao = aorta.

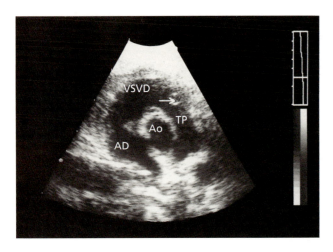

Figura 20.96 – Corte paraesternal transverso na altura dos vasos da base. Observa-se que o infundíbulo direito é completamente muscular. AD = átrio direito; Ao = aorta; TP = tronco pulmonar; VSVD = via de saída do ventrículo direito; valva pulmonar (*seta*).

valva atrioventricular direita pode emitir cordas para o septo ventricular. Outra característica de distinção dos ventrículos é o infundíbulo: no ventrículo morfologicamente direito ele é completamente muscular (Fig. 20.96), enquanto que no ventrículo morfologicamente esquerdo o infundíbulo é parcialmente muscular, parcialmente fibroso[184,188] (Fig. 20.97).

O tipo de conexão atrioventricular (AV) pode ser[184] (Fig. 20.98):

- Concordante: átrio morfologicamente direito (AMD) conectado ao ventrículo morfologicamente direito (VMD) e átrio morfologicamente esquerdo (AME) conectado ao ventrículo morfologicamente esquerdo (VME).
- Discordante: AMD conectado ao VME e AME conectado ao VMD.
- Ambígua: nos casos de isomerismo atrial.

O modo de conexão AV pode ser (Fig. 20.98):

- Duas valvas.
- Ausência de conexão à direita.
- Ausência de conexão à esquerda.
- Dupla via de entrada.

A seguir deve-se determinar a conexão entre os ventrículos e as grandes artérias da base (pulmonar e aorta). A pulmonar é um tubo que logo se bifurca nos ramos direito e esquerdo e a aorta é um tubo mais longo, sem bifurcações, que dará origem ao arco aórtico. Na raiz da aorta há os óstios coronarianos direito e esquerdo: a coronária esquerda possui um tronco comum curto que logo se bifurca na artéria coronariana circunflexa e na artéria interventricular anterior; a coronária direita apresenta-se como um ramo longo, sem bifurcações[184,189] (Fig. 20.99).

Tipos de conexão atrioventricular

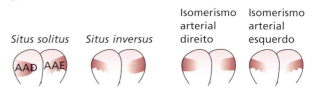

Modos de conexão atrioventricular

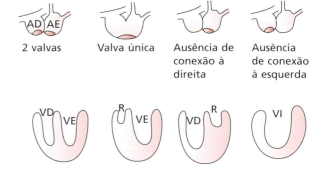

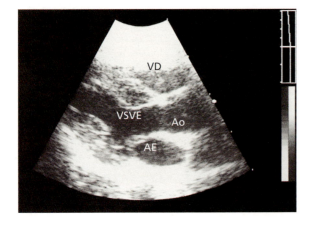

Figura 20.97 – Corte paraesternal longitudinal esquerdo. A via de saída do ventrículo esquerdo (VSVE) é formada por músculo e por tecido fibroso (septo membranoso). AE = átrio esquerdo; Ao = aorta; VD = ventrículo direito.

Figura 20.98 – Tipos e modos de conexão atrioventricular. AAD = apêndice atrial direito; AAE = apêndice atrial esquerdo; AD = átrio morfologicamente direito; AE = átrio morfologicamente esquerdo; R = câmara rudimentar; VD = ventrículo morfologicamente direito; VE = ventrículo morfologicamente esquerdo; VI = ventrículo indeterminado.

O tipo de conexão ventrículo-arterial (VA) pode ser[184,185]:

- Concordante: VMD conectado à artéria pulmonar (AP) e VME conectado à aorta (Ao).
- Discordante: VMD direito conectado à Ao e VME conectado à AP.
- Dupla via de saída (ambas as grandes artérias estão conectadas a um único ventrículo, que pode ser morfologicamente direito, esquerdo, indeterminado ou rudimentar).
- Via de saída única (onde a massa ventricular drena para um tronco arterial comum ou uma das valvas VA é atrésica, não apresentando conexão com a massa ventricular).

O modo de conexão pode ser[184,185]:

- Duas valvas.
- Valva única.

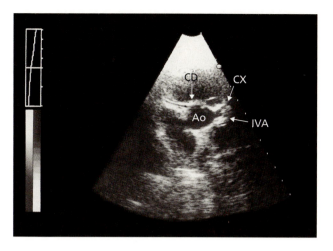

Figura 20.99 – Corte paraesternal transverso alto, mostrando o óstio e o trajeto inicial das artérias coronárias, que saem da aorta (Ao). A artéria coronária esquerda possui um tronco curto e logo se bifurca nos ramos circunflexo (CX) e interventricular anterior (IVA); a artéria coronária direita (CD) não se bifurca em seu trajeto inicial.

PRINCIPAIS CARDIOPATIAS CONGÊNITAS NOS CÃES E GATOS

Canal Arterial Patente

O canal arterial ou ducto arterioso é um tubo existente na circulação fetal que liga o tronco pulmonar à aorta descendente. É através dele que o sangue oxigenado proveniente do ventrículo direito ultrapassa os pulmões e alcança a aorta descendente, dirigindo-se à placenta, que é o órgão responsável pela oxigenação fetal. Deve-se lembrar que, na vida intrauterina, os pulmões apresentam-se colapsados, não participando da oxigenação sanguínea e recebendo sangue apenas para seu desenvolvimento como tecido. Logo após o nascimento, o aumento na tensão de oxigênio leva à inibição da produção local de prostaglandinas, com consequente fechamento funcional do ducto; com o tempo, vai ocorrendo fibrose do mesmo e o fechamento anatômico se processa, permanecendo como ligamento arterioso[190,191].

O canal arterial patente é a doença cardíaca congênita mais comum nos cães (com prevalência de 25 a 32% dos casos) e pode ocorrer também nos gatos, porém em menor porcentagem (representando cerca de 11% das cardiopatias congênitas nestes animais)[56,191].

A doença caracteriza-se pelo não fechamento do canal arterial logo após o nascimento. Como os pulmões já atuam como órgãos responsáveis pela oxigenação do sangue e as duas circulações (pulmonar e sistêmica) se processam não mais em paralelo (como no feto), mas em série, o sangue então é desviado através do ducto do local de maior para o de menor pressão, ou seja, da aorta para a artéria pulmonar. Isto faz com que aumente o retorno venoso, pois um maior volume de sangue chega aos pulmões e daí ao átrio e ventrículo esquerdos através das veias pulmonares, acarretando aumento na pressão pulmonar e dilatação das câmaras cardíacas esquerdas. É muito comum ocorrer regurgitação mitral associada, devido à dilatação do anel valvar[190,191].

Com o tempo, caso o canal não seja obliterado, a pressão pulmonar vai se tornando cada vez mais elevada, ultrapassando a pressão sistêmica e fazendo com que haja reversão do fluxo através do ducto: o sangue então passa a circular da artéria pulmonar para a aorta, causando cianose e insuficiência cardíaca congestiva severa. Nesta fase, onde está instalada hipertensão pulmonar grave, o fechamento cirúrgico do canal é incompatível com a vida do paciente[190,191].

Objetivos da Avaliação Ecocardiográfica

- Visibilização do canal arterial e diagnóstico da doença.
- Quantificar o grau de dilatação das câmaras cardíacas esquerdas.
- Determinar a função sistólica do VE.
- Avaliar a direção do *shunt*.
- Diagnosticar e quantificar regurgitação mitral secundária.
- Avaliar as pressões na artéria pulmonar.
- Diagnosticar anomalias associadas.

Abordagem Ecocardiográfica

O corte apical 4 câmaras já evidencia a dilatação do átrio e ventrículo esquerdos.

O canal arterial pode ser diretamente visibilizado através do corte paraesternal alto (2º ou 3º espaço intercostal) obtido a partir do corte paraesternal longitudinal, apontando o transdutor para cima. Em condições normais, observa-se o tronco pulmonar e a aorta descendente em corte longitudinal, lado a lado (Fig. 20.100); quando patente, o canal encontra-se entre eles e sua mensuração se faz no diâmetro transverso, em ambas as desembocaduras: da aorta descendente e do tronco pulmonar, de acordo com o mapeamento de fluxo em cores[192] (Fig. 20.101).

O mapeamento de fluxo colorido e o Doppler pulsátil identificam a presença de fluxo contínuo através do canal (Figs. 20.101 e 20.102) além de

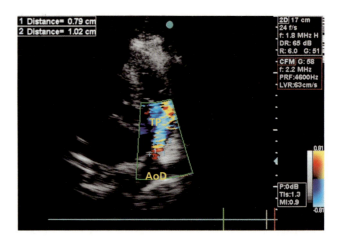

Figura 20.101 – Corte do canal arterial em paciente (cão) com canal arterial patente. Pelo mapeamento de fluxo em cores, observa-se o fluxo através do canal, localizado em tronco pulmonar (TP) e aorta descendente (AoD).

diagnosticarem a presença de regurgitação mitral associada à dilatação do VE. Caso o tratamento cirúrgico não seja instituído, as pressões na artéria pulmonar e na aorta vão se igualando, e o fluxo torna-se a princípio bidirecional; com o tempo, a pressão pulmonar supera a sistêmica e o *shunt* é então identificado na aorta.

Existem algumas anomalias cardíacas congênitas onde a existência de um canal arterial pérvio é fundamental para a manutenção da vida do paciente, como no caso de atresia pulmonar com septo ventricular íntegro. Aqui, a supressão cirúrgica do *shunt* é completamente contraindicada, sendo o exame ecocardiográfico essencial para discriminar este tipo de situação[193].

Estenose Pulmonar

978-85-7241-816-4

É uma das cardiopatias congênitas mais comuns em cães e é também reconhecida em gatos. Pode ser valvar, sub ou supravalvar e pode vir associada a outras anomalias[56,191,194].

Geralmente o acometimento é valvar, sendo a displasia de valva pulmonar a causa mais comum de estenose. Muitas vezes há regurgitação pulmonar associada[191].

A estenose pulmonar representa uma obstrução ao fluxo sanguíneo na via de saída do ventrículo direito, acarretando sobrecarga pressórica e desenvolvimento de hipertrofia desta câmara. Quando

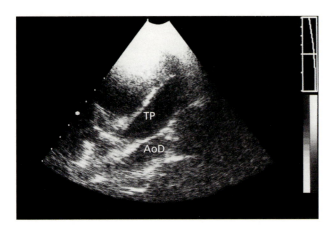

Figura 20.100 – Corte do canal arterial em cão normal. O tronco pulmonar (TP) e a aorta descendente (AoD) aparecem em corte longitudinal, uma ao lado da outra. Entre elas, não se visibiliza nenhum ducto.

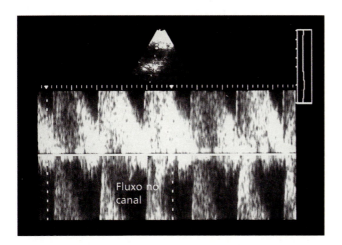

Figura 20.102 – Doppler pulsátil com o volume da amostra no canal arterial, demonstrando a presença de fluxo contínuo.

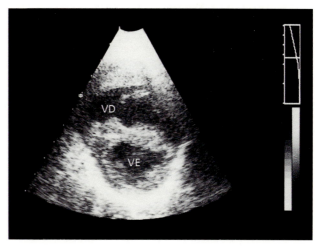

Figura 20.103 – Corte paraesternal transverso na altura dos músculos papilares de paciente com estenose pulmonar. Nota-se a hipertrofia da parede livre do ventrículo retificado. VD = ventrículo direito; VE = ventrículo esquerdo.

há regurgitação pulmonar coexistente, dependendo do grau desta última, pode haver também dilatação do VD[190,191,195].

Objetivos da Avaliação Ecocardiográfica

- Diagnosticar o tipo de lesão (valvar, sub ou supravalvar).
- Avaliar o grau de hipertrofia do VD.
- Diagnosticar lesões associadas.
- Determinar o gradiente de pressão entre o VD e a artéria pulmonar.

Abordagem Ecocardiográfica

No início da análise segmentar sequencial, no corte apical 4 câmaras, nota-se a hipertrofia do ventrículo direito, o que já é um indicativo de provável obstrução ao fluxo sanguíneo através desta câmara. A hipertrofia do VD também pode ser analisada ao corte paraesternal transverso, na altura dos músculos papilares (Fig. 20.103).

A visibilização da via de saída do VD, valva pulmonar, tronco e ramos da artéria pulmonar através do corte paraesternal transverso permite determinar a presença e o tipo de estenose (Figs. 20.104 e 20.105). Devido à presença do fluxo turbulento, a região pós-estenótica apresenta-se dilatada. O Doppler contínuo posicionado na via de saída do VD fornece o gradiente de pressão entre esta câmara e o tronco pulmonar (Fig. 20.106), permitindo uma análise quantitativa do grau de estenose[196].

Frente à estenose pulmonar valvar, é muito importante observar o aspecto da valva, uma vez que as displásicas não são propícias à valvoplastia, pois a experiência em humanos mostra que a recidiva da lesão é grande nestes casos[197].

Tetralogia de Fallot

Apresenta prevalência da ordem de 0,6% nos cães; os gatos também podem manifestá-la, porém mais raramente[191].

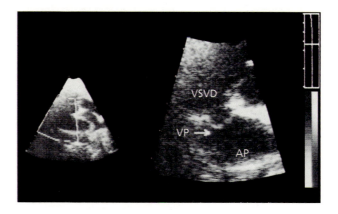

Figura 20.104 – Corte paraesternal transverso do coração de cão com estenose pulmonar valvar. A valva pulmonar (VP) apresenta-se espessada e com abertura em domo. AP = artéria pulmonar; VSVD = via de saída do ventrículo direito.

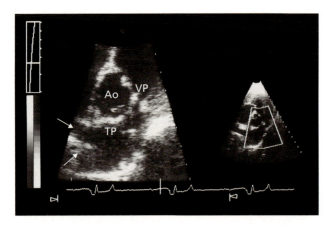

Figura 20.105 – Corte paraesternal transverso do coração de paciente (cão) com estenose pulmonar valvar. A valva pulmonar (VP) apresenta-se espessada, com abertura reduzida e é possível notar a dilatação pós-estenótica do tronco (TP) e ramos (*setas*) da artéria pulmonar. Ao = aorta.

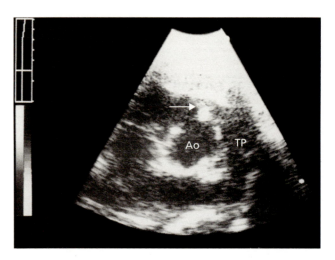

Figura 20.107 – Corte paraesternal transverso mostrando o desvio do septo infundibular (*seta*) em paciente com tetralogia de Fallot. Ao = aorta; TP = tronco pulmonar.

O que determina a lesão é o desvio anterior (cranial) do septo infundibular. A partir deste desalinhamento ocorre a dextroposição da aorta e o cavalgamento desta sobre o septo ventricular; o desvio também provoca o defeito septal e a estenose infundibular; a valva pulmonar pode ou não ser estenótica. Assim, os quatro estigmas da doença são[191,198,199]:

- Desvio do septo infundibular.
- Dextroposição da aorta.
- Defeito do septo ventricular.
- Estenose infundibular com hipertrofia do VD.

O represamento do sangue na via de saída do ventrículo direito faz com que a vascularização pulmonar encontre-se diminuída e com que haja policitemia. O *shunt* causado pelo defeito do septo ventricular determina a cianose do paciente[195].

Com respeito à anatomia, classifica-se a tetralogia de Fallot em dois tipos: favorável e desfavorável. Esta classificação depende do[199]:

- Tamanho do anel valvar pulmonar.
- Tamanho do tronco e dos ramos da artéria pulmonar.

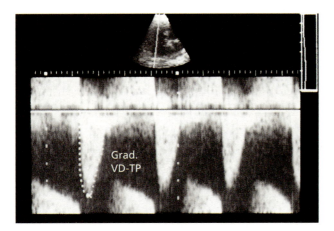

Figura 20.106 – Doppler contínuo com a mensuração do gradiente entre o ventrículo direito e o tronco da artéria pulmonar (Grad. VD-TP). O gradiente médio é obtido a partir da planimetria da curva e o gradiente máximo é considerado medindo-se o pico de ejeção.

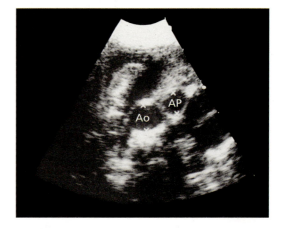

Figura 20.108 – Corte paraesternal transverso alto com a visibilidade dos anéis valvares pulmonar (AP) e aórtico (Ao) em paciente com tetralogia de Fallot. Nota-se que o anel valvar pulmonar é pequeno, porém sem hipoplasia.

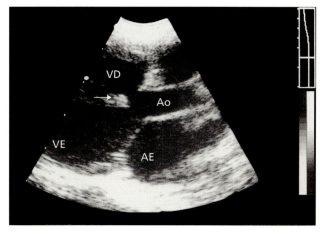

Figura 20.109 – Corte paraesternal longitudinal esquerdo do coração de um gato com tetralogia de Fallot. Nota-se a dextroposição e o cavalgamento da aorta (Ao) em relação ao septo interventricular (*seta*). AE = átrio esquerdo; VD = ventrículo direito; VE = ventrículo esquerdo.

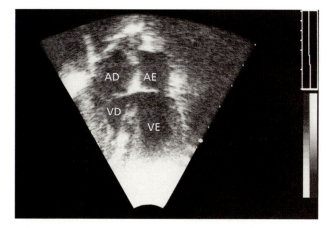

Figura 20.110 – Corte apical 4 câmaras mostrando a hipertrofia do ventrículo direito (VD) em paciente com tetralogia de Fallot. AD = átrio direito; AE = átrio esquerdo; VE = ventrículo esquerdo.

- Grau de estenose infundibular.
- Presença de lesões associadas.

Obviamente, existe correlação entre as condições anatômica e clínica, de forma que os pacientes com anatomia favorável apresentam-se hemodinamicamente melhores (cianose e dispneia apenas aos maiores esforços, mantendo-se róseos em repouso e pequenos exercícios) do que aqueles com anatomia desfavorável.

A avaliação clínica, radiográfica, laboratorial e ecocardiográfica do doente é fator decisivo na escolha do tratamento e deve ser feita de forma periódica e conjunta, acompanhando a evolução do quadro[191].

Em medicina veterinária a opção cirúrgica viável é o procedimento paliativo de Blalock-Taussig, onde é criada uma anastomose entre a aorta e a artéria pulmonar, permitindo que o sangue chegue aos pulmões[200].

Objetivos da Avaliação Ecocardiográfica

O exame tem por função determinar:

- Desvio cranial do septo infundibular.
- Tamanho da comunicação interventricular.
- Grau de hipertrofia do VD.
- Tamanho do tronco e ramos da artéria pulmonar.
- Se há ou não estenose valvar pulmonar.
- Gradiente de pressão entre o VD e o tronco da artéria pulmonar.
- Função diastólica do VE.
- Presença de lesões associadas.

Abordagem Ecocardiográfica

O desvio cranial do septo infundibular, que é o determinante da tetralogia de Fallot, é visibilizado através do corte paraesternal eixo curto, na altura dos vasos da base (Fig. 20.107); ainda neste corte avalia-se a dimensão do tronco e dos ramos da artéria pulmonar. Subindo um espaço intercostal

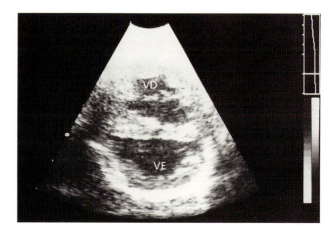

Figura 20.111 – Corte paraesternal transverso na altura dos músculos papilares. Nota-se a hipertrofia do ventrículo direito (VD) e septo interventricular retificado, alterando a geometria do ventrículo esquerdo (VE).

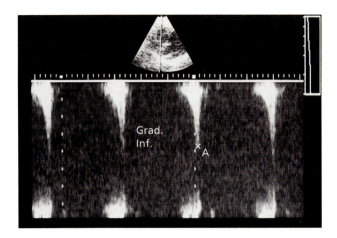

Figura 20.112 – Doppler contínuo do gradiente de pressão entre o ventrículo direito e o tronco da artéria pulmonar. O gradiente tem pico tardio, o que caracteriza obstrução dinâmica e representa, portanto, o gradiente infundibular (Grad. Inf.).

aparecerá o anel valvar pulmonar em corte transverso, sendo possível determinar seu tamanho e se há ou não estenose da valva (Fig. 20.108).

A dextroposição da aorta e o cavalgamento desta sobre o septo são mostrados no corte paraesternal longitudinal (Fig. 20.109).

A hipertrofia do VD é observada pelos cortes apical 4 câmaras (Fig. 20.110) e paraesternal transverso, do mesmo modo que nos casos de estenose pulmonar pura. Este último é muito importante para avaliar a posição do septo interventricular e a forma geométrica do VE: quanto mais retificado estiver o septo ou quanto mais ele se abaular em direção ao ventrículo esquerdo, maior é a sobrecarga de pressão imposta ao VD (Fig. 20.111). O enchimento diastólico do VE pode estar prejudicado devido a sobrecargas mais pronunciadas do VD.

O gradiente de pressão entre o VD e o tronco da artéria pulmonar é obtido no corte paraesternal transverso, do mesmo modo já descrito para os casos de estenose pulmonar. Algumas vezes é possível distinguir o gradiente infundibular, o qual apresenta pico tardio (Fig. 20.112).

O diagnóstico de lesões associadas é extremamente valioso para a determinação do tratamento, como nos casos onde há persistência de ducto arterioso associado à tetralogia de Fallot: dependendo do calibre do canal a criação de uma anastomose sistêmico-pulmonar pode provocar edema pulmonar e óbito do paciente.

Estenose Subaórtica

É a terceira cardiopatia congênita mais comum nos cães, sendo pouco descrita nos gatos e caracteriza-se pela presença de uma protuberância ou anel fibroso, fibromuscular ou muscular na região de via de saída do ventrículo esquerdo, logo abaixo da valva aórtica[160,201]. Dependendo do tipo de estenose, ou seja, fibrosa, muscular ou fibromuscular, a obstrução será fixa, dinâmica ou mista, respectivamente[202,203].

As raças mais predisponentes ao desenvolvimento desta doença são aquelas de porte maior (acima

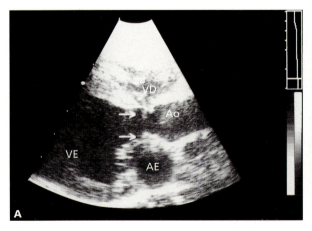
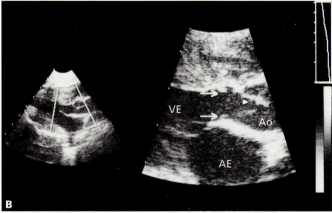

Figura 20.113 – Corte paraesternal longitudinal esquerdo. (A) Presença de imagem ecorrefringente na via de saída do ventrículo esquerdo (VE), logo abaixo da valva aórtica, correspondendo à estenose subaórtica por membrana (setas). (B) Aproximação da via de saída do ventrículo esquerdo do mesmo paciente da Figura 20.113 A. Nota-se que a valva aórtica tende a se fechar no início da sístole ventricular (ponta de seta), graças à obstrução causada pela membrana subaórtica (setas). AE = átrio esquerdo; Ao = aorta; VD = ventrículo direito.

de 25kg), como os cães terra-nova, golden retriever, boxer, pastor alemão, rottweiler, samoieda, bull terrier, bouvier e dogue alemão[75,160,201].

Pyle *et al.*, num estudo clássico com cães terra-nova, mostraram que a doença é determinada por um gene autossômico dominante, de penetrância variável, que pode manifestar-se com a idade. Assim, mesmo tendo base genética, o animal pode passar anos sem desenvolvê-la, vindo a fazê-lo somente na fase adulta[204].

O represamento do sangue na via de saída do VE causa elevação na pós-carga e consequente aumento da pressão intracavitária, o que, por sua vez, é responsável pela hipertrofia desta câmara. O ventrículo hipertrofiado tem sua complacência diminuída, acarretando congestão sanguínea retrógrada e dilatação do átrio esquerdo[160,205].

O aumento da massa muscular pode causar isquemia miocárdica devido à oclusão das artérias coronárias durante a sístole ou devido ao maior estresse imposto sobre a parede. Arritmias ventriculares com morte súbita, áreas de infarto e insuficiência cardíaca congestiva podem ocorrer devido à presença de isquemia[160,203-205].

As lesões associadas mais comuns são a regurgitação aórtica e mitral. A primeira é causada pelo fluxo turbulento na via de saída do VE em consequência à estenose subvalvar, o que acaba por causar deformidades à valva; a segunda ocorre por degeneração mixomatosa, lesão do jato de regurgitação aórtica dirigido ao folheto anterior da valva mitral ou pela presença de movimento anterior sistólico (este último, nos casos de obstrução dinâmica)[160,161,202,205].

Objetivos da Avaliação Ecocardiográfica

Além do diagnóstico da doença propriamente dita, o ecocardiograma fornece uma série de outras informações importantes para a escolha do tratamento e manutenção do paciente, pois avalia:

- O tipo de lesão (fibrosa, muscular ou fibromuscular).
- A extensão da estenose (crescente restrito à região do septo ventricular ou anel localizado ao redor de toda a via de saída do VE).
- O tipo de obstrução (fixa, dinâmica ou mista).
- Grau de hipertrofia do VE.

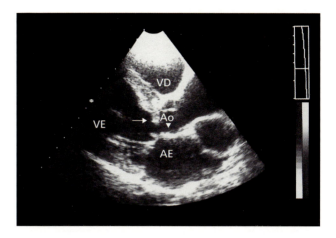

Figura 20.114 – Corte paraesternal longitudinal esquerdo. Abaixo da valva aórtica, na via de saída do ventrículo esquerdo (VE), nota-se a presença de obstrução do tipo fibromuscular (*seta*). Aqui, a estenose prolonga-se além do septo membranoso, atingindo parte do septo muscular. Ao = aorta; AE = átrio esquerdo; VD = ventrículo direito.

- Gradiente de pressão entre o VE e a aorta.
- Função diastólica do VE.
- Presença de lesões associadas.

Abordagem Ecocardiográfica

Através dos cortes que mostram a via de saída do VE (paraesternal longitudinal e apical 5 câmaras) é possível identificar a presença de estenose subaórtica, que aparece como um estreitamento desta região. A obstrução pode estar restrita ao septo ventricular, logo abaixo da valva aórtica (Fig. 20.113)

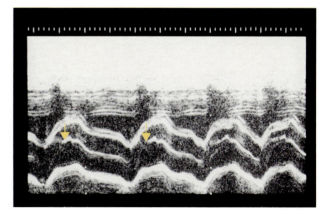

Figura 20.115 – Modo M da valva aórtica de paciente com obstrução subaórtica fixa do tipo membrana (mesmo paciente da Figura 20.113). Nota-se fechamento protossistólico da valva (*setas*).

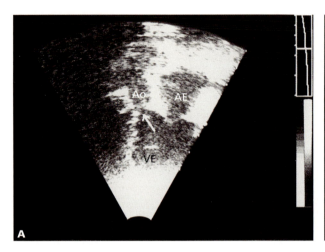
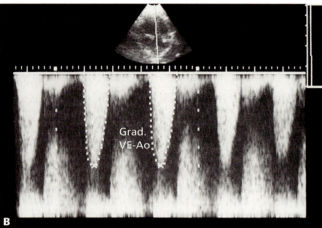

Figura 20.116 – (*A*) Corte apical 5 câmaras, evidenciando a via de saída do ventrículo esquerdo (*seta*) para alinhamento do Doppler contínuo e obtenção do gradiente transvalvar aórtico em paciente com estenose subaórtica. (*B*) O gradiente médio é conseguido a partir da planimetria do envelope da curva de pressão e o gradiente máximo é medido no pico de ejeção. AE = átrio esquerdo; Ao = aorta; VE = ventrículo esquerdo.

ou pode estender-se por toda a via de saída, formando um anel fibroso ou fibromuscular (Fig. 20.114).

É muito importante que se identifique o tipo de lesão e a obstrução que ela exerce à ejeção do sangue através da aorta. A estenose do tipo fibrosa será responsável por uma obstrução fixa, enquanto que a estenose muscular causará obstrução dinâmica que progride conforme se processa a sístole ventricular. Estenoses fibromusculares originarão obstrução mista (fixa e dinâmica)[162,197,206]. Estas informações refletirão sobre a escolha do tratamento: nos casos onde há componente de obstrução dinâmica é possível tentar o uso de bloqueadores beta-adrenérgicos ou de canais de cálcio, os quais têm por função aumentar o relaxamento dos ventrículos, diminuindo a obstrução que avança com a sístole ventricular.

Inversamente, aqueles animais que apresentam somente obstrução fixa não se beneficiarão do uso destas drogas, uma vez que a estenose mantém-se inalterada durante todo o ciclo cardíaco[75,160,201].

Além da visibilização da estenose propriamente dita, alguns sinais indiretos são de grande valia no diagnóstico do tipo de obstrução. O estudo da valva aórtica durante a sístole, através do modo M, permite observar fechamento protossistólico quando a obstrução é fixa (Fig. 20.115); quando a mesma é dinâmica, o fechamento é mesossistólico, semelhante ao que ocorre na cardiomiopatia hipertrófica[197].

O gradiente de pressão entre o VE e a aorta pode ser obtido através do Doppler contínuo no corte apical 5 câmaras (Fig. 20.116). Caso a janela acústica seja adequada, o corte subcostal permite muitas vezes um melhor alinhamento entre o feixe de ultrassom e o fluxo através da aorta[207]. Como é frequente a associação entre estenose subaórtica e regurgitação mitral, deve-se ter bastante cuidado para não confundir o fluxo aórtico com o jato regurgitante, uma vez que ambos apresentam a mesma direção ao Doppler: o segundo é holossistólico, tem início antes e termina depois do primeiro[162,207].

Defeito do Septo Ventricular

Os defeitos isolados do septo ventricular respondem por aproximadamente 7% das cardiopatias congênitas em cães; nos gatos, até 15% dos animais com

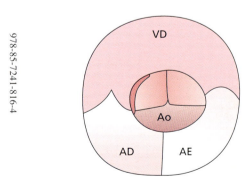

Figura 20.117 – Corte paraesternal, eixo curto, mostrando o septo membranoso em relação à valva aórtica. AD = átrio direito; AE = átrio esquerdo; Ao = aorta; VD = ventrículo direito.

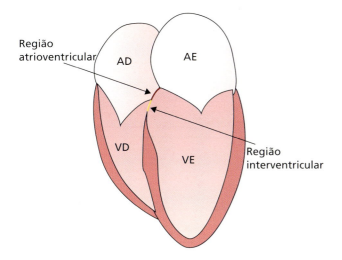

Figura 20.118 – Corte apical 4 câmaras, mostrando o septo membranoso em relação ao ventrículo direito (VD). AD = átrio direito; AE = átrio esquerdo; VE = ventrículo esquerdo.

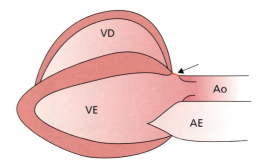

Figura 20.119 – Corte paraesternal longitudinal esquerdo, mostrando o septo membranoso (*seta*) visto do ventrículo esquerdo (VE). AE = átrio esquerdo; Ao = aorta; VD = ventrículo direito.

doenças cardíacas congênitas podem apresentar defeitos na septação ventricular[56].

Considerando-se a classificação morfológica, o septo ventricular constitui-se de duas porções: membranosa e muscular[199].

O septo membranoso é pequeno em extensão, sendo limitado cranialmente pela valva aórtica na junção das cúspides coronariana direita e não coronariana e caudalmente pelo septo muscular (Fig. 20.117). Visto pelo ventrículo direito, possui dois segmentos: atrioventricular (acima da valva tricúspide) e interventricular (abaixo da valva tricúspide – Fig. 20.118). Observado pelo ventrículo esquerdo, o septo membranoso encontra-se na região superior da via de saída, acima da valva aórtica[199,208] (Fig. 20.119).

O septo muscular é composto por três regiões: via de entrada, porção trabecular e via de saída (ou septo infundibular). A via de entrada está logo abaixo do septo membranoso, entre as valvas atrioventriculares, e tem como limite caudal a implantação das cordas das valvas mitral e tricúspide (Fig. 20.120). A região trabecular é a maior de todas, indo do septo membranoso até o ápice (Fig. 20.121). O septo infundibular ou de via de saída encontra-se acima do septo trabecular e abaixo das grandes artérias da base[199,208] (Fig. 20.122).

Qualquer uma destas regiões pode abrigar um defeito do septo ventricular, porém, os mais comuns são aqueles situados na região membranosa e trabecular do septo[198].

Objetivos da Avaliação Ecocardiográfica

O exame deve determinar:

- Localização e bordos do defeito (segmentos do septo envolvidos).
- Tamanho do defeito.
- Presença ou não de mal alinhamento do septo.
- Relação entre as valvas e o defeito.
- Relação entre as cordas das valvas atrioventriculares e o defeito.
- Quantidade de defeitos.

Abordagem Ecocardiográfica

O corte paraesternal eixo longo permite visibilizar o septo membranoso, logo abaixo da valva

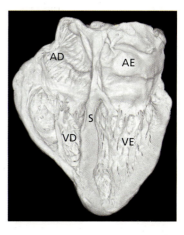

Figura 20.120 – Septo muscular na região de via de entrada. AD = átrio direito; AE = átrio esquerdo; VD = ventrículo direito; VE = ventrículo esquerdo; S = septo.

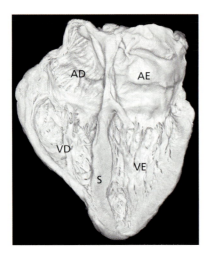

Figura 20.121 – Septo muscular trabecular. AD = átrio direito; AE = átrio esquerdo; VD = ventrículo direito; VE = ventrículo esquerdo; S = septo.

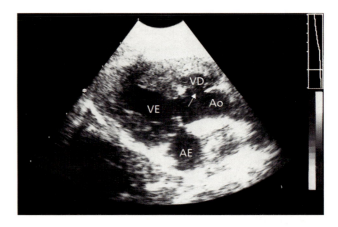

Figura 20.123 – Corte paraesternal longitudinal, no qual se observa defeito do septo ventricular do tipo trabecular-perimembranoso (*seta*). Não há desalinhamento entre a aorta (Ao) e o septo ventricular, uma vez que a primeira não cavalga o septo. AE = átrio esquerdo; VD = ventrículo direito; VE = ventrículo esquerdo.

aórtica e, em seguida deste, o septo muscular (Fig. 20.97). Assim, não apenas os defeitos envolvendo estas regiões do septo podem ser diagnosticados através deste corte, bem como é possível determinar se a aorta cavalga ou não o septo ventricular[199,209] (Fig. 20.123).

O corte apical 4 câmaras é útil para identificar defeitos do septo ventricular muscular (Fig. 20.124) e do septo membranoso na região de via de entrada dos ventrículos. Através do corte apical 5 câmaras é possível abordar a via de saída do VE e também o septo muscular[199,209].

O corte paraesternal transverso na altura dos vasos da base evidencia o septo membranoso entre a cúspide coronariana direita e não coronariana da valva aórtica e a valva tricúspide (Fig. 20.125). Entre a valva pulmonar e a cúspide coronariana esquerda da valva aórtica encontra-se o septo infundibular, separando as duas grandes artérias. Este corte é muito útil e importante para o diagnóstico do tipo de defeito septal e para detectar um envolvimento do septo infundibular, como nos casos de tetralogia de Fallot[199,209].

O Doppler pulsátil detecta o fluxo através do defeito (Fig. 20.126) e o Doppler contínuo fornece o gradiente de pressão (Fig. 20.127). Defeitos maiores terão um gradiente menor, uma vez que a diferença de pressão entre os ventrículos será pequena devido ao grande volume de sangue passando de uma câmara à outra através da comunicação que se estabeleceu entre elas[196,199,210].

Através do mapeamento de fluxo em cores é possível observar o fluxo turbulento que se estabelece através do defeito e estimar seu tamanho (Fig. 20.128).

Defeitos do Septo Atrial

No coração normal, a primeira membrana que aparece dividindo os dois átrios é o septo primo, que origina o forame oval. A seguir, aparece uma membrana mais grossa, recobrindo o septo primo, que é chamada de septo secundo. Na junção das

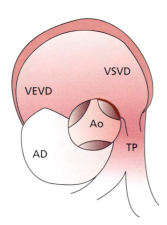

Figura 20.122 – Septo infundibular. AD = átrio direito; Ao = aorta; TP = tronco da artéria pulmonar; VEVD = via de entrada do ventrículo direito; VSVD = via de saída do ventrículo direito.

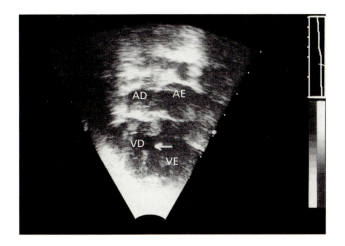

Figura 20.124 – Corte apical 4 câmaras, mostrando defeito do septo ventricular muscular na região trabecular (*seta*). AD = átrio direito; AE = átrio esquerdo; VD = ventrículo direito; VE = ventrículo esquerdo.

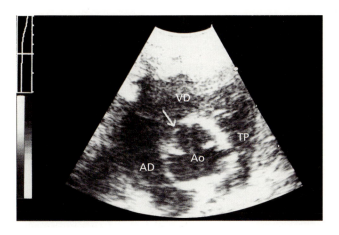

Figura 20.125 – Corte paraesternal transverso na altura dos vasos da base, mostrando defeito do septo ventricular do tipo trabecular-perimembranoso (*seta*). AD = átrio direito; Ao = aorta; TP = tronco da artéria pulmonar; VD = ventrículo direito.

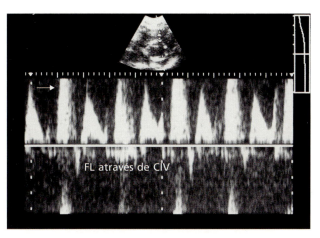

Figura 20.126 – Doppler pulsátil mostrando o fluxo (FL) através do defeito do septo ventricular (*seta*). CIV = comunicação interventricular.

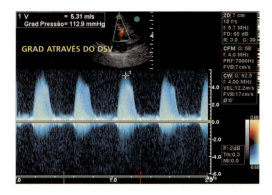

Figura 20.127 – Doppler contínuo mostrando o gradiente (GRAD) de pressão obtido através do defeito do septo ventricular (DSV) (*seta*).

978-85-7241-816-4

valvas atrioventriculares encontram-se os coxins endocárdicos dorsal e ventral, que, fundidos, darão origem ao septo atrioventricular[211] (Fig. 20.129).

O forame oval é uma estrutura patente durante a vida intrauterina, possibilitando a passagem do sangue do átrio direito para o esquerdo, uma vez que a circulação no feto se dá através da placenta e os pulmões ainda não exercem sua função de oxigenação sanguínea. Este forame constitui-se de bordas e de uma valva ou lâmina; após o nascimento, esta lâmina se fecha por diferença de pressão, impedindo, portanto, que o sangue circule entre os átrios[190,211].

O defeito de septo atrial mais comumente encontrado é aquele na fossa oval, ocorrendo quando a lâmina não ultrapassa as suas bordas, quer porque é muito pequena ou porque possui um ou mais orifícios; às vezes, a lâmina pode estar completamente ausente[199].

Existem outros defeitos do septo atrial (defeito tipo seio venoso cranial, defeito tipo seio venoso caudal, defeito tipo seio coronário) e ainda os defeitos do septo atrioventricular (ou defeitos do tipo óstio primo)[199,212]; todos estes, porém, são mais raros e não serão abordados neste capítulo.

Objetivos da Avaliação Ecocardiográfica

- Diagnosticar a lesão e determinar o tipo do defeito.

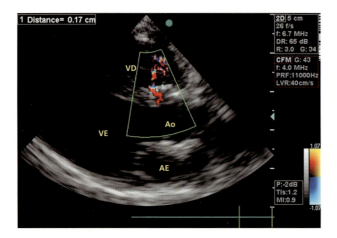

Figura 20.128 – Mapeamento de fluxo em cores (*seta*) de paciente (cão) com defeito de septo ventricular do tipo trabecular-perimembranoso. AE = átrio esquerdo; Ao = aorta; VD = ventrículo direito; VE = ventrículo esquerdo.

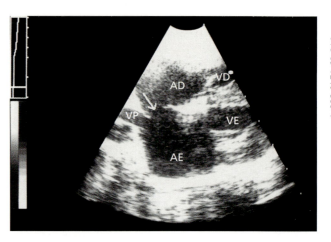

Figura 20.130 – Defeito do septo atrial do tipo fossa oval (*seta*). AD = átrio direito; AE = átrio esquerdo; VD = ventrículo direito; VE = ventrículo esquerdo; VP = veia pulmonar.

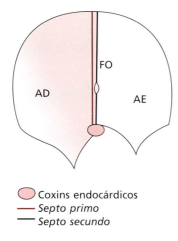

Figuras 20.129 – Componentes dos septos atrial e atrioventricular. AD = átrio direito; AE = átrio esquerdo; FO = fossa oval.

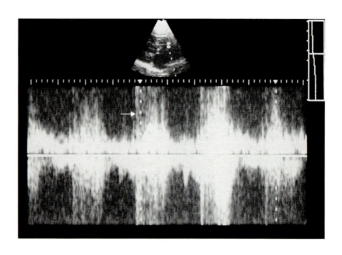

Figura 20.131 – Doppler pulsátil mostrando o fluxo através do defeito do septo atrial (*seta*).

- Mensurar o tamanho do defeito.
- Avaliar a repercussão hemodinâmica.
- Diagnosticar lesões associadas.

Abordagem Ecocardiográfica

Conforme já mencionado no item de análise segmentar sequencial, a melhor maneira de abordar o septo interatrial é através do corte paraesternal longitudinal 4 câmaras, obtido no hemitórax direito, na altura do 2º ou 3º espaço intercostal e com o paciente em estação.

No coração com septo atrial íntegro, o mesmo se apresenta como uma linha hiperecogênica contínua, sem interrupções, que divide ambos os átrios. Deve-se ter muita cautela na região da fossa oval, pois a membrana que a recobre, por ser uma estrutura mais delicada, pode não ser detectada facilmente, simulando um defeito nesta porção do septo. Quando existe o defeito do septo atrial, observa-se uma área livre de ecos que comunica os dois átrios (Fig. 20.130); o Doppler pulsátil identifica fluxo passando através do defeito (Fig. 20.131), bem como o mapeamento de fluxo em cores[196,199,213] (Fig. 20.132).

Outros cortes podem ser utilizados para diagnosticar a lesão, entre eles o corte paraesternal eixo curto, na altura dos vasos da base (Fig. 20.133). O corte apical 4 câmaras produz naturalmente um

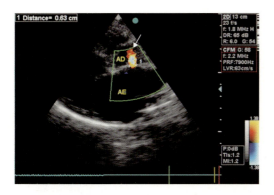

Figura 20.132 – Mapeamento de fluxo em cores (*seta*) de defeito do septo atrial do tipo fossa oval, visto pelo corte paraesternal longitudinal. AD = átrio direito; AE = átrio esquerdo.

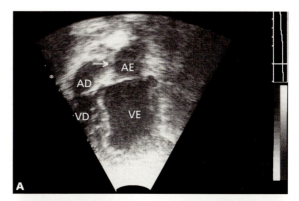

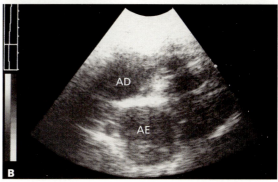

Figura 20.134 – (*A*) Corte apical 4 câmaras mostrando espaço livre de ecos na região da fossa oval do septo atrial (*seta*). (*B*) Corte longitudinal 4 câmaras mostrando o septo atrial íntegro no mesmo paciente. AD = átrio direito; AE = átrio esquerdo; VD = ventrículo direito; VE = ventrículo esquerdo.

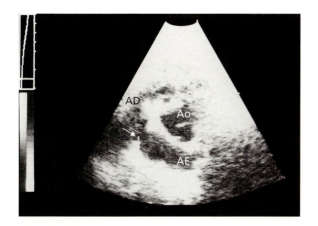

Figura 20.133 – Corte paraesternal transverso na altura dos vasos da base, nos quais se identifica a presença de defeito de septo atrial do tipo fossa oval (*seta*). AD = átrio direito; AE = átrio esquerdo; Ao = aorta.

espaço livre de ecos na região da fossa oval, uma vez que o feixe de ultrassom incide paralelamente a esta estrutura (Fig. 20.134): portanto, este não é o meio mais indicado para o estudo do septo atrial, apesar de ser possível visibilizar o fluxo através do defeito pelo mapeamento colorido (Fig. 20.135).

Além de identificar o defeito em si, o exame ecocardiográfico avalia a repercussão do mesmo: quanto maior a lesão, mais dilatadas estarão as câmaras direitas. Mesmo nos casos de repercussão hemodinâmica importante, o paciente com defeito de septo atrial isolado geralmente convive bem com a doença por anos a fio; porém, a hipervolemia acentuada que se instaura com o tempo sobre a artéria pulmonar e os pulmões pode levar à hipertensão pulmonar, agravando o quadro e impedindo a correção cirúrgica[195].

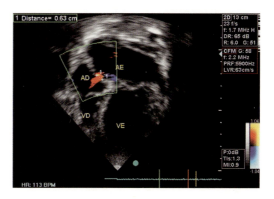

Figura 20.135 – Mapeamento de fluxo em cores (*seta*) de defeito de septo atrial do tipo fossa oval, visto pelo corte apical 4 câmaras. AD = átrio direito; AE = átrio esquerdo; VD = ventrículo direito; VE = ventrículo esquerdo.

Felizmente, em nosso meio, já é possível realizar cirurgia corretiva nos pacientes com defeito de septo atrial isolado, através do clampeamento das veias cavas, sem que haja necessidade de circulação extracorpórea[214]. Assim, quanto mais precoce for o

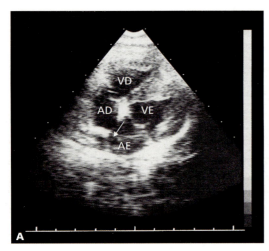
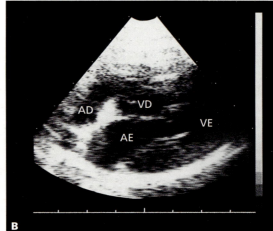

Figura 20.136 – (*A*) Corte longitudinal 4 câmaras mostrando defeito de septo atrial do tipo fossa oval (*seta*). (*B*) Mesmo paciente após procedimento cirúrgico com fechamento da comunicação interatrial, mostrando o septo íntegro. AD = átrio direito; AE = átrio esquerdo; VD = ventrículo direito; VE = ventrículo esquerdo.

diagnóstico, mais chances de se obter os melhores resultados (Fig. 20.136).

O ecocardiograma também é muito importante para diagnosticar lesões associadas, onde pode ser essencial a existência de uma comunicação entre os átrios para a manutenção da vida (como nos casos de atresia da valva tricúspide). Obviamente, nestas situações, o fechamento cirúrgico do defeito é totalmente contraindicado, sendo inclusive prescrita a ampliação cirúrgica da comunicação, caso ela seja restritiva.

Agradecimentos

Ao Prof. Dr. Ângelo João Stopiglia e ao Dr. Rodrigo Ramos de Freitas, do Laboratório de Cirurgia Cardiotorácica da Faculdade de Medicina Veterinária e Zootecnia da Universidade de São Paulo, por terem gentilmente permitido que fossem utilizados os ecocardiogramas dos animais das Figuras 20.4, 20.5, 20.6, 20.91 e 20.92 na elaboração deste capítulo.

978-85-7241-816-4

Anexo

PRINCIPAIS VALORES DE REFERÊNCIA

Este anexo se propõe a indicar os valores de referência no modo M e Doppler para cães e gatos normais. Serão mencionadas apenas as medidas realizadas rotineiramente em ecocardiografia.

Como os gatos apresentam menor variação na superfície corporal, os números foram relacionados apenas ao peso. No caso dos cães, optou-se por colocar as equações de regressão para serem usadas de acordo com a superfície corporal, uma vez que as diferenças entre as raças são muito marcantes.

Tabela 1 – Valores de referência – modo M – cães (principais raças)

Raça	N	Peso (kg)	DDVE (cm)	DSVE (cm)	SVd	PPVEd	ΔD%	Ao (cm)	AE (cm)	AE/Ao
Poodle mini[215]	20	1,4 – 9,0	16 – 28	8 – 16	–	4 – 6	47	8 – 13	8 – 18	1,2
Beagle[216]	20	8,9 ± 1,5	19,5 – 33,1	8,9 – 22,5	6,7	8,2	40	–	–	–
CSI[217]	12	12,2 ± 2,2	27,2 – 40,4	16,6 – 27,8	–	7,9	34,3	–	–	–
Boxer[218]	30	28,0 ± 7,1	30 – 50	26,8	9,0	10	33	18 – 26	19 – 27	1,06
Golden retriever[215]	20	23 – 41	37 – 51	18 – 35	–	10	39	14 – 27	16 – 32	1.13
Dobermann[219]	21	31 – 42	38,5 – 55,1	24,2 – 37,4	10	10	34,2	25,3 – 34,5	223,6 – 29,6	0,89

AE = diâmetro do átrio esquerdo; AE/Ao = relação átrio esquerdo/aorta; Ao = diâmetro da aorta; CSI = Cocker spaniel inglês; DDVE = diâmetro diastólico final do ventrículo esquerdo; DSVE = diâmetro sistólico final do ventrículo esquerdo; ΔD% = porcentagem de encurtamento da fibra miocárdica; N = número de animais estudados; PPVEd = espessura da parede posterior do ventrículo esquerdo no final da diástole; SVd = espessura do septo ventricular no final da diástole.

978-85-7241-816-4

Tabela 2 – Valores de referência – modo M – gatos

Parâmetro	Sisson[220]	Moïse[221]	Jacobs[25]
N	79	11	30
Kg	2,7 – 8,2	4,3 ± 0,5	1,96 – 6,26
DDVD (cm)	0,0 – 0,83	–	0,00 – 0,7
DDVE (cm)	1,08 – 2,14	1,51 ± 0,21	1,20 – 1,98
DSVE (cm)	0,40 – 1,12	0,69 ± 0,22	0,52 – 1,08
ΔD%	40,0 – 66,7	55 ± 10,2	39,0 – 61,0
SVd (cm)	0,30 – 0,60	0,50 ± 0,7	0,22 – 0,40
PPVEd (cm)	0,25 – 0,60	0,46 ± 0,05	0,22 – 0,44
Ao (cm)	0,60 – 1,21	0.95 ± 0,15	0,72 – 1,19
AE (cm)	0,70 – 1,70	1,21 ± 0,18	0,93 – 1,51
AE/Ao	0,88 – 1,79	1,29 ± 0,23	0,95 – 1,65
FC	120 – 240	182 ± 22	147 – 242

AE = diâmetro do átrio esquerdo; AE/Ao = relação átrio esquerdo/aorta; Ao = diâmetro da aorta; DDVD = diâmetro diastólico final do ventrículo direito; DDVE = diâmetro diastólico final do ventrículo esquerdo; DSVE = diâmetro sistólico final do ventrículo esquerdo; ΔD% = porcentagem de encurtamento da fibra miocárdica; FC = frequência cardíaca; kg = peso; N = número de animais estudados; PPVEd = espessura da parede posterior do ventrículo esquerdo no final da diástole; SVd = espessura do septo ventricular no final da diástole.

Tabela 3 – Valores de referência no modo M para cães adultos (equações de regressão)[23,24]

Parâmetro		Equação de regressão	$S\hat{Y} x_0$	IC ($t_{0.025}$)
Ao	1	$\hat{Y}_0 = 12,83 + (12,17)\, x_0$		
	2	$\hat{Y}_0 = 14 + (0,353)\, x_0$	$\sqrt{0,21 + 12,64\,(x_0 - 0,73)^2}$	$\hat{Y}_0 = \pm\,(2.101)\,(S\,\hat{Y}\,x_0)$
AE	1	$\hat{Y}_0 = 12,63 + (12,05)\, x_0$		
	2	$\hat{Y}_0 = 13 + (0,380)\, x_0$	$\sqrt{0,32 + 19,27\,(x_0 - 0,73)^2}$	$\hat{Y}_0 = \pm\,(2.101)\,(S\,\hat{Y}\,x_0)$
DDVE	1	$\hat{Y}_0 = 16,63 + (31,25)x_0$		
	2	$\hat{Y}_0 = 22 + (0,733)\, x_0$	$\sqrt{0,72 + 43,64\,(x_0 - 0,73)^2}$	$\hat{Y}_0 = \pm\,(2.101)\,(S\,\hat{Y}\,x_0)$
DSVE	1	$\hat{Y}_0 = 9,00 + (21,18)\, x_0$		
	2	$\hat{Y}_0 = 12 + (0,515)\, x_0$	$\sqrt{0,37 + 22,67\,(x_0 - 0,73)^2}$	$\hat{Y}_0 = \pm\,(2.101)\,(S\,\hat{Y}\,x_0)$
PPVEd	1	$\hat{Y}_0 = 4,05 + (4,08)\, x_0$		
	2	$\hat{Y}_0 = 5 + (0,158)\, x_0$	$\sqrt{0.04 + 2.61\,(x_0 - 0,73)^2}$	$\hat{Y}_0 = \pm\,(2.101)\,(S\,\hat{Y}\,x_0)$
SVd	1	$\hat{Y}_0 = 4,59 + (6,33)\, x_0$		
	2	$\hat{Y}_0 = 6 + (0,133)\, x_0$	$\sqrt{0,16 + 2,80\,(x_0 - 0,73)^2}$	$\hat{Y}_0 = \pm\,(2.145)\,(S\,\hat{Y}\,x_0)$

AE = diâmetro do átrio esquerdo; Ao = diâmetro da aorta; DDVE = dilametro diastólico final do ventrículo esquerdo; DSVE = diâmetro sistólico final do ventrículo esquerdo; IC ($t_{0.025}$) = intervalo de confiança (0,95); PPVEd = espessura da parede posterior do ventrículo esquerdo no final da diástole; SVd = espessura do septo ventricular no final da diástole; $S\,\hat{Y}\,x_0$ = variância; X_0 = área de superfície corporal (1) ou peso (2); $\hat{Y}_0$ = medida estimada através da área de superfície corporal ou peso.

Tabela 4 – Valores da superfície corporal (SC) em cães[24]

Peso (kg)	SC (m2)	Peso (kg)	SC (m2)
1	0,10	18	0,69
2	0,16	19	0,72
3	0,21	20	0,74
4	0,25	21	0,77
5	0,29	22	0,79
6	0,33	23	0,82
7	0,37	24	0,84
8	0,40	25	0,86
9	0,44	26	0,89
10	0,47	27	0,91
11	0,50	28	0,93
12	0,53	29	0,95
13	0,56	30	0,97
14	0,59	31	1,00
15	0,61	32	1,02
16	0,64	33	1,04
17	0,67	34	1,06

Fluxos Transvalvares – Valores de Referência para Cães Obtidos por Meio do Doppler

Tabela 5 – Fluxo transvalvar mitral (Doppler pulsátil)

	Velocidade do pico da onda E		Velocidade do pico da onda A			
	Variação (cm/s)	*Média (± DP)* (cm/s)	Variação (cm/s)	*Média (± DP)* (cm/s)	E:A	E:A Média (± DP)
Kirberger[222]	59 – 118	91 (15)	33 – 93	63 (13)	1,04 – 2,42	1,48 (0,31)
Yamamoto[223]	–	56 (18)	–	44 (11)	–	1,3 (0,3)
Muzzi[224]	–	74 (8,4)	–	44 (7,4)	>1	–
Barbusci[225]	63 – 113,8	87,1	35,8 – 59,3	46	–	–

DP = desvio-padrão.

Tabela 6 – Fluxo transvalvar tricúspide (Doppler pulsátil)

	Velocidade do pico da onda E		Velocidade do pico da onda A			
	Variação (cm/s)	*Média ± DP* (cm/s)	Variação (cm/s)	*Média ± DP* (cm/s)	E:A	E:A Média (± DP)
Kirberger[222]	49 – 131	86 (20)	33 – 94	58 (16)	0,69 – 3,08	1,60 (0,56)
Barbusci[225]	31,9 – 81,7	65,8	20,4 – 56,7	37,7	–	–

DP = desvio-padrão.

Tabela 7 – Fluxo transvalvar aórtico

	Velocidade máxima Variação (cm/s)	Velocidade máxima Média ± DP (cm/s)	Tempo de ejeção Média ± DP (m/s)	Período de pré-ejeção
Kirberger[222] (Doppler pulsátil)	106 – 229	157 (33)	182 (29)	58 (12)
Kirberger[222] (Doppler contínuo)	99 – 210	149 (27)	–	–

DP = desvio-padrão.

Tabela 8 – Fluxo transvalvar pulmonar

	Velocidade máxima Variação (cm/s)	Velocidade máxima Média ± DP (cm/s)	Tempo de ejeção Média ± DP (m/s)	Período de pré-ejeção
Kirberger[222] (Doppler pulsátil)	88 – 161	120 (20)	184 (28)	51 (10)
Kirberger[222] (Doppler contínuo)	60 – 191	125 (26)	–	–
Barbusci[225] (Doppler pulsátil)	66 – 114,6	86,3	–	–

DP = desvio-padrão.

REFERÊNCIAS BIBLIOGRÁFICAS

1. FEIGENBAUM, H. Instrumentation. In: *Echocardiography*. 4. ed. Philadelphia: Lea & Febiger, 1986. cap. 1, p. 1-49.

2. WEYMAN, A. E. Physical principles of ultrasound. In: WEYMAN, A. E. *Principles and Practice of Echocardiography*. 2. ed. Philadelphia: Lea & Febiger, 1994. cap. 1, p. 1-28.

3. WEYMAN, A. E. Cross-sectional scanning: technical principles and instrumentation. In: *Principles and Practice of Echocardiography*. 2. ed. Philadelphia: Lea & Febiger, 1994. cap. 2, p. 29-55.

4. KAPLAN, P. M. Instrumentation, principles, and pitfalls of ultrasonography. *Probl. Vet. Med.*, v. 3, p. 457-478, 1991.

5. MOÏSE, N. S.; FOX, P. R. Echocardiography and Doppler imaging. In: *Textbook of Canine and Feline Cardiology*. 2. ed. Philadelphia: W. B. Saunders, 1999. cap. 8, p. 130-172.

6. THOREAU, M. A.; HARRIGAN, P.; WEYMANN, A. E. The echocardiogram in disorders of cardiac rhythm and conduction. In: WEYMAN, A. E. *Principles and Practice of Echocardiography*. 2. ed. Philadelphia: Lea & Febiger, 1994. cap. 40, p. 1240-1263.

7. LE BOBINNEC, G. Echocardiographie bidimensionelle (BD) chez le chien. Principles de base et intérêt. *Pratique Médicale et Chirurgicale et l'Animal de Compagnie*, v. 20, p. 313-322, 1985.

8. FEIGENBAUM, H. The echocardiographic examination. In: *Echocardiography*. 4. ed. Philadelphia: Lea & Febiger, 1986. cap. 2, p. 50-126.

9. ALLEN, D. G. Echocardiography as a research and clinical tool in veterinary medicine. *Can. Vet. J.*, v. 23, p. 313-316, 1982.

10. THOMAS, W. P. Two-dimensional, real-time echocardiography in the dog. *Vet. Radiol.*, v. 25, p. 50-64, 1984.

11. DE MADRON, E.; BONAGURA, J. D.; HERRING, D. S. Two-dimensional echocardiography in the normal cat. *Vet. Radiol.*, v. 26, p. 149-158, 1985.

12. LE BOBINNEC, G. Échocardiographie temps- mouvement (TM): principes de base et intérêt chez le chien. *Pratique Médicale et Chirurgicale de L'Animal de Compagnie*, v. 23, p. 35-47, 1988.

13. BONAGURA, J. D. M. Mode echocardiography. *Vet. Clinics of North America – Small Animal Practice*, v. 13, p. 299-319, 1983.

14. THOMAS, W. P.; GABER, C. E.; JACOBS, J. et al. Recommendations for standards in transthoracic two-dimensional echocardiography in the dog and cat. *J. Vet. Intern. Med.*, v. 7, p. 247-252, 1993.

15. ARMSTRONG, W. F. Congenital heart disease. In: FEIGENBAUM H. *Echocardiography*. 4. ed. Philadelphia: Lea & Febiger, 1986. cap. 7, p. 365-461.

16. WEYMAN, A. E. Left ventricular inflow tract II: the left atrium, pulmonary veins, and coronary sinus. In: *Principles and Practice of Echocardiography*. 2. ed. Philadelphia: Lea & Febiger, 1994. cap. 18, p. 471-497.

17. VUILLE, C.; WEYMAN, A. E. Left ventricle I: general considerations, assessment of chamber size and function. In: WEYMAN, A. E. *Principles and Practice of Echocardiography*. 2. ed. Philadelphia: Lea & Febiger, 1994. cap. 20, p. 575-624.

18. QUIÑONES, M. A.; OTTO, C. M.; STODDARD, M. et al. Recommendations for quantification of Doppler echocardiography: a report from the Doppler quantification task force of the nomenclature and standards committee of the American Society of Echocardiography, v. 15, p. 167-184, 2002.

19. VERMILION, R. P. Basic physical principles. In: SNIDER, A. R.; SERWER, G. A.; RITTER S. B. *Echocardiography in Pediatric Heart Disease*. 2. ed. Missouri: Mosby, 1997. cap. 1, p. 1-10.

20. WEYMAN, A. E. Principles of Doppler flow measurement. In: *Principles and Practice of Echocardiography*. 2. ed. Philadelphia: Lea & Febiger, 1994. cap. 7, p. 143-162.

21. HAGIO, M.; OTSUKA, H. Pulsed Doppler echocardiography in normal dogs and calves and three cases of valvular regurgitation. *Jpn. J. Vet. Sci.*, v. 49, p. 1113-1125, 1987.

22. WEYMAN, A. E. Principles of color flow mapping. In: *Principles and Practice of Echocardiography*. 2. ed. Philadelphia: Lea & Febiger, 1994. cap. 11, p. 218-233.

23. LOMBARD, C. W. Normal values of the canine M-mode echocardiogram. *Am. J. Vet. Res.*, v. 45, p. 2015-2018, 1984.

24. BOON, J.; WINGFIELD W. E.; MILLER, C. W. Echocardiographic indices in the normal dog. *Vet. Radiol.*, v. 24, p. 214-221, 1983.

25. JACOBS, G.; KNIGHT, D. H. M-mode echocardiographic measurements in nonanesthetized healthy cats: effects of body weight, heart rate, and other variables. *Am. J. Vet. Res.*, v. 46, p. 1705-1711, 1985.

26. LANG, R. M.; BIERING, M.; DEVEREUX, R. B. et al. Recommendations for chamber quantification: a report from the American Society of Echocardiography guidelines and standards committee and the chamber quantification writing group, developed in conjunction with the European Association of Echocardiography, a branch of the European Society of Cardiology. *J. Am. Soc. Echocardiogr*, v. 18, p. 1440-1463, 2005.

27. FEIGENBAUM, H. Echocardiographic evaluation of cardiac chambers. In: *Echocardiography*. 4. ed. Philadelphia: Lea & Febiger, 1986. cap. 3, p. 127-187.

28. SAHN, D. J.; DE MARIA, A.; KISSLO, J.; WEYMAN, A. E. Recommendations regarding quantitation in: M-mode echocardiography. Results of a survey of echocardiographic measurements. *Circulation*, v. 58, p. 1072-1083, 1978.

29. JIANG, L.; WIEGERS, S. E.; WEYMAN, A. E. Right ventricle. In: WEYMAN, A. E. *Principles and Practice of Echocardiography*. 2. ed. Philadelphia: Lea & Febiger, 1994. cap. 28, p. 901-921.

30. FEIGENBAUM, H.; ARMSTRONG, W. F.; RYAN T. The echocardiographic examination. In: *Feigenbaum's Echocardiography*. 6. ed. Philadelphia: Lippincott Williams & Wilkins, 2005. cap. 5, p. 105-137.

31. SCHOBER, K. E.; FUENTES, V. L.; MCEWAN, J. D.; FRENCH, A. T. Pulmonary venous flow characteristics as assessed by transthoracic pulsed Doppler echocardiography in normal dogs. *Veterinary Radiology & Ultrasound*, v. 39 p. 33-41, 1998.

32. SCHOBER K. E.; FUENTES, V. L. Effects of age, body weight, and heart rate on transmitral and pulmonary venous flow in clinically normal dogs. *Am. J. Vet. Res.*, v. 62, p. 1447-1454, 2001.

33. ATKINS, C. E.; SNYDER, P. S. Systolic time intervals and their derivatives for evaluation of cardiac function. *J. Vet. Intern. Med.*, v. 6, p. 55-63, 1992.

34. ANVERSA, P.; RICCI, R.; OLIVETTI, G. Quantitative structural analysis of the myocardium during physiologic growth and induced cardiac hypertrophy: a review. *J. Am. Coll. Cardiol.*, v. 7, p. 1140-1149, 1986.

35. BIENVENU, J. G.; DROLET, R. A quantitative study of cardiac ventricular mass in dogs. *Can. Vet. Res.*, v. 55, p. 305-309, 1991.

36. AURIGEMMA, G. P.; GAASCH, W. H.; VILLEGAS, B.; MEYER, T. E. Noninvasive assessment of left ventricular mass, chamber volume and contractile function. *Curr. Probl. Cardiol.*, v. 20, p. 367-440, 1995.

37. DEVEREUX, R. B.; ALONSO, D. R.; LUTAS, E. M. et al. Echocardiographic assessment of left ventricular hypertrophy: comparison to necropsy findings. *Am. J. Cardiol.*, v. 57, p. 450-458, 1986.

38. WYATT, H. L.; HENG, M. K.; MEERBAUM, S. et al. Cross-sectional echocardiography I. Analysis of mathematic models for quantifying mass of the left ventricle in dogs. *Circulation*, v. 60, p. 1104-1113, 1979.

39. CHOONG, C. Y.; LEFT VENTRICLE V: diastolic function – its principles and evaluation. In: WEYMAN, A. E. *Principles and Practice of Echocardiography*. 2. ed. Philadelphia: Lea & Febiger, 1994. cap. 24, p. 721-780.

40. BRAUNWALD, E.; SONNENBLICK, E. H.; ROSS JR., J. Mechanisms of cardiac contraction and relaxation. In: BRAUNWALD, E. *Heart Disease: a textbook of cardiovascular medicine*. 4. ed. Philadelphia: W. B. Saunders, 1992. cap. 13, p. 351-392.

41. VOON, W. C.; SHEU, S. H.; HWANG, Y. Y. Doppler evaluation of left ventricular diastolic inflow and outflow waveforms in normal subjects. *Echocardiography*, v. 14, p. 535-543, 1997.

42. OH, J. K.; APPLETON, C. P.; HATLE, L. K. et al. The noninvasive assessment of left ventricular diastolic function with two-dimensional and Doppler echocardiography. *J. Am. Soc. Echocardiogr.*, v. 10, p. 246-270, 1997.

43. FEIGENBAUM, H.; ARMSTRONG, W. F.; RYAN, T. Evaluation of systolic and diastolic function of the left ventricle. In: *Feigenbaum's Echocardiography*. 6. ed. Philadelphia: Lippincott Williams & Wilkins. 2005. cap. 6, p. 138-180.

44. SPYROU, N.; FOALE, R. Restrictive cardiomyopathies. *Curr. Opinion in Cardiology*, v. 9, p. 344-348, 1994.

45. MERTENS, L. L.; DENEF, B.; DE GEEST, H. The differentiation between restrictive cardiomyopathy and constrictive pericarditis: the impact of imaging techniques. *Echocardiography*, v. 10, p. 497-508, 1993.

46. FEIGENBAUM, H.; ARMSTRONG, W. F.; RYAN, T. Specialized echocardiographic techniques and methods. In: *Feigenbaum's Echocardiography*. 6. ed. Philadelphia: Lippincott Williams & Wilkins, 2005. cap. 3, p. 46-75.

47. NAGUEH, S. F.; SUN, H.; KOPELEN, H. A. et al. Hemodynamic determinants of the mitral annulus diastolic velocities by tissue Doppler. *J. Am. Coll. Cardiol.*, v. 37, p. 278-285, 2001.

48. TESHIMA, K.; AZANO, K.; SASAKI, Y. et al. Assessment of left ventricular function using pulsed Doppler tissue imaging in healthy dogs and dogs with spontaneous mitral regurgitation. *J. Vet. Med. Sci.*, v. 67, p. 1207-1215, 2005.

49. TEI, C.; LING, L. H.; HODGE, D. O. et al. New index of combined systolic and diastolic myocardial performance: as simple and reproducible measure of cardiac function – a study in normals and dilated cardiomyopathy. *J. Cardiol.*, v. 26, p. 357-366, 1995.

50. TEI, C.; NISHIMURA, R. A.; SEWARD, J. B.; TAJIK, A. J. Noninvasive Doppler-derived myocardial performance index: correlation with simultaneous measurements of cardiac catheterization measurements. *J. Am. Soc. Echocardiogr.*, v. 10, p. 169-178, 1997.

51. TSHIMA, K.; ASANO, K.; IWANAGA, K. et al. Evaluation of left ventricular TEI Index (index of myocardial performance) in healthy dogs and dogs with mitral regurgitation. *J. Vet. Med. Sci.*, v. 69, p. 117-123, 2007.

52. TSHIMA, K.; ASANO, K.; IWANAGA, K. et al. Evaluation of left ventricular TEI Index (index of myocardial performance) in healthy dogs and dogs with tricuspid regurgitation. *J. Vet. Med. Sci.*, v. 68, p. 1307-1313, 2006.

53. SISSON, D.; KWART, C.; DARKE, P. G. G. Acquired valvular heart disease in dogs and cats. In: FOX, P. R.; SISSON, D.; MOÏSE, N. S. *Textbook of Canine and Feline Cardiology*. 2. ed. Philadelphia: W. B. Saunders, 1999. cap. 25, p. 536-565.

54. O' GRADY, M. R. Acquired valvular heart disease. In: ETTINGER, S. J.; FELDMAN, E. C. *Textbook of Veterinary Internal Medicine*. 4. ed. Philadelphia: W. B. Saunders, 1995. cap. 94, p. 944-959.

55. BRAUNWALD, E. Valvular heart disease. In: *Heart Disease: a textbook of cardiovascular medicine*. 4. ed. Philadelphia: W. B. Saunders, 1992. cap. 34, p. 1007-1077.

56. BUCHANAN, J. W. Prevalence of cardiovascular disorders. In: FOX, P. R; SISSON, D; MOÏSE, N. S. *Textbook of Canine and Feline Cardiology*. 2. ed. Philadelphia: W. B. Saunders, 1999. cap. 23, p. 457-470.

57. FOX, P. R.; LIU, S. K.; MARON, B. J. Echocardiographic assessment of spontaneously occurring feline hyperthrophic cardiomyopathy: an animal model of human disease. *Circulation*, v. 92, p. 2645-2651, 1995

58. KING, B. D.; CLARK, M. A.; MOBUSHISA, B. et al. "Myxomatous" mitral valves: collagen dissolution as the primary defect. *Circulation*, v. 66, p. 288-296, 1982.

59. DARKE, P. G. G. Valvular incompetence in cavalier King Charles Spaniels. *Vet. Rec.*, v. 120, p. 365-366, 1987.

60. WEYMANN, A. E. Left ventricular inflow tract I: the mitral valve. In: *Principles and Practice of Echocardiography*. 2. ed. Philadelphia: Lea & Febiger, 1994. cap. 17, p. 391-470.

61. SOTTIAUX, J. Rupture de cordage de la valve mitrale antérieure chez un chien. *Pratique Médicale et Chirurgicale de l'Animal de Compagnie*, v. 25, p. 233-241, 1990.

62. ETTINGER, S.; BUERGELT, C. D. Ruptured chordae tendineae in the dog. *JAVMA*, v. 155, p. 535-546, 1969.

63. LOMBARD, C. W.; BUERGELT, C. D. Vegetative bacterial endocarditis in dogs; echocardiographic diagnosis and clinical signs. *J. Small Anim. Pract.* v. 24, p. 325-339, 1983.

64. CALVERT, C. A. Valvular bacterial endocarditis in the dog. *JAVMA*, v. 180, p. 1080-1084, 1982.

65. DEVEREUX, R. B.; FRARY, C. J.; FOX, R. K. et al. Cost-effectiveness of infective endocarditis prophylaxis for mitral valve prolapse with or without a mitral regurgitante murmur. *Am. J. Cardiol.*, v. 74, p. 1024-1029, 1994.

66. NOLAN, C. M.; KANE, J. J.; GRUNOW, W. A. Infective endocarditis and mitral prolapsoe. *Arch. Intern. Med.*, v. 141, p. 447-450, 1981.

67. HICKEY, A. J.; MAC MAHON, S. W.; WILCKEN, D. E. L. Mitral valve prolapse and bacterial endocarditis: when is antibiotic prophylaxis necessary? *Am. Heart. J.*, v. 109, Pt I, p. 431-435, 1985.

68. DAJANI, A. S.; BISNO, A. L.; CHUNG, K. J. et al. Prevention of bacterial endocarditis. Recommendations by the American Heart Association. *JAMA*, v. 264, p. 2919-2922, 1990.

69. BOR, D. H.; HIMMELSTEIN, D. V. Endocarditis prophylaxis for patients with mitral valve prolapse. *Am. J. Med.*, v. 76, p. 711-717, 1984.

70. MILLER, M. W.; SISSON, D. Infectious endocarditis. In: FOX, P. R.; SISSON, D.; MOÏSE, N. S. *Textbook of Canine and Feline Cardiology.* 2. ed. Philadelphia: W. B. Saunders, 1999. cap. 26, p. 567-580.

71. GOODLEY, R. W.; ROGERS, E. R.; WANN, S. et al. Relation of incomplete mitral leaflet closure to the site of dyssynergy in patients with papillary muscle dysfunction. *Circulation*, v. 60, suppl. II, p. 204, 1979.

72. GODLEY, R. W.; WANN, S.; ROGERS, E. R. et al. Relation of incomplete mitral valve closure in patients with papillary muscle dysfunction. *Circulation*, v. 63, f. 3, p. 565-571, 1981.

73. LEVY, M. J.; EDWARDS, J. E. Anatomy of mitral insufficiency. *Prog. Cardiovasc. Dis.*, v. 5, p. 119-144, 1962.

74. LIU, S. K.; TILLEY, L. P. Malformation of the canine mitral valve complex. *JAVMA*, v. 167, p. 465-471, 1975.

75. BRIGHT, J.; HOLMBERG, D. L. The cardiovascular system. In: HOSKINS, J. D. *Veterinary Pediatrics.* 2. ed. Philadelphia: W. B. Saunders, 1995. cap. 8, p. 95-123.

76. GUYTON, A. C. O músculo cardíaco; o coração como bomba. In: *Tratado de Fisiologia Médica.* 8. ed. Rio de Janeiro: Guanabara Koogan, 1992. cap. 9, p. 88-98.

77. MILLER, J. E.; EYSTER, G.; DE YOUNG, B. et al. Pulmonary function in dogs with mitral valve regurgitation. *Am. Vet. Res.*, v. 47, p. 2498-2503, 1986.

78. FEIGENBAUM, H. Acquired valvular heart disease. In: *Echocardiography.* 4. ed. Philadelphia: Lea & Febiger, 1986. cap. 6, p. 249-364.

79. DEVEREUX, R. B.; HAWKINS, I.; KRAMER-FOX, R. et al. Complications of mitral valve prolapse. *Am. J. Med.*, v. 81, p. 751-758, 1986.

80. GRENADIER, E.; ALPAN, G.; KEIDAR, S.; PALANT, A. The prevalence of ruptured chordae tendineae in the mitral valve prolapse syndrome. *Am. Heart. J.*, v. 105, p. 603-610, 1983.

81. HIMELMAN, R. B.; KUSUMOTO, F.; OKEN, K. et al. The flail mitral valve: echocardiographic findings by precordial and transesophageal imaging and Doppler color flow mapping. *J. Am. Coll. Cardiol.*, v. 17, p. 272-279, 1991.

82. GRENADIER, E.; KEIDAR, S.; SAHN, D. J. et al. Ruptured mitral chordae tendineae may be a frequent and insignificant complication in the mitral valve prolapse syndrome. *Eur. Heart. J.*, v. 6, p. 1006-1015, 1985.

83. JERESATY, R. M.; EDWARDS, J. E.; CHAWLA, S. K. Mitral valve prolapse and ruptured chordae tendineae. *Am. J. Cardiol.*, v. 55, p. 138-142, 1985.

84. BERGERON, G. A. Minimally symptomatic patients with ruptured chordae tendineae due to myxomatous degeneration of the mitral valve. *Am. J. Med.*, v. 81, p. 333-335, 1986.

85. RAHKO, P. S.; AVGEROPOULOU, C. C.; PATEL, A. K. A review of echocardiographic signs of a flail mitral valve. *Acta Cardiologica*, v. 65, p. 217-224, 1990.

86. ARAGAM, J. R.; WEYMAN, A. E. Echocardiographic findings in infective endocarditis. In: WEYMAN, A. E. *Principles and Practice of Echocardiography.* 2. ed. Philadelphia: Lea & Febiger, 1994. cap. 37, p. 1178-1197.

87. DURACK, D. T.; LUKES, A. S.; BRIGHT, D. K. New criteria for diagnosis of infective endocarditis: utilization of specific echocardiographic findings. *Am. J. Med.*, v. 96, p. 200-209, 1994.

88. LOMBARD, C. W.; BUERGELT, C. D. Vegetative bacterial endocarditis in dogs; echocardiographic diagnosis and clinical signs. *J. Small Anim. Pract.*, v. 24, p. 325-339, 1983.

89. HICKEY, A. J.; MAC MAHON, S. W.; WILCKEN, D. E. L. Mitral valve prolapse and bacterial endocarditis: when is antibiotic prophylaxis necessary? *Am. Heart. J.*, v. 109, p. 431-435, 1985.

90. VIEIRA, M. L. C. *O Ecocardiograma Transtorácico e Transesofágico na Avaliação de Pacientes com Suspeita Diagnóstica de Endocardite Infecciosa.* São Paulo: USP, 2001, 68 p. Tese (Doutorado) – Faculdade de Medicina da Universidade de São Paulo, 2001.

91. THOMAS, J. D.; DAVIDOFF, R.; CAPE, E. G. Fluid dynamics of regurgitant jets and their imaging by color Doppler. In: WEYMAN, A. E. *Principles and Practice of Echocardiography.* 2. ed. Philadelphia: Lea & Febiger, 1994. cap. 12, p. 234-255.

92. FEIGENBAUM, H.; ARMSTRONG, W. F.; RYAN, T. Mitral valve disease. In: *Echocardiography.* 6. ed. Phyladelphia: Lippincott Williams & Wilkins, 2005. cap. 11, p. 306-351.

93. DOIGUCHI, O.; TAKAHASHI, T. Examination of quantitative analysis and measurement of the regurgitation rate in mitral valve regurgitation by the "proximal isovelocity surface area" method. *J. Vet. Med. Sci.*, v. 62, p. 109-112, 2000.

94. KITLESON, M. D.; BROWN, W. A. Regurgitant fraction measured by using the proximal isovelocity surface area method in dogs with chronic myxomatous mitral valve disease. *J. Vet. Intern. Med.*, v. 17, p. 84-88, 2003.

95. CHOI, H.; LEE, K.; LEE, H. et al. Quantification of mitral regurgitation using proximal isovelocity surface area method in dogs. *J. Vet. Sci.*, v. 5, p. 163-171, 2004.

96. ZOGHB,I W. A.; ENRIQUEZ-SARANO, M.; FOSTER, E. et al. Recommendations for evaluation of the severity of native valvular regurgitation with two-dimensional and Doppler echocardiography. *J. Am. Soc. Echocardiogr.*, v. 16, p. 777-802, 2003.

97. SISSON, D.; THOMAS, W. P. Myocardial diseases. In: ETTINGER, S. J.; FELDMAN, E. C. *Textbook of Veterinary Internal Medicine*. 4. ed. Philadelphia: W. B. Saunders, 1995. cap. 96, p. 995-1032.

98. SISSON, D.; O'GRADY, M. R.; CALVERT, C. A. Myocardial diseases of dogs. In: FOX, P. R.; SISSON, D.; MOÏSE, N. S. *Textbook of Canine and Feline Cardiology*. 2. ed. Philadelphia: W. B. Saunders, 1999. cap. 27, p. 581-619.

99. SIU, S. C.; SOLE, M. J. Dilated cardiomyopathy. *Current Opinion in Cardiology*, v. 9, p. 337-343, 1994.

100. KRAMER, G. A.; KITTLESON, M.; FOX, P. R. et al. Plasma taurine concentrations in normal dogs and in dogs with heart disease. *J. Vet. Intern. Med.*, v. 9, p. 253-258, 1985.

101. KITTLESON, M. D.; KEENE, B.; PION, P. D. et al. Results of the Multicenter Spaniel Trial (MUSST): taurine and carnitina – response dilated cardiomyopathy in American Cocker Spaniels with decreased plasma taurine concentrations. *J. Vet. Intern. Med.*, v. 11, p. 204-211, 1997.

102. PION, P. D.; KITTLESON, M. D.; ROGERS, Q. R. et al. Myocardial failure in cats associated with low plasma taurine: a reversible cardiomyopathy. *Science*, v. 237, p. 764-768, 1987.

103. ARCHARD, L. C.; RICHARDSON, P. J.; OLSEN, E. G. et al. The role of coxsackie B viruses in the pathogenesis of myocarditis, dilated cardiomyopathy and inflammatory muscle disease. *Biochem. Soc. Symp.*, v. 53, p. 51-62, 1987.

104. SOLE, M. J.; LIU, P. Viral myocarditis: a paradigm for understanding the pathogenesis and treatment of dilated cardiomyopathy. *J. Am. Coll. Cardiol.*, v. 22, p. 99 A-105 A, 1993.

105. KEELING, P. J.; TRACY, S. Link between enteroviruses and dilated cardiomyopathy: serological and molecular data. *Br. Heart, J.*, v. 72, p. S25-S29, 1994.

106. DAVIES, M. J.; MC KENNA, W. J. Dilated cardiomyopathy: an introduction to pathology and pathogenesis. *Br. Heart. J.*, v. 72, p. S24, 1994.

107. MESTRONI, L.; KRAJINOVIC, M.; SEVERINI, G. M. et al. Familial dilated cardiomyopathy. *Br. Heart. J.*, v. 72, p. S35-S41, 1994.

108. CAFORIO, A. L. P. Role of autoimmunity in dilated cardiomyopathy. *Br. Heart J.*, v. 72, p. S30-S34, 1994.

109. NEWMANN, D. A.; BUREK, C. L.; BAUGHMAN, K. L. et al. Circulating heart-reactive antibodies in patients with myocarditis or cardiomyopathy. *J. Am. Coll. Cardiol.*, v. 16, p. 839-846, 1990.

110. DAY, M. J. Inheritance of serum autoantibody, reduced serum IgA and autoimmune disease in a canine breeding colony. *Vet. Immunol. Immunopathol.*, v. 53, p. 207-219, 1996.

111. ARMSTRONG, P. W.; STOPPS, T. P.; FORD, S. E. et al. Rapid ventricular pacing in the dog: pathophysiological studies of heart failure. *Circulation*, v. 74, p. 1075-1084, 1986.

112. VANOVERSCHELDE, L. J.; RAPHAEL, D. A.; ROBERT, A. R.; COSYNS, J. R. Left ventricular filling in dilated cardiomyopathy: relation to functional class and hemodynamics. *J. Am. Coll. Cardiol.*, v. 15, p. 1288-1295, 1990.

113. BORTONE, A. S.; HESS, O. M.; CHIDDO, A. et al. Functional and structural abnormalities in patients with dilated cardiomyopathy. *J. Am. Coll. Cardiol.*, v. 14, p. 613-623, 1989.

114. WALLER, B. F. Pathology of the cardiomyopathies. *J. Am. Soc. Echocardiogr.*, v. 1, p. 4-19, 1988.

115. WYNNE, J.; BRAUNWALD E. The cardiomyopathies and myocarditis: toxic, chemical and physical damage to the heart. In: BRAUNWALD, E. *Heart Disease: a textbook of cardiovascular medicine*. 4. ed. Philadelphia: W. B. Saunders, 1992. cap. 143, p. 1394-1450.

116. FEIGENBAUM, H. Hemodynamic information derived from echocardiography. In: *Echocardiography*. 4. ed. Philadelphia: Lea & Febiger, 1986. cap. 4, p. 188-229.

117. LEVINE, R. A. Echocardiographic assessment of the cardiomyopathies. In: WEYMAN, A. E. *Principles and Practice of Echocardiography*. 2. ed. Philadelphia: Lea & Febiger, 1994. cap. 25, p. 781-823.

118. FOX, P. R. Feline cardiomyopathies. In: FOX P. R.; SISSON, D.; MOÏSE, N. S. *Textbook of Canine and Feline Cardiology*. 2. ed. Philadelphia: W. B. Saunders, 1999. cap. 28, p. 621-678.

119. MEDINGER, T. L.; BRUYETTE, D. S. Feline hypertrophic cardiomyopathy. *The Compendium North American Edition*, v. 14, p. 479-492, 1992.

120. DAVIES, M. J.; MC KENNA, W. J. Hypertrophic cardiomyopathy: an introduction to pathology and pathogenesis. *Br. Heart. J.*, v. 72, p. 2-3, 1994.

121. MARON, B. J. Hypertrophic cardiomyopathy. *Current Problems in Cardiology*, v. 18, p. 641-704, 1993.

122. MARON, B. J.; BONOW, R. O.; CANNON, R. O.; LEON, M. B.; EPSTEIN, S. E. Hypertrophic cardiomyopathy. Interrelations of clinical manifestations, pathophysiology, and therapy (first of two parts). *New Engl. J. Med.*, v. 316, p. 780.789, 1987.

123. WATKINS, H.; MC KENNA, W. J.; THIERFELDER, L. et al. Mutations in the genes for cardiac troponina T and tropomyosin in hypertrophic cardiomyopathy. *N. Engl. J. Med.*, v. 332, p. 1058-1064, 1995.

124. VIKSTROM, K. L.; LEINWAND, L. A. The molecular genetic basis of familial hypertrophic cardiomyopathy. *Heart Failure*, v. 11, p. 5-14, 1995.

125. LANKFORD, E. B.; EPSTEIN, N. D.; FANANAPAZIR, L.; SWEENWY, H. L. Abnormal contractile properties of muscle fibers expressing {beta}- myosin heavy chain gene mutations in patients with hypertrophic cardiomyopathy. *The Journal of Clinical Investigation*, v. 95, p. 1409-1414, 1995.

126. TSUTSUI, J. M.; CALDAS, M. A. Caracterização anatômica e funcional da cardiomiopatia hipertrófica pela ecocardiografia. *Rev. Soc. Cardiol. Estado de São Paulo*, v. 10, p. 441-455, 2000.

127. SPIRITO, P.; MARON, B. J. Relation between extent of left ventricular hypertrophy and diastolic filling abnormalities in hypertrophic cardiomyopathy. *J. Am. Coll. Cardiol.*, v. 15, p. 808-813, 1990.

128. MARON, B. J.; BONOW, R. O.; CANNON, R. O. et al. Hypertrophic Cardiomyopathy. Interrelations of clinical manifestations, pathophysiology, and therapy (second of two parts). *N. Engl. J. Med.*, v. 316, p. 844-852, 1987.

129. NETO, A. C. R.; MESAS, C. E.; FARIAS, R. L.; DEPAOLA, A. A. V. Arritmias ventriculares e morte súbita na cardiomiopatia hipertrófica. *Rev. Soc. Cardiol. Estado de São Paulo*, v. 10, p. 480-485, 2000.

130. ARTEAGA, E. História natural e fatores prognósticos na cardiomiopatia hipertrófica. *Rev. Soc. Cardiol. Estado de São Paulo*, v. 10, p. 462-469, 2000.

131. MARTINELLI FILHO, M.; FAGUNDES, A. A. Marcapasso no tratamento da cardiomiopatia hipertrófica. *Rev. Soc. Cardiol. Estado de São Paulo*, v. 10, p. 492-498, 2000.

132. MARON, B. J.; CECCHI, F.; MC KENNA, W. J. Risk factors and stratification for sudden cardiac death in patients with hypertrophic cardiomyopathy. *Br. Heart J.*, v. 72, p. 13-18, 1994.

133. SPIRITO, P.; BELLONE, P. Natural history of hypertrophic cardiomyopathy. *Br. Heart J.*, v. 72, p. 10-12, 1994.

134. GIRARDI, J. M.; NEVES, J. R.; AQUINO, J. B. et al. Cardiomiopatia hipertrófica: atualização e relato de 6 casos na forma apical. *Arq. Bras. Med.*, v. 68, p. 375-380, 1994.

135. LEVINE, R. A.; VLAHAKES, G. J.; LEFEBVRE, X. et al. Papillary muscle displacement causes systolic anterior motion of the mitral valve. Experimental validation and insights into the mechanism of subaortic obstruction. *Circulation*, v. 91, p. 1189-1195, 1995.

136. MARON, B. J. Therapeutic strategies in hypertrophic cardiomyopathy: considerations and critique of new treatment modalities. *Heart Failure*, v. 11, p. 27-32, 1995.

137. ALMEIDA, D. R.; VIÉGAS, R. F. M.; CARVALHO, A. et al. Tratamento clínico da cardioiopatia hipertrófica. *Rev. Soc. Cardiol. Estado de São Paulo*, v. 10, p. 470-479, 2000.

138. DA SILVA, M. A. D. Análise crítica das formas de tratamento na cardiomiopatia hipertrófica. *Rev. Soc. Cardiol. Estado de São Paulo*, v. 10, p. 526-536, 2000.

139. GROSSMAN, W.; BRAUNWALD, E. Pulmonary hypertension. In: BRAUNWALD, E. *Heart Disease: a textbook of cardiovascular medicine*. 4. ed. Philadelphia: W. B. Saunders, 1992. cap. 27, p. 790-816.

140. LA RUE, M. J.; MURTAUGH, R. J. Pulmonary thromboembolism in dogs: 47 cases (1986-1987). *JAVMA*, v. 197, p. 1368-1372, 1990.

141. BURNS, M. J.; KELLY, A. B.; HORNOF, W. J. et al. Pulmonary artery thrombosis in three dogs with hyperadrenocorticism. *JAVMA*, v. 178, p. 388-393, 1981.

142. KLEIN, M. K.; DOW, S. W.; ROSYCHUK, R. A. W. Pulmonary thromboembolism associated with immune-mediated hemolytic anemia in dogs: ten cases (1982-1987). *JAVMA*, v. 195, p. 246-250, 1989.

143. HARGIS, A. M.; STEPHENS, L. C.; BENJAMIN, S. A. et al. Relationship of hypothiroidism to diabetes mellitus, renal amyloidosis and thrombosis in purebred beagles. *Am. J. Vet. Res.*, v. 42, p. 1077-1081, 1981.

144. SLAUSON, D. O.; GRIBBLE, D. H. Thrombosis complicating renal amyloidosis in dogs. *Vet. Path.*, v. 8, p. 352-363, 1971.

145. FLUCKIGR, M. A.; GOMEZ, J. A. Radiographic findings in dogs with spontaneous pulmonary thrombosis or embolism. *Vet. Radiol.*, v. 25, p. 124-131, 1984.

146. DENNIS, J. S. The pathophysiologic sequelae of pulmonary thromboembolism. *The Compendium North American Edition*, v. 13, p. 1811-1818, 1991.

147. GIBSON, T. C.; FOALE, R. A.; GUYER, D. E.; WEYMAN, A. E. Clinical significance of incomplete tricuspid valve closure seen on two-dimensional echocardiography. *J. Am. Coll. Cardiol.*, v. 4, p. 1052-1057, 1984.

148. BERGER, M.; HAIMOVITZ, A.; VAN TOSH, A. et al. Quantitative assessment of pulmonary hypertension in patients with tricuspid regurgitation using continuous wave Doppler ultrasound. *J. Am. Coll. Cardiol.*, v. 6, p. 359-365, 1985.

149. WEYMAN, A. E. Right ventricular outflow tract. In: *Principles and Practice of Echocardiography*. 2. ed. Philadelphia: Lea & Febiger, 1994. cap. 27, p. 863-900.

150. CALVERT, C. A.; RAWLINGS, C. A.; MC CALL, J. W. Canine heartworm disease. In: FOX, P. R.; SISSON, D.; MOÏSE, N. S. *Textbook of Canine and Feline Cardiology*. 2. ed. Philadelphia: W. B. Saunders, 1999. cap. 30, p. 702-726.

151. DILLON, R. Feline heartworm disease. In: FOX, P. R; SISSON, D.; MOÏSE, N. S. *Textbook of Canine and Feline Cardiology*. 2. ed. Philadelphia: W. B. Saunders, 1999. cap. 31, p. 727-735.

152. RAWLINGS, C. A.; CALVERT, C. A. Heartworm disease. In: ETTINGER, S. J.; FELDMAN, E. C. *Textbook of Veterinary Internal Medicine*. 4. ed. Philadelphia: W. B. Saunders, 1995. cap. 98, p. 1046-1068.

153. SCHAUB, R. G.; RAWLINGS, C. A. Pulmonary vascular response during phases of canine heartworm disease: a scanning electron microscopy study. *Am. J. Vet. Res.*, v. 41, p. 1082-1089, 1980.

154. CALVERT, C. A.; LOSONSKY, J. M. Pneumonitis associated with occult heartworm disease in dogs. *JAVMA*, v. 186, p. 1097-1098, 1985.

155. CALVERT, C. A.; MAHAFFEY, M. D.; LAPPIN, M. R. et al. Pulmonary and disseminated eosinophilic granulomatosis in dogs. *J. Am. Anim. Hosp. Assoc.*, v. 24, p. 311-320, 1988.

156. BADERTSCHER II, R. R.; LOSONSKY, J. M.; PAUL, A. J.; KNELLER, S. K. Two-dimensional echocardiography for diagnosis of dirofilariosis in nine dogs. *JAVMA*, v. 193, p. 843-846, 1988.

157. DE FRANCESCO, T. C.; ATKINS, C. E.; MILLER, M. W. et al. Use of echocardiography for the diagnosis of heartworm disease in cats: 43 cases (1985-1997). *JAVMA*, v. 218, p. 66-69, 2001.

158. ATKINS, C. E.; KEENE, B. W.; MC GUIRK, S. M. Pathophysiologic mechanism of cardiac dysfunction in experimentally induced heartworm caval syndrome in dogs: an echocardiographic study. *Am. J. Vet. Res.*, v. 49, p. 403-410, 1988.

159. SISSON, D.; THOMAS, W. P. Endocarditis of the aortic valve in the dog. *JAVMA*, v. 184, p. 570-577, 1984.

160. O'GRADY, M. R.; HOLMBERG, D. L.; MILLER, C. W.; COCKSHUTT, J. R. Canine congenital aortic stenosis: a review of the literature and commentary. *Can. Vet. J.*, v. 30, p. 811-815, 1989.

161. TIDHOLM, A. Retrospective study of congenital heart defects in 151 dogs. *J. Small Anim. Pract.*, v. 38, p. 94-98, 1997.

162. WEYMAN, A. E.; GRIFFIN, B. P. Left ventricular outflow tract: the aortic valve, aorta, and subvalvular outflow tract. In: WEYMAN, A. E. *Principles and Practice of Echocardiography*. 2. ed. Philadelphia: Lea & Febiger, 1994. cap. 19, p. 498-574.

163. RODBOARD, S. Blood velocity and endocarditis. *Circulation*, v. 27, p. 18-28, 1963.

164. BOUVY, B. M.; BJORLING, D. E. Pericardial effusion in dogs and cats. Part II. Diagnostic approach and treatment. *The Compendium – Small Animal*, v. 13, p. 633-642, 1991.

165. GIBBS, C.; GASKELL, C. J.; DARKE, P. G. G. et al. Idiopathic pericardial haemorrhage in dogs: a review of fourteen cases. *J. Small Anim. Pract.*, v. 23, p. 483-500, 1982.

166. BERG, R. J.; WINGFIELD, W. E.; HOOPES, P. J. Idiopathic hemorrhagic pericardial effusion in eight dogs. *JAVMA*, v. 185, p. 988-992, 1984.

167. THOMAS, W. P.; SISSON, D.; BAUER, T. G. et al. Detection of cardiac masses in dogs by two-dimensional echocardiography. *Vet. Radiol.*, v. 25, p. 65-72, 1984.

168. ARONSON, L. R.; GREGORY, C. R. Infectious pericardial effusion in five dogs. *Vet. Surg.*, v. 24, p. 402-407, 1995.

169. SISSON, D.; THOMAS, W. P. Pericardial disease and cardiac tumors. In: FOX, P. R.; SISSON, D.; MOÏSE, N. S. *Textbook of Canine and Feline Cardiology*. 2. ed. Philadelphia: W. B. Saunders, 1999. cap. 29, p. 679-701.

170. RUSH, J. E.; KEENE, B. W.; FOX, P. R. Pericardial disease in the cat: a retrospective evaluation of 66 cases. *J. Am. Anim. Hosp. Assoc.*, v. 26, p. 39-46, 1990.

171. REDDY, P. S.; CURTIS, E. I.; URETSKY, B. F. Spectrum of hemodynamic changes in cardiac tamponade. *Am. J. Cardiol.*, v. 66, p. 1487-1491, 1990.

172. SANFILIPPO, A. J.; WEYMAN, A. E. Pericardial disease. In: WEYMAN, A. E. *Principles and Practice of Echocardiography*. 2. ed. Philadelphia: Lea & Febiger, 1994. cap. 35, p. 1102-1134.

173. BERRY, C. R.; LOMBARD, C. W.; HAGER, D. A. et al. Echocardiographic evaluation of cardiac tamponade in dogs before and after pericardiocentesis: four cases (1984-1986). *JAVMA*, v. 192, p. 1597-1603, 1988.

174. D'CRUZ, I. A.; KANURU, N. Echocardiography of serous effusions adjacent to the heart. *Echocardiography*, v. 18, p. 445-456, 2001.

175. KROTJE, L. J.; WARE, W. A.; NIYO, Y. Intracardiac rhabdomyosarcoma in a dog. *JAVMA*, v. 197, p. 368-371, 1990.

176. MILLER, M. W.; SISSON, D. Pericardial disorders. In: ETTINGER, S. J.; FELDMAN, E. C. *Textbook of Veterinary Internal Medicine*. 4. ed. Philadelphia: W. B. Saunders, 1995. cap. 97, p. 1032-1045.

177. FOX, P. R.; MOÏSE, N. S.; EVANS, H. E.; BISHOP, S. P. Cardiovascular anatomy. In: FOX, P. R.; SISSON, D.; MOÏSE, N. S. *Textbook of Canine and Feline Cardiology*. 2. ed. Philadelphia: W. B. Saunders, 1999. cap. 2, p. 13-24.

178. LOYER, C.; THOMAS, W. P. Biplane transesophageal echocardiography in the dog: technique, anatomy and imaging planes. *Veterinary Radiology & Ultrasound*, v. 36, p. 212-226, 1995.

179. BASHEIN, G.; MARTIN, R. W. Transesophageal echocardiography in dogs. *Anesthesiology*, v. 74, p. 958-959, 1991.

180. WEYMAN, A. E. Miscellaneous echocardiographic techniques II: transesophageal echocardiography, epicardial echocardiography, intraoperative echocardiography, catheter-based (intravascular and intracardiac) echocardiography, and sonomicrometry. In: WEYMAN, A. E. *Principles and Practice of Echocardiography*. 2. ed. Philadelphia: Lea & Febiger, 1994. cap. 16, p. 327-388.

181. ANSARI, A. Transesophageal two-dimensional echocardiography: current perspectives. *Progress in Cardiovascular Diseases*, v. 35, p. 349-397, 1993.

182. FYFE, D.; KLINE, C. H. Transesophageal echocardiography in adult congenital heart disease. *Echocardiography*, v. 8, p. 573-586, 1991.

183. MASANI, N. D. Transesophageal echocardiography in adult congenital heart disease. *Heart*, v. 86, suppl. II, p. ii30-ii40, 2001.

184. ANDERSON, R. H.; BECKER, A. E.; FREEDOM, R. M. et al. Sequential segmental analysis of congenital heart disease. *Pediatr. Cardiol.*, v. 5, p. 281-288, 1984.

185. SILVA, C. E. S.; ORTIZ, J.; MATSUMOTO, A. Y. Análise segmentar sequencial. *Boletim do Centro de Cardiologia Não Invasiva*, v. 2, p. 1-5, 1987.

186. HUHTA, J. C.; SMALLHORN, J. F.; MACARTNEY, F. J. Two-dimensional echocardiographic diagnosis of situs. *Br. Heart. J.*, v. 48, p. 97-108, 1982.

187. HO, S. Y.; MC CARTHY, K. P.; JOSEN, M.; RIGBY, M. L. Anatomic-echocardiographis correlates: an introduction to normal and congenitally malformed hearts. *Heart*, v. 86, suppl. II, p. ii3-ii11, 2001.

188. SUTHERLAND, G. R.; SMALLHORN, J. F.; ANDERSON, R. H. et al. Atrioventricular discordance. Cross-sectional echocardiographic-morphological correlative study. *Br. Heart. J.*, v. 50, p. 8-20, 1983.

189. ANDERSON, R.; HO, S. Y. Echocardiographic diagnosis and description of congenital heart disease: anatomic principles and philosophy. In: SUTTON, M. S. J.; OLDERSHAW, P. J. *Textbook of Adult and Pediatric Echocardiography and Doppler*. Boston: Blackwell, 1989. cap. 22, p. 573-606.

190. FRIEDMAN, W. F. Congenital heart disease in infancy and childhood. In: BRAUNWALD, E. *Heart Disease: a textbook of cardiovascular medicine*. 4. ed. Philadelphia: W. B. Saunders, 1992. cap. 31, p. 887-965.

191. BONAGURA, J. D.; LEHMKUHL, L. B. Congenital heart disease. In: FOX, P. R.; SISSON, D.; MOÏSE, N. S. *Textbook of Canine and Feline Cardiology*. 2. ed. Philadelphia: W. B. Saunders, 1999. cap. 24, p. 471-535.

192. ABDUCH, M. C. D.; BARBUSCI, L. O. D.; FREITAS, R. R. Echocardiographic study of the patent ductus arteriosus (PDA). Experience in 16 dogs. In: XXIII CONGRESS OF THE WORLD SMALL ANIMAL VETERINARY ASSOCIATION, 1998. Buenos Aires, Argentina. *Anais do XXIII Congress of the World Small Animal Veterinary Association*, 1998, p. 762.

193. SNIDER, A. R.; SERWER, G. A.; RITTER, S. B. Ventricular hypoplasia. In: SNIDER, A. R.; SERWER, G. A.; RITTER, S. B. *Echocardiography in Pediatric Heart Disease*. 2. ed. Missouri: Mosby, 1997. cap. 8, p. 343-384.

194. MULHERN, K. M.; SKORTON, D. J. Echocardiographic evaluation of isolated pulmonary valve disease in adolescents and adults. *Echocardiography*, v. 10, p. 533-543, 1993.

195. GOODWIN, J. K.; COOPER, R. C. Understanding the pathopysiology of congenital heart defects. *Vet. Med.*, p. 650-668, 1992.

196. MOÏSE, N. S. Doppler echocardiographic evaluation of congenital cardiac disease. An introduction. *J. Vet. Intern. Med.*, v. 3, p. 195-207, 1989.

197. SNIDER, A. R.; SERWER, G. A.; RITTER, S. B. Abnormalities of ventricular outflow. In: *Echocardiography in Pediatric Heart Disease*. 2. ed. Missouri: Mosby, 1997. cap. 10, p. 408-451.

198. KAPLAN, P. M. Congenital heart disease. *Problems in Veterinary Medicine*, v. 3, p. 500-519, 1991.

199. SNIDER, A. R.; SERWER, G. A.; RITTER, S. B. Defects in cardiac septation. In: *Echocardiography in Pediatric Heart Disease*. 2. ed. Missouri: Mosby, 1997. cap. 6, p. 235-296.

200. RINGWALD, R. J.; BONAGURA, J. D. Tetralogy of Fallot in the dog: clinical findings in 13 cases. *J. Am. Anim. Hosp. Assoc.*, v. 24, p. 33-43, 1988.

201. LEVITT, L.; FOWLER, J. D.; SCHUH, J. C. L. Aortic stenosis in the dog: a review of 12 cases. *J. Am. Anim. Hosp. Assoc.*, v. 25, p. 357-362, 1989.

202. SOMERVILLE, J.; STONE, S.; ROSS, D. Fate of patients with fixed subaortic stenosis after surgical removal. *Br. Heart. J.*, v. 43, p. 629-647, 1980.

203. BUOSCIO, D. A.; SISSON, D.; ZACHARY, J. F.; LUETHY, M. Clinical and pathological characterization of an unusual form of subalvular aortic stenosis in four Golden Retriever puppies. *J. Am. Anim. Hosp. Assoc.*, v. 30, p. 100-110, 1994.

204. PYLE, R. L.; PATTERSON, D. F.; CHACKO, S. The genetics and pathology of discrete subaortic stenosis in the Newfoundland dog. *Am. Heart. J.*, v. 92, p. 324-334, 1976.

205. BONAGURA, J. D.; DARKE, P. G. G. Congenital heart disease. In: ETTINGER, S. J.; FELDMAN, E. C. *Textbook of Veterinary Internal Medicine*. 4. ed. Philadelphia: W. B. Saunders, 1995. cap. 93, p. 892-943.

206. ABDUCH, M. C. D.; BARBUSCI, L. O. D.; AIELLO, V. D. Estenose subaórtica em cães e gatos. Diagnóstico ecocardiográfico. *Revista Clínica Veterinária*, v. 46, p. 60-68, 2003.

207. LEHMKUHL, L.; BONAGURA, J. D. Comparison of transducer placement sites for Doppler echocardiography in dogs with subaortic stenosis. *Am. J. Vet. Res.*, v. 55, p. 192-198, 1994.

208. SOTO, B.; BECKER, A. E.; MOULAERT, A. J. et al. Classification of ventricular septal defects. *Br. Heart. J.*, v. 43, p. 332-343, 1980.

209. HAGLER, D. J.; EDWARDS, W. D.; SEWARD, J. B.; TAJIK, A. J. Standardized nomenclature of the ventricular septum and ventricular septal defects, with applications for two-dimensional echocardiography. *Mayo Clin. Proc.*, v. 60, p. 741-752, 1985.

210. RAHKO, P. S. Doppler echocardiographic evaluation of ventricular septal defects in adults. *Echocardiography*, v. 10, p. 517-531, 1993.

211. MAZZIERI, R.; EBAID, M. Embriologia cardiovascular. In: *Cardiologia em Pediatria*. São Paulo: Roca, 2000. cap. 1, p. 1-24.

212. MONNET, E. M.; ORTON, C.; GAYNOR, J. et al. Diagnosis and surgical repair of partial atrioventricular septal defects in two dogs. *JAVMA*, v. 211, p. 569-572, 1997.

213. STAFFEN, R. N.; DAVIDSON, W. R. Echocardiographic assessment of atrial septal defects. *Echocardiography*, v. 10, p. 545-552, 1993.

214. FREITAS, R. R.; STOPIGLIA, A. J.; FANTONI, D. T. et al. Surgical correction of atrial septal defect using the inflow occlusion technique. In: XXIII CONGRESS OF THE WORLD SMALL ANIMAL VETERINARY ASSOCIATION, 1998. Buenos Aires, Argentina. *Anais do XXIII Congress of the World Small Animal Veterinary Association*, 1998, p. 760.

215. MORRISON, S. A.; MOISE, N. S.; SACRLETT, J. et al. Effect of breed and body weight on echocardiographic values in four breeds of dogs of differing somatotype. *J. Vet. Intern. Med.*, v. 6, p. 220-224, 1992.

216. CRIPPA, L.; FERRO, E.; MELLONI, E. et al. Echocardiographic parameters and indices in the normal Beagle dog. *Lab. Anim.*, v. 26, p. 190-195, 1992.

217. GOODING, J. P.; ROBINSON, W. F.; MEWS, G. C. Echocardiographic assessment of left ventricular dimensions in clinically normal English Cocker Spaniels. *Am. J. Vet. Res.*, v. 47, p. 296-300, 1886.

218. HERRTAGE, M. E. Echocardiographic measurements in the normal Boxer. In: IV EUROPEAN SOCIETY OF VETERINARY INTERNAL MEDICINE CONGRESS, 1994. *Proceedings of the IV European Society of Veterinary Internal Medicine Congress*, 1994, p. 172.

219. CALVERT, C. A.; BROWN, J. Use of M-mode echocardiography in the diagnosis of congestive cardiomyopathy in Doberman Pinschers. *J. Am. Vet. Med. Assoc.*, v. 189, p. 293-297, 1986.

220. SISSON, D. D.; KNIGHT, D. H.; HELINSKI, C. et al. Plasma taurine concentration and M-mode echocardiographic measures in healthy cats and in cats with dilated cardiomyopathy. *J. Vet. Intern. Med.*, v. 5, p. 232-238, 1991.

221. MOÏSE, N. S.; DIETZ, A. E.; MEZZA, L. E. et al. Echocardiography, electrocardiography, and radiography of cats with dilation cardiomyopathy, hypertrophic cardiomyopathy, and hyperthyroidism. *Am. J. Vet. Res*, v. 47, p. 1476-1486, 1986.

222. KIRBERGER, R. M.; BLAND-VAN-DEN BERG, P.; DARAZS, B. Doppler echocardiography in the normal dog; part II – factors influencing flow velocities and a comparison between left and right heart blood flow. *Vet. Rad. And Ultrasound*, v. 33, p. 380-386, p. 1992.

223. YAMAMOTO, K.; MASUYAMA, T.; TANOUCHI, J. et al. Effects of heart rate on left ventricular filling dynamics: assessment from simultaneous recordings of pulsed Doppler transmitral flow velocity pattern and haemodymamic variables. *Cardiovasc. Res.*, v. 27, p. 935-941, 1993.

224. MUZZI, R. A. L.; MUZZI, L. A. L.; ARAÚJO, R. B.; CHEREM M. Echocardiographic indexes in normal German Shepherd Dogs. *J. Vet. Sci.*, v. 7, p. 193-198, 2006.

225. BARBUSCI, L. O. D.; BOMBONATO, P. P. Estudo ecodopplercardiográfico em cães da raça Labrador Retriever – dados preliminares. In: II CONGRESSO PAULISTA DE CLÍNICOS VETERINÁRIOS DE PEQUENOS ANIMAIS, 2002. São Paulo. *Anais do II Congresso Paulista de Clínicos Veterinários de Pequenos Animais*, 2002, p. 134-185.

978-85-7241-816-4

Índice Remissivo

A

Abdômen, 119f
Acidente vascular, 165-168f
Alargamento espectral, 22
Aliasing, artefato, 12f, 21f, 22f
Alterações hemodinâmicas renais, 77
Amostra (*gate*), tamanho, 21
Anatomia
  hepática, 42f
  vascular geral ecográfica, 88
Anel mitral, 220f
  valvar, 222f
Aneurisma, 95f, 96f, 114f
Angiopatia amiloide cerebral, 169
Aorta, 13f, 43f, 75, 121f, 130, 207, 208f, 237f, 246f
  abdominal, 89f, 90f, 98-100f, 103f, 119f, 120
    aneurisma, 96f
    aspectos hemodinâmicos, 102
    corte
      longitudinal, 100f, 103, 104, 125f
      transversal, 126f
    plano longitudinal, 180f
  corte paraesternal transverso, 210f
  ramos arteriais, 90f
Apêndices atriais, posição, 243f
Arco aórtico, corte paraesternal direito alto, 215f
Área, método, 213
Artéria, 90f, 111f, 137f, 139f, 143f, 165f, 166f, 192f
  anatomia, 108, 136
  aorta, 89f, 90f
  braquial, 139f
  carótida, 107-112f, 114f-116t, 165f, 185f
  celíaca, 90f, 100, 101f, 103
    parâmetros hemodinâmicos, 122t
  cerebelares, 176f
  cerebral, 19f, 101, 163-166f, 169f, 170f, 172-176f
  ciliar, longa,155f
  círculo de Willis, 164f, 171f

Artéria (*cont.*)
  comunicantes, 176f
  coronárias, trajeto, 245f
  esplênica, 36f, 65f
  femoral, 136f-138f, 140f, 143f
  frênico-abdominais, tronco comum, 101
  hepática, 21f, 45f-47f
    comunicação, 58f
  ilíaca, 102, 103f, 105f
  interlobar, 78f-81f
  interlobulares, 77f
  intrarrenal, 75
  lombar, 102-104f
  membro
    pélvico, 134, 135f
    torácico, 134f
  mesentérica
    caudal, 101
    cranial, 36f, 100, 101f, 103, 104f, 118-122f
    craniana, 16f
    parâmetros hemodinâmicos, 122t
  oftálmica, 153f-156t
  periféricas, 133
    alterações, 140
    anatomia ultrassonográfica, 136
  poplítea, fluxo, 140f
  pulmonar, tronco, 248f
    pressão, gradiente, 250f
  região ocular, fluxo sanguíneo, 155t
  renal, 17, 75t-81f, 91f, 101f-103, 105f
  retiniana
    mapeamento espectral, 17f
    posteriores, 155f
  tireoidea cranial, 185f
Átrio, 207f
  direito, massa intracardíaca, 242f
  esquerdo, 207f, 208f, 210f, 211f, 223f
    dilatação, 230f
    fluxo valvar, 204f

As letras *f*, *q* e *t* que se seguem aos números de páginas significam, respectivamente, *figura*, *quadro* e *tabela*.

B

Baço, 62
  ecogenicidade, alteração, 182*f*
  hipoecoico, 66*f*
Bainha tendínea, distensão, 196*f*
Base, linha, 22

C

Cadela, 136*f*-138, 143*f*-145, 183*f*
  diabética, artéria carótida comum, 112*f*, 113
  ovário direito, 37*f*
Canal arterial, 245-247*f*
  pérvio, fluxo turbulento, 206*f*
Cão
  acidente vascular hemorrágico, 168*f*
  aorta descendente, 246*f*
  artéria, 90*f*, 91*f*
    axilar direita, 137*f*, 139*f*
    basilar, 165*f*, 166*f*
    braquial, fluxo trifásico, 139*f*
    carótida, 108*f*-111*f*, 114*f*
    cerebral, 170*f*, 174*f*, 175*f*
    ciliar posterior longa, 155*f*
    etmoidal externa, 154*f*
    femoral, 137*f*, 138, 140*f*
    interlobar cranial esquerda, 81*f*
    oftálmica, 153*f*, 154*f*
    poplítea, fluxo, 140*f*
    subclávia, 137*f*
    tibial direita, 143*f*
    vertebrais, 111*f*, 165*f*
  atrofia, vascularização, 17*f*
  bexiga urinária, 34*f*
  bulbo carotídeo direito, 109*f*
  carcinoma, 187*f*
    glândula tireoide, 114*f*
  cardiomiopatia dilatada, 231*f*
  cardiopatias congênitas, 245
  coração, 248*f*
  coxim plantar, 96*f*
  dirofilariose, 236*f*
  ducto biliar, modo bidimensional, 34*f*
  ecocardiograma transesofágico, 242*f*
  enteropatia crônica, 122*f*
  estenose
    pulmonar, 248*f*
    vascular, 92*f*
  fêmur
    artéria nutrícia, 192*f*
    fratura completa, 195*f*
  flegmão, 193*f*
  fluxo carotídeo, assimetria, 114*f*
  hemisfério cerebral esquerdo, 175*f*
  joelho, articulação, 196
  linfoma, 182*f*
  linfonodo, 180*f*-182*f*
  linfonodomegalia regional, 188*f*
  malformação arteriovenosa, 194*f*
  massa retrobulbar, 158*f*

Cão (*cont.*)
  membro
    pélvico, veias, 136*f*
    torácico, 134*f*, 135
  ombro, articulação, 196*f*
  osteoartrose, articulação, 196*f*
  osteomielite, 193*f*
  processo
    degenerativo, 174*f*
    inflamatório
      articular agudo, 196*f*
      muscular, 193*f*
  região cervical ventral, 108*f*
  retinopatia hipertensiva, 157*f*
  rim
    direito, 95*f*
    hipovascularização, 37*f*
  sístole ventricular, 231*f*, 236
  superfície corporal, valores, 260*t*
  tireoide, 184*f*, 186*f*-188
  tireoidite, 189*f*
  trombose venosa, 146*f*
  tronco pulmonar, 246*f*
  vascularização
    atrofia, 17*f*
    retrobulbar, 156*f*
  veia
    femoral, 138*f*
    jugular, desvio, 114*f*
    oftálmica, 153*f*
  ventriculomegalia, 176*f*
Carcinoma, 114*f*, 187*f*-189
Cardiomiopatia
  dilatada, 226, 231*f*, 232*f*
  hipertrófica, 228, 234*f*, 235*f*
Cardiopatias congênitas, 245
  avaliação, ecocardiograma, 242
Cérebro, acesso, 161
Círculo de Willis, 164*f*, 171*f*, 174*f*
Colorização, 4*f*, 24
Comprimento, método, 213
Comunicação interatrial, fechamento, 258*f*
Conexão atrioventricular, tipos, 244*f*
Congestão passiva hepática, ultrassom, 49*f*
Contraste ultrassonográfico, agentes, 26
Coração, 234*f*, 248*f*, 249*f*
  câmaras, 237
  corte
    apical 4 câmaras, 223*f*
    paraesternal
      longitudinal, 238*f*
      transverso, 247*f*
  fetal, mapeamento colorido, 11*f*
  representação esquemática, 218*f*
Cortes ecocardiográficos básicos, 206*f*
Coxim, 96*f*
  normal, vascularização, 194*f*
  palmar, 96*f*
    alterações vasculares, 143*f*
Cúspide, 212*f*
  anterior, ponta, inversão, 223*f*

978-85-7241-816-4

D

Decúbito lateral
  direito, 120*f*
  esquerdo, 207*f*, 209*f*
Demodulação, 7
Derrame pericárdico, 241*f*
Desvio
  portossistêmico, 130*f*
    congênito, 124, 131*f*
      extra-hepáticos, 127
  vascular, 35*f*, 157*f*
Diástole, 237*f*
  atrial, fluxo, 126*f*
  final, 208*f*
Dilatação venosa superficial, 146*f*
Dirofilariose, 233, 236*f*
Distribuição vascular, assimetria, 145*f*
Doença
  cardíacas adquiridas, ecocardiograma, 219
  neurológica central, 173*f*
  tromboembólica, 103
  vascular ocular, calibre, aumento, 157*f*
Doppler, 4*f*
  alterações
    parenquimatosas, 65
    vasculares, 65
    veia porta, 44*f*, 48*f*, 49*f*
  anatomia
    artérias cerebrais, 163
    globo ocular, 153
    músculos, 192
    ultrassonográfica, 180, 184
    vascular, região esplênica, 63
  ângulo de insonação, 5*f*, 15*f*
  artefatos, 20, 22, 23*f*
  artérias carótidas, 109-111*f*
  aumento, 21*f*
  colorido, 11, 66*f*, 74*t*, 77, 136, 205
    artéria, 103*f*-105*f*
      hepática, 45*f*
    veia, 45*f*, 47*f*, 48*f*
  contínuo, 8, 204
  controles, 20
  de amplitude, 13, 67*f*
    artéria lombar, 104*f*
    nódulo esplênico, 68*f*
    rim policístico felino, 82*f*
  deslocamento, 8*f*
  duplex, 15*f*, 16*f*, 18, 34*f*-39*f*, 121*f*, 182*f*
    artéria, 13*f*, 121*f*
      mesentérica cranial, 36*f*, 121*f*, 122*f*
      renal, 77*f*
    grandes vasos, 12*f*
    ramo portal intra-hepático, 45*f*
    rim esquerdo hipovascularizado, 78*f*
    shunt portossistêmico intra-hepático, 56*f*
    ultrassonografia, 118
      vascular, 87
    vascularização retrobulbar, 157*f*
    veia, 45*f*, 48*f*, 49*f*, 51*f*

Doppler (*cont.*)
  equipamento, 20
  espectral, 9, 93*t*, 121*f*, 122*f*
  espectro, 75, 93*q*
    interpretação, 15
    representação gráfica, 8*f*
  espelho, 23
  estenose, critérios, 93*qt*
  ganho, 21*f*
  histórico, 3
  imagem, 44*f*
    ajustes, 20
    colorida, interpretação, 18
    harmônica, 23
    interpretação, 15, 18
    processamento, modos, 7
  inovações tecnológicas, 20, 23
  lesões vasculares, 168
  linfonodos, 180-182*f*
  mapeamento, 18, 80*f*, 81*f*, 121*f*
  ondas, morfologia, 91
  órgãos parenquimatosos, 33
  princípios físicos, 3, 4, 203
  pulsado, 9, 74, 139
  pulsátil, 203*f*, 204
  rim, 74*f*-77, 78*f*, 80*f*, 82*f*
  sinal, ausência, 23
  tecidual, 13
    anel mitral, 220*f*
  tireoide, 184
  torção esplênica, 66*f*, 67*f*
  triplex, 23*f*, 80*f*, 181*f*
    artéria, 19*f*, 21*f*, 65*f*, 80*f*, 81*f*
    vascularização hilar renal, 17*f*
    veia esplênica normal, 36*f*
  ultrassom, 5*f*
    fígado, 41
    principais aplicações, 33
    renal, 71
    transcraniano, indicações, 159
  ultrassonografia, 178, 182, 184, 190-192
    equipamento, 4*f*, 190
    ocular, indicações, 151
  veia cava caudal, avaliação, 126

E

978-85-7241-816-4

Ecocardiografia, 201
  transesofágica, 240
Ecocardiograma, 202, 203*f*, 219, 242*f*
Ecogenicidade, 182*f*
  luminal vascular, aumento, 144*f*
Efeito Coanda, 227*f*
Efusão, 196*f*
  pericárdica, 237
Ejeção, fração, 214
Elastografia, 28
Endocardite infecciosa, 222
Escala de velocidades, 20
Esqueleto fetal, sombreamento, ângulos, 24*f*

272 – Índice Remissivo

Estenose, 92*f*-94*t*, 115*f*, 116*t*
  pulmonar, 92*f*, 246-248*f*
  subaórtica, 250*f*, 252*f*
Estruturas vasculares, diferenciação, 34
Estudo ecocardiográfico, modalidades, 202

F

Feixe
  cruzados, 24
  muscular, vascularização, 192*f*
  ultrassom
    ângulo de insonação, 5*f*
    fluxo sanguíneo, alinhamento, 216*f*
  ultrassônico, amostragem, 88*f*
Feto, 24*f*, 25*f*
Fibra miocárdica, encurtamento, 214, 215
Fígado, 38*f*, 41
  fluxo sanguíneo, índices, 53
  vasos, modo bidimensional, 55*f*
Filtragem, 22
Fístulas arteriovenosas, 58
Fluxo, 16*f*, 39*f*, 112*f*, 114*f*, 126*f*, 127*f*, 130*f*, 139*f*-142*f*, 145*f*, 204*f*-206*f*, 216*f*-218*f*, 239*f*
  alterações, 92*f*
  arterial, 89-91
  portal, 42*f*, 44, 130*f*
  sanguíneo, 53, 127*f*, 130*f*, 155*t*, 156*t*, 205, 216*f*
    ausência, 94*f*
    direção, 37, 89*f*
    transvalvar, 203*f*, 205*f*, 211, 217*f*, 218*f*, 231*f*, 236*f*, 238*f*, 261*t*
    velocidade, perfis, 89*f*
  venoso, padrão, 91
Formação neoplásica, 39, 175*f*
  vascularização, 13*f*
Fourier, transformação, 8*f*
Fratura, 192, 195*f*
Frequência
  análise, 7
  de repetição de pulso, 20
  deslocamento, 15*f*
  específica de pulsação, 10*f*, 12*f*
  espectros, interpretação, 10

G

Gato
  cardiomiopatia
    dilatada, 232*f*
    hipertrófica, 234*f*, 235*f*
  cardiopatias congênitas, 245
  coração, 234*f*, 249
  formação retrobulbar, 158*f*
  gradiente intraventricular, 235*f*
  modo M, 259*t*
  nefropatia obstrutiva, 80*f*
  persa, desvio portossistêmico, 130*f*
  sedados, parâmetros velocimétricos, 167*t*
  sístole ventricular, 232*f*
  vasoconstrição renal, 80*f*

Glândula
  adrenal
    direita, alteração, 128*f*
    esquerda, 119*f*
  tireóide
    anatomia, 184
    carcinoma, 114*f*, 188*f*, 189
Glaucoma, 155
Globo ocular, anatomia, 152, 153
Gradiente
  intraventricular, 235*f*
  transvalvar aórtico, obtenção, 252*f*

H

Hemácias, velocidades, 8*f*
Hematoma, área, 170*f*
Hematúria, 34*f*
Hemisfério cerebral, 171*f*, 174*f*, 175*f*
Hemorragia, 170*f*
  cerebral, causas, 167*q*
Hidrocefalia, 171
  grave, fontanela rostral, 176*f*
Hidronefrose, 79*f*
Hipertensão
  portal, 50
  pulmonar, 231*f*-236*f*
Hipoplasia, 248*f*
Hipotireoidismo, 187*f*

I

Imagem
  artefato, 12*f*, 22*f*, 23*f*
  fotópica, 24
  modo bidimensional, 35*f*, 73*f*, 79*f*
  planos, 162
  quadridimensional, 24
  tridimensional, 24, 26*f*
Impedância vascular renal, aumento, 79*f*
Infarto, área hiperecogênica, 79*f*
Infecção urinária, 80*f*
Infundíbulo direito, 244*f*
Insonação, 5*f*, 6*f*, 15*f*
Insuficiência
  cardíaca congestiva, dilatação, 127*f*
  mitral, quantificação, 224

L

Lesão
  focal
    classificação, 38
    expansiva, 170*f*
    hepática, 27*f*
  multifocais, classificação, 38
  vasculares, 168
Ligamento pericárdio-diafragmático, 241*f*
Linfonodo, 178-183*f*
Lúmen vascular, alteração, 95*f*

M

Malformação
  arteriovenosa, 35, 58*f*, 194*f*
  vasculares, 95
Massa
  caracterização, 37
  diferenciação, 192
  hepáticas, vascularização, 53*f*
  intracardíaca, átrio direito, 242*f*
  parênquima hepático, 54*f*
  ventrículo esquerdo, 215
Medicina interna, 33
Membrana subaórtica, obstrução, 250*f*
Membro
  pélvico, 134-136*f*
  torácico, 134*f*, 135
    direito, veia braquial, 145*f*
Meningoencefalite, 168*f*
Menisco medial, 196*f*
Microbolhas, contraste, ultrassonografia, 27*f*
Músculos
  anatomia, 191, 192
  epaxiais, 103*f*
  papilares, 209
    corte paraesternal transverso, 213*f*, 235, 247, 249

N

Neoangiogênese, 193*f*
Neoplasia, 53, 171
  hepática, 51
  óssea, 193*f*
  ovário, vasos, 39
  pancreática, imagem elastográfica, 28*f*
Nódulo, 39*f*, 68*f*
  "moteado", vascularização, 54*f*
Normalidade, parâmetros, 119

O

Obstrução
  subaórtica, 250*f*, 251*f*
  ureteral, 79*f*
Ombro, 196*f*
Ondas sonoras refletidas, 5*f*
Órgãos
  fluxo, caracterização, 35
  parenquimatosos, 33
Orifício regurgitante, 228*f*
Ortopedia, 192
Óstio, 245*f*
Ovário, 37*f*
  neoplasia, 39

P

Parênquima
  cerebral, 169*f*
  encefálico, 17, 168*f*
  hepático
    lesões, 25*f*

Parênquima
  hepático (*cont.*)
    massa, 54*f*
  renal, 74
Pedúnculo infundibular, 164*f*
Performance miocárdica, índice, 219, 221*f*
Perfusão parenquimal, 13*f*
Pico sistólico
  oscilação, 116*t*
  velocidade, 94*t*
Piometra, corte paraesternal longitudinal esquerdo, 225*f*
Pressão intracraniana, alterações, 166*f*
Processos
  articulares, caracterização vascular, 194
  de consolidação, 195*f*

R

Ramo portal, 12*f*
  intra-hepático, 45*f*
Região
  cortical parietotemporal, área hiperecogênica, 170*f*
  epigástrica, 120*f*
    esquerda, modo bidimensional, 35*f*
  esplênica, anatomia, 63
  hilar renal, 75*f*, 76
    vascularização, 18*f*
  ocular
    fluxo sanguíneo, 155*t*, 156*t*
    vascularização, 152*f*
  portal, 34*f*, 35*f*
  retrobulbar, 157*f*
Regurgitação
  aórtica, 236, 238*f*, 239*f*
  mitral, 204*f*, 219, 226*f*-228*f*
  secundária, valva atrioventricular direita, 236*f*
Resistividade
  diastólica, diminuição, 122*f*
  índice, valores normais, 155
  intermediária, fluxo, 16
Respiração, influência, 44*f*
Retina, 157*f*
Rim, 37*f*, 71-80*f*, 82*f*
  direito, 95*f*
    arquitetura alterada, 78*f*

S

Saco pericárdico, 240*f*
Sangue, velocidade, variação, 13*f*
Septo
  atrial, 254-258*f*
  infundibular, 254*f*
    desvio, 248*f*
  íntegro, 258*f*
  interatrial, corte paraesternal direito, 243*f*
  interventricular, 249*f*
    espessura, 208*f*
  membranoso, 244*f*, 252*f*, 253*f*
  muscular, 253*f*, 254*f*

274 – Índice Remissivo

Septo (*cont.*)
  ventricular defeito, 252-255*f*
Shunt intra-hepático, 53, 55*f*-57*f*, 59*f*
Simpson, método, 213
Sistema
  musculoesquelético, 190, 191
  nervoso central, anatomia vascular, 160

T

Teichholz, método, 212
Tendão, 196*f*
Tetralogia de Fallot, 247-249
Tireoide, 184*f*-188
  carcinoma, 114*f*, 188*f*, 189
Tireoidite, 188*f*, 189*f*
Torção esplênica, 66*f*, 67*f*
Transdutor
  fluxo, 16*f*
  posição, 162*f*, 163*f*
Trombo, 67*f*
  estreitamento vascular, 129*f*
  fluxo, pesquisa, 37
Tromboembolismo venoso, 144*f*, 145*f*
Trombose, 128*f*
  critérios, 94
  venosa, 95*f*, 146*f*
Tronco celíaco, 16*f*, 64*f*, 91*f*, 118-121*f*
Tumores
  intracardíacos, 239
  vascularização, 39*f*

U

Ultrassom, 5*f*, 33, 41-43*f*, 49*f*, 71, 103*f*, 159, 216*f*
  tridimensional humano, 26*f*
Ultrassonografia, 4*f*, 26, 27*f*, 64*f*, 87, 118, 151, 190-192
  modo bidimensional, 74

V

Valva
  aórtica, 250*f*-252*f*
    corte paraesternal transverso, 210*f*
    modo M, 234*f*
    volume, cálculo, 230*f*
  atrioventricular
    direita, 243*f*
      regurgitação secundária, 236*f*
    esquerda, implantação, 243*f*
  ecocardiograma, 203*f*
  mitral, 203*f*, 207*f*, 223
    corte paraesternal transverso, 212*f*, 231*f*, 233*f*
    modo M, 212*f*
    movimento anterior sistólico, 234*f*
    plano, 208
    prolapso, 221, 223*f*
    volume anterógrado, cálculo, 229*f*
  pulmonar, 248*f*
    modo M, 211*f*, 231
Válvula tricúspide, abertura, fluxo, 126
Varredura
  técnica, 73*f*, 74, 119, 154, 160
  velocidade, 21

Vascularização, 13*f*, 17*f*, 18*f*, 39*f*, 53*f*, 54*f*, 152*f*, 156*f*, 157*f*, 192*f*, 194*f*
  hepática, mapeamento colorido, 12*f*
  padrões, 38
Vaso, 12*f*, 39, 55*f*
  anômalo, 131*f*
  cerebrais, calibre, 157*f*, 172*f*
  círculo de Willis, 174*f*
  colaterais, identificação, 35
  fetais, mapeamento colorido, 11*f*
  hepático, 57*f*
    anatomia, 41
  sanguíneo, 88*f*
    turbilhonamento, 131*f*
  variação, 13*f*
Veia, 114*f*, 153*f*
  braquial, 145*f*
    cortes transversais, 139*f*
  cava caudal, 34*f*, 42, 43*f*, 45*f*, 47*f*, 58*f*, 75, 89, 103*f*, 124-127*f*, 129, 130*f*
  distensão, 95
  esplênica
    normal, 36*f*
    trombo, 67*f*
  femoral, 137*f*, 138
    fluxo, 141*f*, 142*f*
  hepática, 12*f*, 42*f*, 45*f*, 47*f*-49*f*, 51*f*
    secundária, dilatação, 127*f*
  intrarrenal, 75
  lienal, 91*f*
  periféricas, 133
    alterações, 140
    anatomia ultrassonográfica, 136
  porta, 34*f*, 38*f*, 41-46*f*, 48*f*, 49*f*
    comunicação, 56*f*
    corte transversal, 126*f*
  pulmonar superior direita, fluxo, 218*f*
  renal, 17*f*, 75, 125*f*
  safena, fluxo, 142*f*
  tibial posterior direita, fluxo, 141*f*
  ultrassom, 42*f*, 43*f*, 49*f*
Ventrículo
  dilatação, 230*f*
  direito, 248*f*-250*f*, 253*f*
    diâmetro diastólico final, 213*f*
    fluxo, via de saída, 216*f*
    sobrecarga volumétrica, 235*f*
    via de saída, 231*f*
  esquerdo, 203*f*, 207*f*, 214, 215, 217, 220*f*, 253
    diâmetro diastólico, 208*f*
    fluxo de enchimento, 217
    modo M, 234*f*
    parede posterior, 208*f*, 240*f*
    representação esquemática, 219*f*
    segmentação, 233*f*
    via de saída, 238*f*, 250-252*f*
    volume, 212
Ventriculomegalia, 176*f*
  bilateral, 171*f*
Viabilidade tecidual, avaliação, 193
Volume sistólico, 214